中文翻译版

重症肌无力与相关疾病
Myasthenia Gravis and Related Disorders

原书第 2 版

主　　编　Henry J. Kaminski
主　　译　张　旭
译　　者　李　佳　温州医科大学附属第一医院
　　　　　滕银燕　温州医科大学附属第一医院
　　　　　任王芳　宁波市医疗中心李惠利医院
　　　　　徐朝伟　金华市中心医院
　　　　　杨德壕　温州医科大学附属第一医院
　　　　　叶莉萍　烟台市毓璜顶医院
　　　　　张　旭　温州医科大学附属第一医院

科 学 出 版 社
北 京

图字：01-2016-4966 号

内 容 简 介

　　本书是 Kaminski 教授主编的 *Myasthenia Gravis and Related Disorders* 第2版,内容涵盖了重症肌无力的病因学、发病机制、流行病学、临床表现、分型及其相关诊断治疗,另外也介绍了需与重症肌无力相鉴别的疾病如 Lambert-Eaton 综合征、获得性神经性肌强直、先天性肌无力综合征等的发病机制、临床表现、诊断和治疗。

　　这是学习肌无力综合征非常难得的一本书籍,它为研究神经免疫学尤其是重症肌无力的学生、年轻医生及神经免疫学方向的专科医生提供了一份有关此病完整的发生、进展史,同时也为临床医师提供了强有力的临床诊治方案。

图书在版编目（CIP）数据

重症肌无力与相关疾病：原书第 2 版／（美）卡明斯基（Henry J. Kaminski）主编；张旭主译 .—北京：科学出版社，2017.1
书名原文：Myasthenia Gravis and Related Disorders
ISBN　978-7-03-049447-4

Ⅰ.重… Ⅱ.①卡… ②张… Ⅲ.重症肌无力—诊疗 Ⅳ.R746.1

中国版本图书馆 CIP 数据核字（2016）第 171014 号

责任编辑：杨卫华　戚东桂／责任校对：赵桂芬
责任印制：徐晓晨／封面设计：陈　敬

科 学 出 版 社 出版
北京东黄城根北街 16 号
邮政编码：100717
http://www.sciencep.com

北京东华虎彩印刷有限公司 印刷
科学出版社发行　各地新华书店经销
*
2017 年 1 月第　一　版　开本：787×1092　1/16
2018 年 5 月第三次印刷　印张：18 1/2
字数：396 000
定价：118.00 元
（如有印装质量问题，我社负责调换）

Contributors

MARK A. AGIUS, MD • Department of Neurology, University of California, Davis, CA

RICHARD J. BAROHN, MD • Department of Neurology, University of Kansas Medical Center, Kansas City, KS

DAVID BEESON, PhD • Neurosciences Group, Weatherall Institute of Molecular Medicine, The John Racliffe and Oxford University, Oxford, UK

MICHAEL BENATAR, MBChB, DPhil • Department of Neurology, Emory University, Atlanta, GA

WEN-YU CHUANG, MD • Department of Pathology, Chang Gung University, Taoyuan, Taiwan

BIANCA M. CONTI-FINE, MD • Department of Biochemistry, Molecular Biology and Biophysics, University of Minnesota, St. Paul, MN

ROBERT B. DAROFF, MD • Case Western Reserve University and University Hospitals of Cleveland, Cleveland, OH

BRENDA DIETHELM-OKITA • Department of Biochemistry, Molecular Biology and Biophysics, University of Minnesota, St. Paul, MN

J. AMERICO FERNANDES FILHO, MD • Department of Neurological Sciences, University of Nebraska Medical Center, Omaha, NE

JAMES M. GILCHRIST, MD • Department of Clinical Neuroscience, Brown Medical School, Providence, RI

CHARLES M. HARPER, Jr., MD • Department of Neurology, Mayo Clinic Foundation, Rochester, MN

IAN HART, PhD, FRCP • Department of Neurological Science, Walton Centre for Neurology and Neurosurgery, Liverpool, UK

JAMES F. HOWARD, MD • Department of Neurology, The University of North Carolina, Chapel Hill, NC

ALFRED JARETZKI, III, MD • Department of Surgery, Columbia Presbyterian Medical Center and Columbia University, New York, NY

HENRY J. KAMINSKI, MD • Department of Neurology & Psychiatry, Saint Louis University, St. Louis, MO

BASHAR KATIRJI, MD, FACP • Department of Neurology, Case Western Reserve University and University Hospitals of Cleveland, Cleveland, OH

JAN B.M. KUKS, MD • Department of Neurology, University Hospital Groningen, Groningen, The Netherlands

JEREMIAH W. LANFORD, MD • Department of Neurology, University of Virginia, Charlottesville, VA

VANDA A. LENNON, MD, PhD • Departments of Neurology and Immunology, Mayo Clinic Foundation, Rochester, MN

JON M. LINDSTROM, PhD • Department of Neuroscience, Medical School of the University of Pennsylvania, Philadelphia, PA

ALEXANDER MARX, MD • Institute of Pathology, University Medical Center Mannheim and University of Heidelberg, Mannheim, Germany

MONICA MILANI • Department of Biochemistry, Molecular Biology and Biophysics, University of Minnesota, St. Paul, MN

LARRY L. MULLINS, PhD • Department of Pediatrics, University of Oklahoma Health Sciences Center, Oklahoma City, OK

NORMA OSTLIE, MS • Department of Biochemistry, Molecular Biology and Biophysics, University of Minnesota, St. Paul, MN

ROBERT H. PAUL, PhD • Department of Psychology, University of Missouri, St. Louis, MO

LAWRENCE H. PHILLIPS, II MD • Department of Neurology, University of Virginia, Charlottesville, VA

DAVID P. RICHMAN, MD • Department of Neurology, University of California, Davis, CA

ROBERT L. RUFF, MD, PhD • Neurology Service, Louis Stokes Veterans Affairs Medical Center; Departments of Neurology and Neurosciences, Case Western Reserve University Cleveland, OH

JOSHUA R. SONETT, MD • Department of Surgery, Columbia Presbyterian Medical Center and Columbia University, New York, NY

PHILIPP STRÖBEL, MD • Institute of Pathology, University Medical Center Mannheim and University of Heidelberg, Mannheim, Germany

JOSE I. SUAREZ, MD • Departments of Neurology and Neurosurgery, Baylor College of Medicine, Houston, TX

ANGELA VINCENT, MB, FRCPath • Institute of Molecular Medicine, John Radcliffe Hospital and Oxford University, Oxford, UK

EROBOGHENE E. UBOGU, MD • Department of Neurology, Baylor College of Medicine, Houston, TX

WEI WANG, MD, PhD • Department of Biochemistry, Molecular Biology and Biophysics, University of Minnesota, St. Paul, MN

GIL I. WOLFE, MD • Department of Neurology, University of Texas Southwestern Medical School, Dallas, TX

译者前言

　　重症肌无力，在临床神经科医生眼中它是神经肌肉接头病变的代表；在基础免疫研究者眼中它又是打开自身免疫病机制的钥匙。我曾以高访学者的身份在荷兰马斯特利赫特研究神经免疫学，由于我的神经科临床工作背景，多次随同导师 Marc De Baets 教授赴欧洲一些其他的神经免疫研究中心授课。在与欧洲许多神经免疫学同行尤其是从事重症肌无力的研究人员交流中，得知 Henry J. Kaminski 教授编写的 *Myasthenia Gravis and Related Disorders* 常常被神经科医生所称道，并且成为必读教程，因为这本书对于提高神经科住院医生甚至许多高年资神经科主治医生对有关神经肌肉接头病的认识有较高的参考价值。

　　本书有两方面特色：①简明又全面：全书分基础和临床两部分，它阐述了影响神经肌肉接头功能大部分疾病的经典研究和存在的问题；②深入又浅出：基础部分用大量生理学、病理学和分子生物学的研究结果，帮助临床医生深层次地理解神经肌肉接头疾病；临床部分对神经肌肉接头疾病作相应的专题综述，使临床神经科医生有豁然轻松的似曾相识感。它使基础与临床相互渗透又协调统一。本书既是基础研究过渡到临床实践的桥梁，又是临床实践深植于基础研究的土壤，两者可谓遥相呼应。

　　我在译校过程中认真研读、仔细推敲，对重症肌无力及相关神经肌肉接头疾病理解有一种令人酣畅的感觉。认为本书对于各级神经科及相关学科的医生学习重症肌无力及相关神经肌肉接头疾病确实具有较高的参考价值。

　　最后我要感谢参加本书翻译工作的各位译者，以及本书校对中给予极大帮助的翁益云医师，他们在繁忙的临床医疗与实验研究之余，用智慧、汗水和辛勤劳动努力使本书准确表达原著内容和风格。然而译事有三难："信、达、雅"，尽管我们尽了很大的努力，但限于水平，不免还有诸多不完美之处，敬请各位专家同道指正。

张　旭

2016 年 8 月

原书前言

　　《重症肌无力与相关疾病》第 2 版的编写目的与第 1 版一致，都是为了给临床医生及研究者提供一个理解重症肌无力的途径。尽管第 1 版才刚刚发行（2003 年），但是近几年的新进展迫切地需要一个新版本的出现。基础科学继续精炼乙酰胆碱受体结构及改善调节重症肌无力免疫异常的机制，但对于免疫异常最初的触发机制的识别似乎还很遥远。因为患者抱怨诊断延误、治疗的并发症及对治疗的低反应性，因此 MG 在识别和治疗方面仍然是一个具有一定挑战性的疾病。肌肉特异性激酶相关性 MG 已经在临床上被确诊，且其特异性致病抗体也得到了相当范围的支持。作为先天性肌无力的病因，新的基因突变已经被发现。一些新的治疗学方面的进展已经发生，这些也都将在第 2 版中讨论。自从第 1 版发行以来，依据最新的免疫抑制治疗法观点，胸腺切除术是否有益于治疗一直是一个有争议的话题，这个争议目前已经激励衍生出一个以美国国立卫生研究所（NIH）基金为基础的临床试验。保罗·罗伯特及其同事已经扩大了关于 MG 最具挑战性方面的原有讨论，他们影响到了病人的心理学方面。这个关于 MG 患者心理学方面的章节在关于 MG 的文章中一般会被忽略掉。《重症肌无力与相关疾病》的第 2 版已经补充了一些章节，重点在于讨论 MG 患者严格的临床评估及 MG 的流行病学和遗传学。

　　临床表现或者病理生理学方面与 MG 相关的是兰伯特 - 伊顿（Lambert-Eaton）综合征、先天性肌无力和中毒性神经肌肉接头疾病。由于在自身免疫病理学上与 MG 相似，且偶尔与 MG 共发病，因此神经性肌强直专门在一个章节中被讨论。而这些疾病逐渐在分子水平被定义。当我们想要说兰伯特 - 伊顿综合征时，我们不会简单地说"肌无力"。这样做是考虑到万代兰 - 列侬及已故的爱德华 - 兰伯特，他们两人比较喜欢这个术语。

　　关于治疗方面，第 2 版将继续保留作者们的"个体化"治疗观念。MG 研究的一个挑战是其临床过程的罕见性、多变性，以及异质性特点，比如：胸腺瘤相关的、年龄相关的差异，以及临床表型（眼肌型、延髓型或者全身型）。因此，大型的临床研究几乎没有，且强有力的证据亦是匮乏的，而专家的意见基本是治疗推荐的核心部分。个人观点在胸腺切除、眼肌型重症肌无力及治疗章节中都是非常明显的。

感谢所有的作者及编著者，感谢 Humana 出版社（Humana Press）让本书的出版成为了事实。同时感谢国家眼科研究所（the National Eye Institute）、国立神经疾病与卒中研究所（the National Institute of Neurological Disorders and Stroke）。美国重症肌无力基金会支持本研究，对本书也给予了很大的贡献。也感谢肌营养不良协会对于神经肌肉研究的支持。而我的患者们，给予的更多，我将无以回报，谢谢你们。

我将这本书献给一位小男孩 Adam 及他的妈妈 Linda Kusner，因为他们，才有了这一切美好的事情。

Henry J. Kaminski，MD

目 录

第 *1* 章
神经肌肉接头生理学和病理生理学

Eroboghene E. Ubogu and Robert L. Ruff

1　引言

本章写作的目的在于增加读者对以下 5 种因素的理解：①神经肌肉接头（neuromuscular junction，NMJ）的结构；②乙酰胆碱囊泡从神经末梢释放的触发机制；③突触后膜上两种离子通道（Na^+ 和乙酰胆碱受体）对神经末梢上的化学信号转换成肌肉纤维上可传播的动作电位过程的作用；④神经肌肉传递的安全系数及神经肌肉接头的特性对此安全系数的贡献；⑤疾病通过何种机制损害神经肌肉传递的安全系数，从而导致神经肌肉传递功能的衰竭。

2　运动神经纤维的特性

骨骼肌纤维是由脊髓前角的大运动神经元支配的[1]。每一个前角细胞产生一个单一的大的有髓运动神经纤维或者轴突。动作电位沿着运动轴突呈跳跃性传导，也就是说动作电位从一个郎飞结跳跃到另一个郎飞结，而在节间区域基本不存在任何电流。轴突通过以下两方面优化该跳跃传导：

（1）轴突上两个郎飞结之间的区域由施万细胞产生的髓鞘绝缘层覆盖；髓鞘则通过增加有效的跨膜电阻和降低轴突及细胞外间隙的电容而减少节间区域的电流损耗[2, 3]。

（2）郎飞结处存在高浓度的可以产生动作电位去极化电流的 Na^+ 通道。脊椎动物的郎飞结中 Na^+ 通道的浓度约为 2000 个 / 微米 $2^{[2, 4]}$。高浓度的 Na^+ 通道降低了产生一个动作电位的阈值[4, 5]。除此之外，郎飞结处基本没有 K^+ 通道[5]。由于外向的 K^+ 通道电流可以对抗 Na^+ 通道的去极化电流，因此郎飞结处 K^+ 通道的缺乏可以将这种动作电位的抑制最小化，从而使动作电位沿轴突快速地传播，速度 > 50m/s。

2.1　末梢运动神经纤维的特性

每一个运动神经纤维的远端都会再分出 20 ～ 100 个更纤细的纤维。在成熟哺乳动物肌肉中，每一个运动神经纤维的末梢均支配一个含有神经末梢（称之为斑块形态）的单一肌纤维。然而，两栖动物、爬行动物和某些哺乳动物的肌肉（眼外肌、鼓张肌、镫骨肌、一些喉部肌肉和舌肌）[6,7] 可能含有与多突触联系的纤维，而这些神经肌肉接头处含有 en grappe 突触（每一个 en grappe 突触终板直径为 10～16μm，而斑块终板直径为 50μm）[3, 8～10]。这种由单独的运动神经轴束支配的肌纤维称为运动单位。这种运动神经小分支长达 100μm，且是无髓鞘的 [3]。

无髓终端运动神经分支包含延迟整流和内向整流的 K^+ 通道及 Na^+ 通道 [5, 11]。因此，终端神经纤维动作电位的波幅和持续时间是由 K^+ 通道及 Na^+ 通道控制的。这种神经末梢内 Na^+ 通道的缺乏以及 K^+ 通道的持续存在可以防止动作电位沿着末梢神经分支反复传递。神经性肌强直，又称 Isaac 综合征，就是一种神经肌肉传递障碍性疾病，在这种病理状态下，在神经末梢上一个个动作电位沿着运动神经持续下传，从而产生了重复的运动电位 [12]。很多情况下，神经性肌强直是由于机体产生了抗干扰神经末梢延迟性 K^+ 通道的自身抗体 [12]。神经性肌强直揭示了神经末梢延迟性 K^+ 通道调节神经端膜的兴奋性 [13]。

2.2　神经末梢

乙酰胆碱（ACh）储存在神经末梢的囊泡内（图 1-1 和图 1-2）[3, 14]。含有 ACh 的囊泡在囊泡释放位点附近对齐排列，此神经末梢内的囊泡释放位点称为活性区域，囊泡和突触前膜在此相融合 [3]。释放位点位于突触后肌膜上两个二次突触皱褶顶部之间的裂隙中 [3,15,16]。递质的释放需要钙离子的内流，负责 ACh 释放的 Ca^{2+} 通道为 P/Q 型 [17]。然而，N-型 Ca^{2+} 通道也有可能出现在哺乳动物运动神经末梢上 [18～20]。触发 ACh 释放的 Ca^{2+} 通道呈双排平行线样排列在活性区域，每排大约 5 个 Ca^{2+} 通道，单排之间间隔 20nm，双排之间间隔 60nm [21, 22]。

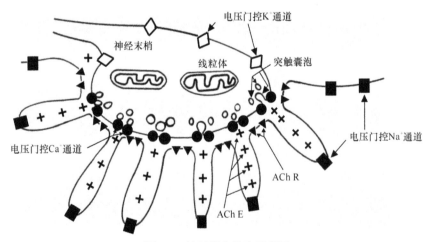

图 1-1　神经肌肉接头示意图

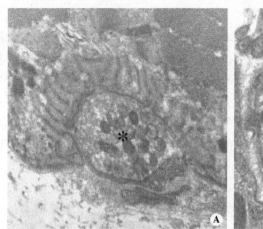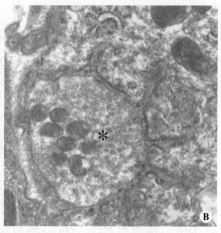

图 1-2　正常小鼠的膈肌神经肌肉接头（A）和实验性重症肌无力小鼠的膈肌神经肌肉接头（B）的电镜照片

星号标记为神经终端。注意神经末端中的小圆形结构，这是突触小泡。在 B 中，有突触褶皱的缺失，并且在突触间隙中，我们可以发现一些球状物，这可能是脱落的接头处褶皱（由 Dr. Henry Kaminski 惠赠）

2.2.1　Ca^{2+} 通道在递质释放中的作用

活性区域的高浓度 Ca^{2+} 通道可以使发生囊泡融合的神经末梢区 Ca^{2+} 浓度快速上升到 $100 \sim 1000\mu M$[15, 16]。一次正常的神经末梢的动作电位不能完全激活神经末梢的 Ca^{2+} 通道，因为 Ca^{2+} 通道的完全激活需要动作电位持续时间 > 1.3ms[19]，而一个正常的动作电位的持续时间 < 1ms。但是可以通过四乙基铵（TEA）或二氨基吡啶（3，4-DAP）阻滞延迟性 K^+ 通道，从而延长 Ca^{2+} 通道动作电位的持续时间及增加 ACh 的释放[19, 23, 24]。在 Lambert–Eaton 综合征（LES）中，由于产生了针对神经末梢 Ca^{2+} 通道的自身抗体，从而降低了 Ca^{2+} 的复原，导致疾病的发生[25~31]。3，4 DAP 通过增加 Ca^{2+} 通道的激活时间而改善 LES 中神经肌肉的传递，导致 Ca^{2+} 的内流增加，这可以部分地代偿 Ca^{2+} 通道的缺乏[32]。

突触囊泡与突触前神经末梢膜的接近可以通过静电引力将其面对面地分开，因为神经末梢膜和囊泡膜有相似的表面极性。Ca^{2+} 可能与膜表面结合，中和膜表面的负电荷，因此去除了膜融合的抑制[33]。Ca^{2+} 也可能打开 Ca^{2+} 活化的阳离子通道，并且阳离子的内流也可能降低囊泡膜和神经末梢膜表面的负电荷[34]。Ca^{2+} 还可以触发大分子的构象变化，使得囊泡从骨架上分离，由此积极触发膜融合[35]。Ca^{2+} 内流还可以触发包括突触在内的蛋白质的磷酸化[36, 37]。另外，Ca^{2+} 还起到修饰 synexin 及 SNAP 家族膜蛋白的作用[38]。

2.2.2　突触囊泡的融合

囊泡的融合是一个复杂的过程，涉及囊泡及神经末梢质膜上多种蛋白质的构象变化。尽管诱发囊泡内容物释放的精确序列还未被完全阐明，但是，在过去十年，涉及这个过程的一些分子机制已经被弄清楚，并且诱发囊泡释放的事件也正在被继续探讨、定义[39~41]。目前已有的概念提示：在融合前，囊泡需要先经历一个被称为"对接/靠边"的过程，这个过程可以将囊泡带到神经末梢端膜附近；然后，囊泡再经历一个启动过程，

使其具有感应 Ca^{2+} 信号的能力。

在对接之前，syntaxin-1 与 munc18-1 结合，synaptobrevin 与一种突触囊泡蛋白即 synaptophysin 结合。这些蛋白的相互作用抑制了对接复合物的形成。在对接过程中，munc18-1 从 syntaxin-1 上分离，synaptophysin 从 synaptobrevin 上分离，这些变化使得突触核心复合物形成。其中，syntaxin-1 和突触囊泡相关蛋白 25 或 sNAP 25 在质膜上，而 synaptobrevin 在囊泡膜上。这三种蛋白质被认为形成对接复合物，它们是 SNARE 蛋白，其特点是具有由 70 个氨基酸残基组成的 SNARE 模体[10]。N- 乙基马来酰亚胺敏感因子（NSF）和 α- 可溶性 NSF 黏着蛋白结合后与对接蛋白共同形成一个融合复合物。NSF 是一种 ATP 酶，可以交联多个核心复合物形成一个网络，ATP 的水解可以导致囊泡与突触前膜的半融合。ATP 的水解似乎发生在 Ca^{2+} 内流之前。位于突触囊泡膜上的 synaptotagmin 可能作为 Ca^{2+} 的传感器而起作用。虽然 Ca^{2+} 与 synaptotagmin 的结合能力比较弱，但是 synaptotagmin 与磷脂膜一旦相结合，就会显著增加 Ca^{2+} 的这种结合能力[10]。

关于突触如何触发突触囊泡内容物迅速排出目前仍不清楚。突触的细胞质包括两个与 Ca^{2+} 高同源性的区域以及一个蛋白激酶的磷脂结合区域。synaptotagmin 可能结合于膜磷脂和 syntaxin。Ca^{2+} 与 synaptotagmin 的结合可以改变突触与膜脂的交联作用及 syntaxin 的转化，使膜可以充分融合。同时，Ca^{2+} 与膜表面相结合也中和了膜表面的负电荷，从而去除了一个抑制膜融合的因素[33]。胞吐作用是很低效的，平均每 3 ~ 10 个 Ca^{2+} 脉冲才出现一次胞吐，而这只是众多待释放的融合囊泡之一。

囊泡内容物释放到突触间隙后，突触囊泡膜通过 3 个过程再循环利用[42, 43]。其中之一涉及突触囊泡膜与细胞膜的完全融合，随后通过网格蛋白依赖机制回收膜元件。在囊泡再摄取之后，网格蛋白小泡褪去"外衣"，然后转移到神经末梢的内部。突触囊泡膜与内涵体及新的内涵体囊泡芽融合。新的囊泡通过主动转运积累新的 ACh 和其他物质，然后通过扩散或者一个细胞骨架运输过程转运到活跃区。多个突触囊泡相关蛋白均是肉毒杆菌毒素蛋白水解裂解的目标。

突触囊泡膜的再回收也可以通过更快速的方法进行。"kiss-and-run"机制涉及融合的囊泡膜的内吞，囊泡独立于内涵体而被回收。"kiss-and-stay"机制涉及一个融合孔的短暂开放和关闭，以及邻近活性区域的再回收。这些快速回收机制在中枢神经系统高度活跃的神经末梢中被研究过，结果显示可能还不如在大多数神经肌肉接头中突出。眼运动神经元的神经电活动是高效率的，"kiss-and-run"机制可能对该接头的功能发挥着尤其重要的作用[10]。

存在于神经末梢的丰富的线粒体除了产生促进突触释放、递质合成、离子转运、ACh 加载到突触小泡的能量外，在缓冲细胞内 Ca^{2+} 方面也起到非常重要的作用[10, 40, 44]。在动作电位反复放电过程中，细胞质 Ca^{2+} 浓度会有一快速升高，随后是一相对缓慢升高。在刺激的整个持续时间内，阻断线粒体 Ca^{2+} 摄取可以导致细胞内 Ca^{2+} 浓度迅速增加[45~47]。强直后的易化，即高频刺激后突触传递的增强，是由持续数分钟的缓慢的 Ca^{2+} 释放介导的[48]。

3　突触间隙

ACh 弥散在突触间隙中以活化 ACh 受体（AChR）。每一次囊泡融合约释放 10 000 个 ACh 分子到突触间隙中[49]。在 ACh 被释放的同时，ATP 也被释放，释放的 ATP 可以调节突触后膜递质的敏感性[50]。一个动作电位的传递可以刺激 50 ～ 300 个囊泡的融合[51]。ACh 可以在突触间隙快速弥散，这与比较狭窄的突触间隙以及 ACh 相对较高的弥散常数有关[52]。

3.1　突触间隙的乙酰胆碱酯酶（AChE）

当 ACh 弥散入突触间隙时，存在于突触后膜基底膜的 AChE 可以加速突触间隙中 ACh 浓度的下降[53]。AChE 失活可以延长 ACh 对突触后膜的作用时间，减慢 ACh 诱导的终板电流的衰竭[54]。在突触后膜上，AChE 的浓度大概为 3000 个 / 微米 ^{2}，这个数值比突触后膜上 AChRs 的浓度低了 5 ～ 8 倍[55]。但是在二级突触襞中，AChE 的浓度是足够高的，以至于大多数 ACh 一旦进入突触间隙即被水解。因此，二级突触襞就像一个洗涤漕，终止了 ACh 的作用，阻止 AChRs 对释放的 ACh 重复应答[56]。神经末梢与突触后膜之间的间隙大小约为 $50nm^3$。

3.2　神经肌肉疾病中 AChE 的变化

就像在重症肌无力（myasthenia gravis，MG）和自身免疫性重症肌无力（experimental autoimmune MG，EAMG）大鼠中看到的一样，哺乳动物神经及肌肉中异常的胆碱能传递被认为可以诱导 AChE mRNA 前体增强性地转录以及转换过的选择性剪切，产生通常较少见的产物，"通读"AChE 变异体（AChE-R）[57, 58]。正常突触间隙中的 AChE 可以形成多聚体，通过与富含脯氨酸的 PRiMA 固定凹锚定，达到与突触后膜相结合的目的。但是以游离单体存在的 AChE-R 由于缺乏半胱氨酸羧基末端，因而不能与 PRiMA 相结合[59, 60]。AChE-R 被认为参与了 ACh 非突触性水解以及突触的构象变化[58]。

在应对急性压力或者 AChE 暴露的速发型应答中，增加的 AChE-R 可以减弱这种初期的过度兴奋[61]。但是，持续增加的 AChE-R 可能是有害的[62, 63]，因为它可以延长胆碱能损害的作用状态，增加 AChE 的黏附[64, 65]及非催化性活性作用[66]，这些都与肌肉的病理机制相关。在濒死的 EAMG 大鼠中，4 周内每天连续给予口服特异性的反义寡核苷酸序列，可以选择性地降低血液及肌肉中 AChE-R 的浓度，且不影响 AChE 的效果，这种方法可以改善 EAMG 的存活率，改善神经肌肉的强度以及临床表现[58]。这个结果进一步揭示了 AChE-R 与疾病病理状态的相关性，同时也揭示了 mRNA 可以靶向治疗某些慢性胆碱能功能障碍性疾病。

3.3　突触间隙中的细胞外基质

神经肌肉接头处的细胞外基质由一组复杂的蛋白质组合而成，这些蛋白质调节着突触后蛋白的合成及 ACh 浓度。终板基膜上富集了Ⅳ型胶原蛋白（α_2-，α_4-，α_5 链），并含有多种层粘连蛋白（层粘连蛋白 -4，层粘连蛋白 -9，层粘连蛋白 -11），这些蛋白都与终板膜上的 α- 肌营养不良蛋白聚糖相结合（图 1-3）。层粘连蛋白 -4 还与整联蛋白相结合。层粘连蛋白家族在突触间隙形成一个复杂的网络，锚定包括聚联蛋白、基膜蛋白多糖及巢蛋白在内的其他细胞外基质蛋白。突触中带胶原蛋白尾巴的 AChE 结合在基膜蛋白多糖上，而基膜蛋白多糖则依次结合在 α- 肌营养不良蛋白聚糖之后。

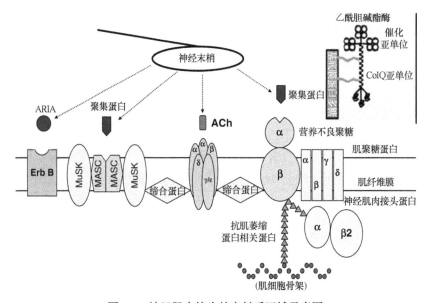

图 1-3　神经肌肉接头处突触后区域示意图

ACh：乙酰胆碱；ARIA：乙酰胆碱受体诱导活性；MASC：肌管相关特异性成分；MuSK：肌肉特异性激酶

α- 肌营养不良蛋白聚糖除了和层粘连蛋白、基膜蛋白多糖相结合外，还可以与聚联蛋白、整联蛋白及 MASC（肌管相关特异性成分）/MuSK（肌肉特异性激酶）复合物相结合。聚联蛋白、MASC 及 MuSK 都与 AChR 簇的形成以及维持有关[35, 67, 68]。缔合蛋白是特异性链接 AChRs 的分子[69]。神经肌肉接头处 AChR 成分亚单位的高合成部分依赖于 ARIA（AChR 诱导活性），它是一种由神经末梢释放的分子。ARIA 活化突触后膜上的 ErbB 受体酪氨酸激酶。ErbB 受体可以调节 AChR 亚单位的表达。

3.4　ACh 结合蛋白

3 ～ 5 个施万细胞形成一个帽装结构紧密地排列在神经末梢上，它们的足突可以延伸至突触间隙，与活性区域仅相隔数微米[70]。施万细胞在神经肌肉接头功能及结构形成多个方面都起到重要作用，包括突触传递的调节、神经末梢的生长及维持、轴束延伸及神经再生[71, 72]。体外共同培养 Lymnaea 胆碱能神经元、少突胶质细胞的特殊亚类及施万细胞的实验揭示胶质细胞可以改变胆碱能神经元的特性，使之产生兴奋性突触后动作电位[73]。结果一个携带与 Cys-loop 家族配体门控离子通道亚单位相似序列、含有 210 个残基的蛋白被鉴定出来，称之为 ACh 结合蛋白（AChBP）。在合适的条件下，AChBP 可以造成胆碱能突触传递的抑制[73]。

在活化的突触前递质释放的情况下，AChBP 可以减少或终止持续的乙酰胆碱反应，或者提高基线 AChBP 的浓度至一定的水平，从而减少乙酰胆碱的后续反应。该过程是通过突融后 AChRs 和位于突触胶质细胞的 AChRs 的乙酰胆碱活性而实现的，同时增加 AChBP 释放，并随后增加 AChBP 在突触间隙的浓度，降低可以结合突触后 AChRs 的乙酰胆碱水平[10]。

4 突触后膜的特性

突触后膜区域面积通过二次褶皱入突触间隙而增大。AChRs 集中在二次褶皱的顶部，通过缔合蛋白与肌营养不良蛋白相关蛋白复合物牢牢锚定（见图 1-3）[69, 74]。缔合蛋白在突触发生期间对终板上 AChRs 的成簇非常重要，缔合蛋白缺陷的转基因小鼠不能使 AChRs 成簇，并且不能形成抗肌萎缩蛋白相关蛋白、肌营养不良相关复合物蛋白[74~77]。AChRs 簇通过与肌营养不良蛋白聚糖和肌聚糖蛋白复合物联合而与细胞骨架相连接[35, 67]。肌营养不良蛋白聚糖和肌聚糖蛋白复合物连接于抗肌萎缩蛋白相关蛋白，而抗肌萎缩蛋白相关蛋白反过来通过与肌动蛋白结合而连接于细胞骨架（见图 1-3）。

抗肌萎缩蛋白相关蛋白和小肌营养蛋白也与 β_1、β_2 互养蛋白相连接，而 β_1、β_2 互养蛋白反过来与一氧化氮合酶（NOS）相联系[78, 79]。NOS 可以产生 NO 自由基气体，NO 参与多种细胞信号过程。神经肌肉接头处存在 NOS 表明，NO 可以从其生成的部位弥散到影响神经和肌肉靶蛋白产生的区域。Na^+ 通道集中在二次褶皱的突触间隙内（见图 1-1）[74, 80~85]。Na^+ 通道和 AChRs 都牢牢地排列在终板膜上。Na^+ 通道通过与锚定蛋白、肌聚糖复合体、肌营养不良蛋白复合体以及抗肌萎缩蛋白相关蛋白和小肌营养蛋白联合而锁定在终板膜上。

4.1 NMJ 如何适应肌肉收缩

考虑到神经末梢上复杂的分子组成，细胞外基质、终板膜、两个终板突触皱襞之间的裂缝与神经末梢上活性区域精确的对应关系，神经肌肉接头是如何适应肌纤维的伸长与收缩的呢？令人惊奇的是，在肌肉伸缩过程中，神经肌肉传递的高效性是稳定、持续不变的。肌纤维长度变化（静息状态时）为 80%～125% 时，神经肌肉传递的安全系数始终没有发生变化[86]。神经肌肉传递的恒定性通过神经肌肉接头的始终稳定性实现的。当肌纤维长度发生变化时，终板膜不会因此变形。肌纤维长度的变化是通过膜外连接的折叠和打开而实现的，在此过程中终板区域始终保持不变。终板膜极度的韧度增加了神经肌肉接头处的机械稳定及电稳定性，从而使神经末梢上的活性区域能与突触皱褶上的裂缝保持精确的匹配、吻合，同时也使神经肌肉传递的安全系数在整个肌肉活动期间保持恒定不变。

4.2 突触后 Na^+ 和 AChR 通道

终板上 AChRs 的密度为 15 000～20 000 个 / 微米 $2^{[2, 55]}$。而在远离终板的部位，

AChRs 的密度大概只有每个皱褶 1000 个，同时在肌纤维的腱膜末端该密度会有小幅升高[87]。终板上 AChRs 的相对高密度部分原因是靠近终板的肌纤维核可以优先表达 AChRs 亚基基因的关系[75, 77]。AChRs 不断地代谢，旧的受体内化、退化，而新的受体随之接替。AChRs 是不能循环再生的。在骨骼肌纤维的早期发育中，AChRs 的半衰期比较短，为 13～24 小时[88]。在一个成熟的终板上，AChRs 的半衰期为 8～11 天。由 AChR 的自身抗体引起的受体交联可以通过增加受体的内化而大大地缩短 AChR 的半衰期[89, 90]。

AChRs 牢牢地与细胞骨架相锚定[74～77]。而在终板区域 Na+ 通道也是密集的[74, 80～85]。这种增加的 Na+ 通道密度提高了神经肌肉传递的安全系数[82, 83, 85, 91～93]。除此之外，Na+ 通道的相对高密度也是必需的，因为在终板上必须有两个动作电位产生，分别向肌纤维的两端传递。此外，不同的肌纤维类型其 Na+ 通道的密度也不一样。快缩肌纤维（白肌纤维）在终板膜上每平方微米有 500～550 个 Na+ 通道，而在慢缩肌纤维（红肌纤维）上每平方微米有 100～150 个 Na+ 通道。在获得性自身免疫性 MG 患者中，针对 AChRs 的抗体攻击终板膜。抗体联合补体一起攻击终板膜，最终造成终板膜的丢失。Na+ 通道和 AChRs 一起从 MG 患者的终板膜上丢失，而终板上 Na+ 通道的丢失降低了神经肌肉传递的安全系数[93]。

终板膜上一个运动神经动作电位（终板电位）产生的去极化大小是由 ACh 释放的囊泡（量子）的数目（量子含量）以及一个单独的囊泡产生的终板去极化的大小决定的，同时由于 AChR 逆转电位的存在而有一个调整[2]。干扰 ACh 释放的疾病（如 LES）可降低量子含量，而降低突触后膜对 ACh 的敏感性的疾病（如 MG）会降低量子大小。

5 神经肌肉传递的安全系数

神经肌肉传递的安全系数可以用下面的公式来定义：

$$SF = EPP / (E_{AP} - E_{M})$$

EPP 指终板电位的振幅，E_M 指膜电位，E_{AP} 指引发一个动作电位所需的阈电位[94]。哺乳动物骨骼肌快缩肌纤维和慢缩肌纤维相比，很多因素都能导致神经肌肉传递处安全系数的增加[95]。支配快缩肌纤维和慢缩肌纤维的神经末梢的形态以及轴突递质释放器的特征都是不一样的。在啮齿类动物中快缩肌纤维突触的量子含量要比慢缩肌纤维大很多[95, 96]。在突触后敏感性方面，快缩肌纤维也比慢缩肌纤维大很多。快缩肌纤维终板的去极化也比较多[97]。相较于慢缩肌纤维终板，快缩肌纤维终板有一个更高的 Na+ 通道浓度[82～85, 92, 93]。在快缩肌纤维上，这种相对增加的 Na+ 电流也是必需的，因为快缩肌纤维相对于慢缩肌纤维而言需要更大的去极化才能引发肌肉的收缩[98]。

快缩肌纤维和慢缩肌纤维突触传递的不同可能与快、慢缩肌纤维运动单位不同的功能特点相一致。在哺乳动物体内，慢缩肌纤维被慢速率的刺激活化，而快缩肌纤维运动单位可以根据情况的不同被不同高速率的刺激活化。在这些条件下，递质的耗竭和其他一些因素可能对慢缩肌纤维的神经肌肉传递影响较小，而快缩肌纤维可能会出现终板电位振幅的下降[95, 100～102]。来自于大鼠比目鱼肌的慢缩肌纤维运动单位在一个稳态的 10Hz 发放频率下，

其安全系数是 $1.8^{[95]}$。对来自于大鼠趾长伸肌的快缩肌纤维进行测试，以 40Hz 的频率进行刺激，在 200 次刺激之后，安全系数从第一次刺激的 3.7 下降到 $2.0^{[95]}$。肌肉之间的安全系数差异可能有助于理解不同肌肉传递障碍性疾病患者临床表现的多样化。所有神经肌肉传递障碍性疾病的安全系数的变化将在相应章节详述。

（李　佳译　张　旭校）

参 考 文 献

1. Burke RE. The structure and function of motor units. In: Karpati G, Hilton-Jones D, Griggs RC, eds. Disorders of voluntary muscle. 7th ed. Cambridge: Cambridge University Press; 2001:3–25.
2. Ruff RL. Ionic Channels II. Voltage- and agonist-gated and agonist-modified channel properties and structure. Muscle Nerve 1986;9:767–86.
3. Salpeter MM. The vertebrate neuromuscular junction. New York: Alan R. Liss, Inc.; 1987.
4. Ruff RL. Ionic Channels: I. The biophysical basis for ion passage and channel gating. Muscle Nerve 1986;9:675–99.
5. Black JA, Kocsis JD, Waxman SG. Ion channel organization of the myelinated fiber. Trends Neurosci 1990;13:48–54.
6. Han Y, Wang J, Fischman DA, Biller HF, Sanders I. Slow tonic muscle fibers in the thyroarytenoid muscles of human vocal folds; a possible specialization for speech. Anat Rec 1999;256(2):146–57.
7. Kaminski HJ, Li Z, Richmonds C, Ruff RL, Kusner L. Susceptibility of ocular tissues to autoimmune diseases. Ann NY Acad Sci 2003;998:362–74.
8. Morgan DL, Proske U. Vertebrate slow muscle: its structure, pattern of innervation, and mechanical properties. Physiol Rev 1984;64(1):103–69.
9. Ruff RL, Kaminski HJ, Maas E, Spiegel P. Ocular muscles: physiology and structure-function correlations. Bull Soc Belg Ophthalmol 1989;237:321–52.
10. Hughes BW, Kusner LL, Kaminski HJ. Molecular architecture of the neuromuscular junction. Muscle Nerve 2006;33(4):445–61.
11. Reid G, Scholz A, Bostock H, Vogel W. Human axons contain at least five types of voltage-dependent potassium channel. J Physiol 1999;518:681–96.
12. Shillito P, Molenaar PC, Vincent A, et al. Acquired neuromyotonia: evidence for autoantibodies directed against K + channels of peripheral nerves. Ann Neurol 1995;38:714–22.
13. Nagado T, Arimura K, Sonoda Y, et al. Potassium current suppression in patients with peripheral nerve hyperexcitability. Brain 1999;122:2057–66.
14. Katz B. Nerve muscle and synapse. New York: McGraw-Hill Co.; 1966.
15. Augustine GJ, Adler EM, Charlton MP. The calcium signal for transmitter secretion from presynaptic nerve terminals. Ann NY Acad Sci 1991;635:365–81.
16. Smith SJ, Augustine GJ. Calcium ions, active zones and synaptic transmitter release. Trends Neurosci 1988;10:458–64.
17. Protti DA, Sanchez VA, Cherksey BD, Sugimori M, Llinas RR, Uchitel OD. Mammalian neuromuscular transmission blocked by funnel web toxin. Ann NY Acad Sci 1993;681:405–7.
18. Catterall WA, De Jongh K, Rotman E, et al. Molecular properties of calcium channels in skeletal muscle and neurons. Ann NY Acad Sci 1993;681:342–55.
19. Stanley EF. Presynaptic calcium channels and the transmitter release mechanism. Ann NY Acad Sci 1993; 681:368–72.
20. Wray D, Porter V. Calcium channel types at the neuromuscular junction. Ann NY Acad Sci 1993;681:356–67.
21. Engel AG. Review of evidence for loss of motor nerve terminal calcium channels in Lambert-Eaton Myasthenic Syndrome. Ann NY Acad Sci 1991;635:246–58.
22. Pumplin DW, Reese TS, Llinas R. Are the presynaptic membrane particles calcium channels? Proc Natl Acad Sci USA 1981;78:7210–3.
23. Lindgren CA, Moore JW. Calcium current in motor nerve endings of the lizard. Ann NY Acad Sci 1991;635:58–69.
24. Stanley EF, Cox C. Calcium channels in the presynaptic nerve terminal of the chick ciliary ganglion giant synapse. Ann NY Acad Sci 1991;635:70–9.
25. Leys K, Lang B, Johnston I, Newsom-Davis J. Calcium channel autoantibodies in the Lambert-Eaton myasthenic syndrome. Ann Neurol 1991;29:307–414.
26. Lambert EH, Eaton LM, Rooke ED. Defect of neuromuscular transmission associated with malignant neoplasm. Am J Physiol 1956;187:612–3.
27. Motomura M, Johnston I, Lang B, Vincent A, Newsom-Davis J. An improved diagnostic assay for Lambert-Eaton myasthenic syndrome. J Neurol Neurosurg Psychiatr 1995;58:85–7.
28. Nagel A, Engel AG, Lang B, Newsom-Davis J, Fukuoka T. Lambert-Eaton syndrome IgG depletes presynaptic membrane active zone particles by antigenic modulation. Ann Neurol 1988;24:552–8.

29. Lang B, Johnston I, Leys K, et al. Autoantibody specificities in Lambert-Eaton myasthenic syndrome. Ann NY Acad Sci 1993;681:382–91.

30. Viglione MP, Blandino JKW, Kim YI. Effects of Lambert-Eaton syndrome serum and IgG on calcium and sodium currents in small-cell lung cancer cells. Ann NY Acad Sci 1993;681:418–21.

31. Rosenfeld MR, Wong E, Dalmau J, et al. Sera from patients with Lambert-Eaton Myasthenic Syndrome recognize the b-subunit of Ca^{2+} channel complexes. Ann NY Acad Sci 1993;681:408–11.

32. McEvoy KM, Windebank AJ, Daube JR, Low PA. 3,4-Diaminopyridine in the treatment of Lambert-Eaton myasthenic syndrome. N Engl J Med 1989;321:1567–71.

33. Niles WD, Cohen FS. Video-microscopy studies of vesicle-planar membrane adhesion and fusion. Ann NY Acad Sci 1991;635:273–306.

34. Ehrenstein G, Stanley EF, Pocotte SL, Jia M, Iwasa KH, Krebs KE. Evidence of a model of exocytosis that involves calcium-activated channels. Ann NY Acad Sci 1991;635:297–306.

35. Vincent A. The neuromuscular junction and neuromuscular transmission. In: Karpati G, Hilton-Jones D, Griggs RC, eds. Disorders of voluntary muscle. 7th ed. Cambridge: Cambridge University Press; 2001:142–67.

36. Perin MS, Fried VA, Mignery G, Jahn R, Südhof TC. Phospholipid binding by a synaptic vesicle protein homologous to the regulatory region of protein kinase C. Nature 1990;345:260–3.

37. Perin MS, Brose N, Jahn R, Südhof TC. Domain structure of synaptotagmin (p65). J Biol Chem 1991;266:623–9.

38. Zimmerberg J, Curran M, Cohen FS. A lipid/protein complex hypothesis for exocytotic fusion pore formation. Ann NY Acad Sci 1991;681:307–17.

39. Boonyapisit K, Kaminski HJ, Ruff RL. Disorders of neuromuscular junction ion channels. Am J Med 1999;106(1):97–113.

40. Poage RE, Meriney SD. Presynaptic calcium influx, neurotransmitter release, and neuromuscular disease. Physiol Behav 2002;77(4–5):507–12.

41. Sudhof TC. The synaptic vesicle cycle. Annu Rev Neurosci 2004;27:509–47.

42. Galli T, Haucke V. Cycling of synaptic vesicles: how far? How fast! Sci STKE 2004;2004(264):re19.

43. Gandhi SP, Stevens CF. Three modes of synaptic vesicular recycling revealed by single-vesicle imaging. Nature 2003;423(6940):607–13.

44. Erecinska M, Silver IA. Ions and energy in mammalian brain. Prog Neurobiol 1994;43(1):37–71.

45. David G, Barrett EF. Mitochondrial Ca2+ uptake prevents desynchronization of quantal release and minimizes depletion during repetitive stimulation of mouse motor nerve terminals. J Physiol 2003;548(Pt 2):425–38.

46. David G, Talbot J, Barrett EF. Quantitative estimate of mitochondrial [Ca+] in stimulated motor nerve terminals. Cell Calcium 2003;33(3):197–206.

47. Talbot JD, David G, Barrett EF. Inhibition of mitochondrial Ca2+ uptake affects phasic release from motor terminals differently depending on external [Ca2+]. J Neurophysiol 2003;90(1):491–502.

48. Tang Y, Zucker RS. Mitochondrial involvement in post-tetanic potentiation of synaptic transmission. Neuron 1997;18(3):483–91.

49. Miledi R, Molenaar PC, Polak RL. Electrophysiological and chemical determination of acetylcholine release at the frog neuromuscular junction. J Physiol (Lond) 1983;334:245–54.

50. Etcheberrigaray R, Fielder JL, Pollard HB, Rojas E. Endoplasmic reticulum as a source of Ca^{2+} in neurotransmitter secretion. Ann NY Acad Sci 1991;635:90–9.

51. Katz B, Miledi R. Estimates of quantal content during chemical potentiation of transmitter release. Proc R Soc Lond 1979;205:369–78.

52. Land BR, Harris WV, Salpeter EE, Salpeter MM. Diffusion and binding constants for acetylcholine derived from the falling phase of miniature endplate currents. Proc Natl Acad Sci USA 1984;81:1594–8.

53. McMahan UJ, Sanes JR, Marshall LM. Cholinesterase is associated with the basal lamina at the neuromuscular junction. Nature 1978;271:172–4.

54. Katz B, Miledi R. The binding of acetylcholine to receptors and its removal from the synaptic cleft. J Physiol (Lond) 1973;231:549–74.

55. Land BR, Salpeter EE, Salpeter MM. Kinetic parameters for acetylcholine interaction in intact neuromuscular junction. Proc Natl Acad Sci USA 1981;78:7200–4.

56. Colquhoun D, Sakmann B. Fast events in single-channel currents activated by acetylcholine and its analogues at the frog muscle end-plate. J Physiol (Lond) 1985;369:501–57.

57. Soreq H, Seidman S. Acetylcholinesterase – new roles for an old actor. Nat Rev Neurosci 2001;2(4):294–302.

58. Brenner T, Hamra-Amitay Y, Evron T, Boneva N, Seidman S, Soreq H. The role of readthrough acetylcholinesterase in the pathophysiology of myasthenia gravis. Faseb J 2003;17(2):214–22.

59. Perrier AL, Massoulie J, Krejci E. PRiMA: the membrane anchor of acetylcholinesterase in the brain. Neuron 2002;33(2):275–85.

60. Seidman S, Sternfeld M, Ben Aziz Aloya R, Timberg R, Kaufer Nachum D, Soreq H. Synaptic and epidermal accumulations of human acetylcholinesterase are encoded by alternative 3'-terminal exons. Mol Cell Biol 1995;15:2993–3002.

61. Kaufer D, Friedman A, Seidman S, Soreq H. Acute stress facilitates long-lasting changes in cholinergic gene expression. Nature 1998;393(6683):373–7.

62. Shapira M, Tur-Kaspa I, Bosgraaf L, et al. A transcription-activating polymorphism in the ACHE promoter associated with acute sensitivity to anti-acetylcholinesterases. Hum Mol Genet 2000;9(9):1273–81.

63. Meshorer E, Erb C, Gazit R, et al. Alternative splicing and neuritic mRNA translocation under long-term neuronal hypersensitivity. Science 2002;295(5554):508–12.

64. Darboux I, Barthalay Y, Piovant M, Hipeau-Jacquotte R. The structure-function relationships in Drosophila neurotactin show that cholinesterasic domains may have adhesive properties. Embo J 1996;15(18):4835–43.

65. Sternfeld M, Ming G, Song H, et al. Acetylcholinesterase enhances neurite growth and synapse development through alternative contributions of its hydrolytic capacity, core protein, and variable C termini. J Neurosci 1998;18(4):1240–9.

66. Lev-Lehman E, Evron T, Broide RS, et al. Synaptogenesis and myopathy under acetylcholinesterase overexpression. J Mol Neurosci 2000;14(1–2):93–105.

67. Holland PC, Carbonetto S. The extracellular matrix of skeletal muscle. In: Karpati G, Hilton-Jones D, Griggs RC, eds. Disorders of voluntary muscle. 7th ed. Cambridge: Cambridge University Press; 2001:103–21.

68. Gautam M, Noakes PG, Moscoso L. Defective neuromuscular synaptogenesis in agrin-deficient mutant mice. Cell 1996;85:525–35.

69. Gautam M, Noakes PG, Mudd J. Failure of postsynaptic specialization to at neuromuscular junctions of rapsyn-deficient mice. Nature 1995;377:232–6.

70. Auld DS, Robitaille R. Perisynaptic Schwann cells at the neuromuscular junction: nerve- and activity-dependent contributions to synaptic efficacy, plasticity, and reinnervation. Neuroscientist 2003;9(2):144–57.

71. Langley JN. On the reaction of cells and of nerve endings to certain poisons, chiefly regards the reaction of striated muscle to nicotine and to curare. J Physiol 1905;33:374–413.

72. Reddy LV, Koirala S, Sugiura Y, Herrera AA, Ko CP. Glial cells maintain synaptic structure and function and promote development of the neuromuscular junction in vivo. Neuron 2003;40(3):563–80.

73. Smit AB, Syed NI, Schaap D, et al. A glia-derived acetylcholine-binding protein that modulates synaptic transmission. Nature 2001;411:261–7.

74. Flucher BE, Daniels MP. Distribution of Na + channels and ankyrin in neuromuscular junctions is complementary to that of acetylcholine receptors and the 43 kD protein. Neuron 1989;3:163–75.

75. Sanes JR, Johnson YR, Kotzbauer PT, et al. Selective expression of an acetylcholine receptor-lacZ transgene in synaptic nuclei of adult muscle fibers. Development 1991;113:1181–91.

76. Martinou JC, Falls DI, Fischback GD, Merlie JP. Acetylcholine receptor-inducing activity stimulates expression of the epsilon-subunit gene of the muscle acetylcholine receptor. Proc Natl Acad Sci USA 1991;88:7669–73.

77. Merlie JP, Sanes JR. Concentration of acetylcholine receptor mRNA in synaptic regions of adult muscle fibers. Nature 1985;317:66–8.

78. Brenman JE, Chao DS, Gee SH, et al. Interaction of nitric oxide synthase with the postsynaptic protein PSD-95 and a1-synthophin mediated by PDZ domains. Cell 1996;84:757–67.

79. Kusner LL, Kaminski HJ. Nitric oxide synthase is concentrated at the skeletal muscle endplate. Brain Res 1996;730:238–42.

80. Haimovich B, Schotland DL, Fieles WE, Barchi RL. Localization of sodium channel subtypes in rat skeletal muscle using channel-specific monoclonal antibodies. J Neurosci 1987;7:2957–66.

81. Roberts WM. Sodium channels near end-plates and nuclei of snake skeletal muscle. J Physiol (Lond) 1987;388:213–32.

82. Ruff RL. Na current density at and away from end plates on rat fast- and slow-twitch skeletal muscle fibers. Am J Physiol 1992;262 (Cell Physiol. 31):C229–C34.

83. Ruff RL, Whittlesey D. Na + current densities and voltage dependence in human intercostal muscle fibres. J Physiol (Lond) 1992;458:85–97.

84. Ruff RL, Whittlesey D. Na + currents near and away from endplates on human fast and slow twitch muscle fibers. Muscle Nerve 1993;16:922–9.

85. Ruff RL, Whittlesey D. Comparison of Na + currents from type IIa and IIb human intercostal muscle fibers. Am J Physiol 1993;265 (Cell Physiol. 34):C171–C7.

86. Ruff RL. Effects of length changes on Na + current amplitude and excitability near and far from the end-plate. Muscle Nerve 1996;19:1084–92.

87. Kuffler SW, Yoshikami D. The distribution of acetylcholine sensitivity at the post-synaptic membrane of vertebrate skeletal twitch muscles: Iontophoretic mapping in the micron range. J Physiol (Lond) 1975;244:703–30.

88. Salpeter MM, Loring RH. Nicotinic acetylcholine receptors in vertebrate muscle: Properties, distribution and neural control. Prog Neurobiol 1985;25:297–325.

89. Kao I, Drachman D. Myasthenic immunoglobulin accelerates acetylcholine receptor degradation. Science 1977;196:526–8.

90. Merlie JP, Heinemann S, Lindstrom JM. Acetylcholine receptor degradation in adult rat diaphragms in organ culture and the effect of anti-acetylcholine receptor antibodies. J Biol Chem 1979;254:6320–7.

91. Caldwell JH, Campbell DT, Beam KG. Sodium channel distribution in vertebrate skeletal muscle. J Gen Physiol 1986;87:907–32.

92. Milton RL, Lupa MT, Caldwell JH. Fast and slow twitch skeletal muscle fibres differ in their distributions of Na channels near the endplate. Neurosci Lett 1992;135:41–4.

93. Ruff RL, Lennon VA. Endplate voltage-gated sodium channels are lost in clinical and experimental myasthenia

gravis. Ann Neurol 1998;43:370–9.

94. Banker BQ, Kelly SS, Robbins N. Neuromuscular transmission and correlative morphology in young and old mice. J Physiol (London) 1983;339:355–75.

95. Gertler RA, Robbins N. Differences in neuromuscular transmission in red and white muscles. Brain Res 1978;142:255–84.

96. Tonge DA. Chronic effects of botulinum toxin on neuromuscular transmission and sensitivity to acetylcholine in slow and fast skeletal muscle of the mouse. J Physiol (London) 1974;241:127–39.

97. Sterz R, Pagala M, Peper K. Postjunctional characteristics of the endplates in mammalian fast and slow muscles. Pflügers Arch 1983;398:48–54.

98. Laszewski B, Ruff RL. The effects of glucocorticoid treatment on excitation-contraction coupling. Am J Physiol 1985;248 (Endocrinol. Metab. 11):E363–E9.

99. Hennig R, Lømo T. Firing patterns of motor units in normal rats. Nature 1985;314:164–6.

100. Kelly SS, Robbins N. Sustained transmitter output by increased transmitter turnover in limb muscles of old mice. J Neurosci 1986;6:2900–7.

101. Lev-Tov A. Junctional transmission in fast- and slow-twitch mammalian muscle units. J Neurophysiol 1987;57:660–71.

102. Lev-Tov A, Fishman R. The modulation of transmitter release in motor nerve endings varies with the type of muscle fiber innervated. Brain Res 1986;363:379–82.

第2章
乙酰胆碱受体的结构

Jon M. Lindstrom

1 引言

乙酰胆碱受体（AChRs）是乙酰胆碱门控阳离子通道[1]。它们在运动神经和骨骼肌之间的信息传输及自主神经节中发挥重要的突触后作用[2, 3]。在中枢神经系统中，它们通过促进一些递质的释放而发挥突触前和突触外的调节传输作用[4, 5]。在皮肤[6]、支气管和血管上皮[7, 8]及其他非神经组织中[9]，它们同样调节着细胞间的信息传递。

一些人类疾病都表现为乙酰胆碱受体异常。AChRs 突变可以导致先天性肌无力综合征[10, 11]和罕见的常染色体显性夜间额叶癫痫（cautosomal-dominant nocturnal frontal lobe form of epilepsy，ADNFLE）[12]。AChRs 自身免疫反应会导致重症肌无力（MG）[13]、某些家族性自主神经异常[14, 15]和天疱疮的一些表现形式[16]。

在大脑中，尼古丁作用于 AChRs 导致烟草成瘾[17]。到目前为止这是最大的医疗问题，在美国每年约有 430 000 人因此而过早死亡[18]，AChRs 直接发挥作用，这也是最大的可预防性病因。

尼古丁作用于 AChRs 可以发挥多种生理效应，包括有益效应如血管诱生、神经保护、认知提高、抗焦虑和镇痛。因此，烟碱酸剂作为药物开发的先导复合物被用于治疗阿尔兹海默病、帕金森病、慢性疼痛、精神分裂症和图雷特（Tourette）综合征[19～22]以及戒烟[23]。

对 AChRs 的潜在亚型已有一些了解，其是由组成它们的亚单位定义的[1, 2]。所有 AChRs 都由 5 个同源亚单位围绕着中央离子通道组成。已知有 17 种 AChRs 亚单位：$\alpha 1 \sim 10$、$\beta 1 \sim 4$、γ、δ 和 ε。相对于许多神经 AChRs 亚型而言，肌肉 AChRs 只有两种亚型，包括化学计量为 $(\alpha 1)_2 \beta 1 \gamma \delta$ 的胎儿亚型和化学计量为 $(\alpha 1)_2 \beta 1 \varepsilon \delta$ 的成人亚型。

AChRs 是基因超家族的一部分，基因超家族包含甘氨酸、γ 氨基丁酸（GABA）和 5-羟色胺的离子型受体亚单位基因[1, 24]。实验已经描述了所有这些受体的结构同源性及产生受体多样性的各种进化步骤。一项实验显示，AChR 亚单位通道堆砌部分和 γ 氨基丁酸、甘氨酸受体相比只有 3 个氨基酸发生了改变，使得 AChRs 成为类似于 γ 氨基丁酸、甘氨酸受体的阴离子选择通道[25]。另一项实验显示，AChR 亚单位胞外段的嵌合体和 5-羟色胺受体亚单位的剩余部分构成了 ACh 门控阳离子通道，该通道具有 5-羟色胺受体的电导特性[26]。

・13・

　　肌肉 AChRs 是最具特征的 AChRs[1]。骨骼肌中存在一种单一类型的突触（第 5 章的眼外肌例外），其有利于 AChR 合成、发育可塑性和电生理功能的研究[27～29]。电鳐电器官中存在大量的肌样 AChR，这就使得 AChR 的纯化和鉴定、亚单位蛋白的部分测序、亚单位 cDNAs 的克隆及低分辨率电子晶状体三维结构的鉴定等成为可能[24, 27, 30, 31]。以肌肉 AChR 亚单位 cDNA 起始的非严格杂交可导致神经 AChR 亚单位的克隆[27]。用纯化的电器官 AChR 进行免疫发现了实验性自身免疫性重症肌无力、自身免疫性重症肌无力的特性和重症肌无力的免疫诊断分析[13, 32]。最初开发的作为模型自身抗体的单克隆抗体导致位于 α1 亚单位的主要免疫原区（MIR）、重症肌无力神经肌肉信息传输的自身免疫破坏的分子基础的发现[13, 33, 34]，以及神经烟碱型 AChR 的免疫亲和纯化。mAbs 将继续提供用来描述 AChR 特征的有用证据[2]。

　　本章将回顾肌肉和神经 AChRs 的基本结构，描述肌肉 AChRs 的抗原结构，思考如何用它来解释 MG 患者神经肌肉传递障碍的病理机制。并将其和自身免疫性家族性自主神经异常中的神经 AChRs 的抗原结构做简要对比。同时也将考虑肌肉 AChRs 的最佳功能结构及突变如何破坏先天性肌无力综合征中 AChR 的功能。肌无力综合征患者肌肉 AChR 亚单位中发现的许多 AChR 突变与迄今为止神经 AChR 亚单位中疾病引起的很少突变做了对比。

2　AChRs 的大小和形状

　　电鳐电器官膜碎片 AChR 二维螺旋晶状体阵列的电子晶状体摄影揭示了肌肉型 AChR 的基本大小和形状，其分辨率为 4Å，见图 2-1[31, 35]。从侧面看，电鳐 AChR 是一个长约

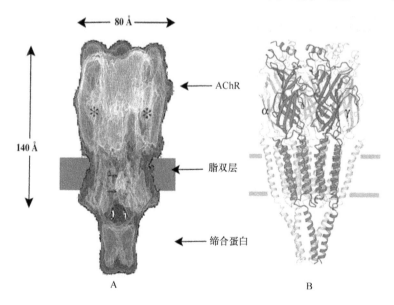

图 2-1　电子晶状体摄像术获得的电鳐电器官 AChR 结构

相对于大量的胞外域来说，细胞质表面的区域是较小的。缔合蛋白是一种分子质量为 43 000Da 的外周膜蛋白，肌肉 AChRs 通过它连接于细胞骨架的肌动蛋白，使它们集中在邻近突触前膜 ACh 释放活跃区的突触后膜褶皱处[36]。经许可对来自于 Unwin[35] 的图像进行了修改（A）。此图显示其多肽链呈带状结构，尤其是 α1 和 δ 亚单位，在它们形成的交接处形成了（α1）₂β1γδ AChR 的两个 ACh 结合位点之一。此图来自于 Unwin[31]（B）

140Å、宽 80Å 的类圆柱形。其中约 65Å 延长于细胞外表面，40Å 跨脂双层，剩下的 35Å 则在细胞内。从顶部看，外前庭是一个厚约为 25Å、中央孔壁直径约为 20Å 的五角形管。穿过细胞膜的孔道慢慢变窄直至关闭。其他证据表明，通道的开放管腔变窄（可能为 7Å 的跨度），仅够水合阳离子如 Na^+ 或 K^+ 的快速流动。5 个棒状亚单位似"桶"样，以 10° 角围绕中央通道排列。

　　软体动物胶质 ACh 结合蛋白的 X 线晶状体学揭示了原子分辨率的 AChR 样蛋白的胞外域结构[37~40]（图 2-2）。发现蜗牛的神经胶质细胞会释放一种水溶性蛋白，其通

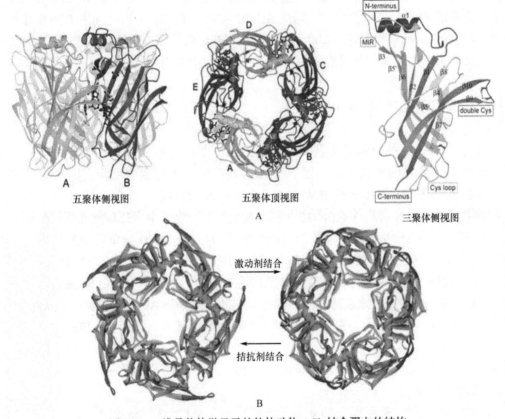

五聚体侧视图　　　　　五聚体顶视图　　　　　　　三聚体侧视图

A

B

图 2-2　X 线晶状体学显示的软体动物 ACh 结合蛋白的结构

ACh 结合蛋白的原子分辨率结构揭示了 AChR 胞外域的基本结构。它是一个高为 62Å 的圆柱体，直径为 80Å，中央空洞直径为 18Å，是类似于 α7 AChRs 的同源五聚体。其在亚单位连接处有 5 个 ACh 结合位点，不同于肌肉 AChR 异源五聚体，其在 α1 和 δ、γ 或 ε 亚单位连接处预期有 2 个 ACh 结合位点。缓冲组件 N-2- 羟乙基哌嗪 -N'-2 磺酸（N-2-hydroxyethylpiperazine-N'-2 ethanesulfonic acid，HEPES）占据了 ACh 结合位点。相邻二硫键连接的半胱氨酸对与所有 AChR α 亚单位所共有的 α1192 ～ 193 相对应，其是可以被定义为亚单位"+"侧的投影，插入相邻亚单位的"-"侧形成 ACh 结合位点。如同研究 AChRs 所预期的那样[13, 41]，α1 亚单位主要免疫复合区相对应的序列位于胞外域并远离亚单位中心轴。由二硫键连接的半胱氨酸环与 α1 亚单位半胱氨酸 128 ～ 142 位相对应，这是 AChR 为其成员之一的基因超家族的所有亚单位的环状结构的特征，位于 AChR 跨膜部分或者脂质双层附近基底部的 ACh 结合蛋白处。此环状序列和 AChRs 几乎不存在同源性，其亲水性比 AChRs 特征性序列更强。此环状结构序列可以增加 AChBP 的水溶性，但其位于 AChR 胞外域和跨膜部分的交界处。此图经许可改编自 Brejc 等[38]（A）。B 图为 AChBP 安静和活化状态下的顶端视图。C 环在安静状态时开放，活化和失活状态时关闭。这部分图片来自于 Hansen 等[40]（B）。AChR 产生 M2 跨膜域运动，ACh 结合位点的 C 环的大运动通过此运动传播，最终位于跨膜结构域中间或底部的通道门控打开[42]

过结合 ACh 调制传输。克隆蛋白显示其与人类 α7 的胞外域有 24% 的序列同源性。α7 亚单位形成同源性的 AChRs。用蛋白质工程从 α7 切割下胞外结构域组装成水溶性五聚体，其具有与天然 α7 AChRs 配体结合的特性，但效率非常低[43]。因此，软体动物 ACh 结合蛋白可能含有与高效组装和分泌相适应的一种水溶性蛋白序列。尽管如此，它为 AChRs 和其他超家族受体的胞外域的基本结构提供了一个很好的模型。这可以通过对稍作调整以与其连接匹配的 AChBP 可以和 5-HT₃ 受体跨膜部分构成嵌合体，形成 ACh 门控阳离子通道的阐述得以证明[44]。图 2-2 显示了 5 个 ACh 结合蛋白亚单位围绕着通道前庭组装成 AChR 亚单位的胞外域。一个被缓冲组件占据的位点起先被认为是 ACh 结合位点，其在组装蛋白质侧面亚单位之间形成。这一位点的所有相关氨基酸所对应的 AChR 已经通过亲和标记和突变研究得以鉴定[24, 30, 45]。随后 AChBP 与激动剂如尼古丁[39]和拮抗剂如蛇毒毒素[40]组合结晶。此结构的这一功能和其他功能将在后面的章节中详细讨论。基本上，对天然 AChRs 研究中获得的最易识别的特征说明 ACh 结合蛋白的结构和 AChRs 是相关的。

3 AChR 亚单位的结构

所有 AChR 亚单位都有一些共同的特点。图 2-3 显示了一个普通乙酰胆碱受体亚单位成熟多肽链的跨膜方向。因 N 端结构域跨膜进入管腔内质网，因此为了获得成熟多肽链的序列，翻译过程中从每一亚单位的 N 端获取 20 个氨基酸的信号序列。

每个亚单位的 N 端胞外域由 210 个氨基酸组成，包含一个含二硫键的环状结构（半胱氨酸环），该结构是此超家族中所有受体的共同特点，在 α1 亚单位中其从半胱氨酸 128 位延伸到 142 位。此序列是所有 AChR 亚单位序列中最保守的。在 ACh 结合蛋白中（见图 2-2），此环状结构靠近脂双层或者跨膜域的外表面[38]。此环在 AChRs 是疏水性的，但位于结合蛋白中时是亲水性的。环状结构中的脯氨酸在所有 AChR 亚单位中都是保守的，但其不存在于结合蛋白中。将此脯氨酸突变为甘氨酸会破坏 AChR 亚单位的组装，并阻止已组装的 AChR 运输到表面[46]。除 α7～9 外的其他 AChR 亚单位胞外段均包含一个或多个糖基化位点，它们可以形成同源性 AChRs，有一个 N- 糖基化位点位于邻近环状结构二硫键的 141 位。

3 个紧密排列、高度保守的 α 螺旋跨膜序列（M1～3）和延伸于胞外域和胞内域的 220～310 位氨基酸大致对应。亚单位 M1 的第三 N 端和 M2 亲水端形成通道衬砌[1, 24, 47]。这将在之后的通道和门控部分详细描述。

110～270 位氨基酸（迄今为止 α4 是最大的）构成了 M3 和 M4 跨膜序列间的胞质域。这是亚单位序列间和物种序列间最大的可变区。因此，许多亚单位特异性抗体结合于此区域[48]。相对于胞外域而言，胞质域在结构上更为灵活。因此，针对此区域的很多抗体结合于天然的和变性的蛋白质，晶状体学方法对此无序区很难可视化。肌肉 AChRs 的胞质域作用于缔合蛋白，通过其连接到细胞骨架从而定位在神经肌肉接头的合适位置[36]。除缔合蛋白外的其他蛋白质可能参与神经 AChR 胞质域的相互作用，促进它们的转运和在突触前、突触后及突触外的定位，如 PSD-95 家族的成员，但这些蛋白的特点尚未被详细描述[49]。伴侣蛋白 14-3-3 η 在胞质域与 α4 的 441 位丝氨酸结合，其被磷酸化

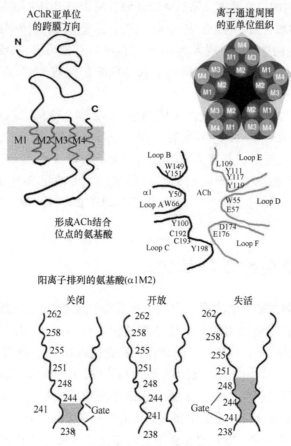

图 2-3　AChR 的结构

此图描述了普通 AChR 亚单位的跨膜方向。图 2-1B 显示 AChR 的实际结构，图 2-2 提供了 ACh 结合蛋白胞外域的更多细节。M1～4 跨膜区被描述为 α 螺旋。亚单位的整体形态被描述成棒状。五个棒状结构组装成一个五边形阵列，形成 AChR，见图 2-1。亚单位围绕着离子通道，亚单位的两性分子 M2 跨膜结构域有助于通道的衬砌。肌肉 AChRs（如 α1γα1δε 排列的亚单位）及其他异聚 AChRs（如 α4β2α4β2β2 排列的亚单位）的 α 亚单位的"+"侧和互补亚单位之间的连接处只有两个 ACh 结合位点，但是所有亚单位协调一致的小构象变化均参与其活化和失活[35, 44, 47]。因此，即使并不是所有亚单位都是 ACh 结合位点的一部分，但它都有助于电传导和通道门控。ACh 结合位点衬砌的氨基酸已通过亲和标记和突变研究得以证实[24, 45]，并发现其和 ACh 结合蛋白的晶状体结构能很好地吻合[39, 40]。需要注意的是此区域芳香族氨基酸发挥的优势。在乙酰胆碱酯酶中[62]，认为 ACh 季铵组与这些芳香族氨基酸的 π 电子结合发挥作用，而不是通过酸性氨基酸的离子间相互作用。还要注意的是 ACh 结合位点是由 α 亚单位胞外域三个不同部分的氨基酸形成的，与三个互补亚单位发生交互作用，其交互作用发生于"+"端、α 亚单位和互补亚单位的"-"端。因此，这一位点是触发亚单位之间小的协调构象改变的理想部位，可以允许胞外域低能量的结合事件而调节细胞质通道前庭附近离子门控通道的开放、关闭及失活[31, 44]。衬砌此阳离子通道且从胞外或者细胞质表面都容易获得的氨基酸，很大程度上已通过取代半胱氨酸的简易方法（substituted cysteine accessibility method，SCAM）[47]确定。认为 M2 形成了此通道衬砌。此图描述了 M1 和 M2 位于细胞质的 M1～M2 之间的连接。安静状态的闭合通道只有很小一部分区域是封闭且无法通过的。失活状态下的闭合通道封闭区域变大

更有助于构象的成熟和组装[50]。已知一些伴侣蛋白参与肌肉 AChR 亚单位的构象成熟和组装[51～54]，如 COPI 与 α1 亚单位 314 位赖氨酸相互作用。α1 亚单位 M1 跨膜部分包含一个内质网保留序列，其仅在 AChR 五聚体组装完成后封闭[54]。胞质域包含磷酸化位点和其他参与调节其失活率的序列[55, 56]，以及如胞内运输等的其他属性[57]。奇怪的是，它也包含促进通道门控动力学的序列[58]。这是因为胞质域位于 M4 之前的两性

分子 α 螺旋形成细胞内的门户通道，通过 AChR 调节离子进出中央阳离子通道[31, 59]。

第四个跨膜结构域（M4）约含 20 个氨基酸，从胞质域延伸到细胞外表面，形成 10 ~ 20 个细胞外氨基酸序列。发现人类 α4 亚单位序列 C 端形成一个结合雌激素的位点，可使 AChR 功能提高 3 ~ 7 倍，同时抑制 α3β2 AChR 的反应[60, 61]。其他 AChR 亚单位无功能作用的 C 端序列尚不得而知。

α 亚单位的定义为 α1 亚单位胞内域同源的 α192 和 193 间二硫键连接的相邻的半胱氨酸对的出现。除 α5 和 α10 外的所有 α 亚单位都是 ACh 结合位点的一部分。减少这些半胱氨酸间的二硫键后，其成为 AChR 亲和标记的靶目标[24]。在 ACh 结合蛋白中（见图 2-2），此半胱氨酸对位于突出的 C 环的顶端，可被定义为亚单位的 "+" 端。ACh 结合位点是由 α 亚单位的 "+" 端和相邻亚单位的 "−" 端形成的，这将在后面的章节中详细讨论。

4　AChR 亚型的亚单位组成

AChR 亚单位的同源棒状结构形成围绕中央阳离子通道的五边形阵列[31, 35]。电鳐电器官的肌型 AChR，其围绕通道的亚单位顺序是 α1、γ、α1、δ、β1[24]。成人肌型 AChR 亚型的 γ 被 ε 替代。反映了它们相似的功能作用和进化起源[63]，特别是 γ、δ 和 ε 有相似的序列，β1、β2 和 β4 也是如此。在 cDNA 表达系统中，β2 和 β4 可以替代肌肉 AChR 中的 β1[64]。同样 α7 也可以替代 α1[65]，揭示 AChR 亚单位间的基本同源性，而不是所谓体内重要的 AChR 亚型。图 2-4 描述了主要 AChR 亚型亚单位的排列。

最初的 AChR 是同源的，随着原始亚单位的重复，演变为异聚 AChRs[64]。最初从电鳐电器官纯化分离的 AChR 中发现 AChR 亚单位分子量递增，便用字母对其加以标记，按 cDNA 克隆对其进行编号[27]。

α7、α8 和 α9 亚单位可以形成同源 AChRs[1, 2]。在哺乳动物中，α7 是优势同源 AChR，类似于肌肉 AChRs（虽然其亲和力较低），α7、α8 和 α9 AChRs 结合于 α 银环蛇毒（αBgt）及 AChR 结合位点的相关蛇毒肽毒素。异聚神经 AChR 包含 α1 ~ 6，其结合 β2 ~ 4 亚单位而不结合 αBgt。α8 仅在鸡体内发现[73]，它可以和 α7 形成异聚 AChRs。α9 可以和 α10 形成异聚 AChRs[74, 75]。

α 亚单位 α2、α3、α4 或 α6 结合于 β2 或 β4 形成异聚神经 AChRs[1, 2]。在 AChRs 上，α5 和 β3 作为附加亚单位，ACh 结合位点由其他 α 和 β 亚单位形成[68, 69, 76 ~ 80]。AChR 亚单位对 α2、α4、α3、α6、β2、β4 及 α5、β3 的序列密切相关，反映了其基因重复和功能作用相似的起源[63]。这些异聚神经 AChRs 的亚单位可以简单地由含有两个相同 AChR 结合位点的 α3β4α3β4β4 或 α4β2α4β2β2 组成。它们可以更为复杂，包括 3 个（如 α3β4α3β4α5）或更多类型的 AChR 亚单位（α4β2α6β2β3）。它们可以含有两个相同的 AChR 结合位点（α4β2α4β2β2）；两个含 α 亚单位（α3β2α3β4α5）的不同的 AChR 结合位点，如肌肉 AChRs（α1εα1δβ1）；或者两个含两个不同 α 亚单位（α4β2α6β2β3）的不同的 AChR 结合位点。许多神经元表达 ACh 亚单位的复杂复合物[81 ~ 84]。神经节神经元通常表达 α3、α5、α7、β2 和 β4 亚单位，可能形成很多亚型，但 α3β4 的功能在突触后占优势[85, 86]。α7 在这些神经元中只作为同聚体进行装配。含相同神经核的相邻神经元可以表达不同的 AChR 亚单位的复杂复合物[82, 87]，其仍由这些亚单位组合表达的 AChR 亚型所决定，在神经元内发挥突触后传输、突触前调节、突触外可塑性方面的作用。已清楚的一点是，与其经典的突触后作用相比，AChRs 在高安全因素的神经肌肉传递中可以发挥更复杂的调节作用。

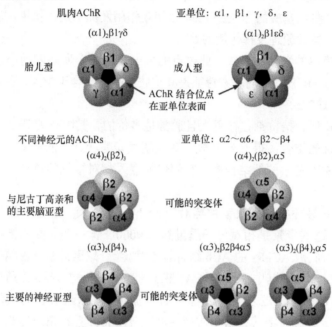

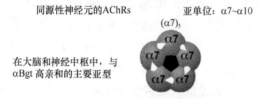

图 2-4　突出的 AChR 亚型

AChR 亚型是由组成它们的亚单位定义的。通过电鳐电器官的肌肉 AChRs 了解到围绕着通道的 AChR 亚单位的排列[24]，并在此基础上推导出其他亚型。已知一些神经 AChR 亚型的亚单位的化学计量[66, 67]，而且已知 ACh 结合位点是由 α1～α4 或 α6 与 β2 或 β4 亚单位特异连接形成的，而不是和 α5 或 β3 连接[61, 68, 69]。用化学计量法在细胞株内发现的（α4）$_3$（β2）$_2$ 也可能出现于细胞内[70～72]。预计所有亚单位都参与通道结构的形成及激活和失活相关的构象变化。改编自 Lindstrom[13]

　　在肌肉 AChRs 中，ACh 结合位点位于 α1 "+"端和 γ、δ 或 ε 亚单位的 "-"端，而 β1 亚单位并不参与 ACh 结合位点的形成[24]。在异聚神经 AChRs 中 α5 和 β3 亚单位被认为占据了可以和 β1 相比的位置[76, 88]。它们有助于离子通道特性的构建及激动剂效力，并不仅仅是因为其对通道的衬砌作用，同时也在于激活或失活过程中发生的激动剂诱导的整个 AChR 分子构象的改变[89]，这依赖于 AChR 所有可变部分的结构。

5　ACh 结合位点

亚单位间的连接形成 ACh 结合位点。图 2-2 显示了高分辨率下的 ACh 结合位点蛋白，图解见图 2-3。天然 AChRs[24, 45] 和 ACh 结合蛋白结构[39, 40] 的亲和标记研究揭示 ACh 结合蛋白并不含结合正电荷 ACh 的、带负电荷的氨基酸。ACh 结合位点包含很多芳香族氨基酸，结合时这些氨基酸的 π 电子和季胺相互作用发挥了重要作用。乙酰胆碱酯酶的 ACh 结合位点也是按此原理发挥作用的[62]。

四甲铵是最简单的激动剂形式。此位点的低亲和力结合所触发的小运动必须足以激发通道的开放。AChR 激动剂的基本特征是其季胺或叔胺结合于位点，并且允许位点上 C 环的关闭[40]（见图 2-2）。

与小激动剂相比，拮抗剂往往更大且通常是多价的，其阻止 C 环的关闭。与大蛇毒毒素如 α 银环蛇毒的结合使得 C 环开放，甚至超过安静状态下的构象[40]（见图 2-2）。这也有助于解释蛇毒毒素的低结合率。它们仅能嵌入相对罕见的位点，尤其是当处于开放构象时。

蛇毒毒素如 α 银环蛇毒和眼镜蛇毒对于 AChRs 的识别、定位、量化、纯化及鉴定极为重要[27, 65]。这些毒素是相对分子质量约为 9000、含一个平面三指结构的肽段。只有最长的指端进入肌肉 AChRs 的 ACh 结合位点[40, 90]。蛇毒毒素是由结构类似的蛋白家族演变而来的，目前发现其中很多参与 AChRs 的竞争和变构。Lynx1 通过糖原磷脂酰基锚定于膜上，和 α4β2 AChRs 共同集中于脑部，促进 AChRs 的表达并提高其脱敏[91]。SLURP-1 存在锚定式和可溶式，由角质形成细胞分泌，并且在角质形成细胞中可以加强和 α7 AChR 的反应[92]。SLURP-1 突变引起一种称之为 Mal de Meleda 的炎症性皮肤病，增生低下和巨噬细胞释放 TNF-α 为其特点。SLURP-1 和角质形成细胞 AChRs 竞争结合[93]。SLURP-2 由角质形成细胞分泌并作为角质形成细胞 α3 AChR 的激动剂[94]。SLURP-2 可以延缓角质形成细胞的分化并防止其凋亡，而 SLURP-1 则有利于角化和程序性细胞死亡。这表明随着神经系统进化，AChR 亚型的胆碱能信号在快速信号中被特异性使用，而此前就已参与细胞内的信息传递。神经系统 AChRs 的营养效应，能够很好地反映角质形成细胞胆碱能效应的基因表达调控。如在线虫的原始神经系统中，相对于人类而言发现其存在更多的 AChR 样亚单位[95]。甚至河鲀基因组相对于人类而言也含有更多的 AChR 亚单位，反映出了这种进化趋势[96]。电压门控性离子通道的简单的细菌同源性对于测定这些离子通道的晶状体结构极其有用[97, 98]。已确认细菌中含有 AChRs 前体，由软体动物神经胶质细胞分泌的 AChBP 对于 AChRs 胞外域和 ACh 结合位点结构的研究非常有用[37~40]。

ACh 结合位点位于胞外域的中段[39, 40]，远离由它们调节开放的通道的中央或胞质区的门控[47]。这一调节被认为是凭借 AChR 蛋白小而全面的构象改变，其涉及棒状亚单位角度的微小改变并产生通道开放的虹膜样调节[35, 42]。ACh 结合位点[99] 和阳离子通道都参与通道安静、开放和失活状态的构象改变。衬砌 ACh 结合位点的氨基酸来自于 α 亚单位 "+" 端的三部分和互补亚单位 "−" 端的三部分[24, 39, 40]。配体结合运动沿着亚单位连接处并贯穿整个分子，此结合位点的排列似乎是参与以上小运动发起和交流的最理想排列。所涉及的结合能很小，由于通道闪烁开放，这一定是安静和开放构象的不同之处。

为了保证通道快速开放和关闭，肌肉 AChRs 的两个 ACh 结合位点和 ACh 的亲和力不同（$K_D=\mu M \text{ versus mM}$）[1, 28]。肌肉 AChRs 的两个 ACh 结合位点的特性不同是因为它们是由 α1 与 γ、δ 或 ε 亚单位连接形成的[100]。α1γ 位点有更高的亲和力，在 ACh 低浓度时可以有更长的通道开放时间，更适合于突触发育阶段的胎儿 AChRs（可能有助于弥补自身免疫性疾病或遗传损伤所致的胎儿 AChR 的缺失）。奇怪的是，门控的实际动力学并不仅仅依赖于 ACh 位点或者门控的特性，还依赖于胞质域的序列[58]。在终板电位，在浓度为 mM 范围时，ACh 在 1 毫秒内就可出现在突触间隙[101]。通常，这在一定程度上确保了传输的安全系数，因为 ACh 使得 AChRs 达饱和，而且 AChRs 超出了其提供足够电流来触发动作电位的需求量（第 1 章）。在自身免疫性或先天性肌无力中，AChRs 数量减少，电流可能达不到阈值或者对连续的刺激反应不足，使得 ACh 囊泡释放较少，AChRs 积聚于失活状态。随后合成一些胎儿形式的 AChR，其具有较高的 ACh 亲和力，因此具有更长的暴露和通道开放时间，这对获得足够的电流以确保传输是至关重要的。

竞争性拮抗剂可以很好地将 AChRs 维持在安静构象。它们通常是多价的第三胺或叔胺，认为其和 ACh 位点和周围位点相互作用以稳定安静状态。如同箭毒，它们中的一些实际上是低效激动剂[102]。α 银环蛇毒和相关的蛇毒 8000 ～ 9000Da 肽段是大型的平面分子，可能可以覆盖 AChR 表面 800 ～ 1200Å[103]，相应地可能覆盖 ACh 结合位点中央 30Å×30Å。此结构只有一个指端进入实际的 ACh 结合位点[40, 103]，但这种情况的发生需要较高的亲和力，由此才能将 AChR 稳定在一种静息状态下。

暴露于 ACh 或其他激动剂太久会致失活，失活是一种构象（或者可能是一组构象），表现为通道的关闭和对激动剂更高的亲和力。在正常的神经肌肉传递过程中，失活并不是限制因素。然而，用于治疗 MG 的乙酰胆碱酯酶抑制剂（通过增加乙酰胆碱的浓度和持续时间，以弥补损失的 AChRs），在其剂量过大时会由于失活的 AChRs 的积累而造成进一步的神经传递损害[104]。神经毒气和杀虫剂作为酯酶抑制剂可以发挥类似的作用[105]。去极化肌肉松弛剂琥珀胆碱除了对动作电位产生去极化封闭作用外，同时也有类似的组件。尼古丁在吸烟者中会出现几个小时（半衰期为 2 小时），其平均浓度约为 0.2μM，吸入浓烟后可以提升到接近 1μM[106]。肌肉 AChR 对尼古丁的低亲和力通常阻止神经肌肉的传递作用。尼古丁作用于一些对其有广泛亲和力的神经 AChR 亚型，产生很多行为效应（上瘾、耐受、抗焦虑、提高认知、镇痛），源于激活的复杂混合物、失活作用及 AChRs 的上调效应[2, 107, 108]。AChRs 包含 α4 和 β2 亚单位，其可以解释大多数高亲和力的尼古丁结合于大脑，并解释尼古丁最突出的效用：激励、耐受和致敏[17]。

激动剂结合于两个 ACh 结合位点需要 AChR 的高效活化[100]。任一位点的拮抗剂封闭足以阻止其活化[109]。同源 AChR 如 α7 AChR，含有 5 个 ACh 结合位点，任何一个位点的失活作用都足以阻止其活化，可能可以解释这些 AChR 快速失活的特性[110]。

6 阳离子通道及其门控

阳离子通道由来自于 M2 跨膜域的氨基酸衬砌（见图 2-3）。大部分衬砌通道孔的氨基酸的鉴定已通过 SCAM 方法获得[24, 47]。在此方法中，沿跨膜域如 M1 和 M2 的连续氨基酸被半胱氨酸所取代。此过程引入一个自由巯基，AChR 功能没有太大的改变。然后，含带正电荷氨基酸的烷化剂（如 MTSEA）适用于表达突变 AChR 的细胞内或细胞外。如果 MTSEA 发生共价反应并封闭通道，推测取代的半胱氨酸暴露于通道内部。从半胱氨酸暴露的周期可以推测该区域是否含有 α 螺旋或者另一个辅助构象，半胱氨酸在安静、开放或失活构象时的易接近性决定了通道门控的外部限制。大部分 M1 和 M2 表现为 α 螺旋构象。在安静状态下，通道的开放孔只是 α1 G240 和 T244 之间一个很小的封闭区域，其延伸到近胞质表面。M1 ~ M2 连接处的高保守序列 α1 G240、E241、K242 紧接于 M2 末端细胞质的前端，排列在门控所在通道的最窄部分。此区域的小运动可以使得通道开放和关闭。在失活状态下，接近一半的通道从 G240 延伸到 L251 的区域是封闭的。其他诱变研究同样有助于定义通道结构[111]。来自于亚单位的同源氨基酸形成的一些氨基酸的极性或带电环衬砌通道，形成了选择性过滤器。电子晶状体学显示的通道图像是内衬 α 螺旋 M2 序列的圆柱体，由其他 3 个跨膜域围绕排列[112]。细胞内外都带强负电荷，这为阳离子通过通道提供了一个稳定的环境[31]。阳离子通过由紧接 M4 的胞质 α 螺旋形成的狭窄的横向通道进入内部[31]。电生理研究显示，三或四个极性氨基酸衬砌这些通道，这对于受体半胱氨酸环家族所有成员允许离子通过内腔是很关键的[59]。

7 抗原结构和主要免疫原区（MIR）

用天然 α1 AChR 免疫，产生主要针对细胞外表面的抗体[48, 113]。这主要是因为在被免疫动物或者 MG 患者，超过半数的 AChR 是针对主要免疫原区（main immunogenic region，MIR）的[33, 34, 114]。MIR 是高度构象依赖性表位，变性 AChR 或者亚单位免疫，其抗原表位构象依赖少，产生的抗体针对细胞质表面[48]。合成多肽可用于诱导针对 AChR 序列许多不同部位的抗体，但这些抗体很多在其天然构象时不能结合于 AChR[48]。

来自于 AChR 免疫的大鼠和小鼠的单克隆抗体提供了优良的 AChR 的自身抗体模型和结构探针[2, 34, 114]。天然 α1 AChR 中超过半数或者更多的微克隆抗体是直接针对 MIR 的[33]。这些抗体之间竞争结合并阻止超过半数的，来自于 MG 患者的抗体的结合[34, 114]。因此，抗体结合于重叠区域，但并不都是相同的抗原表位。现已确认针对 MIR 的两个 mAb 的结合位点晶状体结构[115, 116]。这两个抗体结合位点是不同的，因为它们识别 MIR 的不同部分，并且不存在整体结构的负像，一个是弯月形的缝隙，另一个是表面积为 2865Å 的相对平面。

MIR 结构的定义越来越精确。针对 MIR 或者其他序列的绝对构象依赖性 mAb，低亲和力时也可以结合于变性 α1 亚单位，突变研究显示其主要依赖于 α1 68 和 71 位氨基酸[117]。依赖于 AChR 天然构象和大鼠 mAb 及 MG 患者自身抗体 MIR 的结合提示仅在天然构象存在的邻近的多个序列有助于大鼠或 MG 患者自身抗体所识别的 MIR 表位的聚集。一些证据表明 MIR 具有导向性，因此已结合于 α1 亚单位的抗体不能同时结合于同一 AChR 的其他 α1 亚单位，但可以和邻近的 AChR 有效交联[118]。冷沉淀电子显微镜证实并拓展了这些结论，MIR 定位于 α1 亚单位胞外的顶端，从 AChR 中轴垂直离开[41]。在 ACh 结合蛋白中，环状 N 端远离亚单位轴端，而形成 α1 亚单位 MIR 的序列定位于邻近此 N 端的胞外的顶端，见图 2-2[38]。由于 ACh 结合蛋白此区域的序列和 α1 亚单位并不是密切同源的，因此 α1 亚单位 MIR 的精确构象必须不同于这种结合蛋白的序列。结合于 MIR 的抗体覆盖的 α1 表面比 α 银环蛇毒分子所覆盖的区域更大。亚单位顶端 MIR 和亚单位中间一侧的 ACh 结合位点的分离解释了为什么针对 MIR 和 α 银环蛇毒的抗体可以同时结合于 α1 AChRs。少数 MG 患者抗体直接针对 ACh 结合位点[118]。这些实际情况形成了 MG 患者基本免疫诊断分析的结构基础，125I α 银环蛇毒用于特异性标记经去垢剂溶解的人类 α1 AChRs，以便用免疫沉淀法对 MG 患者自身抗体进行定量分析[119]。

　　MIR 基本的病理意义来源于它的基本结构，见图 2-5。MIR 具有高免疫原性。这可能是因为它有一个很容易被影响的，位于蛋白质表面的新颖造型，且每个 AChR 有两个拷贝以允许多价结合和受体免疫球蛋白交联，使 B 细胞有效地被刺激。由于 MIR 在细胞外表面很容易受影响，抗体可以非常容易地与之结合并修正补充。在突触后膜，α1 AChRs 以半晶状体阵列的形式在褶皱顶端紧密排列，以促进抗体的高亲和力结合及突触后膜的局部溶解，并允许突触后膜含有抗体的膜碎片重新封闭及补体脱落[120]。此过程通过 AChR 和突触形态的破坏促进传输的衰减，此时突触前 ACh 释放的活跃区仍定位于突触后 AChR 修补程序附近。MIR 形成一个角度，可以促进抗体诱导的 AChR 交联。这触发了抗原调整，通过交联诱导增加 AChR 内化率和溶酶体的破坏率[121～123]。针对 MIR 和大部分血清抗体的 mAb 并不破坏 AChR 的功能[124]。这可能是因为抗体并不影响 ACh 的结合，并且抗体在远离亚单位连接处与 MIR 结合，而此连接处发生细微运动调节活化和失活。

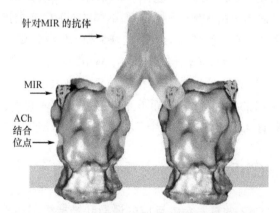

图 2-5　MIR 病理学意义的结构基础

记住 MIR 是紧密排列的表位而不是简单的表位很重要。MIR 在细胞外表面很容易被获取，这使得抗体和补体的结合成为可能。MIR 有一个高度免疫原性构象，并有两个拷贝，这通过允许 B 细胞受体免疫球蛋白的聚集，从而有助于免疫原性。通过抗体介导的 AChR 交联致抗原调整而有助于突触病理学。MIR 的排列方向有利于抗体介导的邻近 AChR 交联，但并不允许 AChR α1 亚单位的交联。MIR 远离于 ACh 结合位点和亚单位的连接处。因此，针对 MIR 的抗体并不会通过竞争或变构而妨碍 AChR 的功能。同时，这允许其同时结合于 MIR 和 α 银环蛇毒，因此，可以通过用去垢剂溶解的标记了 125Iα 银环蛇毒的间接免疫过氧化物酶体技术进行免疫诊断分析。MIR 在突触后膜褶皱处以半晶状体阵列紧密排列。因此，与抗体和补体的结合可以导致局部溶解及富含 ACh 的膜碎片的脱落，而突触后膜可以再密封。其结果是 ACh 的丢失和突触后膜形态学的破坏，而不是肌纤维的致命性溶解

一些针对 α1 MIR 的大鼠 mAb 和人类 α1、α3、α5 亚单位（含有相似的 MIR 序列）可以很好地结合[2, 76]。尽管这些 mAb 可以识别变性的 α1，但却不能识别变性的 α3。MG 患者血清和人类 α3 AChR 的结合并不显著，针对 α3 的人类自身抗体与 α1 并不结合[14]。大鼠和人类所识别的 MIR 表位在竞争结合方面足够接近但并不相同。

α1 亚单位和其他亚单位胞质表面的抗体表位已用血清和抗体得以鉴定[34, 48]。这些表位在体内并不能和自身抗体结合，因此和病理致病性无关。

MG 患者产生的 AChR 抗体的波谱是由 MIR 主导的，但也包括 AChR 的其他部分，并且和 EAMG 动物及原发性犬 MG 发现的波谱极为类似[113, 125]。很多 MG 血清和接头外的 AChR 可以更好地反应[126]，这可能可以说明 MG 内源性免疫原含有 γ 亚单位，且其免疫原性由于在成人体内并不正常表达而可能更强。一位特殊的 MG 患者的血清，其特异性结合 γ 而封闭 α1γ ACh 结合位点，从而妨碍其功能[127]。极少数母亲产生只针对 γ 亚单位的抗体[128]。这在母体是没有效用的（她们的 AChR 只含有 ε 亚单位），但它们却可以致胎儿瘫痪或者死亡，导致先天性多重关节挛缩。

在 T 细胞和 AChR 的反应中，α1 亚单位同样占优势，但其表位可以在所有亚单位中被发现[129, 130]。MG 患者的一些 α1 T 细胞表位似乎占主导地位，但对于这些表位的组成，实验室依据还存在分歧。Lewis 大鼠中 α1 100～116 是主要 T 细胞表位，但在挪威大鼠，α1 72～205 占优势，布法罗大鼠中则为 α1 52～70[131]。人类也存在类似的多样性。病理显著性的 T 细胞表位来自于 AChR 亚单位的任何部分，因为在体内 T 细胞不能结合于天然的 AChR，但和专职抗原提呈细胞如树突细胞类消化的肽段或者非专职细胞如 AChR 反应性 B 细胞还是可以结合的。

在辅助性 T 细胞抗原受体识别 AChR 表位之前，会和受 AChR 刺激的 B 淋巴细胞合作，产生浆细胞分泌的、针对 AChR 的自身抗体，AChR 表位必须首先结合 MHC Ⅱ类抗原提呈蛋白[132]。抗原提呈细胞蛋白水解过程机制和不同的 MHC Ⅱ类蛋白结合特性限制 T 细胞识别的肽段[133]。这可能部分反映在 HLAA1、B8 和 DR3 MHC Ⅱ类的发病率较高，决定早期发病的高加索 MG 患者和其他群体不同的 MHC 决定性[134]。I-A$_B$ 蛋白单一的氨基酸改变可以导致近交系小鼠对 EAMG 耐受[135, 136]。人类 α1 序列 144～156 仅在其出现在 HLA-DR4 Ⅱ类蛋白的 86 位甘氨酸而不是缬氨酸突变体时被识别[134]。如果人类也像这些近交系小鼠，并且 AChR 仅含有几个 T 细胞表位，则 MG 会有更多的基因限制性。

8　MG 中 AChR 自身免疫反应的诱导

MG 患者针对 α1 AChR 的自身免疫反应的诱导和维持机制尚不清楚。这些机制在各种形式的人类 MG 中是不同的，且在不同物种之间也是不同的。人类 MG 是缓解和加重性疾病，其 α1 AChR 自身免疫反应可以持续多年[13, 123]。犬 MG 是 AChR 自身免疫性急性疾病，肌无力通常持续 6 小时，除非 MG 是伴随着肿瘤生长出现的[137]。这说明人类免疫原是持续存在的，而这在犬体内通常是不存在的。例如，人类慢性隐匿性感染可能涉及表达 α1 AChR 的组织，表现为异常的数量、部位和翻译后修饰状态的不同，使其成为免疫原。而在犬体内，这一感染可能不会持续。在这两种情况下，如果慢性感染提供了免疫原，则适当的抗生素治疗可能可以治愈。

人类 MG 在去除免疫原时可以被终止。用青霉胺治疗的类风湿关节炎患者有时会发生自身免疫性 MG[138, 139]。这些患者有自身免疫反应的易感性，青霉胺和 α1 AChR 巯基共价反应产生的、新的抗原位点诱发了自身免疫反应[140]。终止青霉胺治疗 1～2 个月后 MG 也终止。由于从母体获得的自身抗体的被动转移，新生儿 MG 发生于患有 MG 的母亲所生的婴儿[141, 142]。此病在几个月内会自发缓解。如果被动或者主动 EAMG 不足以严重到致命，则随着免疫原的减少，动物会逐渐恢复[13]。以上 4 个例子（青霉胺诱导的 MG、新生儿 MG、被动和急性 MG）都说明对神经肌肉接头处 AchRs 的自身免疫攻击足以导致肌无力，但不足以提供针对免疫系统足够的 AChR 以维持自身免疫反应。有时一些特殊的慢性发展的人类 MG 提供了足够的免疫原以维持自身免疫反应。

副肿瘤性的自身免疫反应可发生在一些 MG 患者中。12% 的 MG 患者有胸腺瘤，35% 的胸腺瘤患者患有 MG[143]。这些患者有高水平的 AChR 自身抗体，且肌肉细胞内发现很多结构蛋白，如连接素蛋白[144～146]。胸腺肿瘤细胞通常不表达 α1 AChR[130]，但在胸腺肌样细胞、胸腺上皮细胞和树突状细胞中却发现了 AChR 的踪迹[147, 148]。AChR 自身抗体可能来自于含有 AChR 踪迹的肿瘤免疫调节器官的干扰佐剂效应。病毒或者其他导致肿瘤的因素造成了 AChR 表达细胞的破坏。在朗 - 伊二氏综合征（Lambert-Eaton syndrome，LES）中，肿瘤免疫原在诱发自身免疫反应方面发挥了更为显著的作用。60% 的这类患者有小细胞肺癌[149]（神经 AChR 对烟草成瘾的结果）[2, 109]。这些癌细胞表达电压敏感性钙通道，它是 LES 自身免疫反应的靶目标。这些患者表现出的肌肉无力源于自身抗体使 ACh 释放减少[149]，通常在发现肿瘤前的几年内出现，是一个成功的肿瘤电压门控性钙通道免疫反应的权衡，否则可发展为快速致命性肿瘤。

在大多数 MG 患者中，天然肌肉 AChR 或者与其密切相关的分子是免疫原，因为在 MG 和 EAMG 患者中的特异性自身抗体的波谱非常类似[114, 125]，通常为胎儿肌肉 AChR，许多 MG 患者会有选择性的反应[126, 150]。变性 AChR 亚单位或 AChR 合成片段诱导 EAMG 非常低效，因为它们缺少 MIR[151～153]。因此通过细菌或病毒感染进行的 AChR 分子模拟来表达一个类似于 AChR 的小片段的序列蛋白，并不能诱导 MG。尽管如此，细菌 DNA 可以是很好的佐剂，并且微生物相关自身免疫反应已经在比较明显的和更为隐蔽的细菌感染中被发现[156]。

9　MG 和 EAMG 中神经肌肉接头传递被削弱的自身免疫机制

用纯化的电鳐电器官 AChR 免疫许多物种，均诱导出了 EAMG[118]。天然 AChR 是免疫原，即使没有佐剂参与[158]，合成的 AChR 也可以诱导 EAMG[157]。Lewis 大鼠被研究得最为详尽[118, 120, 159]。其他大鼠品系对 AChR 可以产生高水平的抗体，但却耐受 EAMG[160]。一些小鼠品系比其他鼠更为耐受，但相对于 Lewis 大鼠来说都表现得更为耐受[136]。

　　MG 患者中 AChR 抗体的绝对浓度和疾病严重性并不是密切相关的[161, 162]。但一般情况下，仅有眼征的 MG 患者的 AChR 抗体浓度比全身型 MG 患者的低，临床状态的改变通常也伴随着抗体浓度的改变[163]。

　　MG 患者和慢性 EAMG 中 AChR 抗体破坏神经肌肉接头传递的基本机制非常类似[118, 120]。

　　AChR 抗体被动转移诱导的形式有 MG 和 EAMG。EAMG 被动转移与抗体及补体依赖性密切相关，突触后膜巨噬细胞介导的短暂攻击极大地放大了结合抗体的病理特性[164, 165]。在 EAMG 和 MG 观察到的突触后膜都不是抗体依赖性的吞噬攻击或细胞毒性 T 淋巴细胞攻击[120]。用大剂量的 MG 患者的 IgG 重复注射小鼠，导致轻度的肌无力形式[166, 167]。MG 母亲可以将 MG 被动转移给她们的婴儿[141, 142]，通常这是轻微而短暂的，并随母亲的 IgG 从婴儿体内清除而结束。

　　AChR 溶于佐剂中主动免疫 Lewis 大鼠 30 天后可以诱导慢性 EAMG[157]。如同被动诱导的 EAMG，如果 AChR 足够而且应用了佐剂，则可以在免疫后的 8～11 天产生 EAMG 急性期。此期也包含了抗体和补体依赖的吞噬细胞[157, 168～170]。在慢性 EAMG 和 MG 患者中，AChR 致敏性下降，并观察到由于连续刺激信号传输可能失败导致肌电图反应衰减[171, 172]。这是由于突触后膜 ACh 敏感性下降，降低了传输的安全系数，连续刺激后由于囊泡衰竭而使得 ACh 囊泡释放减少。血清抗体浓度高，损失超过半数的肌肉 AChR，但其大部分仍然结合有抗体[157, 173]。突触后膜结构受到破坏：褶皱结构简化，AChR 含量下降，结合了抗体和补体，局部溶解伴随膜碎片脱落到突触间隙[168, 174, 175]。此外，AChR 的损失是通过补体介导的溶解作用，其是由于 AChR 交联所致的抗原调整[121, 122, 176]。AChR 抗体只有一小部分有能力干扰 AChR 的功能[177～182]。观察显示，AChR 抗体可导致 AChR 的直接功能效应缺失。如果大鼠缺乏补体 C3 成分，则可以防止溶解和吞噬入侵；被动转移慢性 EAMG 大鼠的 IgG 可以标记至少 67% 的 AChR 而不导致无力的发生[183]。

10　先天性肌无力综合征中 AChR 突变的影响

　　肌肉 AChR 的结构是其发挥功能作用的最佳形式[28]。因为 AChR 亚单位突变所致的先天性肌无力综合征的研究[1,10,11,120]清楚地表明其不利于提高[184]或降低[185]ACh 亲和力、增加[186]或减少[187]通道开放时间。这一改变通常导致 ACh 数量的线性回归改变及神经肌肉接头处形态学的改变，继而导致神经肌肉传递障碍。Andrew Engel[10, 11]及其合作者描述的先天性肌无力综合征的一些例子将做如下简要描述，旨在了解 AChR 结构方面的相关缺陷、前面描述的特异功能缺陷及其导致的医疗效果。

　　启动子区域的突变或导致亚单位截断的移码突变可以破坏或阻止 AChR 亚单位的合成[188～191]。这些种类的突变在 ε 亚单位更为频繁，因为在人类 γ 表达的诱导部分是由于 ε 的缺失。终板面积的扩大同样有助于弥补 AChR 的损失。敲除小鼠 ε 亚单位可导致围生期致死[192]。α1 亚单位的缺失突变不可见，大概是因为这将是致命的。

　　ACh 结合域内部或外部的突变改可变激动剂的效力和有效性。这些突变也改变通道开放动力学。丝氨酸取代 α1 153 位甘氨酸的突变（ACh 结合位点的 B 环）降低了 ACh

解离率，导致长期 ACh 结合时通道反复开放并增加失活[184]。由此产生的亲和力增加 100 倍，阻止了正常传输的快速终止而致兴奋性毒性破坏，包括 AChR 数量的减少、失活增加、阳离子超载所致突触后膜形态学的改变。乙酰胆碱酯酶抑制剂将不利于治疗。相对于 M2 通道衬砌区域的突变，通过增加通道开放状态的稳定性，这一突变较少使患者丧失能力，延长通道开放的时间比 ACh 亲和力的增加时间长 5 倍[186]。并非位于亲水性的通道衬砌的 α1 M2 区域 V249F 的突变可以导致激动剂结合亲和力、激活和失活的增加[193]。ACh 结合位点 E 环 ε P121L 的突变降低了开放和失活状态的 ACh 亲和力，导致不常见的、短暂的通道开放，由此传递受损致无力[185]。由于此突变兴奋性毒性的缺失而使 AChR 数量和突触形态的改变是正常的。发现 M1 区域的 α1 N217K 的突变导致休息状态下的 ACh 亲和力增加 20 倍[194]。这个 N 是位于 M1 跨膜域的第三突触的保守氨基酸，也就是说，它并不是 ACh 结合位点的接触氨基酸，而是位于 ACh 结合位点和 M1 中间的保守 P121 C122 之间的通道孔的一部分，其在 AChR 的激活过程中会移动[195]。激动剂的效力和功效受 AChR M2 通道组成部分突变的影响，因为一些突变改变了安静状态的构象甚至结合胆碱（通常并不是有效的激动剂），足以激活 AChR[196]。血清胆碱水平足以导致 AChR 的自发激活，有助于先天性肌无力综合征长通道的兴奋性毒性损伤。α7 AChR 的 M2 区域类似的实验突变促进从安静状态向开放状态的改变，使一些拮抗剂表现为受体激动剂[197]。胆碱是 α7 AChR 的一个较弱的选择性受体激动剂[198]。这是因为 α7 同聚体的 5 个 ACh 结合位点允许足够数量的胆碱分子低亲和结合，从而触发激活。

　　AChR 的 M2 通道组成部分的突变通常会影响通道的开放时间，延长通道开放时间通常会导致兴奋性中毒。例如，εM2 亲水表面的 T264P 突变延长了通道的开放[186]。M2 亲水表面 α V249F 突变同样可以导致常染色体显性遗传的慢通道肌无力综合征[193]。激动剂的效力增加、失活作用增加足以损坏生理刺激率下的功能。兴奋性毒性效应包含 AChR 损失、接头褶皱变性、突触间隙膜碎片杂乱、突触线粒体和其他细胞器变性和一些接头细胞核的凋亡。一些 AChR 亚单位 M2 区域的突变导致慢通道综合征[191]。其他突变可以导致快速的通道关闭，同时有过多的电导，因此其净效应仍然是兴奋性的[187]。

　　肌无力综合征在 AChR 亚单位其他部分也得以证实。发现其一含有两个 ε 隐性突变[199]。胞外域二硫键连接的标记环末端的 C128S 突变阻止 AChR 装配。然后 ε 1245ins18 突变，复制胞质域 C 端的 6 个氨基酸，形成的 AChR 改变开放动力学，减少净开放。ACh 结合位点内外的突变影响激动剂的效力及通道门控内外的突变都证明 AChR 的激活和失活都包含局部和全部的构象改变；AChR 蛋白远端的突变可以影响各种构象状态的稳定性及它们之间的过渡动力学。在临床上，有趣的是一个患者和同样受到这两个突变影响的兄弟姐妹都经历了肌无力和疲劳，此危机促发了更为细致的研究，当这些患者 36 岁接受手术时，给予箭毒样的肌松药，由于传输的低安全系数导致数小时的瘫痪。

　　导致先天性肌无力综合征的突变的另一个显著特点是有很多这种突变。往往一个隐形突变并不产生表型改变，除非两个同时发生。到目前为止，发现这种突变已超过 60 个[10, 11]。在其他受体和通道也发现类似的多种突变。

11　神经 AChR 亚型及其功能

　　人体中存在很多潜在的和有一些了解的神经 AChR 亚型，如图 2-4 所示 [2]。α4β2 AChRs 可以解释大脑中大部分高亲和力尼古丁的结合。灵长类动物大脑中 α2 AChRs 承担了啮齿动物大脑中 α4 AChRs 的作用 [200]。一些同时含有替代 β2 亚单位的 α5 或 β3 亚单位，类似于肌肉 AChR 中的 β1 [201, 202]。自主神经节突触后 AChR 主要为 α3β4 AChRs，但 α3β4α5 AChRs 和包含 β2 的亚型同样存在。在大脑胺能神经元中，α6 通常和 β3、β2 或 β4 结合，有时是和 α3 或 α4 结合，形成各种复杂的亚型 [68, 82～84, 203, 204]。在大脑和自主神经节中都可发现 α7 同聚体。神经元通常包含 AChR 亚型的复杂混合物 [81, 82]。在自主神经节中，α3 AChRs 在传输中发挥类似于肌肉 AChR 的突触后作用，但许多大脑 AChR 参与调节突触前和突触外许多递质的释放，一些突触外 α7 AChRs 在营养调控中也发挥着作用 [85]。

　　敲除或取代特异亚单位可以形成活跃的突变形式，研究这些小鼠的特征可以很好地了解神经 AChR 的功能。

　　敲除 α3 亚单位对新生鼠是致命性的 [206]。它们缺乏自主传输，因膀胱肿胀感染而死亡。

　　敲除 α4 亚单位导致大部分尼古丁在大脑中的高亲和力结合受损、尼古丁诱导的抗损伤受损、焦虑感增加 [207, 208]。α4 亚单位被兴奋性毒性 M2 替换的突变对新生鼠是致命性的，幸存的杂合子中突变表达下调，是由于一些参与突变小鼠形成的新的未知因素的表达。这些小鼠缺乏黑质多巴胺能神经元，表现出运动行为和学习的改变及焦虑增加。敲入极度活跃的 α4 亚单位，发现含有 α4 亚单位的 AChRs 可以解释尼古丁的激动、耐受和致敏效应 [17]。这些高度敏感的 AChRs 同样可以导致睡眠觉醒周期的改变，增加尼古丁诱导的癫痫发作的易感性 [210]。

　　敲除 α6 亚单位并不会减少纹状体多巴胺能神经末梢 AChRs 的总数，因为会有 α4 亚单位的代偿性增加。α4 在这些神经元中表达以代偿 α6β2β3 和 α6α4β2β3 AChRs 中缺失的 α6 [211, 212]。含有 α6 的 AChR 在多巴胺能神经末梢选择性表达，而 α4 AChR 在腹侧被盖区的神经元胞体选择性表达。MPTP 诱导的帕金森动物模型中 α6 AChR 选择性丢失 [213]，而其可能是该疾病药物治疗的靶目标 [21]。

　　奇怪的是敲除 α7 几乎不会出现明显的问题 [214, 215]。最显著的表现为生育率下降。敲入兴奋性毒性 M2 突变 α7 是新生致命性的 [216]。解释基因敲除小鼠存在的一个问题是，敲除的亚单位表现出的重要功能可被发生的代偿降至最小化。敲入一个致命的兴奋性毒性突变亚单位的问题是，任何处于发育阶段的神经元随时会表达一些亚单位致神经元死亡，因此而夸大亚单位显著功能的重要性。多核肌细胞很大且对突变 AChRs 的致命兴奋性毒性作用是可逆的，但是较小的神经元是不可逆的，在发育的早期阶段，较小的神经元通过高度活跃的 AChRs 缓冲过量 Ca^{2+} 内流的能力很低 [217]，这种不可逆性更为明显。

　　敲除 α9 防止耳蜗传出刺激 [218]，如同从其突触后作用所预期的那样。α10 亚单位和

β 亚单位在功能上等同，α9α10 AChRs 通常的化学计量表现为（α9）$_2$（α10）$_3$[219]。这些 AChR 的生理作用是不同的，它们激发 Ca^{2+} 敏感性 K^+ 通道而使 Ca^{2+} 进入，导致净抑制性突触后反应[220]。

　　敲除 β2 可以改变一些学习行为，导致随着老龄化神经元死亡增加，阻止尼古丁诱导的抗伤害感受和尼古丁强化（如成瘾）[221]。β2 敲除小鼠的 β2 仅在腹侧被盖区选择性表达，致尼古丁诱导的多巴胺释放及尼古丁的自调节[221]。在野生型小鼠中尼古丁诱导觉醒，但在 β2 敲除小鼠中却不能，且基因敲除小鼠表现出睡眠模式的扰乱[222]。暴露于尼古丁的野生型小鼠幼崽表现为生长缓慢、呼吸不稳、觉醒和儿茶酚胺合成受损[223]。敲除 β2 的小鼠幼崽表现出同样的症状。这说明尼古丁的这些效应是使含有 β2 亚单位的 AChR 失活所致。β2 亚单位的缺失改变了尼古丁耐受性的发展，消除了尼古丁诱导的大脑 AChR 数量的上调[225]。尼古丁上调 AChRs 的数量[226～228]，含有 β2 的 AChR 比含有 β4 的 AChR 表现得更为明显[228, 229]。上调结果主要源于尼古丁与装配中间体的结合，而发生促进它们装配的构象改变[72, 230]。尼古丁也减缓 AChR 的破坏率[72, 226, 228]。高浓度的尼古丁可以增加细胞株中人类肌肉 AChR 的表达[231]，但是在体内，吸烟相关的尼古丁浓度只上调大脑 AChR 而不会上调肌肉 AChR。

　　敲除 β3 亚单位[224]可以选择性地减少而不消除和其相关的含有 α6 的黑质纹状体 AChR[203]的表达。这会使纹状体多巴胺的释放、自主活动、听觉惊恐行为发生改变。

　　敲除 β4 的小鼠可以存活，提示在自主神经元 α3 AChR 中 β2 的表达必然存在 β4 的代偿性缺失[234]。同时敲除 β2 和 β4 时，其影响比仅敲除 α3 亚单位更为致命。

　　神经元烟碱 AChRs 对于烟草尼古丁的成瘾具有直接作用[2, 107, 108]，而在其他神经病学问题中其发挥次要作用[2, 19]。

12　神经 AChRs 的自身免疫性损害

　　41% 的先天性或副肿瘤的家族性自主神经异常的患者中发现低水平的 α3 AChRs 抗体，9% 的患者有体位性心动过速综合征、特发性胃肠运动功能障碍或糖尿病自主神经病变[14]。抗体水平在更为严重的患者体内高些，伴随着疾病的改善会有所下降。在一些表现为自主神经功能障碍[235]的 MG、LES、吉兰 - 巴雷综合征（Guillain-Barre syndrome）或者慢性炎症性脱髓鞘性多发性神经病患者体内也发现了低水平的 α3、α7 AChR 自身抗体。这些自身免疫性家族性自主神经异常通常是单相疾病[14]，不同于人类 MG 而类似于犬 MG[137]。自身抗体损害自主传输机制的详情尚不清楚，但其很可能包含在 MG 和 EAMG 中观察到的一些或全部机制。在 MG 中，血浆置换可以显著改善自身免疫性自主神经病变[236]。实验性自身免疫性自主神经病变（experimental autoimmune autonomic neuropathy，EAAN）可以通过表达 α3 亚单位胞外域的细菌免疫兔得以诱导[237, 238]，并可以通过被动转移这些兔的血清诱导小鼠 EAAN[239]。

　　有趣的是针对 MIR 的大鼠 mAbs 可以和人类 α3 AChR 很好地结合[76]，而 MG 患者血清

通常并不和 α3 AChR 发生反应[14]，AAN 患者自身抗体和肌肉 AChR 不发生反应[14]，EAMG 大鼠并不表现出明显的自主症状[13]。因此，尽管 α1、α3、α5 和 β3 亚单位 66 ～ 76 区域的初始序列相似，但 MIR 抗体结合的构象依赖及结合抗体封闭的蛋白区域可以解释大鼠和人类 MIR 抗体特性的显著不同，即使其和 α1 亚单位相互竞争结合。

据报道，人类角质形成细胞含有低水平的 α3、α5、α7、α9、β2 和 β4 AChR 亚单位，ACh 可以调节角质形成细胞的黏附、增殖、迁移和分化[7]。天疱疮患者的自身抗体并不只针对桥粒核心糖蛋白，同时也针对 α9 AChRs 及一种新的被命名为天疱蛋白的角质形成细胞 ACh 结合蛋白[16]。天疱蛋白和蜗牛 ACh 结合蛋白并不等价[38, 240]。尚没有报道其他非神经组织中存在神经 AChR 的自身免疫反应。

大脑中抗体介导的针对受体的自身免疫反应似乎不太可能是由于血脑屏障的存在。但是，在一些 Rasmussen 脑炎患者和某些形式的小脑变性患者体内发现谷氨酸受体自身抗体[241 ～ 243]。细菌免疫的兔表达谷氨酸受体蛋白，由于致兴奋性毒性破坏的自身抗体激动剂的激活[241]，导致致命性的 Rasmussen 样癫痫发作。因此，抗体介导的对大脑神经 AChR 的自身免疫反应是有先例的，这一反应很可能涉及神经 AChR。

13　人类神经 AChR 突变的影响

常染色体显性遗传的夜间额叶癫痫（ADNFLE）是由 M2 区域 α4 或 β2 亚单位突变所致的一种罕见的癫痫形式（类似于夜惊）[12, 244 ～ 246]，已知的突变形式包括 α4 和 β2。α4 突变涉及功能的丧失，而 β2 突变涉及功能的增益，对此尚未有合理的解释。例如，用苯丙氨酸替换 M2 通道衬砌部分 α4 的 247 位丝氨酸，由于功能依赖性的功能上调而使得通道功能降低，失活更快速，失活状态恢复减慢，内向整流减少，Ca^{2+} 通透性消除[247]。尽管大脑内 α4β2 AChRs 的很多功能尚不清楚，但已证明其可以促进抑制性递质 GABA 的释放[248]。因此 α4β2 AChRs 功能的下降可能可以导致癫痫的过度激活特性；如果在正常情况下的觉醒睡眠周期中，AChR 功能的下降将引起抑制作用减少。尽管如此，β2 亚单位的 ADNFLE 突变在表达 α4 时将导致功能过度[245, 246]。例如，M2C 末端附近保守的缬氨酸发生的 V287M 突变可以增加 ACh 效力 10 倍并减少其失活[245]。因为 β2 同样有结合 α2、α3 和 α6 的功能，因此不同回路中的这些组合或 α4β2 AChRs 可能可以解释 ADNFLE。所有 ADNFLE 突变共有的一个特征是减少 Ca^{2+} 对 ACh 反应的增效作用[250]。显然，研究神经 AChR 突变比肌肉 AChR 更为困难，由于神经 AChR 有更为复杂的功能，许多重叠回路尚不清楚，另外神经 AChR 活检材料通常不易获得，对其研究也不简单。

自主神经功能紊乱和新生期致命性的 α3、β4 或 β2、β4 敲除小鼠[187, 234] 类似于人类疾病巨膀胱 - 小结肠 - 蠕动迟缓综合征。尚未发现可以解释此疾病的 AChR 突变[249]，尽管有证据显示这些患者存在 α3 AChRs 的缺失[251]。

肌肉 AChR 中发现的大量突变[1, 10] 似乎使得许多神经 AChR 突变症状得以发现。先天性神经 AChR 基因突变综合征可能涉及 AChR 亚型大范围的改变[252 ～ 254]，而不是影响

AChR 的单一亚型、产生一个基本类型的症状、区分肌无力的程度和特点。这些突变可能会导致功能的增强或下降，导致影响中枢和周围神经系统以及表达这些 AChR 的非神经组织的大范围的表型改变。

（李 佳译 张 旭校）

参 考 文 献

1. Sine S and Engel A. Recent advances in Cys-loop receptor structure and function. Nature 2006;440:448–454

2. Lindstrom J: The structures of neuronal nicotinic receptors. In Clementi F, Gotti C, Fornasari D eds. Neuronal Nicotinic Receptors Handbook Exp Pharmacol, New York: Springer, 2000:144:101–162.

3. Berg D, Shoop R, Chang K, et al. Nicotinic acetylcholine receptors in ganglionic transmission. In Clementi F, Gotti C, Fornasari D eds. Neuronal Nicotinic Receptors Handbook Exp Pharmacol, New York: Springer, 2000:144:247–270.

4. Zoli M. Distribution of cholinergic neurons in the mammalian brain with special reference to their relationship with neuronal nicotinic receptors. In Clementi F, Gotti C, Fornasari D eds. Neuronal Nicotinic Receptors Handbook Exp Pharmacol, New York: Springer, 2000:144:13–30.

5. Kaiser S, Soliokov L, Wonnacott S. Presynaptic neuronal nicotinic receptors: pharmacology, heterogeneity, and cellular mechanisms. In Clementi F, Gotti C, Fornasari D eds. Neuronal Nicotinic Receptors Handbook Exp Pharmacol, New York: Springer, 2000:144:193–212.

6. Grando S. Cholinergic control of epidermal cohesion. Experimental Dermatology. 2006;15:265–282.

7. Maus A, Pereira E, Karachunski P, et al. Human and rodent bronchial epithelial cells express functional nicotinic acetylcholine receptors. Mol Pharmacol 1998;54:779–788.

8. Macklin K, Maus A, Pereira E, et al. Human vascular endothelial cells express functional nicotinic acetylcholine receptors. J Pharmacol Exp Ther 1998;287:435–439.

9. Sekhon HS, Jia YB, Raab R, et al. Prenatal nicotine increases pulmonary alpha 7 nicotinic receptor expression and alters fetal lung development in monkeys. J Clin Invest 1999;103: 637–647.

10. Engel A, Ohno K, and Sine S. Sleuthing molecular targets for neurological diseases at the neuromuscular junction. Nat Rev Neurosci 2003;4:399–352.

11. Steinlein OK. Neuronal nicotinic receptors in human epilepsy. Eur J Pharmacol 2000;393:243–247.

12. Combi R, Dalpra L, Tenchini ML, Ferini-Strambi L. Autosomal dominant nocturnal frontal lobe epilepsy – A critical overview. J Neurol 2004;251:923–934.

13. Lindstrom J. Acetylcholine receptors and myasthenia. Muscle Nerve 2000;23:453–477.

14. Vernino S, Low PA, Fealey RD, et al. Autoantibodies to ganglionic acetylcholine receptors in autoimmune autonomic neuropathies. N Eng J Med 2000;343:847–855.

15. Vernino S, Ermilov L, Sha L, Szurszewski J, Law P, and Lennon V. Passive transfer of autoimmune autonomic neuropathy to mice. J Neurosci. 2004;24:7037–7042.

16. Grando SA. Autoimmunity to keratinocyte acetylcholine receptors in pemphigus. Dermatology 2000;201:290–295.

17. Tapper A, McKinney S, Nashmi R, Schwarz J, Deshpande P, Labarca C, Whiteaker P, Marks M, Collins A, and Lester H. Nicotine activation of alpha4* receptors: sufficient for reward, tolerance, and sensitization. Science. 2004;306:1029–1032.

18. Peto R, Lopez AD, Boreham J, et al. Mortality from tobacco in developed-countries – indirect estimation from national vital-statistics. Lancet 1992;339:1268–1278.

19. Lloyd GK, Williams M. Neuronal nicotinic acetylcholine receptors as novel drug targets. J Pharmacol Exp Ther 2000;292:461–467.

20. Heeschen C, Jang J, Weis M, et al. Nicotine stimulates angiogenesis and promotes tumor growth and atherosclerosis. Nat Med 2001;7:833–839.

21. Quik M, McIntosh JM. Striatal alpha6* nicotinic acetylcholine receptors: potential targets for Parkinson s disease therapy. J Pharm Exp. 2006;316:481–489.

22. Hurst RS, Hajos M, Raggenbass M, et al. A novel positive allosteric modulator of the alpha7 neuronal nicotinic acetylcholine receptor: in vitro and in vivo characterization. J Neurosci 2005;25:4396–4405.

23. Coe JW, Brooks PR, Wirtz MC, et al. 3,5-Bicyclic aryl piperidines: a novel class of alpha4beta2 neuronal nicotinic receptor partial agonists for smoking cessation. Bioorg Med Chem Lett 2005;15:4889–97.

24. Karlin A, Akabas MH. Toward a structural basis for the function of nicotinic acetylcholine receptors and their cousins. Neuron 1995;15:1231–1244.

25. Galzi J-L, Devillers-Thiery A, Hussy N, Bertrand S, Changeux J-P and Bertrand D. Mutations in the channel domain of a neuronal nicotinic receptor convert ion selectivity from cationic to anionic. Nature 1992;359:500–505.

26. Eisele JL, Bertrand S, Galzi J-L, Devillers-Thiery A, Changeux J-P and Bertrand D. Chimeric nicotinic serotonergic receptor combines distinct ligand-binding and channel specificities. Nature 1993;366:479–483.

27. Lindstrom J. Purification and cloning of nicotinic acetylcholine receptors. In Arneric S, Brioni D, eds. Neuronal nicotinic receptors: pharmacology and therapeutic opportunities. New York, John Wiley and Sons, Inc, 1999;3–23.

28. Jackson MB. Perfection of a synaptic receptor – kinetics and energetics of the acetylcholine-receptor. Proc Nat Acad Sci USA 1989;86:2199–2203.

29. Kummer TT, Misgeld T, Sanes JR. Assembly of the postsynaptic membrane at the neuromuscular junction: paradigm lost. Curr Opin Neurobiol 2006;16:74–82.

30. Changeux J-P, Edelstein SJ. Nicotinic acetylcholine receptors: from molecular biology to cognition. Odile Jacob/ Johns Hopkins University Press, New York: 2005.

31. Unwin N. Refined structure of the nicotinic acetylcholine receptor at 4 Å resolution. J Mol Biol. 2005;346:967–989.

32. Patrick J, Lindstrom J. Autoimmune response to acetylcholine receptor. Science 1973;180:871–2.

33. Tzartos SJ. Lindstrom JM. Monoclonal antibodies used to probe acetylcholine receptor structure: localization of the main immunogenic region and detection of similarities between subunits. Proc Nat Acad Sci USA 1980;77:755–9.

34. Tzartos SJ, Barkas T, Cung MT, et al. Anatomy of the antigenic structure of a large membrane autoantigen, the muscle-type nicotinic acetylcholine receptor. Immunol Rev 1998;163:89–120.

35. Unwin N. Nicotinic acetylcholine receptor and the structural basis of fast synaptic transmission. Phil Tran Roy Soc London B 2000;1404:1813–1829.

36. Maimone MM, Merlie JP. Interaction of the 43 kd postsynaptic protein with all subunits of the muscle nicotinic acetylcholine-receptor. Neuron 1993;11:53–66.

37. Smit AB, Syed NI, Schaap D, et al. A glia-derived acetylcholine-binding protein that modulates synaptic transmission. Nature 2001;411:261–268.

38. Brejc K, van Dijk WJ, Klaassen, et al. Crystal structure of an ACh-binding protein reveals the ligand-binding domain of nicotinic receptors. Nature 2001;411:269–276.

39. Celie PH, van Rossum-Fikkert SE, van Dijk WJ, et al. Nicotine and carbamylcholine binding to nicotinic acetylcholine receptors as studied in AChBP crystal structures. Neuron 2004;41:907–914.

40. Hansen SB, Sulzenbacher G, Huxford T, et al. Structures of Aplysia AChBP complexes with nicotinic agonists and antagonists reveal distinctive binding interfaces and conformations. EMBO J 2005;24:3635–46.

41. Beroukhim R, Unwin N. 3-Dimensional location of the main immunogenic region of the acetylcholine-receptor. Neuron 1995;15:323–331.

42. Lee WY, Sine SM. Principal pathway coupling agonist binding to channel gating in nicotinic receptors. Nature 2005;438:243–7.

43. Wells GB, Anand R, Wang F, Lindstrom J. Water-soluble nicotinic acetylcholine receptor formed by α7 subunit extracellular domains. J Biol Chem 1998;273:964–973.

44. Bouzat C, Gumilar F, Spitzmaul G, et al. Coupling of agonist binding to channel gating in an ACh-binding protein linked to an ion channel. Nature 2004;430:896–900.

45. Grutter T, Changeux J-P. Nicotinic receptors in wonderland. Trends Biochem Sci 2001;26:459–463.

46. Fu DX, Sine SM. Asymmetric contribution of the conserved disulfide loop to subunit oligomerization and assembly of the nicotinic acetylcholine receptor. J Biol Chem 1996;271:31479–31484.

47. Wilson GG, Karlin A. Acetylcholine receptor channel structure in the resting, open, and desensitized states probed with the substituted-cysteine-accessibility method. Proc Nat Acad Sci USA 2001;98:1241–1248.

48. Das MK, Lindstrom J: Epitope mapping of antibodies to acetylcholine receptor-alpha subunits using peptides synthesized on polypropylene pegs. Biochemistry 1991;30:2470–2477.

49. Conroy WG, Liu Z, Nai Q, et al. PDZ-containing proteins provide a functional postsynaptic scaffold for nicotinic receptors in neurons. Neuron 2003;38:759–71.

50. Jeanclos E, Lin L, Trevel M, Rao J, DeCoster M, Anand R. The chaperone protein 14-3-3 η interacts with the nicotinic receptor α4 subunit. J Biol Chem 2001; 276:28281–28290.

51. Keller S, Lindstrom J, Taylor P. Involvement of the chaperone protein calnexin and the acetylcholine receptor β subunit in the assembly and cell surface expression of the receptor. J Biol Chem 1996;271:22871–22877.

52. Keller D and Taylor P. Determinants responsible for assembly of the nicotinic acetylcholine receptor. J Gen Physiol 1999;113:171–176.

53. Keller SH, Lindstrom J, and Taylor P. Adjacent basic amino acid residues recognized by the COPI complex and ubiquitination govern endoplasmic reticulum to cell surface trafficking of the nicotinic acetylcholine receptor alpha-subunit. J Biol Chem 2001;276:18384–18391.

54. Wang JM, Zhang L, Yao Y, et al. A transmembrane motif governs the surface trafficking of nicotinic acetylcholine receptors. Nat Neurosci 2002;5:963–70.

55. Miles K, Huganir RL. Regulation of nicotinic acetylcholine-receptors by protein-phosphorylation. Mol Neurobiol 1988;2:91–124.

56. Fenster CP, Beckman ML, Parker JC, et al. Regulation of alpha 4 beta 2 nicotinic receptor desensitization by calcium and protein kinase C. Mol Pharmacol 1999;55:432–443.

57. Williams BM, Temburni MK, Levy MS, Bertrand S, Bertrand D, Jacob M. The long internal loop of the α3 subunit targets nAChRs to subdomains within individual synapses on neurons in vivo. Nat Neurosci 1998;1:557–562.

58. Bouzat C, Bren N, Sine SM. Structural basis of the different gating kinetics of fetal and adult acetylcholine receptors. Neuron 1994;13:1395–1402.

59. Hales T, Dunlop J, Deeb T, et al. Common determinants of single channel conductance within the large cytoplasmic loop of 5-hydroxytryptamine type 3 and alpha4beta2 nicotinic acetylcholine receptors. J Biol Chem 2006;281:8062–71.

60. Paradiso K, Zhang J, Steinbach J. The C terminus of the human nicotinic α4β2 receptor forms a binding site required for potentiation by an estrogenic steroid. J Neurosci 2001;21:6561–6568.

61. Curtis L, Buisson B, Bertrand S, Bertrand D. Potentiation of the α4β2 neuronal nicotinic acetylcholine receptor by estradiol. Mol Pharmacol 2002;61:127–135.

62. Sussman JL, Harel M, Frolow F, et al. Atomic-structure of acetylcholinesterase from *Torpedo-californica* – a prototypic acetylcholine-binding protein. Science 1991;253:872–879.

63. LeNovere N, Changeux JP. Molecular evolution of the nicotinic acetylcholine-receptor – an example of a multigene family in excitable cells. J Mol Evol 1995;40:155–172.

64. Duvoisin R, Deneris E, Patrick J, Heinemann S. The functional diversity of the neuronal nicotinic receptors is increased by a novel subunit: β4. Neuron 1989;3:487–496.

65. Couturier S, Bertrand D, Matter JM, Hernandez MC, Bertrand S, Millar N, Valera S, Barkas T, Ballivet M. A neuronal nicotinic acetylcholine receptor subunit (alpha 7) is developmentally regulated and forms a homo-oligomeric channel blocked by alpha-BTX. Neuron 1990;5:847–56.

66. Anand R, Conroy WG, Schoepfer R, Whiting P, Lindstrom J. Chicken neuronal nicotinic acetylcholine receptors expressed in Xenopus oocytes have a pentameric quaternary structure. J Biol Chem 1991;266:11192–11198.

67. Cooper E, Couturier S, Ballivet M. Pentameric structure and subunit stoichiometry of a neuronal nicotinic acetylcholine receptor. Nature 1991;350:235–238.

68. Kuryatov A, Olale F, Cooper J, Choi C, Lindstrom J. Human α6 AChR subtypes: subunit composition, assembly, and pharmacological responses. Neuropharmacology 2000;39:2570–2590.

69. Boorman J, Groot-Kormelink P, Silviotti L. Stoichiometry of human recombinant neuronal nicotinic receptors containing the β3 subunit expressed in Xenopus oocytes. J Physiol 2000;529:565–577.

70. Nelson ME, Kuryatov A, Choi CH, Zhou Y, Lindstrom J. Alternate stoichiometries of alpha4beta2 nicotinic acetylcholine receptors. Mol Pharmacol 2003;63:332–41.

71. Zhou Y, Nelson ME, Kuryatov A, Choi C, Cooper J, Lindstrom J. Human alpha4beta2 acetylcholine receptors formed from linked subunits. J Neurosci 2003;23:9004–15.

72. Kuryatov A, Luo J, Cooper J, Lindstrom J. Nicotine acts as a pharmacological chaperone to up-regulate human alpha4beta2 acetylcholine receptors. Mol Pharmacol 2005;68:1839–1851.

73. Schoepfer R, Conroy W, Whiting P, Gore M, Lindstrom J. Brain α-bungarotoxin binding-protein cDNAs and mAbs reveal subtypes of this branch of the ligand-gated ion channel gene superfamily. Neuron 1990;5:35–48.

74. Elgoyhen A, Vetter D, Katz E, Rothlin C, Heinemann S, Boulter J. Alpha 10: A determinant of nicotinic cholinergic receptor function in mammalian vestibular and cochlear mechanosensory hair cells. Proc Nat Acad Sci USA 2001;98:3501–3506.

75. Lustig LR, Peng H, Hiel H, Yamamoto T, Fuchs P. Molecular cloning and mapping of the human nicotinic acetylcholine receptor alpha 10 (CHRNA10). Genomics 2001;73: 272–283.

76. Wang F, Gerzanich V, Wells GB, et al. Assembly of human neuronal nicotinic receptor α5 subunits with α3, β2, and β4 subunits. J Biol Chem 1996;271:17656–17665.

77. Forsayeth JR, Kobrin E. Formation of oligomers containing the β3 and β4 subunits of the rat nicotinic receptor. J Neurosci 1997;17:1531–1538.

78. Fucile S, Barabino B, Palma E, et al. α5 subunit forms functional α3β4α5 nAChRs in transfected human cells. Neuro Rep 1997;8:2433–2436.

79. Vailati S, Hanke W, Bejan A, et al. Functional α6-containing nicotinic receptors are present in chick retina. Mol Pharmacol 1999;56:11–19.

80. Groot-Kormelink P, Luyten W, Colquhoun D, Silviotti L. A reporter mutation approach shows incorporation of the orphan subunit β3 into a functional nicotinic receptor. J Biol Chem 1998;273:15317–15320.

81. Conroy WG, Berg DK. Neurons can maintain multiple classes of nicotinic acetylcholine-receptors distinguished by different subunit compositions. J Biol Chem 1995;270:4424–4431.

82. Lena C, deKerchove d Exaerde AD, Cordero-Erausquin M, LeNovere N, Arroyo-Jimenez M, Changeux J-P. Diversity and distribution of nicotinic acetylcholine receptors in the locus ceruleus neurons. Proc Nat Acad Sci USA 1999;96:12126–12131.

83. Zoli M, Moretti M, Zanardi A, McIntosh JM, Clementi F, Gotti C. Identification of the nicotinic receptor subtypes expressed on dopaminergic terminals in the rat striatum. J Neurosci 2002;22(20):8785–8789.

84. Gotti C, Moretti M, Zanardi A, Gaimarri A, Champtiaux N, Changeux JP, Whiteaker P, Marks MJ, Clementi F, Zoli M. Heterogeneity and selective targeting of neuronal nicotinic acetylcholine receptor (nAChR) subtypes expressed on retinal afferents of the superior colliculus and lateral geniculate nucleus: identification of a new native nAChR subtype alpha3beta2(alpha5 or beta3) enriched in retinocollicular afferents. Mol Pharmacol 2005;68(4):1162–71.

85. Shoop RD, Chang KT, Ellisman MH, Berg D. Synaptically driven calcium transients via nicotinic receptors on somatic spines. J Neurosci 2001;21:771–781.

86. Nelson M, Wang F, Kuryatov A, Choi C, Gerzanich V, Lindstrom J. Functional properties of human nicotinic AChRs expressed in IMR-32 neuroblastoma cells resemble those of α3β4 AChRs expressed in permanently trans-

fected HEK cells. J Gen Physiol 2001;118:563–582

87. Klink R, deKerchove d Exaerde A, Zoli M, Changeux J-P. Molecular and physiological diversity of nicotinic acetylcholine receptors in the midbrain dopaminergic nuclei. J Neurosci 2001;21:1452–1463.

88. Ramirez-Latorre J, Yu C, Qu X, Perin F, Karlin A, Role L. Functional contributions of α5 subunit to neuronal acetylcholine receptor channels. Nature 1996;380:347–351.

89. Gerzanich V, Wang F, et al. α5 subunit alters desensitization, pharmacology, Ca^{++} permeability and Ca^{++} modulation of human neuronal α3 nicotinic receptors. J Pharmacol Exp Ther 1998;286:311–320.

90. Tsetlin VI, Hucho F. Snake and snail toxins acting on nicotinic acetylcholine receptors: fundamental aspects and medical applications. FEBS Lett 2004;557:9–13.

91. Ibanez-Tallon I, Miwa JM, Wang HL, Adams NC, Crabtree GW, Sine SM, Heintz N. Novel modulation of neuronal nicotinic acetylcholine receptors by association with the endogenous prototoxin lynx1. Neuron 2002;33:893–903.

92. Chimienti F, Hogg RC, Plantard L, Lehmann C, Brakch N, Fischer J, Huber M, Bertrand D, Hohl D. Identification of SLURP-1 as an epidermal neuromodulator explains the clinical phenotype of Mal de Meleda. 1: Hum Mol Genet 2003;12:3017–24.

93. Arredondo J, Chernyavsky AI, Webber RJ, Grando SA. Biological effects of SLURP-1 on human keratinocytes. J Invest Dermatol 2005;125:1236–41.

94. Arredondo J, Chernyavsky AI, Jolkovsky DL, Webber RJ, Grando SA. SLURP-2: A novel cholinergic signaling peptide in human mucocutaneous epithelium. J Cell Physiol 2006;208:238–45.

95. Jones AK, Sattelle DB. Functional genomics of the nicotinic acetylcholine receptor gene family of the nematode, *Caenorhabditis elegans*. Bioessays 2004;26:39–49.

96. Jones AK, Elgar G, Sattelle DB. The nicotinic acetylcholine receptor gene family of the pufferfish, *Fugu rubripes*. Genomics 2003;82:441–51.

97. Jiang Y, Lee A, Chen J, Ruta V, Cadene M, Chait BT, MacKinnon R. X-ray structure of a voltage-dependent K + channel. Nature 2003;423:33–41.

98. Gouaux E, Mackinnon R. Principles of selective ion transport in channels and pumps. Science 2005;310:1461–5.

99. Bohler S, Gay S, Bertrand S, et al. Desensitization of neuronal nicotinic receptors conferred by N-terminal segments of the β2 subunit. Biochemistry 2001;40:2066–2074.

100. Prince RJ, Sine SM. Acetylcholine and epibatidine binding to muscle acetylcholine receptors distinguish between concerted and uncoupled models. J Biol Chem 1999;274:19623–19629.

101. Kuffler S, Yoshikami D. The number of transmitter molecules in a quantum. J Physiol 1975;251:465–482.

102. Steinbach J, Chen Q. Antagonist and partial agonist actions of d-tubocurarine at mammalian muscle acetylcholine-receptors. J Neurosci 1995;15:230–240.

103. Malany S, Osaka H, Sine SM, Taylor P. Orientation of αneurotoxin at the subunit interfaces of the nicotinic acetylcholine receptor. Biochemistry 2000;39:15388–15398.

104. Magleby K. Neuromuscular transmission. In: Engel A, Franzini-Armstrong C, eds. Myology: Basic and Clinical, 2nd ed., vol. 1. ,New York: McGraw Hill Inc, 1994:442–463.

105. Gunderson CH, Lehmann CR, Sidell FR, Gabbari B. Nerve agents – a review. Neurology 1992;42:946–950.

106. Benowitz N. Pharmacology of nicotine: addiction and therapeutics. Ann Rev Pharmacol and Toxicol 1996;36:597–613.

107. Dani J, Ji D, Zhou F-M. Synaptic plasticity and nicotine addiction. Neuron 2001;31:349–352.

108. Picciotto M, Caldarone B, King S, Zachariou V. Nicotinic receptors in the brain: links between molecular biology and behavior. Neuropsychopharmacol 2000;22:451–465.

109. Kopta C, Steinbach J. Comparison of mammalian adult and fetal nicotinic acetylcholine receptors stably expressed in fibroblasts. J Neurosci 1994;14:3922–3933.

110. Papke RL, Meyer E, Nutter T, Uteshev V. α7 receptor-selective agonists and modes of α7 receptor activation. Euro J Pharmacol 2000;393:179–195.

111. Corringer PJ, LeNovere N, Changeux J-P. Nicotinic receptors at the amino acid level. Ann Rev Pharmacol Toxicol 2000;40:431–458.

112. Miyazawa A, Fujiyoshi Y, Unwin N. Structure and gating mechanism of the acetylcholine receptor pore. Nature 2003;423:949–55.

113. Froehner SC. Identification of exposed and buried determinants of the membrane-bound acetylcholine-receptor from *Torpedo-californica*. Biochemistry 1981;20:4905–4915.

114. Tzartos SJ, Seybold ME, Lindstrom JM. Specificities of antibodies to acetylcholine-receptors in sera from myasthenia-gravis patients measured by monoclonal-antibodies. Proc Nat Acad Sci USA 1982;79:188–192.

115. Kontou M, Leonidas D, Vatzaki E, et al. The crystal structure of the Fab fragment of a rat monoclonal antibody against the main immunogenic region of the human muscle acetylcholine receptor. Eur J Biochem 2000;267:2389–2396.

116. Poulas K, Eliopoulas E, Vatzoki E, et al. Crystal structure of Fab 198, an efficient protector of the acetylcholine receptor agonist myasthenogenic antibodies. Eur J Biochem 2001;268:3685–3693.

117. Saedi MS, Anand R, Conroy WG, Lindstrom J. Determination of amino-acids critical to the main immunogenic region of intact acetylcholine-receptors by in vitro mutagenesis. FEBS Lett 1990;267: 55–59.

118. Lindstrom J, Shelton GD, Fujii Y. Myasthenia gravis. Adv Immunol 1988;42:233–284.

119. Lindstrom J. An assay for antibodies to human acetylcholine receptor in serum from patients with myasthenia gravis. Clin Immunol Immunopath 1977;7:36–43.

120. Engel A, ed. Myasthenia Gravis and Myasthenic Disorders, Contemporary Neurology Series. New York, Oxford University Press, 1999.

121. Heinemann S, Bevan S, Kullberg R, Lindstrom J, Rice J. Modulation of the acetylcholine receptor by anti-receptor antibody. Proc Nat Acad Sci USA 1977;74:3090–3094.

122. Drachman DB, Angus CW, Adams RN, Michelson J, Hoffman G. Myasthenic antibodies cross-link acetylcholine receptors to accelerate degradation. New Eng J Med 1978;298:1116–1122.

123. Drachman D. The biology of myasthenia gravis. Ann Rev Neurosci 1981;4:195–225.

124. Blatt Y, Montal MS, Lindstrom J, Montal M. Monoclonal-antibodies specific to the β-subunit and γ-subunit of the torpedo acetylcholine-receptor inhibit single-channel activity. J Neurosci 1986;6:481–486.

125. Shelton GD, Cardinet GH, Lindstrom JM. Canine and human myasthenia-gravis autoantibodies recognize similar regions on the acetylcholine-receptor. Neurology 1988;38:1417–1423.

126. Weinberg CB, Hall ZW. Antibodies from patients with myasthenia-gravis recognize determinants unique to extra-junctional acetylcholine receptors. Proc Nat Acad Sci USA 1979;76: 504–508.

127. Burges J, Wray DW, Pizzighella S, Hall Z, Vincent A. A myasthenia-gravis plasma immunoglobulin reduces miniature endplate potentials at human endplates in vitro. Muscle Nerve 1990;13:407–413.

128. Vincent A, Newland C, Brueton L, et al. Arthrogryposis multiplex congenita with maternal autoantibodies specific for a fetal antigen. Lancet 1995;346:24–25.

129. Conti-Fine BM, Navaneetham D, Karachunski PI, et al. T cell recognition of the acetylcholine receptor in myasthenia gravis. Ann NY Acad Sci 1998;841:283–308.

130. Beeson D, Bond AP, Corlett L, et al. Thymus, thymoma, and specific T cells in myasthenia gravis. Ann NY Acad Sci 1998;841:371–387.

131. Fujii Y, Lindstrom J. Specificity of the t-cell immune-response to acetylcholine-receptor in experimental autoimmune myasthenia-gravis – response to subunits and synthetic peptides. J Immunol 1988;140:1830–1837.

132. Hohlfeld R, Wekerle H. The immunopathogenesis of myasthenia gravis. In Engel A, ed. Myasthenia Gravis and Myasthenic Disorders, Contemporary Neurology Series, New York, Oxford, 1999;56:87–110.

133. Raju R, Spack E, David C. Acetylcholine receptor peptide recognition in HLA DR3-transgenic mice: in vivo responses correlate with MHC-peptide binding. J Immunol 2001;167:1118–1124.

134. Ong B, Willcox N, Wordsworth P, et al. Critical role for the val/gly[86] HLA-DR-β dimorphism in autoantigen presentation to human T-cells. Proc Nat Acad Sci USA 1991;88:7343–7347.

135. Christadoss P, Lindstrom JM, Melvold RW, Talal N. IA subregion mutation prevents experimental autoimmune myasthenia-gravis. Immunogenetics 1985;21:33–38.

136. Christadoss P, Poussin M, Deng CS. Animal models of myasthenia gravis. Clin Immunol 2000;94:75–87.

137. Shelton D, Lindstrom J. Spontaneous remission in canine myasthenia gravis: implications for assessing human therapies. Neurology 2001;57:2139–2141.

138. Russell A, Lindstrom J. Penicillamine induced myasthenia gravis associated with antibodies to the acetylcholine receptor. Neurology 1989;28:847–849.

139. Vincent A, Newsom-Davis J, Martin V. Anti-acetylcholine receptor antibodies in D-penicillamine associated myasthenia gravis. Lancet 1978;I.1254.

140. Penn AS, Low BW, Jaffe IA, Luo L, Jacques J. Drug-induced autoimmune myasthenia gravis. Ann NY Acad Sci 1998;841:433–449.

141. Keesey J, Lindstrom J, Cokely A. Anti-acetylcholine receptor antibody in neonatal myasthenia gravis. N Eng J Med 1977;296:55.

142. Vernet der Garabedian B, Lacokova M, Eymard B, et al. Association of neonatal myasthenia gravis with antibodies against the fetal acetylcholine receptor. J Clin Invest 1994;94:555–559.

143. Willcox H. Thymic tumors with myasthenia gravis or bone marrow dyscrasias. In Peckham M, ed. Oxford Textbook of Oncology, New York, Oxford University Press, 1995;1562–1568.

144. Vincent A, Newsom-Davis J. Acetylcholine receptor antibody characteristics in myasthenia gravis. I: Patients with generalized myasthenia or disease restricted to ocular muscles. Clin Exp Immunol 1982;49:257–265.

145. Baggi F, Andreetta F, Antozzi C, et al. Anti-titin and antiryanodine receptor antibodies in myasthenia gravis patients with thymoma. Ann NY Acad Sci 1998;841:538–541.

146. Cikes N, Momoi M, Williams C, et al. Striational autoantibodies: quantitative detection by enzyme immunoassay in myasthenia gravis, thymoma and recipients of D-penicillamine or allogenic bone marrow. May Clin Proc 1998;63:474–481.

147. Wakkach A, Guyon T, Bruand C, Tzartos S, Cohen-Kaminsky S, Berrih-Aknin S. Expression of acetylcholine receptor genes in human thymic epithelial cells. Implications for myasthenia gravis. J Immunol 1996;157:3752–3760.

148. Zheng Y, Whatly L, Liu T, Levinson A. Acetylcholine receptor α subunit in mRNA expression in human thymus: augmented expression in myasthenia gravis and upregulation by interferon-δ. Clin Immunol 1999;91:170–177.

149. Vincent A, Lang B, Newsom-Davis. Autoimmunity to the voltage-gated calcium channel underlies the Lambert-Eaton myasthenic syndrome, a paraneoplastic disorder. TINS 1989;12:496–502.

150. Vincent A, Willcox N, Hill M, Curnow J, MacLennon C, Beeson D. Determinant spreading and immunoresponses to acetylcholine receptors in myasthenia gravis. Immunol Rev 1998;164:157–168.

151. Bartfeld D, Fuchs S. Specific immunosuppression of experimental autoimmune myasthenia gravis by denatured acetylcholine receptor. Proc Nat Acad Sci USA 1978;:75:4006–4010.

152. Lindstrom J, Einarson B, Merlie J. Immunization of rats with polypeptide chains from *Torpedo* acetylcholine receptor causes an autoimmune response to receptors in rat muscle. Proc Nat Acad Sci USA 1978;75:769–773.

153. Lindstrom J, Peng X, Kuryatov A, et al. Molecular and antigenic structure of nicotinic acetylcholine receptors. Ann NY Acad Sci 1998;841:71–86.

154. Bachmaier K, Nen N, de la Maza L, Pal S, Hessel A, Penninger J. *Chlamydia* infections and heart disease linked through antigenic mimicry. Science 1999;283:1335–1339.

155. Nachamkin I, Allos B, Ho T. *Campylobacter* species and Guillain Barré syndrome. Clin Microbio Rev 1998;11:555–567.

156. Faller G, Steininger H, Kranzlein J, et al. Antigastric autoantibodies in *Helicobacter pylori* infection: implications of histological and clinical parameters of gastritis. Gut 1997;41:619–623.

157. Lindstrom J, Einarson B, Lennon V, Seybold M. Pathological mechanisms in EAMG. I: Immunogenicity of syngeneic muscle acetylcholine receptor and quantitative extraction of receptor and antibody-receptor complexes from muscles of rats with experimental autoimmune myasthenia gravis. J Exp Med 1976;144:726–738.

158. Jermy A, Beeson D, Vincent A. Pathogenic autoimmunity to affinity-purified mouse acetylcholine receptor induced without adjuvant in BALB/c mice. Eur J Immunol 1993;23:973–976.

159. Lindstrom J. Experimental induction and treatment of myasthenia gravis. In: Engel A, ed. Myasthenia Gravis and Myasthenic Disorders. Contemporary Neurology Series, New York: Oxford University Press 1999;111–130.

160. Zoda T, Krolick K. Antigen presentation and T cell specificity repertoire in determining responsiveness to an epitope important in experimental autoimmune myasthenia gravis. J Neuroimmunol 1993;43:131–138.

161. Lindstrom J, Seybold M, Lennon V, Whittingham S, Duane D. Antibody to acetylcholine receptor in myasthenia gravis: prevalence, clinical correlates, and diagnostic value. Neurology 1976;26:1054–1059.

162. Vincent A, Newsom-Davis J. Acetylcholine receptor antibody as a diagnostic test for myasthenia gravis: results in 153 validated cases and 2,967 diagnostic assays. J Neurol Neurosurg Psych 1985;48:1246–1252.

163. Seybold M, Lindstrom J. Patterns of acetylcholine receptor antibody fluctuation in myasthenia gravis. Ann NY Acad Sci 1981;377:292–306.

164. Lindstrom J, Engel A, Seybold M, Lennon V, Lambert E. Pathological mechanisms in EAMG. II: Passive transfer of experimental autoimmune myasthenia gravis in rats with anti-acetylcholine receptor antibodies. J Exp Med 1976;144:739–753.

165. Tzartos S, Hochschwender S, Vasquez P, Lindstrom J. Passive transfer of experimental autoimmune myasthenia gravis by monoclonal antibodies to the main immunogenic region of the acetylcholine receptor. J Neuroimmunol 1987;15:185–194.

166. Toyka KV, Drachman DB, Pestronk A, Kao I. Myasthenia gravis: passive transfer from man to mouse. Science 1975;190:397–399.

167. Toyka KV, Birmberger KL, Anzil AP, Schlegel C, Besinger V, Struppler A. Myasthenia gravis: further electrophysiological and ultrastructural analysis of transmission failure in the mouse passive transfer model. J Neurol Neurosurg & Psych 1978;41:746–753.

168. Engel A, Tsujihata M, Lambert E, Lindstrom J, Lennon V. Experimental autoimmune myasthenia gravis: a sequential and quantitative study of the neuromuscular junction ultrastructure and electrophysiologic correlation. J Neuropath Exp Neurol 1976;35:569–587.

169. Engel A, Tsujihata M, Lindstrom J, Lennon V. End-plate fine structure in myasthenia gravis and in experimental autoimmune myasthenia gravis. Ann NY Acad Sci 1976;274:60–79.

170. Engel A, Sakakibara H, Sahashi K, Lindstrom J, Lambert E, Lennon V. Passively transferred experimental autoimmune myasthenia gravis. Neurology 1979;29:179–188.

171. Bevan S, Heinemann S, Lennon V, Lindstrom J. Reduced muscle acetylcholine sensitivity in rats immunized with acetylcholine receptor. Nature 1976;260:438–439.

172. Lambert E, Lindstrom J, Lennon V. End-plate potentials in experimental autoimmune myasthenia gravis in rats. Ann NY Acad Sci 1976;274:300–318.

173. Lindstrom J, Lambert E. Content of acetylcholine receptor and antibodies bound to receptor in myasthenia gravis, experimental autoimmune myasthenia gravis, and in Eaton-Lambert syndrome. Neurology 1978;28:130–138.

174. Sahashi K, Engel, Lindstrom, Lambert EH, Lennon V. Ultrastructural localization of immune complexes (IgG and C3) at the end-plate in experimental autoimmune myasthenia gravis. J Neuropath Exp Neurol 1978;37:212–223.

175. Sahashi K, Engel A, Lambert E, Howard F. Ultrastructural localization of the terminal and lytic ninth complement component (C9) at the motor end-plate in myasthenia gravis. J Neuropath Exp Neurol 1980;39:160–172.

176. Appel S, Anwyl R, McAdams M, Elias S. Accelerated degradation of acetylcholine receptor from cultured rat myotubes with myasthenia gravis sera and globulins. Proc Nat Acad Sci USA 1977;74:2130–2134.

177. Bufler J, Pitz R, Czep M, Wick M, Franke C. Purified IgG from seropositive and seronegative patients with myasthenia gravis reversibly blocks currents through nicotinic acetylcholine receptor channels. Ann Neurol 1998;43:458–464.

178. Burges J, Vincent A, Molenaar P, Newsom-Davis J, Peers C, Wray D. Passive transfer of seronegative myasthenia gravis to mice. Muscle Nerve 1994;17:1393–1400.

179. Donnelly D, Mihovilovic M, Gonzalez-Ros J, Ferragut J, Richman D, Martinez-Carrion M. A noncholinergic site-directed monoclonal antibody can impair agonist-induced ion flux in *Torpedo californica* acetylcholine receptor. Proc

Nat Acad Sci USA 1984;81:7999–8003.

180. Fels G, Plumer-Wilk R, Schreiber M, Maelicke A. A monoclonal antibody interfering with binding and response of the acetylcholine receptor. J Biol Chem 1986;261:15746–15754.

181. Gomez G, Richman D. Anti-acetylcholine receptor antibodies directed against the α bungarotoxin binding site induce a unique form of experimental myasthenia. Proc Nat Acad Sci USA 1983;80:4089–4093.

182. Lang B, Richardson G, Rees J, Vincent A, Newsom-Davis J. Plasma from myasthenia gravis patients reduces acetylcholine receptor agonist-induced Na$^+$ flux into TE671 cell line. J Neuroimmunol 1988;19:141–148.

183. Lennon V, Seybold M, Lindstrom J, Cochrane C, Yulevitch R. Role of complement in pathogenesis of experimental autoimmune myasthenia gravis. J Exp Med 1978;147:973–983.

184. Sine SM, Ohno K, Bougat C, et al. Mutation of the acetylcholine-receptor alpha-subunit causes a slow-channel myasthenic syndrome by enhancing agonist binding-affinity. Neuron 1995;15:229–239.

185. Ohno K, Wang HL, Milone M, et al. Congenital myasthenic syndrome caused by decreased agonist binding affinity due to a mutation in the acetylcholine receptor epsilon subunit. Neuron 1996;17:157–170.

186. Ohno K, Hutchinson DO, Milone M, et al. Congenital myasthenic syndrome caused by prolonged acetylcholine-receptor channel openings due to a mutation in the M2 domain of the epsilon-subunit. Proc Nat Acad Sci USA 1995;92:758–762.

187. Engel A, Uchitel O, Walls T, Nagel A, Harper C, Bodensteiner J. Newly recognized congenital myasthenic syndrome associated with high conductance and fast closure of the acetylcholine receptor channel. Ann Neurol 1993;34:38–47.

188. Ohno K, Anlar B, Engel A. Congenital myasthenic syndrome caused by a mutation in the Ets-binding site of the promoter region of the acetylcholine receptor ε subunit gene. Neuromusc Dis 1999;9:131–135.

189. Ohno K, Anlar B, Ozdirim E, Grengman J, DeBleecker J, Engel A. Myasthenic syndromes in Turkish kinships due to mutations in the acetylcholine receptor. Ann Neurol 1998;44:234–241.

190. Ohno K, Quiram P, Milone M, et al. Congenital myasthenic syndromes due to heteroallelic nonsense/missense mutations in the acetylcholine receptor ε subunit gene: identification and functional characterization of six new mutations. Human Mol Gene 1997;6:753–766.

191. Engel A, Ohno K, Milone M, et al. New mutations in acetylcholine receptor subunit genes reveal heterogeneity in the slow channel congenital myasthenic syndrome. Hum Mol Genet 1996;5:1217–1227.

192. Missias A, Mudd J, Cunningham J, Steinbach J, Merlie J, Seines J. Deficient development and maintenance of postsynaptic specializations in mutant mice locking an adult acetylcholine receptor subunit. Development 1997;124:5075–5086.

193. Milone M, Wang H-L, Ohno, et al. Slow channel syndrome caused by enhanced activation, desensitization, and agonist binding affinity due to mutation in the M2 domain of the acetylcholine receptor α subunit. J Neurosci 1997;17:5651–5665.

194. Wang H-L, Auerbach A, Bren N, Ohno K, Engel A, Sine S. Mutation in the M1 domain of the acetylcholine receptor α subunit decreases the rate of agonist dissociation. J Gen Physiol 1997;109:757–766.

195. Lo D, Pinkham J, Stevens C. Role of a key cystein residue in the gating of the acetylcholine receptor. Neuron 1991;6:31–40.

196. Zhou M, Engel A, Auerbach A. Serum choline activates mutant acetylcholine receptors that cause slow channel congenital myasthenic syndromes. Proc Nat Acad Sci USA 1999;96:10466–10471.

197. Bertrand D, Devillers-Thiery A, Revah F, et al. Unconventional pharmacology of a neuronal nicotinic receptor mutated in the channel domain. Proc Nat Acad Sci USA 1992;89:1261–1265.

198. Alkondon M, Pereira E, Eisenberg H, Albuquerque E. Choline and selective antagonists identify two subtypes of nicotinic acetylcholine receptors that modulate GABA release from CA1 interneurons in rat hippocampal slices. J Neurosci 1999;2693–2705.

199. Milone M, Wang H-L, Ohno K, et al. Mode switching kinetics produced by a naturally occurring mutation in the cytoplasmic loop of the human acetylcholine receptor ε subunit. Neuron 1998;20:575–588.

200. Han Z-Y, LeNovere N, Zoli M, Hill J, Champtiaux N, Changeux J-P. Localization of nAChR subunit mRNAs in the brain of *Macaca mulatta*. Eur J Neurosci 2000;12:3664–3674.

201. Vailati S, Moretti M, Balestra B, McIntosh M, Clementi F, Gotti C. β3 subunit is present in different nicotinic receptor subtypes in chick retina. Eur J Pharmacol 2000;393:23–30.

202. Gerzanich V, Wang F, Kuryatov A, Lindstrom J. alpha 5 Subunit alters desensitization, pharmacology, Ca++ permeability and Ca++ modulation of human neuronal alpha 3 nicotinic receptors. J Pharmacol Exp Ther 1998;286:311–20.

203. Vailati S, Moretti M, Longhi R, Rovati GE, Clementi F, Gotti C. Developmental expression of heteromeric nicotinic receptor subtypes in chick retina. Mol Pharmacol 2003;63(6):1329–37.

204. Gotti C, Moretti M, Clementi F, Riganti L, McIntosh JM, Collins AC, Marks MJ, Whiteaker P. Expression of nigrostriatal alpha 6-containing nicotinic acetylcholine receptors is selectively reduced, but not eliminated, by beta 3 subunit gene deletion. Mol Pharmacol 2005;67:2007–15.

205. Wonnacott S. Presynaptic nicotinic ACh receptors. Trends Neurosci 1997;20:92–98.

206. Xu W, Gelber S, Orr-Urtreger A, et al. Megacystis, mydriasis, and ion channel defect in mice lacking the α3 neuronal nicotinic receptor. Proc Nat Acad Sci USA 1999;96:5746–5751.

207. Marubio L, del Mar Arroyo-Jiminez M, Cordero-Erausquin M, et al. Reduced antinociception in mice lacking

neuronal nicotinic receptor subunits. Nature 1999;398:805–810.

208. Ross S, Wong J, Clifford J, et al. Phenotypic characterization of an α4 neuronal nicotinic acetylcholine receptor subunit knockout mouse. J Neurosci 2000;20:6431–6441.

209. Labarca C, Schwarz J, Deshpande P, et al. Point mutant mice with hypersensitive α4 nicotinic receptors show dopaminergic defects and increased anxiety. Proc Nat Acad Sci USA 2001;98:2786–2791.

210. Fonck C, Nashmi R, Deshpande P, et al. Increased sensitivity to agonist-induced seizures, straub tail, and hippocampal theta rhythm in knock-in mice carrying hypersensitive alpha 4 nicotinic receptors. J Neurosci 2003;23:2582–2590.

211. Champtiaux N, Han Z-Y, Rossi F, et al. Distribution and pharmacology of alpha 6-containing nicotinic acetylcholine receptors analyzed with mutant mice. J Neurosci 2002;22:1208–17.

212. Champtiaux N, Gotti C, Cordero-Erausquin M, et al. Subunit composition of functional nicotinic receptors in dopaminergic neurons investigated with knock-out mice. J Neurosci 2003;23:7820–9.

213. Quik M, Vailati S, Bordia T, et al. Subunit composition of nicotinic receptors in monkey striatum: effect of treatments with 1-methyl-4-phenyl-1,2,3,6-tetrahydropyridine or L-DOPA. Mol Pharmacol 2005;67:32–41.

214. Orr-Urtreger A, Göldner F, Saeki M, et al. Mice deficient in the α7 neuronal nicotinic acetylcholine receptor lack α bungarotoxin binding sites and hippocampal fast nicotinic currents. J Neurosci 1997;17:9165 9171.

215. Franceschine D, Orr-Urtreger A, Yu W, et al. Altered baroreflex responses in α7 deficient mice. Behav Brain Res 2000;113:3–10.

216. Orr-Urtreger A, Broide R, Kasten M, et al. Mice homozygous for the L250T mutation in the α7 nicotinic acetylcholine receptor show increased neuronal apoptosis and die within 1 day of birth. J Neurochem 2000;74:2154–2166.

217. Berger F, Gage F, Vijayaraghavan S. Nicotinic receptor-induced apoptotic cell death of hippocampal progenitor cells. J Neurosci 1998;18:6871–6881.

218. Vetter D, Liberman M, Mann J, et al. Role of α9 nicotinic ACh receptor subunits in the development and function of cochlear efferent innervation. Neuron 1999;23:91–103.

219. Plazas PV, Katz E, Gomez-Casati ME, Bouzat C, Elgoyhen AB. Stoichiometry of the alpha9alpha10 nicotinic cholinergic receptor. J Neurosci 2005;25:10905–10912.

220. Fuchs PA. Synaptic transmission at vertebrate hair cells. Curr Opin Neurobiol 1996;6:514–9.

221. Maskos U, Molles BE, Pons S, et al. Nicotine reinforcement and cognition restored by targeted expression of nicotinic receptors. Nature 2005;436:103–107.

222. Lena C, Popa D, Grailhe R, Escourrou P, Changeux JP, Adrien J. Beta2-containing nicotinic receptors contribute to the organization of sleep and regulate putative micro-arousals in mice. J Neurosci 2004;24:5711–8.

223. Cohen G, Roux JC, Grailhe R, Malcolm G, Changeux JP, Lagercrantz H. Perinatal exposure to nicotine causes deficits associated with a loss of nicotinic receptor function. Proc Nat Acad Sci USA 2005;102:3817–3821.

224. Cui C, Booker TK, Allen RS, et al. The beta3 nicotinic receptor subunit: a component of alpha-conotoxin MII-binding nicotinic acetylcholine receptors that modulate dopamine release and related behaviors. J Neurosci 2003;23:11045–11053.

225. McCallum SE, Collins AC, Paylor R, Marks MJ. Deletion of the beta 2 nicotinic acetylcholine receptor subunit alters development of tolerance to nicotine and eliminates receptor upregulation. Psychopharmacology 2006;184:314–27.

226. Peng X, Gerzanich V, Anand R, Whiting PJ, Lindstrom J. Nicotine-induced increase in neuronal nicotinic receptors results from a decrease in the rate of receptor turnover. Mol Pharmacol 1994;46:523–530.

227. Peng X, Gerzanich V, Anand R, Wang F, Lindstrom J. Chronic nicotine treatment up-regulates alpha3 and alpha7 acetylcholine receptor subtypes expressed by the human neuroblastoma cell line SH–SY5Y. Mol Pharmacol 1997;51:776–84.

228. Wang F, Nelson ME, Kuryatov A, Olale F, Cooper J, Keyser K, Lindstrom J. Chronic nicotine treatment up-regulates human alpha3 beta2 but not alpha3 beta4 acetylcholine receptors stably transfected in human embryonic kidney cells. J Biol Chem 1998;273:28721–32.

229. Sallette J, Bohler S, Benoit P, et al. An extracellular protein microdomain controls up-regulation of neuronal nicotinic acetylcholine receptors by nicotine. 1: J Biol Chem 2004;279:18767–75.

230. Sallette J, Pons S, Devillers-Thiery A, Soudant M, et al. Nicotine upregulates its own receptors through enhanced intracellular maturation. Neuron 2005;46:595–607.

231. Luther MA, Schoepfer R, Whiting P, Casey B, Blatt Y, Montal MS, Montal M, Linstrom J. A muscle acetylcholine receptor is expressed in the human cerebellar medulloblastoma cell line TE671. J Neurosci 1989;9:1082–96.

232. Perry DC, Davila-Garcia MI, Stockmeier CA, Kellar KJ. Increased nicotinic receptors in brains from smokers: membrane binding and autoradiography studies. J Pharmacol Exp Ther 1999;289:1545–52.

233. Marks MJ, Pauly JR, Gross SD, Deneris ES, Hermans-Borgmeyer I, Heinemann SF, Collins AC. Nicotine binding and nicotinic receptor subunit RNA after chronic nicotine treatment. J Neurosci 1992;12:2765–84.

234. Xu W, Orr-Urtreger A, Nigro F, et al. Multiorgan autonomic dysfunction in mice lacking the β2 and β4 subunits of neuronal nicotinic acetylcholine receptors. J Neurosci 1999;19:9298–9305.

235. Balestra B, Moretti M, Longhi R, Mantegazza R, Clementi F, Gotti C. Antibodies against neuronal nicotinic receptor subtypes in neurological disorders. J Neuroimmunol 2000;102:89–97.

236. Schroeder C, Vernino S, Birkenfeld AL, et al. Plasma exchange for primary autoimmune autonomic failure. N Engl J Med 2005;353:1585–90.

237. Lennon VA, Ermilov LG, Szurszewski JH, Vernino S. Immunization with neuronal nicotinic acetylcholine receptor induces neurological autoimmune disease. J Clin Invest 2003;111:907–13.
238. Vernino S, Low PA, Lennon VA. Experimental autoimmune autonomic neuropathy. J Neurophysiol 2003;90:2053–9.
239. Vernino S, Ermilov LG, Sha L, Szurszewski JH, Low PA, Lennon VA. Passive transfer of autoimmune autonomic neuropathy to mice. J Neurosci 2004;24:7037–42.
240. Nguyen V, Ndoye A, Grando S. Pemphigus vulgaris antibody identifies pemphaxin – a novel keratinocyte annexin-like molecule binding acetylcholine. J Biol Chem 2000;275:29466–29476.
241. Rogers S, Andrews J, Gahring L, et al. Autoantibodies to glutamate receptor in GluR3 in Rasmussen s encephalitis. Science 1994;265:648–651.
242. Rogers S, Twyman R, Gahring L. The role of autoimmunity to glutamate receptors in neurological disease. Mod Med Today 1996;2:76–81.
243. Gahring L, Rogers S. Autoimmunity to glutamate receptors in Rasmussen s encephalitis: a rare finding or the tip of an iceberg? The Neuroscientist 1998;4:373–379.
244. Steinlein OK. Neuronal nicotinic receptors in human epilepsy. Eur J Pharmacol 2000;393:243–247.
245. Phillips HA, Favre I, Kirkpatrick M, et al. CHRNB2 is the second acetylcholine receptor subunit associated with autosomal dominant nocturnal frontal lobe epilepsy. Am J Hum Gen 2001;68:225–231.
246. De Fusco M, Becchetti A, Patrignani A, et al. The nicotinic receptor beta 2 subunit is mutant in nocturnal frontal lobe epilepsy. Nature Genet 2000;26:275–276.
247. Kuryatov A, Gerzanich V, Nelson M, Olale F, Lindstrom J. Mutation causing autosomal dominant nocturnal frontal lobe epilepsy alters Ca^{++} permeability, conductance, and gating of human $\alpha4\beta2$ nicotinic acetylcholine receptors. J Neurosci 1997;17:9035–9047.
248. Alkondon M, Periera E, Eisenberg H, Albuquerque E. Nicotinic receptor activation in human cerebral cortical interneurons: a mechanism for inhibition and disinhibition of neuronal networks. J Neurosci 2000;20:66–75.
249. Lev-Lehman E, Bercovich D, Xu W, Stockton D, Beaudit A. Characterization of the human $\beta4$ nAChR gene and polymorphisms in CHRNA3 and CHRNB4. J Hum Genet 2001;46:362–366.
250. Rodrigues-Pinguet NO, Pinguet TJ, Figl A, Lester HA, Cohen BN. Mutations linked to autosomal dominant nocturnal frontal lobe epilepsy affect allosteric Ca2 + activation of the alpha 4 beta 2 nicotinic acetylcholine receptor. Mol Pharmacol 2005;68:487–501.
251. Richardson CE, Morgan JM, Jasani B, et al. Megacystis-microcolon-intestinal hypoperistalsis syndrome and the absence of the alpha3 nicotinic acetylcholine receptor subunit. Gastroenterology 2001;121:350–7.
252. Bocfuet, N., Prado de Carvalho, L., Cartaud, J., Neyton, J., Le Poupon, C, Taly, A., Grutter, T., Changrux, J-P., Corringer, P-J. A prokaryotic proton-gated ion channel from the nicotinic acetylcholine receptor family. Nature 2006; 445:116–119.
253. Hilf, R. and Dutzler, R. X-ray structure of a prokaryotic puntarueric ligand-gated ion channel. Nature 2008;452:375–379.
254. Lindstron, J., Luo, J. and Kuryaton, A Myasthenia groves and the tops and bottoms of AChRs: Antigenic structure of the MIR and specific immunosuppression of EAME using AChR cytoplasmic domains. Ann, NY Acad sci 2008;1132:29–41.

第3章
重症肌无力的免疫发病机制

Bianca M. Conti-Fine，Brenda Diethelm-Okita，Norma Ostlie，Wei Wang and
Monica Milani

1 引言

重症肌无力是典型的抗体介导的自身免疫性疾病，也可能是自身免疫性疾病中最具特征性的：针对神经肌肉接头（NMJ）烟碱型乙酰胆碱受体（AChR）的自身抗体导致肌无力症状的出现[1~4]。抗乙酰胆碱受体T细胞在MG发病机制中起到了重要的作用，其可以允许和调节高亲和力抗体的合成，该抗体可以致AChR丢失、神经肌肉接头破坏、神经肌肉传递障碍。而且，通常存在于健康人体内的潜在自身反应介导CD4[+]T细胞也可能是介导MG发生的主要因素。该T细胞的发生可能是由于自身反应性CD4[+]T细胞和微生物抗原发生交叉反应或微生物超抗原（SAGs）的激活导致的[5, 6]。

在本章中，首先我们将针对抗AChR Ab的特点和致病机制做简要的总结，其他更为详尽的信息将在本书其他章节中介绍。然后我们会回顾已知的MG患者CD4[+]T细胞的反应特点，并描述抗AChR CD4[+]T细胞作为特异性免疫抑制治疗靶目标的理由。同时我们会讨论胸腺在抗AChR自身免疫反应的发展过程中所起的作用。最后，我们会提出几种MG的可能致病机制。

2 MG和EAMG中的抗AChR Ab

大部分（90%）MG患者血清内含有抗AChR Ab，而NMJ含有IgG[1~4]。以下几点证据提示抗肌肉AChR Ab导致MG神经肌肉传递障碍。

（1）MG患者并不存在可检测的T细胞介导的AChR特异性细胞毒现象[7]。

（2）从MG患者体内提纯的IgG或抗AChR抗体输入至实验动物可以诱导出重症肌无力症状[8~11]。

（3）减少抗AChR Ab浓度的方式如血浆置换，可以改善肌无力症状[12]。

约10%的MG患者血清内并不含有可检测的抗AChR Ab[13]。一些血清反应阴性的MG患者可能会合成小量的高致病性抗体，这些抗体结合于神经肌肉接头处、在血清内会很快消失[14]。其他血清反应阴性的 MG 患者会产生针对 AChR 除外的其他肌肉抗原的自身抗体，其可以干扰神经肌肉传递[15]（见下文）。

AChR 是含有许多潜在 Ab 表位并能同时结合许多不同抗体的大分子蛋白质[16]。MG 患者抗 AChR Ab 所识别的表位具有个体差异性[1～4, 16]，甚至识别个别表位的抗 AChR Ab 也是多克隆的，但不共享主导的特异基因型[17]。MG 患者的抗 AChR Ab 包含不同的 IgG 重链亚型和轻链亚型[1, 16]。许多 B 细胞克隆有助于 MG 患者抗 AChR Ab 的表达。

抗 AChR Ab 所识别的表位和所使用的重链亚型影响其潜在的致病性。致病性抗体需要识别易接近 NMJ 的，完整突触后膜的 AChR 区域。而且特定的 AChR 表面区域如 MIR 可能会更好地定位于 AChR 分子交联区域[16～18]。针对这些表位的抗 AChR Ab 可能是通过两种途径致病的：首先，它们可以通过抗原调整[22] 促进 AChR 降解[19～21]；其次，结合部分这些抗体可以使 NMJ 突触后膜的 AChR 分子密集，并提供结合补体和激活补体级联的理想模型[16]。NMJ 补体的激活是抗 AChR Ab 的重要致病机制[23, 24]：有效结合补体的抗 AChR Ab 具有高致病潜力[25]。

用不同来源的 AChR 免疫实验动物可以获得实验性自身免疫性重症肌无力（EAMG），EAMG 是一种可以再现 MG 临床表现和电生理特点的实验性动物模型疾病[1, 16]。即使是亲缘关系较远的物种，其肌型 AChR 也极为相似，所以 EAMG 可以通过接种从电鳐（Torpedo）和电鳗（Electrophorus）的发电器官轻易纯化的 AChR 而诱导产生。发电器官在胚胎学上是改良的肌肉，其含有极为丰富的 AChR[26]。通过接种合成的 AChR 同样可以获得 EAMG[27, 28]，此提示在健康成年动物体内，针对 AChR 的自身反应性 T 和 B 细胞可以通过克隆缺失持续存活。

Patrick 和 Lindstrom 首先在兔体内论证了 EAMG 的诱导[29]。后来的研究在不同物种中对 EAMG 的诱导进行了描述[30～32]。Lewis 大鼠具有 EAMG 易感性[31, 33, 34]，它是研究 EAMG 最为常用和有用的物种，而不同的小鼠品系具有个体差异和 EAMG 不同易感性[32, 35～37]。即使是最为易感的物种也具有相对耐受性，其症状通常是亚临床型的[1, 16]。这可能是由于小鼠的 NMJ 包含很多"备用"的 AChR，只有当大部分 AChR 被破坏后才会诱发肌无力[16]。由于小鼠免疫系统的特点，以及存在丰富的试剂可以鉴定它们的免疫细胞，其对于研究 EAMG 机制是很有用的。各种同类系小鼠品系携带着在免疫反应中起重要作用的细胞因子或其他分子的无效突变，而其他品系则携带编码重要免疫受体或递质的转基因。C57Bl/6 小鼠具有 EAMG 易感性，是研究 EAMG 的最好品系[1, 3, 16]。如同 MG，EAMG 含有高亲和力的抗 AChR Ab，致神经肌肉传递障碍，该抗体的合成通过抗 AChR CD4$^+$ T 细胞调节[1, 3, 16]。

抗 AChR Ab 可致肌无力症状，且患者症状的严重性和血清抗体浓度波动相关[38]。然而不同患者血清抗 AChR Ab 浓度和其症状的严重性几乎不存在相关性[39]。一些患者血清含有高浓度的抗 AChR Ab 却表现为微弱的肌无力。相反，严重的肌无力患者其血清可能几乎不含抗 AChR Ab。同样地，EAMG 患者血清中抗 AChR Ab 的浓度和肌无力症状严重性的相关性也不强[25, 32, 35, 40, 41]。这些发现提示只有特定的抗 AChR Ab 亚群具有致病性，其他抗 AChR Ab 并不破坏 NMJ，或者只发挥微弱的破坏作用。致病性抗体在肌无力患者或啮齿动物种属中其计量是不同的。

3 MG 和 EAMG 中抗 AChR Ab 的识别表位

MG 患者或 EAMG 动物体内的抗 AChR Ab 表位组分具有异质性和个体差异[1]。MG 或 EAMG 的大部分抗 AChR Ab 识别表位是由 α 亚单位组成的[1, 16]，这是由于肌肉 AChR 含有两个 α 亚单位和其他亚单位的一个拷贝[26]：在激活 T 和 B 细胞时，α 亚单位的作用是其他亚单位的两倍。

3.1 主要免疫原区

很多抗 AChR Ab 识别 AChR α 亚单位的、一组被命名为主要免疫原区（main immunogenic region，MIR）的重叠表位[16, 17]。抗 MIR 抗体具有高致病性：它们可以导致肌细胞 AChR 丢失[20]，将其注射入啮齿动物体内时可以诱导肌无力[42]，它还介导暴露于 MG 患者血清的肌细胞的 AChR 丢失[21]。这是由于其丰富的含量和潜在的致病性，抗 MIR 抗体在 MG 发展中显得尤为重要。

每一个 AChR 分子含有两个 MIR，其定位于 α 亚单位组成区尖端的分界清楚的隆起处[18]。α 亚单位 67 ~ 76 片段序列残基有助于 MIR 的形成：天冬氨酸 68、脯氨酸 69、天冬氨酸 71、酪氨酸 72 对于抗 MIR 抗体的结合尤其重要[43 ~ 45]。

MIR 的许多结构特点有助于免疫显性的表达，这将在本书其他章节中讲述。蛋白抗原的大部分抗体只可以识别几个表位：MIR 显性可能反映只专注于一组抗原表位的抗体反应。MIR 和不相关的或者常见的抗原表位之间的分子模拟可能也和 MIR 的免疫显性相关。参与 MIR 形成的 AChR 序列区和人类反转录酶病毒的多聚蛋白区域相似（图 3-1），同时与系统性红斑狼疮患者体内的 U1 小核糖核蛋白序列区也相似[46]。MIR 和微生物表位或自身抗原间的交叉反应可能有利于 MIR 的抗体反应和免疫显性。

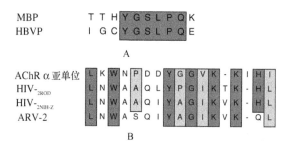

图 3-1 人类 MBP66 ~ 75 序列和乙型肝炎病毒多聚酶（HBVP）具有同源性（A）；人类 AChRα 56 ~ 80 序列片段和来自于不同人体的反转录病毒多聚蛋白同源性比较（ARV-2 多聚蛋白片段 419 ~ 434，HIV-2 ROD 多聚蛋白片段 448 ~ 463，HIV-2 NIH-Z pol- 多聚蛋白片段 447 ~ 462）（B）

3.2 胆碱部位

MG 患者可能含有少量识别 AChR 胆碱能结合部位的抗体[1, 16]。针对胆碱能部位的抗体可以导致 EAMG 的急性形式而不会出现 NMJ 的炎症反应及坏死[47]，因此这些抗体在这些患者体内显得很重要。尽管在患者血清内识别胆碱能位点和封闭 AChR 功能的抗体是低浓度的，但其可能有助于肌无力的形成。它们可能会导致急性肌无力危象及 "Mary Walker 现象的出现"[48]。

英国一位神经学家首先发现胆碱能阻滞剂可以缓解肌无力患者的症状，故将其命名为 Mary Walker 现象[49]。这一命名是指在其他肌群剧烈运动后，未经锻炼的肌肉肌无力增加。Mary Walker 现象和结合于肌肉的可溶性因子的出现相一致，运动后这些可溶性因子获得释放并阻滞神经肌肉接头的传递。在这些因子中，结合于 NMJ 胆碱能结合位点的抗 AChR 抗体起到了很好的作用。积极锻炼后，NMJ 突触间隙出现高浓度的乙酰胆碱，通过竞争结合可以导致原本结合于胆碱能位点的抗 AChR 抗体脱离，尤其当出现胆碱酯酶抑制剂时，该作用更为明显。分离的抗体可以扩散到其他肌肉并封闭其 AChR。

3.3　非 AChR 抗原

通过血浆置换除去血液里的抗体后，大部分抗 AChR 抗体阴性的 MG 患者的症状可以得到改善[12, 13]。而且这些患者的血清可以使 AChR 在体外失效[50]。这些发现提示这些患者的肌无力现象是由针对 AChR 或其他参与神经肌肉传递的蛋白的抗体引起的。约 70% 的 AChR 血清阴性患者含有针对酪氨酸激酶 MuSK 的自身抗体，其是神经肌肉传递的重要蛋白[15]。抗 MuSK 抗体干扰肌管内 agrin/MuSK/AChR 的聚集并改变成人 NMJ MuSK 的功能[15]。用 MuSK 外功能区免疫的兔子表现出明显的 MG 的典型肌无力现象，并且其 NMJ AChR 聚集减少，这为抗 MuSK 抗体的致病作用提供了有力证据[51]。

其他 AChR Ab 血清学阴性患者体内含有少量的高致病性抗体，这些高亲和力抗体结合于肌肉 AChR[14] 并通过血流去除，因此血清内可能无法检测到它们。而另一些血清学阴性患者体内可能含有一些可以激活第二信使通路的血浆因子，导致 AChR 磷酸化或失活，从而使神经肌肉传递障碍[52]。

MG 患者体内可能含有针对其他肌肉或突触蛋白的血清抗体（如结合 β- 金环蛇毒和钙离子释放肌膜的突触前膜蛋白），这些抗体的封闭或破坏可导致肌无力症状的产生[53, 54]。

不伴胸腺瘤的 MG 患者通常含有针对肌原纤维肌蛋白（肌球蛋白、原肌球蛋白、肌钙蛋白、α 辅肌动蛋白和肌动蛋白）的抗体[56]。一些针对肌球蛋白和快速肌钙蛋白 -1 的抗体可以和肌肉 AChR 发生交叉反应，尤其是和 MIR 反应，提示通过这些收缩蛋白的表位可以联想到 AChR 表位的结构[57]。伴有胸腺瘤的 MG 患者含有识别横纹肌收缩蛋白的抗体，其和抗 AChR 抗体相关[58]。这些抗体大部分结合于 titin[59]，titin 是巨大的肌原纤维蛋白，其和肌纤维弹性回缩[60]ryanodine 受体、肌质网钙通道[61] 等相关。除针对肌蛋白的抗体外，伴有胸腺瘤的 MG 患者还含有直接针对细胞因子如 IFN-α、IL-12p40 和 IL-12p70 的抗体[62~64]。这些抗体的合成和肿瘤出现相关，因为胸腺切除术后抗细胞因子抗体有所减少，如果肿瘤复发，这些抗体又有所升高[63, 64]。胸腺瘤患者的这些非抗 AChR 抗体在重症肌无力的发病机制中是否发挥作用尚不清楚。

4　MG 中的抗 AChR CD4$^+$ 辅助性 T 细胞

大部分重症肌无力患者的血清抗 AChR 抗体是高亲和力的 IgG，其是在 CD4$^+$ 辅助性 T 细胞激活 B 细胞分泌细胞因子后合成的[1~4]。抗 AChR CD4$^+$ T 细胞通常存在于 MG 患者的血液和胸腺内[1, 3]，具有辅助性 T 细胞的功能[65]。

很多证据表明 CD4$^+$ 辅助性 T 细胞在重症肌无力致病机制中发挥了重要作用。用抗 CD4$^+$ 抗体治疗肌无力患者后其临床症状和电生理表现可以得到改善，这和体外 AChR 诱导的 T 细胞反应消失相一致[66]。血液 T 细胞抗 AChR 活性的下降是胸腺切除术的早期效应，胸腺切除术是重症肌无力常见的有效治疗方法[68]。体内细胞转移模型的研究说明了 AChR 特异性 CD4$^+$ T 细胞在大鼠 EAMG 中的关键性作用：将取自 AChR 免疫大鼠的混合 B 细胞和 CD4$^+$ T 细胞转移至经亚致死量照射的大鼠后，胸腺切除鼠可以合成抗 AChR Ab 并诱导出 EAMG 症状，而只转移 B 细胞的大鼠并未出现此现象[69]。其他研究也证实了 CD4$^+$ T 细胞在啮齿动物 EAMG 模型诱导中的关键性作用[70, 71]。EAMG 研究同样也支持抗 AChR CD4$^+$ T 细胞在人类 MG 所发挥的重要作用。

重症联合免疫缺陷小鼠并不含有功能性 B 和 T 细胞，并且可以耐受异种移植[72]。当用来自于 MG 患者的胸腺碎片或者血液单核细胞（blood mononuclear cell，BMC）移植时，SCID 小鼠血液中和 NMJ 处可以出现人类抗 AChR 抗体，并且表现出肌无力症状[13, 73, 74]。MG 患者血液免疫细胞混合物移植入 SCID 小鼠的研究可以证实肌无力的发展、血清内人类抗 AChR 抗体的出现，以及该抗体可以结合于 NMJ 处的 AChR，这些都需要 CD4$^+$ T 细胞的参与[14]。并且抗 AChR CD4$^+$ T 细胞是唯一诱导人类抗 AChR 抗体和肌无力症状的 CD4$^+$ T 细胞，而相关抗原特异性的 CD4$^+$ T 细胞补充的 CD4$^+$ 耗竭的 BMC 并不能出现此现象[14]。这些发现直接说明抗 AChR CD4$^+$ T 细胞是致病性抗 AChR 抗体产生所必需的。

正常个体通常含有针对自身抗体的血液 CD4$^+$T 细胞，包括肌肉 AChR[75~78]。而这种潜在的自身反应性 CD4$^+$ T 细胞很少导致自身免疫性疾病。自身反应性 T 细胞由于结合于其自身表位的 T 细胞受体/低亲和力的 MHC 复合物，其在成熟过程中可能可以从胸腺的克隆缺失中得以存活（图 3-2）[79]。T 细胞活化需要 TCR 和表

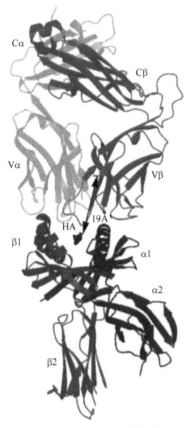

图 3-2　TCR-MHC II 类复合物。此图显示了 αβ TCR、流感病毒 HA 306~318 肽段和 HLA-DR$_1$ 之间的相互作用。TCR 出现于此图的最上端，C 和 V 分别代表 αβ 链的恒定区和可变区。HA 和 HLA-DR1 所指示的肽段位于此图的底端。箭头指示肽段 C 端和 TCR Vβ 区残基 3 之间的距离。此图的使用已经获得牛津大学出版社同意（EMBO Journal；2000；Vol. 19，No. 21，page 5612）

位 /MHC 复合物的有效结合，因此，低亲和力的自身反应性 T 细胞在人体中可以一直不被激活。健康人体自身反应性 CD4$^+$ T 细胞的共存提示周围耐受机制维持在检测潜在自身反应性 CD4$^+$ T 细胞活化的水平。这些机制的失效是导致包括 MG 在内的自身免疫性疾病的一个可能原因。表达转录因子 Foxp-3（通常和调节性 T 细胞相关）的 CD4$^+$、CD25$^+$ T 细胞对自身抗原周围耐受的维持发挥关键性作用[80]，其功能和数量的破坏和许多自身免疫性疾病的出现相关[81, 80]。相对于健康个体而言，MG 患者调节性 T 细胞胸腺池的功能有所下降[82]，而且胸腺切除术后 MG 患者循环的调节性 T 细胞数量有所上升，并且伴随着症状的改善[83]。

MG 患者抗 AChR CD4$^+$ 细胞所识别的表位、TCR 的结构、分泌的细胞因子的功能影响等都有助于对 MG 发病机制的理解。前两个特点可能可以提示抗 AChR 反应的激活和维持，第三个特点可能有助于理解 MG 的间歇性进展和 MG 患者不同的临床表现。

4.1　MG 中抗 AChR CD4$^+$T 细胞的表位组成

很多研究都描述了 MG 患者自身免疫性 CD4$^+$ T 细胞的表位组成[1]。CD4$^+$ T 细胞识别抗原的变性序列段，因此，生物合成和人工合成人类 AChR 可以鉴定序列区域，甚至个别残基形成表位可以被 MG 患者的 CD4$^+$ T 所识别[1, 84, 85]。

包括 EAMG 在内的实验性自身免疫性疾病的研究可以验证自身反应性 CD4$^+$ T 细胞表位的组分特点及演变过程。在 EAMG 啮齿动物中，大部分抗 AChR CD4$^+$ T 细胞识别的表位数量有限，这些表位都是由 AChRα 亚单位组成的[86～88]。用电鳐（Torpedo）AChR 长期免疫 C57Bl/6 小鼠，其 CD4$^+$ 组分集中于高致病性 CD4$^+$ T 所识别的 TAChRα 亚单位的单一短片段[89]。在 EAMG 大鼠中，大部分致病性抗 AChR CD4$^+$ T 细胞也是识别 AChR α 亚单位的一个表位序列[86]。TAChR 免疫后，IL-4 缺乏的转基因 C57Bl/6 小鼠（IL-4$^{-/-}$小鼠）相对于野生型鼠来说发展为更复杂的表位组分[90]，它们的 CD4$^+$T 细胞可以和用来免疫的 TAChR α 亚单位及其小鼠自身 AChR 发生强烈反应。IL-4$^{-/-}$小鼠丰富的自身免疫反应、CD4$^+$ T 细胞的快速扩散，加上此种属特有的对 EAMG 的高度易感性及其发展为慢性形式 EAMG 的趋势等，这些都源于 IL-4$^{-/-}$小鼠免疫调节 Th3 细胞的缺失，Th3 细胞需要 IL-4 作为分化因子[90]。具有完成免疫系统的啮齿动物的抗 AChR 抗体 CD4$^+$T 细胞表位组分的特点与其他实验性自身免疫性疾病形成对比，自身免疫性 CD4$^+$ T 细胞对自身抗原的识别可以及时传递到很多表位，甚至传递到靶组织的其他蛋白[91]。

MG 患者抗 AChR Ab 的识别表位很多是针对 α 亚单位的，这一发现和 MG 患者抗 AChR CD4$^+$T 细胞反应定位于免疫显性表位的可能性是相一致的。其可能是由于 CD4$^+$ 辅助性 T 细胞和 B 细胞的优先合作，它们的识别表位位于抗原的同一区域[1]。因为 MG 患者和 EAMG 啮齿动物的抗 AChR Ab 反应都是定位于 α 亚单位和 MIR 的，因此 MG 患者抗 AChR CD4$^+$ T 细胞可能同样主要是识别 α 亚单位的一个或多个表位。早期研究发现来自于 MG 患者血液的 CD4$^+$ T 细胞株，当其用电鳐 AChR 刺激后，可以特异性地识别 α 亚单位[92]。这些结论支持 α 亚单位对于 MG 患者 CD4$^+$T 细胞致敏性起主导作用的假设。尽管如此，这些早期研究似乎是由于不同物种的 α 亚单位而不是 AChR 的其他亚单位之间高度的序列同源性[16, 26]：用来自于亲缘关系较远的物种如电鳐的 AChR 来增殖抗人类 AChR CD4+ T 细胞可能是识别高度保守的 α 亚单位最有利的 CD4+ T 细胞增殖方式。MG 患者血液内含有可以识别每个 AChR 亚单位的 CD4+ T 细胞，包括成人 AChR ε 亚单位和胚胎 AChR γ 亚单位[93~97]①。AChR 亚单位特异性的 CD4+ T 细胞可以通过 MG 患者的血液在体外获得增殖[102~107]。当纯化的哺乳动物肌肉 AChR 刺激这些抗 AChR CD4+ T 细胞时，会发生剧烈的反应：它们可以识别源于 AChR 分子处理过程的表位。

伴有好几年全身症状的 MG 患者通常含有可以识别所有 AChR 亚单位的 CD4+ T 细胞，而仅在短期内伴随全身症状的患者体内，其只识别几个表位[95]。全身性 MG 患者 CD4+ T 细胞对 AChR 亚单位的识别一旦建立会一直持续下去，且 CD4+ T 细胞对 AChR 亚单位反应的剧烈程度会随着疾病的持续而增加[95]。这些发现和 MG 患者 CD4+T 细胞组分的播散相一致，因为它们提示对 AChR 敏感性 CD4+T 细胞的数量和它们所识别的 AChR 表位数量随着时间而增加。通过对同样的 MG 患者的纵向研究证实 AChR 特异性 CD4+ T 细胞的数量和它们所识别的表位数量随着疾病进展而增加[97]。通过对来自于同一全身性 MG 患者所增殖的抗 AChR CD4+ T 细胞表位组分的比较，其中最长的时间间隔为 10 年[85]（Diethelm-Okita，Howard 和 Conti-Fine，未发表），证实抗 AChR CD4+ T 细胞的表位组分数量的增加，并说明 CD4+ T 细胞的表位敏感性可以持续多年。

总之，一些研究结果表明全身性 MG 患者的 CD4+T 细胞可以识别所有 AChR 亚单位形成的复合表位组分。随着肌无力的进展，CD4+ T 细胞敏感性的播散可以使 AChR 分子的更多部位致敏，MG 患者 CD4+T 细胞所识别的 AChR 的众多表位与此相一致。MG 和 EAMG 抗 AChR CD4+ T 细胞表位组分的不同演变强调了自发性自身免疫性疾病及其通过溶于佐剂的自身抗体所诱导的实验模型的致病机制的不同。

注射可以被自身免疫性 CD4+ T 细胞所识别的表位的合成肽类似物 [变异性肽配体（altered peptide ligands，APL）] 可以通过封闭自身免疫反应，至少是部分封闭[108]，起到预防甚至治疗相应的实验性自身免疫性疾病的作用。APL 结合于 MHC Ⅱ类分子，并和来自于自身抗原的肽段表位相竞争，而不是刺激表位特异性 CD4+T 细胞。介于这一机制，APL 可以使致病性 CD4+ T 细胞无应答或者刺激调节抗炎性 CD4+T 细胞，或者是两者共同起作用[108~110]。尽管如此，基于 APL 的方式可能对 MG 治疗无效，因为抗 AChR CD4+ T 细胞可以识别很多由不同的Ⅱ类同型抗原和等位基因所提呈的表位。并且 APL 的疗效只是暂时的，当不再注射 APL 时，其疗效也将消失。

4.2　MG 中 CD4+T 细胞识别的通用型免疫显性表位：AChR 表位

大部分或者全部 MG 患者的 CD4+T 细胞可以识别除 MHC 类型之外的 AChR 短序列[93, 94, 103, 104, 106, 107, 111]。此外，MG 患者含有丰富的经这些 AChR 序列致敏的 CD4+

---

①骨骼肌神经支配后，其 γ 亚单位会被 ε 亚单位所取代[16, 26]。尽管如此，成年哺乳动物眼外肌仍表达胚胎型 γ 亚单位[98, 99]，γ 亚单位同样表达于成人胸腺[100, 101]。这些发现对于 MG 致病性模型的影响我们将在以后讨论。

T 细胞 [95, 111]。因此，AChR 被称为自身反应性人类 CD4+ T 细胞致敏的通用型免疫显性表位。将 MG 患者的免疫细胞移植于 SCID 小鼠的研究表明 CD4+ T 细胞对于这些通用型 AChR 表位是关键的，其诱导致病性抗 AChR 抗体的合成和肌无力症状 [14]，提示这些 CD4+ T 细胞对于 MG 的致病性是很重要的。

在大部分或者全部的 MG 患者体内，如破伤风和白喉类毒素等外源性蛋白抗原同样含有可以使 CD4+ T 细胞致敏的通用型表位 [112]。通用表位序列两侧都是相对松散的结构，暴露于液相的高流动性序列环：这些结构特点似乎有利于抗原加工过程中表位序列的释放 [112]。液相暴露环可能更容易接近加工蛋白酶。人类抗原提呈细胞（APC）表达多种 MHC Ⅱ类分子，尤其是当其为 MHC 基因座杂合子时 [113]。而且，大部分人类 MHC Ⅱ类分子并不含有其肽段表位所需的严格的序列 [114~116]。因此，经抗原处理后释放的大部分肽段序列会遇到人类 MHC Ⅱ类分子，使其可以结合或者提呈给 CD4+ T 细胞。

4.3 眼肌型 MG 中 CD4+ T 细胞识别 AChR 表位的不稳定性

MG 的首发症状通常包括或者仅表现为眼外肌（extraocular muscles，EOM）无力。对于大部分 MG 患者，无力会随着时间传播到骨骼肌。虽然如此，约 15% 的患者仍只限于眼外肌无力 [4, 117]。MG 患者眼外肌首先受累的原因尚不清楚 [118]。眼外肌突触的生理特性可能起到了一定的作用 [119]：支配眼外肌的运动神经发射频率很高，这使得其突触对于肌无力的疲劳尤为易感 [118, 120]。而且，眼外肌含有强直纤维，这些纤维的收缩力对于终板去极化范围起到一定的作用：任何 AChR 的丢失及其导致的终板电位的下降均可能导致这些强直纤维肌力的下降。AChR 功能下降时，眼外肌对于已存在的肌无力尤为易感 [118, 120]：在先天性 MG 患者中，眼外肌无力是最常见的首发现象，这些患者的 AChR 表达或结构的基因缺陷影响所有肌肉的 AChR [121]。

相对于全身型 MG 患者，眼肌型 MG 患者含有更低水平的血清抗 AChR 抗体，而 50% 的眼肌型 MG 患者不含可检测到的抗体水平 [1, 22, 117]。眼肌型 MG 患者的临床症状可能局限于眼外肌，因为这些患者合成适量的抗 AChR 抗体，不足以影响到除眼外肌之外的其他肌肉功能。眼外肌表达的 AChR 的独特抗原特点同样有助于眼肌型 MG 患者眼外肌的选择性受累。眼外肌表达胚胎型 AChR 和成年型 AChR，而骨骼肌仅表达成年型 AChR [98, 122]。而且，一些眼肌型 MG 患者含有识别特异性眼外肌突触的抗体，这些突触包含具有胎儿特性的 AChR [120]。这些发现提示眼肌型 MG 患者的抗 AChR 反应可能首先识别胚胎型 AChR 并导致眼外肌的首发无力 [95, 118]。尽管如此，但其他研究反驳了这一假设 [97, 123, 124]。

一些研究对一群眼肌型 MG 患者 AChR 的 T 细胞识别做了检测。一项研究发现这些患者的 CD4+ T 细胞始终可以识别胚胎型 γ 亚单位，而对于成年型 ε 亚单位的反应很小或者是零星的 [95]。相反，其他研究发现一些眼肌型 MG 患者含有针对成年型 AChR 的 CD4+ T 细胞和抗体 [124]。这些差异可能是由于眼肌型 MG 患者 CD4+ 反应特点稳定的异质性所致，或者是由于 AChR 的不稳定性识别所致，随着时间的改变 CD4+ T 细胞的识别表位发生改变。一项近期研究 [97] 支持第二种可能性。该研究发现眼肌型 MG 患者的 CD4+ T 细胞可以识别 AChR 的任一亚单位，尽管如此，它们很少可以识别所有的 AChR 亚单位，即使疾病已经延续了很多年[97]。而且，眼肌型 MG 含有的针对 AChR 亚单位的 $CD4^+$ T 细胞反应比全身型 MG 患者要低，且其抗 AChR $CD4^+$ T 细胞组分也不稳定：识别一个给定亚单位的 $CD4^+$ T 细胞可以在几周或几个月内出现和消失[97]。

抗 AChR $CD4^+$ T 细胞低而不稳定的反应与眼肌型 MG 患者的不规则性和缺乏血清抗 AChR 抗体相吻合[1, 22]。眼肌型 MG 的症状可能局限于眼外肌，这是由于抗 AChR 免疫反应的适度性和眼外肌对于重症肌无力的易感性。眼肌型 MG 患者可能仍然含有对抗活化的致病性 $CD4^+$ T 细胞的规则的免疫机制，并在形成致病性抗体的同时使其失效。随着疾病进展，全身型 MG 患者体内抗 AChR $CD4^+$ T 细胞反应的持续性和传播性提示自身反应性 $CD4^+$ T 细胞下调的正常机制出现障碍。

5　MG 中的抗 AChR $CD4^+$ T 细胞 TCR Vβ 和 Vα 的应用

TCR 可以反映 $CD4^+$ T 细胞的抗原特异性，其是结合于 MHC Ⅱ类分子和抗原表位序列之间的膜蛋白。MG 患者抗 AChR $CD4^+$ T 细胞的 TCRs 通常是 αβ 异二聚体[125, 126]。TCR β 亚单位特别有意思，因为其可变区形成了表位/MHC 复合物结合部位和 SAGs 结合部位的重要结构元件[127～129]。

β 亚单位的可变区基因是种系编码可变区（variable，V）、多样区（diversity，D）、连接区（joining，J）片段重排的结果。有 100 多种不同的人类 TCR Vβ 基因，根据它们的序列相似性可以划分为 24 个家族[130]。

SAGs 结合和连接位于 APC 表面的 TCR 抗原结合区和Ⅱ类分子[131]。类似于 TCR 和 APC 表面的特异表位/MHC 分子复合物衔接后所发生的改变，SAG 交联可以与其共刺激进而激活 $CD4^+$ T 细胞[129, 131]。每个 SAG 对于特定 Vβ 基因家族都是特异的[129, 131]，且 SAG 可以激活利用优选的 Vβ 家族而表达 TCRs 的所有 $CD4^+$T 细胞。此外，SAG 可通过激活表达优选的 Vβ 家族的自身反应 T 细胞而启动自身免疫反应。

TCR 抗原结合部位是由两组被命名为互补决定区（complementarity determining region，CDR）1、2、3 的三序列段形成的，它们位于两个 TCR 亚单位的任一可变区内[127～129]。CDR1 和 CDR2 由 V 片段形成，CDR3 由 β 亚单位 V、D、J 或 α 亚单位 V 和 J 片段的连接处序列形成，并且都含有恒定（constant，C）区片段[127～129]。V（D）J/C 的连接是不精确的，因此增加了 CDR3 的潜在变异性。CDR 序列，尤其是 CDR3 可以证实驱使 CDR 选择的抗原是否显示了与表位结合相一致的类似的序列模。另一方面，大部分患者的包含 TCR 的自身免疫性 $CD4^+$ T 细胞的克隆扩增应用了这些 Vβ 基因家族而不是常见的 CDR3 序列模，提示 SAG 的活化。同样 TCR 所用的 Vα 基因家族可能会影响这些 SAGs 的结合[134]。自身免疫性 TCR 所用的 Vα 基因家族的鉴定及其 CDR3 区可以为抗原驱动的克隆增殖的出现提供证据，同时也可能为 SAG 的活化提供证据。

支持这个模型的线索的寻找随着自身免疫性 $CD4^+$ T 细胞反应的演变伴随着 T 细胞组分的扩展而变得复杂化。识别新表位和应用不同 TCR 基因的 $CD4^+$ T 克隆的募集可能会掩盖 T 细胞的特点，而这些 T 细胞的活化可以触发自身免疫性反应。

一些研究已对 MG 患者的 TCR Vβ 和 Vα 进行了检测；一些研究调查了胸腺和 MG 患

者血液中的所有 Vβ；而其他研究对来自于 MG 患者的 AChR 特异性 CD4⁺ T 细胞株的 Vβ、Vα 进行了研究[125, 126, 135~139]。

来自于胸腺或血液的非选择性 T 细胞的 Vβ 的研究出现了矛盾的结果。一些研究[135, 139]未曾发现 T 细胞克隆扩增或重症肌无力患者胸腺 Vβ 的优先选择性的相关证据。相反，其他研究[136~138]发现了克隆增殖和 MG 患者 Vβ 优先选择的证据，尽管他们的结果与似乎有待于扩展的 Vβ 家族并不总是一致。这些研究调查了有限数量的患者并对 TCR Vβ 的使用进行了不同的分析，小样本及所用不同方法的缺陷可能可以解释这些结果的不一致性。

检测 MG 患者 AChR 特异性 CD4⁺ T 细胞的研究[125, 126]证实抗 AChR CD4⁺ T 细胞的 Vα、Vβ 组分在不同的患者中具有多样性和特征性。具有给定 AChR 表位特异性的 CD4⁺ T 细胞含有相对受限制的 Vα 和 Vβ，但抗 AChR CD4⁺ T 细胞所应用的全部 Vα 和 Vβ 具有异质性，因为抗 AChR CD4⁺ T 细胞可以识别很多表位。识别普遍性 AChR 表位的 CD4⁺ T 细胞在不同的患者中具有不同的 Vβ 家族[125]。

尽管表位组分和所应用的 Vβ、Vα 具有异质性，但抗 AChR CD4⁺ T 细胞通常应用 Vβ4 和 Vβ6 家族，甚至在识别不同的 AChR 表位时也是如此[125]。MG 患者的非选择性 CD4⁺ T 细胞所应用的 Vβ4 和 Vβ6 相对于正常个体血液 CD4⁺ T 细胞而言程度显著升高[139]。SAG 可能可以触发针对 AChR 的 CD4⁺ T 细胞反应，而这些发现与此一致。MG 患者抗 AChR CD4⁺ T 细胞同时也含有无法预测的高频率的 Vα 家族（Navaneetham 等，未发表），可能可以反映 SAG 在触发抗 AChR 反应时的活化[134]。

特殊的实验性治疗抑制不希望出现的免疫反应通过注射或诱导识别 TCR 抗原结合位的抗体而试图干扰 TCR 结合特异性肽段表位/MHC 分子复合物的能力[140, 141]。这种治疗在啮齿动物实验性自身免疫性脑炎（experimental autoimmune encephalitis，EAE）模型中获得成功，其大部分致病性 CD4⁺ T 细胞最初只识别髓鞘碱性蛋白的一个表位，并且只应用单一的 TCR Vβ 家族[142]。MG 患者抗 AChR CD4⁺ T 细胞不同的表位组分和 TCR Vβ、Vα 的应用使得此方法在 MG 的应用变得不太可能。

6　MG 和 EAMG 中不同 CD4⁺ 亚群分泌的细胞因子的作用

细胞因子调节正常和病理免疫反应的进展[143~145]。调节获得性或者先天性免疫反应的细胞和非免疫性细胞可以分泌细胞因子并表达细胞因子受体，使得这些细胞对这些化学信使的出现做出反应。应用抗 AChR T、B 细胞进行的细胞因子的鉴定及其对调节细胞因子活性的细胞因子的鉴定是阐明 MG 发病机制的必须步骤。MG 未来的治疗旨在恢复 AChR 的耐受，包括对细胞因子网的干预。

一些细胞因子（如 IL-12）可以增加免疫细胞的活化；其他细胞因子（如 TGF-β 家族）则下调免疫反应。而很多细胞因子对免疫系统具有复杂的相对的效应，因为它们有能力影响各种细胞的活化：依赖其对发挥作用时的免疫反应相和其发挥作用的细胞，它们可以增强或降低免疫反应。

　　在抗体介导的疾病中，诱导 B 细胞增殖和分化的细胞因子可以导致分泌高亲和力的致病性抗 AChR 抗体的成熟 B 细胞增加。其他细胞因子可以间接地通过增加辅助性 CD4$^+$ T 细胞和 APC 而使抗体的合成增加。抗炎活性细胞因子，如 IL-4、IL-10 和 TGF-β 可以下调 APC 和 CD4$^+$ T 细胞的活化，从而使其免于自身免疫疾病。尽管如此，IL-4 和 IL-10 同样是 B 细胞的生长分化因子，因此，其对于由抗体介导的自身免疫反应的作用是复杂的。

　　活化的 CD4$^+$ T 细胞分化为可以分泌不同细胞因子的亚群[143~145]。分化群 CD4$^+$ T 细胞最简单的分型介于 Th1、Th2 和 Th3 之间。Th1 细胞分泌炎性细胞因子，如 IFN-γ 和 IL-2。Th2 细胞分泌抗炎性细胞因子，如 IL-4 和 IL-10。Th3 细胞分泌 TGF-β，而 IL-4 是 Th3 细胞的生长因子。Th1 和 Th2 细胞分泌的细胞因子都是 B 细胞的增殖分化因子，从而诱导抗体的合成。在小鼠（而不是大鼠）体内，Th1 细胞因子可以诱导修正补体的抗体的合成，从而使得组织破坏，而 Th2 细胞因子则诱导不结合于补体的抗体的合成[146]。同样，在人体内，Th1 诱导的抗体（IgG$_1$、IgG$_2$、IgG$_3$）在补体级联的结合和活化方面比 Th2 诱导的抗体（IgG$_4$）更为有效[147, 148]。

　　抗 AChR Th1 细胞及其分泌的细胞因子在 MG 致病机制中显得很重要。MG 患者通常含有丰富的抗 AChR Th1 细胞，这些细胞可以识别很多 AChR 表位，包括一些通用表位[111]。将来自于 MG 患者的免疫细胞移植入 SCID 小鼠进行的研究提示抗 AChR Th1 细胞诱导致病性抗体的合成：移植 MG 患者 B 细胞和巨噬细胞，并辅以事先用 Th1 细胞生长因子 IL-2 增殖的 AChR 特异性 CD4$^+$ T 细胞的 SCID 小鼠含有人类抗 AChR 抗体，并发展为重症肌无力症状，而用不含抗 AChR CD4$^+$ T 细胞的血液 B 细胞和巨噬细胞移植的对照小鼠则并不发展为肌无力，也不含抗 AChR 抗体[14]。

　　关于 MG 患者存在抗 AChR Th2 和 Th3 细胞的研究产生了不确定的结果。在体外用 AChR 作用后，一些研究确定了 MG 患者血液淋巴细胞分泌的细胞因子。其推断 AChR 作用后可以导致各种细胞因子的表达，和 Th1、Th2 细胞或 Th0 细胞（Th1 和 Th2 亚群的前体，可以分泌少量的 Th1 和 Th2 细胞因子）或者所有三种 CD4$^+$ T 细胞型的反应相一致[149~151]。MG 患者血液中的大部分抗 AChR CD4$^+$ 细胞分泌 IL-2 而不是 IL-4，提示其只含有 Th1 细胞[107]。这一结论并不奇怪，因为那些 CD4$^+$ T 细胞株在 AChR 和 IL-2 的循环刺激下优先增殖为 Th1 细胞。MG 患者 AChR 特异性多克隆 CD4$^+$ T 细胞株很少同时分泌 IL-2 和 IL-4，提示它们可能含有 Th1 和 Th2 细胞[152]。

　　一些研究检测了啮齿动物 EAMG 模型细胞因子的作用。一些研究确定了细胞因子、细胞因子受体或者参与细胞因子信号元素的基因缺陷小鼠[25, 41, 153~160]和由于转基因的存在而使细胞因子高度分泌的鼠种[161]的 EAMG 易感性。其他研究检测了 EAMG 形成中用 AChR 进行免疫期间不同细胞因子浓度控制的效果：注射细胞因子使其浓度增加，而注射抗细胞因子抗体可以使内源性细胞因子失效[153, 162, 163]。其他研究确定了使其对 AChR 耐受并防止 EAMG 治疗后不同细胞因子的分泌模式[164~167]。那些研究始终提示 CD4$^+$ Th1 细胞参与致病性抗 AChR 抗体的合成和 EAMG 模型的发展，而 IL-4 和 TGF-β 则可能起到保护性作用。IL-12 是 Th1 细胞形成所必需的，IL-12 基因缺陷小鼠对于 EAMG 诱导是耐受的，这些小鼠合成 Th2 诱导的结合于 NMJ AChR 的抗 AChR 抗体，而不结合或者激活补体，因此对于 NMJ 的破坏是无效的[25, 153]。与 IL-12 在 EAMG 中清楚的致病性作用相比，Th1 细胞的关键效应细胞因子 IFN-γ 的作用仍然是有争议的。一些研究发现 IFN-γ 或其受体基因缺陷小鼠与野生型小鼠相比其对 EAMG 的耐受性增加[154~156]。相反，其他研究显示 IFN-γ 缺陷小鼠和野生型小鼠对于 EAMG 是同样易感的[25]。IFN-γ 具有复杂的作用：它是强有力的促炎刺激因子[146,145]，但同时也是 CD4+ CD25+ 调节性 T 细胞的分化因子[168~170]。因此，其缺失可能会导致调节性 T 细胞的功能缺陷，倾向于发展为自身免疫反应（Wang, W., Milani, M. 和 Conti-Fine, B.M., 尚未发表的数据）。

在 Th2 细胞因子中，IL-4 似乎不具备 EAMG 的致病作用，因为 IL-4 基因缺陷小鼠发展为 EAMG 的频率和严重性比野生型小鼠更高[41]。而且，这些小鼠只注射一次 TAChR 后发展为 EAMG 的慢性形式，而在相应的野生型小鼠的 EAMG 诱导时需要多次注射 TAChR，且所诱导的肌无力症状通常持续时间很短。因此，IL-4 对于 EAMG 可能具有保护性作用，或者是由于其对 Th1 细胞和 APC 的抗炎作用，或者因为其是 TGF-β 分泌调节 CD4+ T 细胞的生长因子。口腔、鼻腔或皮下注射 CD4+ T 细胞识别的 AChR、AChR 片段或者 AChR 肽段序列诱导分泌 IL-4 和 TGF-β 的 AChR 特异性 CD4+ T 细胞，此 T 细胞可以保护其免受 EAMG 的诱导甚至可以逆转已经建立的肌无力症状[164~172]。这些治疗对于 IL-4 基因缺陷小鼠是无效的，与 EAMG 中该细胞因子的保护性作用相一致[41]。用 AChR CD4+ T 表位肽段对野生型小鼠进行鼻腔治疗，取其 CD4+ T 细胞移植入 IL-4 缺陷小鼠，可以被动转移对 EAMG 的保护性作用[173]。

Th2 效应细胞因子 IL-10 减少 APC 提呈的共刺激分子和细胞因子的表达[174~177]，并且在初级抗原刺激时抑制 IL-12 基因的转录[178]，从而减少 Th1 细胞的活化。同样，IL-10 通过抑制 IL-2 的产生和 T 细胞的生长而影响 CD4+ T 细胞和静止性 T 细胞[179,180]。IL-10 可以诱导 CD4+ T 细胞在抗原刺激提呈时长期的抗原特异性无能状态[181,182]，而且其可以通过 Fas / Fas L 的介导而增加激活诱导的 T 细胞死亡[183]。由于其具有下调 Th1 细胞和合成不同细胞因子的能力，IL-10 被视为不良自身免疫反应的可能治疗方式[184,185]。

一项研究应用 IL-2 启动子控制的承载着 IL-10 转基因的 C57Bl/6（B6）小鼠对 EAMG 中 IL-10 的作用进行了检测[161]。在这些小鼠中，合成转基因 IL-10 的 T 细胞包括 Th1 细胞，仅在其活化时产生 IL-10[186]。由于转基因的瞬时表达，这些小鼠的免疫系统与对照鼠相比没有明显的区别：血清 IgG 水平和 T、B 细胞的数量和表现都是正常的[186]。而且，尽管 IL-10 可以有效地下调 Th1 细胞[129~131]，这些转基因小鼠的 IFN-γ 的合成是减少的，但不是不合成[186]。TAChR 免疫后 IL-10 转基因小鼠比野生型 B6 小鼠更易发展为 EAMG[161]。IL-10 转基因小鼠发展为 EAMG 比野生型 B6 小鼠具有更高的频率和更严重的症状，甚至无法诱导野生型小鼠成为 EAMG 的小剂量 AChR 同样可以诱导转基因小鼠发展为 EAMG。IL-10 转基因小鼠相对于非转基因小鼠可以产生更多的抗 AChR 抗体。因此，在这种转基因系统中，作为 B 细胞增殖分化因子的 IL-10 的活化使得 IL-10 的抗炎和调节作用显得不那么重要。对于 EAMG 致病机制中 IL-10 易化作用的支持，其他研究发现 IL-10 基因缺陷的突变型 B6 小鼠用 TAChR 免疫后，其发展成的肌无力症状并不如野生型小鼠严重，尽管它们似乎合成相同数量的抗 AChR 抗体[187]。

IL-10 转基因小鼠对于 EAMG 易感性的增加，IL-10 基因缺陷小鼠对 EAMG 的耐受，系统性红斑狼疮 IL-10 的致病性作用，其他抗体介导的自身免疫性疾病[188,189]，使得应用适当的 IL-10 治疗控制抗体介导的自身免疫性疾病引起关注，且提示 IL-10 可能是抑制不希望出现的抗体反应的靶目标而不是工具。MG 患者血液中分泌 IL-10 的 AChR 特异性细胞水平增加[190]，一项调查支持该细胞因子在 MG 中的致病性作用。同样，IL-10 对于 T 细胞介导的自身免疫性反应的作用也是复杂和矛盾的[191～194]。

一项近期研究显示另一种 Th2 细胞因子 IL-5 在 EAMG 中同样发挥致病性作用[149]。IL-5 基因缺陷小鼠耐受 EAMG 的诱导：尽管这些小鼠有正常的针对 AChR 的二次免疫反应，其初次反应是受损的，并且相对于野生型小鼠而言，其 NMJ 的补体沉积减少[159]。

总之，MG 患者抗 AChR Th1 细胞的持续存在可以导致抗 AChR 抗体的合成，且 Th1 细胞因子有利于甚至允许啮齿动物 EAMG 形成的研究提示 Th1 细胞在 MG 和 EAMG 中具有突出的作用。这似乎是因为 Th1 细胞驱使结合和活化补体的抗 AChR 抗体的合成，因此可以有效地导致 NMJ 的破坏。

通过类比 IL-4 和 TGF-β 在啮齿动物 EAMG 的保护功能，应用这些细胞因子作为递质和效应物的 MG 调节通路可以调整抗 AChR 反应。如果是这样，则促进抗 AChR CD4⁺ T 细胞向 Th2 和 Th3 亚群分化可能是特异性阻断抗 AChR 免疫反应的有效途径。尽管如此，Th2 细胞因子可能同样有助于抗 AChR 抗体的合成和 EAMG 的发展，因为其对 B 细胞的增殖和分化的刺激作用。有研究发现 Th2 细胞因子 IL-10 和 IL-5 可能有助于致病性抗 AChR 抗体的合成和 EAMG 的发展，这些发现支持了这一说法。因此，尝试加强抗 AChR Th2 细胞的治疗方法可能充满了危险。需要进行更多的研究以阐明 MG 和 EAMG 中细胞因子网的复杂性，对细胞因子网的干预是 MG 治疗的一个可行的选择。

Th1/Th2 的平衡可以被免疫系统外的因素影响。比如，一项研究[185]提示性激素和 Th1 细胞的联系可能可以解释为什么 MG 和其他自身免疫性疾病一样在女性的发病率要高于男性[1]。该研究发现雌激素治疗通过 T 细胞和 Th1 诱导的 IgG₂ 亚型产生的提高来增加 IL-12 的分泌以促进小鼠发展为 EAMG[195]。

7　MG 和 EAMG 中的 CD8⁺ 细胞

凭借其细胞毒活性，CD8⁺ T 细胞可能是免疫和自身免疫反应的效应物。其在不同的实验性自身免疫疾病中发挥重要作用，CD8⁺ T 细胞耗竭的动物不能诱导出这些实验性自身免疫性疾病[196,197]。小鼠抗体介导的疾病，抗 DNA 抗体诱导的狼疮样疾病也需要 CD8⁺ T 细胞的提呈：不含功能性 CD8⁺ T 细胞的 MHC Ⅰ 类缺陷小鼠对于这些症状的发生是耐受的[198]。尽管如此，CD8⁺ T 细胞可能同样具有免疫调节功能并下调免疫反应。例如，CD8⁺ T 细在泰勒（Theiler's）氏小鼠脑脊髓炎中具有调节功能，泰勒氏小鼠脑脊髓炎是病毒诱导的脱髓鞘性疾病，使人联想到多发性硬化[199]。

CD8⁺ T 细胞是否在 MG 和 EAMG 中发挥作用尚不清楚。不同的研究对小鼠 EAMG 中的 CD8⁺ T 细胞进行了检测，其结果是不同的。缺乏 β2 微球蛋白的小鼠并不表达 MHC Ⅰ 类分子，也不含 CD8⁺ T 细胞，但其经 TAChR 免疫后发展为 EAMG，且相较于含有 CD8⁺ T 细胞的杂合子小鼠，其发病率更高，发病更早，症状更严重[200]。这些结论提示 CD8⁺ T 细胞在小鼠 EAMG 中可能具有调节性作用而不是致病性作用。与这些结论相一致，其他研究发现 CD8+ T 细胞的耗竭增加了小鼠对 EAMG 的易感性[201]。而其他研究取得的结果却提示 CD8+ T 细胞在啮齿动物 EAMG 中的致病性作用。CD8+ T 细胞耗竭的 Lewis 大鼠发展成的 EAMG 和对照大鼠相比其症状并没那么严重,其血清抗 AChR 抗体浓度较低[202]。其他研究发现 CD8+ T 细胞基因缺陷小鼠对于 EAMG 的诱导是耐受的。因此,CD8+ T 细胞似乎参与了 EAMG 的发病机制,尽管尚不清楚其是致病性作用还是调节性作用,或者是发挥两种作用。

MG 患者并不含有针对 AChR 或者 NMJ 其他成分的可检测的细胞毒性 CD8+ T 细胞反应[7],因此,CD8+ T 细胞在 MG 中不大可能具有很显著的致病性作用。尽管如此,CD8+ T 细胞可能具有调节性作用。

相对于正常个体,MG 患者可能含有不同数量的 CD8+ T 细胞[203, 204]。症状轻微或者临床缓解期的 MG 患者血液中含有大量活化的 CD8+ T 细胞,而严重受影响的患者几乎不含有:血液中活化的 CD8+ T 细胞的增加预示症状的改善[205]。CD8+ T 细胞在体外抑制 CD4+ T 细胞的抗 AChR 反应,MG 患者 BMC 培养物中 CD8+ T 细胞的移除可以使得抗体生成 B 细胞和抗 AChR 抗体增加[206, 207]。

识别活化的抗 AChR CD4+ T 细胞表达的蛋白的 CD8+ 细胞可以调节 MG 患者的免疫调节通路[208]。调节性 CD8+ T 细胞可以识别来源于 CD4+ T 细胞克隆特异表达的 TCR 表位(独特型表位),或者识别所有活化的 CD4+ T 表达的蛋白(动力型表位)。活化的自身免疫性 CD4+ T 细胞和 CD8+ T 细胞的不稳定性平衡能调节自身免疫性 CD4+ T 细胞反应,这可能可以解释 MG 和许多其他自身免疫性疾病复发的特点。

8　MG 患者的胸腺

胸腺对于 MG 的发病很重要,尽管这种作用仍然不是很清楚。MG 患者的胸腺通常是不正常的,胸腺切除术可以改善疾病的临床过程[68]。大部分(70%)异常的 MG 胸腺具有淋巴滤泡增生[1~4, 209, 210]:出现类似于周围免疫器官的血管周围间隙增大、断裂,并且充满淋巴组织;出现活跃的生发中心,类似于周围淋巴器官的次级淋巴滤泡。增生的 MG 胸腺含有异常大量的成熟 T 细胞(CD4+CD8- 或 CD4-CD8+),这些成熟 T 细胞通常只出现于周围淋巴器官。同样,MG 胸腺含有抗 AChR T 和 B 细胞,可以封闭抗 AChR 抗体反应的产生:因此,将 MG 患者胸腺碎片移植入 SCID 小鼠可以导致结合于小鼠 NMJ 引起 AChR 丢失的人类抗 AChR 抗体的出现[73]。

约 10% 的 MG 患者患有胸腺瘤[1~4, 209, 210]。胸腺瘤是一种非同质性肿瘤,且其组织学特征和所出现的进展的免疫反应不一致[209]。尽管如此,淋巴滤泡增生区通常环绕 MG 患者胸腺组织。

8.1　AChR 样蛋白在胸腺的表达

MG 患者胸腺淋巴滤泡增生发生的抗 AChR 反应可能直接针对一种或多种胸腺合成的蛋白,其类似于肌肉型 AChR[1~4, 209, 210]。正常胸腺和 MG 胸腺表达的蛋白可以和抗肌肉型 AChR 抗体发生交叉反应并结合于 α 银环蛇毒,其是肌肉型 AChR 的一个独特配体[211~217]。胸腺 AChR 或者 AChR 样蛋白可能触发 MG 抗 AChR 反应的最初的自身抗原[1, 209, 210]。

　　胸腺是否表达真正的具有不同抗原结构的肌肉型 AChR 或者 AChR 样蛋白,MG 患者胸腺所表达的 AChR 或者 AChR 样蛋白是否和正常个体胸腺所表达的不一样,这些尚不清楚。人类胸腺可以表达所有肌肉型 AChR 亚单位的 mRNA 转录本。但是,α 和 β 亚单位的转录本始终存在[100, 218~227],而 γ、δ、ε 亚单位的转录本却不存在[219, 221~223, 100, 227, 101, 228]。一些研究发现 γ 亚单位而不是 ε 亚单位的转录本[101, 100]。相反,其他研究发现正常胸腺和 MG 胸腺中 ε 而不是 γ 亚单位的 mRNA 的表达[223]。一些研究在胸腺组织、胸腺培养的肌样体和表皮细胞中发现了 δ 亚单位蛋白或 mRNA 转录本[100, 101, 219, 227]。仍有其他研究发现人类胸腺中 δ 亚单位转录的缺失、极度减少或者不稳定表达[221, 222, 228]。衡量 mRNA 转录本而不是相关蛋白的研究结果需要谨慎解释,因为组织内不同的转录量不能反映编码蛋白的相对丰度。这些研究的结论需要通过测定相应的 AChR 蛋白来证实。

　　胸腺内一组不完整的肌肉型 AChR 亚单位的表达可以导致肌肉型 AChR 膜蛋白的组装,因为胸腺含有 α 银环蛇毒和 AChR 特异性抗体的结合位点[211~217]。转染实验显示一组只含有 α、β、γ 亚单位的不完整的 AChR 亚单位集合组装成可以插入细胞膜并结合于胆碱能配体的 AChR 样蛋白:额外拷贝的 γ 亚单位以代替丢失的 δ 亚单位[229]。胸腺内 δ 和 ε 亚单位转录的不一致性提示胸腺表达只由 α、β、γ 组成的“三重受体”[222]。由于这些受体不同于肌肉型 AChR 的不同抗原,其可能可以触发 MG 自身免疫反应。尽管如此,来自于健康个体的胸腺组织很少表达可检测的 δ 亚单位转录本,这和前面的假设相一致[221, 222, 228]。

　　总之,相对于肌肉而言,人类胸腺 AChR 亚单位的表达并没有被严格地调控;相对于肌型 AChR,人类胸腺可能表达含有不同亚单位构成和抗原结构的 AChR 样蛋白,至少是间歇性地表达。

　　胸腺可能表达其他 AChR 样蛋白。MG 患者胸腺瘤表达含有单一亚单位的 AChR 样蛋白,此亚单位的大小是真正 AChR 亚单位的 3 倍[209]。结合抗 AChR 抗体的蛋白识别 α 亚单位的一个线性决定簇,但是其不结合 α 银环蛇毒或抗 AChR 抗体,其可能参与 MG 胸腺瘤相关的抗 AChR 反应。有胸腺瘤的 MG 患者具有一些独特的临床和免疫特征,这些特征可以反映其免疫反应的起始反应不同[1~4, 209, 230]。胸腺瘤同样含有 α 银环蛇毒结合蛋白,其可能是名副其实的 AChR[209, 230]。

8.2　表达 AChR 蛋白的胸腺细胞

　　并不是所有出现于胸腺的细胞亚型都表达 AChR 样蛋白。同样,不同亚型的胸腺细胞表达不同的 AChRs。培养的人类胸腺上皮细胞和肌样细胞表达 AChR 样蛋白,尽管如此,上皮细胞表达 ε 而不是 γ 亚单位,而肌样细胞同时表达 ε 和 γ 亚单位[219, 91]。不同细胞亚型表达的不同 AChR 亚单位谱和成人胸腺样本中细胞组分的潜在异质性,有助于解释有关胸腺 AChR 亚单位表达研究的结果的不一致性。

　　一些研究检测了正常胸腺和 MG 胸腺内 AChR 亚单位的表达:其并未确定和抗 AChR 反应相关的 MG 胸腺的任何一致性特征[209]。尽管如此,不同的研究发现 MG 胸腺内一些 AChR 亚单位的合成有所增加，可能和 MG 患者常见的增生性改变相关 [218, 221]。

在胸腺内出现的不同细胞亚型中，肌样细胞和上皮细胞具有 AChR 抗原来源的特点，此抗原使 MG 患者自身免疫性 CD4+ T 细胞致敏。正常胸腺和 MG 胸腺内的肌样细胞都可以表达 AChR 样蛋白，类似于胎儿型和成年型 [214, 217, 100, 224, 227]。肌样细胞并不表达 MHC Ⅱ类分子。尽管如此，增生性 MG 胸腺与生发中心相近，偶尔位于其内部，并且和 HLA-DR 阳性网状细胞紧密联系 [209, 231]，HLA-DR 阳性网状细胞可以作为 AChR 表位的 APC。

正常胸腺和 MG 胸腺上皮细胞含有结合 α 银环蛇毒的 AChR 样蛋白 [212]。培养的上皮细胞只表达包含成人 ε 亚单位在内的 AChR 蛋白，可能并不含有 AChR 功能所必需的所有亚单位 [219]。其 AChR 样蛋白是无功能的，因为其门控电流并不针对 AChR 结合 [232]。这和培养的肌样细胞所表达的功能性 AChR 相对，该 AChR 含有 δ 亚单位并具有和肌型 AChR 类似的电生理特征 [227]。人类胸腺尤其是 MG 患者的胸腺样本内 δ 亚单位转录本存在的不一致性和上皮细胞 AChR 样蛋白不含 δ 亚单位的可能性相一致，上皮细胞数量多于肌样细胞。

Th1 细胞因子 IFN-γ 和 TGF-α 可以上调胸腺上皮细胞和肌样细胞 AChR 的表达 [223]。和正常胸腺相比，伴有胸腺增生的 MG 患者体内的 IFN 调节基因过度表达，因此 MG 患者的这些 Th1 细胞因子通过影响胸腺 AChR 的表达而有助于发病 [233]。此外，MG 患者胸腺过度表达参与 MHC Ⅱ类分子呈递途径的蛋白酶 [234]。这些发现支持胸腺对自身反应性抗 AChR CD4+ T 细胞增殖的重要作用。

9　MG 的致病机制

自身免疫疾病的自身耐受破坏的起因尚不清楚。很多潜在的自身反应性 CD4+ T 细胞在免疫系统发展过程中的克隆清除中得以幸存：包括自身抗体特异性 CD4+ T 细胞，像肌型 AChR 一样其可能是自身免疫反应的靶目标 [1]。而它们在正常个体的出现不会导致临床显著的自身免疫反应。

临床流行病学研究提示感染可能促进自身免疫疾病的诱导和复发 [132]。微生物感染可以通过活化潜在的自身反应性 CD4+ T 细胞触发自身免疫反应：这些机制可能也适用于 MG，因为 CD4+ T 细胞在致病性抗 AChR 抗体的合成中发挥了重要作用 [1~4]。一些模型尝试解释这一机制是如何发生的。

其中一个模型提示 CD4+ T 细胞识别的微生物表位和激活 CD4+ T 细胞和自身抗原发生交叉反应的自身抗原的类似表位之间的分子模拟是一个可能机制 [235]。微生物抗原的一些序列片段和人类蛋白序列相似 [133]。而且，需要对 CD4+ 表位序列的几个氨基酸做氨基酸鉴定 [236]。包括 MG 患者 CD4+ T 细胞所识别的表位形成序列在内的人类肌型 AChR 的序列区域类似于常见微生物的序列 [94, 106]。这并不奇怪，因为这一短氨基酸序列与共同的三维结构基序相符，且其在蛋白序列的出现频率比预计的要高 [237]。这可能可以解释为什么外来蛋白质片段对形成 CD4+ T 细胞表位来说足够长，且和自身蛋白的片段共享序列相似性。

　　一旦自身表位耐受遭到破坏，识别这一表位并分泌炎性细胞因子的 T 细胞可以迁移到含有这些抗原的组织，导致炎症反应和组织破坏。正因如此，APC 可以活化任何潜在的自身反应性 CD4$^+$ T 细胞，可以提呈来自同一抗原的新表位，甚至提呈所破坏组织释放的其他抗原[91,142]。因此，分子间和分子内的表位扩展及炎症可能成为自我维持的过程[238]，该过程可以导致慢性组织破坏并进一步使 CD4$^+$ T 细胞对更多的表位和抗原组分致敏。该过程被命名为"表位扩展"，此过程导致 CD4$^+$ T 细胞对有别于诱导表位，且和诱导表位不发生交叉反应的表位致敏[91]。

　　微生物的 SAGs 同样可以活化潜在的自身免疫性 T 细胞。这一机制可能可以触发胰岛素依赖性糖尿病或多发性硬化[239~241]。SAG 的活化可能可以解释自身免疫疾病中常见的复发：发展为 EAE 的小鼠品系其致病性抗 MBP CD4$^+$ T 细胞是 Vβ8 基因家族，活化 Vβ8$^+$ T 细胞的 SAG 葡萄球菌肠毒素 B 可以诱导处于临床缓解期的小鼠 EAE 复发，并使具有亚临床疾病的小鼠瘫痪[242]。

　　SAG 的活化可能可以触发 MG。增生型 MG 患者胸腺内的树突状细胞异常丰富，CD4$^+$ T 细胞丛集于周围形成花环样结构[209]。这可能是病毒感染的树突状细胞释放 SAG 的部位，可以活化抗 AChR CD4$^+$ T 细胞并触发 MG。胸腺 SAG 活化的抗 AChR CD4$^+$ T 细胞可以迁移到外周并激活淋巴结抗 AChR B 细胞。补体和抗 AChR 抗体的结合可以破坏 NMJ，这些炎症性 NMJ 处抗 AChR CD4$^+$ T 细胞和 APC 提呈的肌型 AChR 表位的相互作用可以促进自身免疫性 CD4$^+$ T 细胞的活化和炎症细胞因子的释放。这一机制可以促进专职 APC 的募集和 CD4$^+$ T 细胞反应的表位扩展。

　　第三个模型提示由于病毒感染组织的炎症反应，病毒感染可以活化自身反应性免疫细胞，并通过"旁观活化"触发组织特异性自身免疫反应[243]。同时提示针对抗原的免疫系统反应不仅根据其是否为自身或非自身抗原，而且还根据其是否具有潜在的危险性[244]。在这一模型中，如果通过炎性组织内的专职 APC 将自身蛋白呈递给 CD4$^+$ T 细胞，则可以诱导出免疫反应。病毒感染导致的炎症可以吸引表达炎性细胞因子的抗病毒 T 细胞，专职 APC 可以呈递来自于组织蛋白的表位。这可以使得潜在自身反应性 CD4$^+$ T 细胞活化并识别这些表位。而且，炎性细胞因子如 IFN-γ 可以刺激本身不表达 MHC Ⅱ类分子的细胞表达 MHC Ⅱ类分子，如使肌细胞表达 MHC Ⅱ类分子[146,145]，这有利于自身表位的呈递和任何自身反应性 CD4$^+$ T 细胞的扩张。

　　胸腺病毒感染所造成的炎症反应可以使专职 APC 呈递来自于胸腺 AChR 蛋白的表位。这可以活化潜在的自身反应性抗 AChR CD4$^+$ T 细胞并启动 MG 的自身免疫反应。这一机制对于解释胸腺相关性 MG 尤其有意义。针对表达 AChR 样抗原的癌细胞的免疫反应可以触发涉及肌型 AChR 的自身免疫反应并导致肌无力症状。这一机制和各种副肿瘤综合征包括 Lambert-Eaton 肌无力综合征所提出的机制类似[3]。

　　不管触发抗 AChR 反应的机制如何，免疫反应开始的组织都是胸腺而不是肌肉[1~4,209]，因为胸腺表达 AChR 样蛋白并且包含表达 MHC Ⅱ类分子的细胞[209,231]。正如上面所说，网状组织细胞是肌样细胞表达的 AChR 表位处理和呈递的理想部位。如果抗 AChR 反应开始于胸腺，则抗 AChR CD4$^+$ T 细胞可能成为胸腺表达的 AChR 亚单位上的表位首先致敏的细胞。当肌型 AChR 参与自身免疫反应时，CD4$^+$ T 细胞组分可以波及全部肌型 AChR 亚单位，即使是胸腺并不表达的亚单位。MG 患者的 CD4$^+$T 细胞对于 δ 亚单位的反应明显弱于其他 AChR 亚单位[95, 97]，这一发现和胸腺 AChR 样蛋白缺少 δ 亚单位的可能性相一致，δ 亚单位可以触发抗 AChR CD4$^+$T 细胞致敏。而且，MG 患者抗 AChR CD4$^+$T 通常可以识别 γ 亚单位[106]，γ 亚单位通常在胸腺内表达[100]而成年肌肉内并不表达[26]。这一发现和 CD4$^+$T 细胞对肌外 AChR，也可能是胸腺内的 AChR 致敏的可能性相一致。

MG 患者胸腺切除术的有益作用[68]提示胸腺对于维持导致 MG 症状的抗 AChR 反应起到一定的作用。胸腺切除术的疗效可以解释为抗原刺激源的移除。症状的改善通常可以持续到术后几个月[68]，与激活的抗原特异性辅助性 T 细胞的寿命相一致[245]。这些细胞在胸腺切除术效果明显之前一定消失。

任何 MG 患者所识别的大量表位提示抗 AChR 反应导致临床肌无力时，所有 AChR 都参与了自身免疫反应。但这并不能排除抗 AChR 致敏首先是由于单一病毒或细菌表位和 AChR 上的一个小的序列区域之间的拟态分子引起的，或者是由于表达特定 Vβ 基因家族并只识别其中一个或者有限的一组 CD4$^+$T 细胞 SAG 的活化所引起的：即使是针对一个表位的 CD4$^+$T 细胞的活化，也可能是由于针对全部 AChR 的 CD4$^+$反应的扩散导致的。

为了产生致病性的高亲和力抗 AChR 抗体，活化的 AChR 特异性 CD4$^+$辅助性 T 细胞需要与抗 AChR B 细胞发生相互反应。B 细胞分泌的抗体可以结合 AChR 且通常是低亲和力抗体：多发性骨髓瘤患者约 10% 的单克隆 IgG 结合于肌型 AChR[246]。而骨髓瘤通常和 MG 不相关：骨髓瘤抗体对于 AChR 的低亲和力可以解释它们无法诱导 MG。活化的抗 AChR CD4$^+$辅助性 T 细胞和产生低亲和力抗 AChR 抗体的 B 细胞之间的相互作用可以触发免疫球蛋白基因体细胞突变的机制，导致高亲和力的致病性抗 AChR 抗体的产生和肌无力症状。

（杨德壕 译 张 旭 校）

参 考 文 献

1. Conti-Fine BM, Protti M, Bellone M, Howard JJF. Myasthenia Gravis: The Immunobiology of an Autoimmune Disease. Austin, TX: R.G. Landes Company; 1997.
2. Engel AG. The myasthenic syndromes. New York: Oxford University Press; 1999.
3. Richman D. Myasthenia Gravis and related diseases. Disorders of the neuromusculat junction. Ann N Y Acad Sci 1998; 841: 1–838.
4. Oosterhuis HJ. Myasthenia gravis. Groningen: Groningen Neurological Press; 1997.
5. Oldstone MB. Molecular mimicry and immune-mediated diseases. FASEB J 1998; 12: 1255–1265.
6. Brocke S, Hausmann S, Steinman L, Wucherpfennig KW. Microbial peptides and superantigens in the pathogenesis of autoimmune diseases of the central nervous system. Semin Immunol 1998; 10: 57–67.
7. Mokhtarian F, Pino M, Ofosu-Appiah W, Grob D. Phenotypic and functional characterization of T cells from patients with myasthenia gravis. J Clin Invest 1990; 86: 2099–2108.
8. Toyka KV, Drachman DB, Griffin DE, Pestronk A, Winkelstein JA, Fishbeck KH, Kao I. Myasthenia gravis. Study of humoral immune mechanisms by passive transfer to mice. N Engl J Med 1977; 296: 125–131.
9. Lindstrom JM, Engel AG, Seybold ME, Lennon VA, Lambert EH. Pathological mechanisms in experimental autoimmune myasthenia gravis. II. Passive transfer of experimental autoimmune myasthenia gravis in rats with anti-acetylcholine receptor antibodies. J Exp Med 1976; 144: 739–753.
10. Oda K, Korenaga S, Ito Y. Myasthenia gravis: passive transfer to mice of antibody to human and mouse acetylcholine receptor. Neurology 1981; 31: 282–287.
11. Lennon VA, Lambert EH. Myasthenia gravis induced by monoclonal antibodies to acetylcholine receptors. Nature 1980; 285: 238–240.
12. Cornelio F, Antozzi C, Confalonieri P, Baggi F, Mantegazza R. Plasma treatment in diseases of the neuromuscular

junction. Ann N Y Acad Sci 1998; 841: 803–810.

13. Soliven BC, Lange DJ, Penn AS, Younger D, Jaretzki A, 3rd, Lovelace RE, Rowland LP. Seronegative myasthenia gravis. Neurology 1988; 38: 514–517.

14. Wang ZY. Myasthenia in SCID mice grafted with myasthenic patient lymphocytes: role of CD4[+] and CD8[+] cells. Neurology 1999; 52: 484–497.

15. Hoch W, McConville J, Helms S, Newsom-Davis J, Melms A, Vincent A. Auto-antibodies to the receptor tyrosine kinase MuSK in patients with myasthenia gravis without acetylcholine receptor antibodies. Nat Med 2001; 7: 365–368.

16. Lindstrom JM. Acetylcholine receptors and myasthenia. Muscle Nerve 2000; 23: 453–477.

17. Tzartos SJ, Cung MT, Demange P et al. The main immunogenic region (MIR) of the nicotinic acetylcholine receptor and the anti-MIR antibodies. Mol Neurobiol 1991; 5: 1–29.

18. Beroukhim R, Unwin N. Three-dimensional location of the main immunogenic region of the acetylcholine receptor. Neuron 1995; 15: 323–331.

19. Lindstrom J, Einarson B. Antigenic modulation and receptor loss in experimental autoimmune myasthenia gravis. Muscle Nerve 1979; 2: 173–179.

20. Conti-Tronconi B, Tzartos S, Lindstrom J. Monoclonal antibodies as probes of acetylcholine receptor structure. 2. Binding to native receptor. Biochemistry 1981; 20: 2181–2191.

21. Tzartos SJ, Sophianos D, Efthimiadis A. Role of the main immunogenic region of acetylcholine receptor in myasthenia gravis. An Fab monoclonal antibody protects against antigenic modulation by human sera. J Immunol 1985; 134: 2343–2349.

22. Drachman DB. Myasthenia gravis. N Engl J Med 1994; 330: 1797–1810.

23. Lennon VA, Seybold ME, Lindstrom JM, Cochrane C, Ulevitch R. Role of complement in the pathogenesis of experimental autoimmune myasthenia gravis. J Exp Med 1978; 147: 973–983.

24. Engel AG, Arahata K. The membrane attack complex of complement at the endplate in myasthenia gravis. Ann N Y Acad Sci 1987; 505: 326–332.

25. Karachunski PI, Ostlie NS, Monfardini C, Conti-Fine BM. Absence of IFN-gamma or IL-12 has different effects on experimental myasthenia gravis in C57BL/6 mice. J Immunol 2000; 164: 5236–5244.

26. Conti-Tronconi BM, McLane KE, Raftery MA, Grando SA, Protti MP. The nicotinic acetylcholine receptor: structure and autoimmune pathology. Crit Rev Biochem Mol Biol 1994; 29: 69–123.

27. Lindstrom JM, Einarson BL, Lennon VA, Seybold ME. Pathological mechanisms in experimental autoimmune myasthenia gravis. I. Immunogenicity of syngeneic muscle acetylcholine receptor and quantitative extraction of receptor and antibody-receptor complexes from muscles of rats with experimental autoimmune myasthenia gravis. J Exp Med 1976; 144: 726–738.

28. Granato DA, Fulpius BW, Moody JF. Experimental myasthenia in Balb/c mice immunized with rat acetylcholine receptor from rat denervated muscle. Proc Natl Acad Sci USA 1976; 73: 2872–2876.

29. Patrick J, Lindstrom J. Autoimmune response to acetylcholine receptor. Science 1973; 180: 871–872.

30. Tarrab-Hazdai R, Aharonov A, Abramsky O, Silman I, Fuchs S. Proceedings: Animal model for myasthenia gravis: acetylcholine receptor-induced myasthenia in rabbits, guinea pigs and monkeys. Isr J Med Sci 1975; 11: 1390.

31. Lennon VA, Lindstrom JM, Seybold ME. Experimental autoimmune myasthenia: A model of myasthenia gravis in rats and guinea pigs. J Exp Med 1975; 141: 1365–1375.

32. Berman PW, Patrick J. Experimental myasthenia gravis. A murine system. J Exp Med 1980; 151: 204–223.

33. Zoda T, Yeh TM, Krolick KA. Clonotypic analysis of anti-acetylcholine receptor antibodies from experimental autoimmune myasthenia gravis-sensitive Lewis rats and experimental autoimmune myasthenia gravis-resistant Wistar Furth rats. J Immunol 1991; 146: 663–670.

34. Biesecker G, Koffler D. Resistance to experimental autoimmune myasthenia gravis in genetically inbred rats. Association with decreased amounts of in situ acetylcholine receptor-antibody complexes. J Immunol 1988; 140: 3406–3410.

35. Christadoss P, Krco CJ, Lennon VA, David CS. Genetic control of experimental autoimmune myasthenia gravis in mice. II. Lymphocyte proliferative response to acetylcholine receptor is dependent on Lyt-1[+]23- cells. J Immunol 1981; 126: 1646–1647.

36. Fuchs S, Nevo D, Tarrab-Hazdai R, Yaar I. Strain differences in the autoimmune response of mice to acetylcholine receptors. Nature 1976; 263: 329–330.

37. Christadoss P, Lindstrom JM, Melvold RW, Talal N. Mutation at I-A beta chain prevents experimental autoimmune myasthenia gravis. Immunogenetics 1985; 21: 33–38.

38. Lindstrom JM, Seybold ME, Lennon VA, Whittingham S, Duane DD. Antibody to acetylcholine receptor in myasthenia gravis. Prevalence, clinical correlates, and diagnostic value. Neurology 1976; 26: 1054–1059.

39. Roses AD, Olanow CW, McAdams MW, Lane RJ. No direct correlation between serum antiacetylcholine receptor antibody levels and clinical state of individual patients with myasthenia gravis. Neurology 1981; 31: 220–224.

40. Bellone M, Ostlie N, Lei SJ, Wu XD, Conti-Tronconi BM. The I-Abm12 mutation, which confers resistance to experimental myasthenia gravis, drastically affects the epitope repertoire of murine CD4[+] cells sensitized to nicotinic acetylcholine receptor. J Immunol 1991; 147: 1484–1491.

41. Karachunski PI, Ostlie NS, Okita DK, Conti-Fine BM. Interleukin-4 deficiency facilitates development of experimental myasthenia gravis and precludes its prevention by nasal administration of CD4[+] epitope sequences of the

acetylcholine receptor. J Neuroimmunol 1999; 95: 73–84.

42. Tzartos S, Hochschwender S, Vasquez P, Lindstrom J. Passive transfer of experimental autoimmune myasthenia gravis by monoclonal antibodies to the main immunogenic region of the acetylcholine receptor. J Neuroimmunol 1987; 15: 185–194.

43. Tzartos SJ, Kokla A, Walgrave SL, Conti-Tronconi BM. Localization of the main immunogenic region of human muscle acetylcholine receptor to residues 67–76 of the alpha subunit. Proc Natl Acad Sci USA 1988; 85: 2899–2903.

44. Bellone M, Tang F, Milius R, Conti-Tronconi BM. The main immunogenic region of the nicotinic acetylcholine receptor. Identification of amino acid residues interacting with different antibodies. J Immunol 1989; 143: 3568–3579.

45. Barkas T, Gabriel JM, Mauron A et al. Monoclonal antibodies to the main immunogenic region of the nicotinic acetylcholine receptor bind to residues 61–76 of the alpha subunit. J Biol Chem 1988; 263: 5916–5920.

46. Manfredi AA, Bellone M, Protti MP, Conti-Tronconi BM. Molecular mimicry among human autoantigens. Immunol Today 1991; 12: 46–47.

47. Gomez CM, Richman DP. Anti-acetylcholine receptor antibodies directed against the alpha-bungarotoxin binding site induce a unique form of experimental myasthenia. Proc Natl Acad Sci USA 1983; 80: 4089–4093.

48. Conti-Fine BM, Kaminski HJ. Autoimmune neuromuscular transmission disorders: Myasthenia Gravis and Lambert-Eaton Myasthenic syndrome. Continuum 2001; 7: 56–95.

49. Walker MB. case showing the effect of Prostigmin on myasthenia gravis. Proc R Soc Med 1935; 28: 759–761.

50. Poea S, Guyon T, Bidault J, Bruand C, Mouly V, Berrih-Aknin S. Modulation of acetylcholine receptor expression in seronegative myasthenia gravis. Ann Neurol 2000; 48: 696–705.

51. Shigemoto K, Kubo S, Maruyama N et al. Induction of myasthenia gravis by immunization against muscle-specific kinase. J Clin Invest 2006; 116: 1016–1024.

52. Plested CP, Tang T, Spreadbury I, Littleton ET, Kishore U, Vincent A. AChR phosphorylation and indirect inhibition of AChR function in seronegative MG. Neurology 2002; 59: 1672–1673.

53. Aarli JA, Skeie GO, Mygland A, Gilhus NE. Muscle striation antibodies in myasthenia gravis. Diagnostic and functional significance. Ann N Y Acad Sci 1998; 841: 505–515.

54. Link H, Sun JB, Lu CZ, Xiao BG, Fredrikson S, Hojeberg B, Olsson T. Myasthenia gravis: T and B cell reactivities to the beta-bungarotoxin binding protein presynaptic membrane receptor. J Neurol Sci 1992; 109: 173–181.

55. Takaya M, Kawahara S, Namba T, Grob D. Antibodies against myofibrillar proteins in myasthenia gravis patients. Tokai J Exp Clin Med 1992; 17: 35–39.

56. Mohan S, Barohn RJ, Jackson CE, Krolick KA. Evaluation of myosin-reactive antibodies from a panel of myasthenia gravis patients. Clin Immunol Immunopathol 1994; 70: 266–273.

57. Mohan S, Barohn RJ, Krolick KA. Unexpected cross-reactivity between myosin and a main immunogenic region (MIR) of the acetylcholine receptor by antisera obtained from myasthenia gravis patients. Clin Immunol Immunopathol 1992; 64: 218–226.

58. Kuks JB, Limburg PC, Horst G, Dijksterhuis J, Oosterhuis HJ. Antibodies to skeletal muscle in myasthenia gravis. Part 1. Diagnostic value for the detection of thymoma. J Neurol Sci 1993; 119: 183–188.

59. Aarli JA. Titin, thymoma, and myasthenia gravis. Arch Neurol 2001; 58: 869–870.

60. Skeie GO. Skeletal muscle titin: physiology and pathophysiology. Cell Mol Life Sci 2000; 57: 1570–1576.

61. Baggi F, Andreetta F, Antozzi C. et al. Anti-titin and antiryanodine receptor antibodies in myasthenia gravis patients with thymoma. Ann N Y Acad Sci 1998; 841: 538–541.

62. Meager A, Wadhwa M, Dilger P, Bird C, Thorpe R, Newsom-Davis J, Willcox N. Anti-cytokine autoantibodies in autoimmunity: preponderance of neutralizing autoantibodies against interferon-alpha, interferon-omega and interleukin-12 in patients with thymoma and/or myasthenia gravis. Clin Exp Immunol 2003; 132: 128–136.

63. Shiono H, Wong YL, Matthews I et al. Spontaneous production of anti-IFN-alpha and anti-IL-12 autoantibodies by thymoma cells from myasthenia gravis patients suggests autoimmunization in the tumor. Int Immunol 2003; 15: 903–913.

64. Yoshikawa H, Sato K, Edahiro S et al. Elevation of IL-12p40 and its antibody in myasthenia gravis with thymoma. J Neuroimmunol 2006.

65. Hohlfeld R, Toyka KV, Miner LL, Walgrave SL, Conti-Tronconi BM. Amphipathic segment of the nicotinic receptor alpha subunit contains epitopes recognized by T lymphocytes in myasthenia gravis. J Clin Invest 1988; 81: 657–660.

66. Ahlberg R, Yi Q, Pirskanen R et al. Treatment of myasthenia gravis with anti-CD4 antibody: improvement correlates to decreased T-cell autoreactivity. Neurology 1994; 44: 1732–1737.

67. Morgutti M, Conti-Tronconi BM, Sghirlanzoni A, Clementi F. Cellular immune response to acetylcholine receptor in myasthenia gravis: II. Thymectomy and corticosteroids. Neurology 1979; 29: 734–738.

68. Gronseth GS, Barohn RJ. Practice parameter: thymectomy for autoimmune myasthenia gravis (an evidence-based review): report of the Quality Standards Subcommittee of the American Academy of Neurology. Neurology 1982; 55: 7–15.

69. Hohlfeld R, Kalies I, Ernst M, Ketelsen UP, Wekerle H. T-lymphocytes in experimental autoimmune myasthenia gravis. Isolation of T-helper cell lines. J Neurol Sci 1982; 57: 265–280.

70. Zhang GX, Xiao BG, Bakhiet M, van der Meide P, Wigzell H, Link H, Olsson T. Both CD4[+] and CD8[+] T cells are essential to induce experimental autoimmune myasthenia gravis. J Exp Med 1996; 184: 349–356.

71. Kaul R, Shenoy M, Goluszko E, Christadoss P. Major histocompatibility complex class II gene disruption prevents experimental autoimmune myasthenia gravis. J Immunol 1994; 152: 3152–3157.

72. Simpson E, Farrant J, Chandler P. Phenotypic and functional studies of human peripheral blood lymphocytes engrafted in SCID mice. Immunol Rev 1991; 124: 97–111.

73. Schonbeck S, Padberg F, Hohlfeld R, Wekerle H. Transplantation of thymic autoimmune microenvironment to severe combined immunodeficiency mice. A new model of myasthenia gravis. J Clin Invest 1992; 90: 245–250.

74. Martino G, DuPont BL, Wollmann RL et al. The human-severe combined immunodeficiency myasthenic mouse model: a new approach for the study of myasthenia gravis. Ann Neurol 1993; 34: 48–56.

75. Pette M, Fujita K, Kitze B, Whitaker JN, Albert E, Kappos L, Wekerle H. Myelin basic protein-specific T lymphocyte lines from MS patients and healthy individuals. Neurology 1990; 40: 1770–1776.

76. Martin R, Jaraquemada D, Flerlage M et al. Fine specificity and HLA restriction of myelin basic protein-specific cytotoxic T cell lines from multiple sclerosis patients and healthy individuals. J Immunol 1990; 145: 540–548.

77. Sommer N, Harcourt GC, Willcox N, Beeson D, Newsom-Davis J. Acetylcholine receptor-reactive T lymphocytes from healthy subjects and myasthenia gravis patients. Neurology 1991; 41: 1270–1276.

78. Kellermann SA, McCormick DJ, Freeman SL, Morris JC, Conti-Fine BM. TSH receptor sequences recognized by CD4[+] T cells in Graves' disease patients and healthy controls. J Autoimmun 1995; 8: 685–698.

79. Marrack P. T cell tolerance. Harvey Lect 1993; 89: 147–155.

80. Beissert S, Schwarz A, Schwarz T. Regulatory T cells. J Invest Dermatol 2006; 126: 15–24.

81. Sakaguchi S, Sakaguchi N, Asano M, Itoh M, Toda M. Immunologic self-tolerance maintained by activated T cells expressing IL-2 receptor alpha-chains (CD25). Breakdown of a single mechanism of self-tolerance causes various autoimmune diseases. J Immunol 1995; 155: 1151–1164.

82. Balandina A, Lecart S, Dartevelle P, Saoudi A, Berrih-Aknin S. Functional defect of regulatory CD4[+]CD25[+] T cells in the thymus of patients with autoimmune myasthenia gravis. Blood 2005; 105: 735–741.

83. Sun Y, Qiao J, Lu CZ, Zhao CB, Zhu XM, Xiao BG. Increase of circulating CD4[+]CD25[+] T cells in myasthenia gravis patients with stability and thymectomy. Clin Immunol 2004; 112: 284–289.

84. Conti-Fine BM, Navaneetham D, Karachunski PI et al. T cell recognition of the acetylcholine receptor in myasthenia gravis. Ann N Y Acad Sci 1998; 841: 283–308.

85. Diethelm-Okita B, Wells GB, Kuryatov A, Okita D, Howard J, Lindstrom JM, Conti-Fine BM. Response of CD4[+] T cells from myasthenic patients and healthy subjects of biosynthetic and synthetic sequences of the nicotinic acetylcholine receptor. J Autoimmun 1998; 11: 191–203.

86. Fujii Y, Lindstrom J. Specificity of the T cell immune response to acetylcholine receptor in experimental autoimmune myasthenia gravis. Response to subunits and synthetic peptides. J Immunol 1988; 140: 1830–1837.

87. Oshima M, Pachner AR, Atassi MZ. Profile of the regions of acetylcholine receptor alpha chain recognized by T-lymphocytes and by antibodies in EAMG-susceptible and non-susceptible mouse strains after different periods of immunization with the receptor. Mol Immunol 1994; 31: 833–843.

88. Bellone M, Ostlie N, Lei S, Conti-Tronconi BM. Experimental myasthenia gravis in congenic mice. Sequence mapping and H-2 restriction of T helper epitopes on the alpha subunits of Torpedo californica and murine acetylcholine receptors. Eur J Immunol 1991; 21: 2303–2310.

89. Bellone M, Ostlie N, Karachunski P, Manfredi AA, Conti-Tronconi BM. Cryptic epitopes on the nicotinic acetylcholine receptor are recognized by autoreactive CD4[+] cells. J Immunol 1993; 151: 1025–1038.

90. Ostlie N, Milani M, Wang W, Okita D, Conti-Fine BM. Absence of IL-4 facilitates the development of chronic autoimmune myasthenia gravis in C57BL/6 mice. J Immunol 2003; 170: 604–612.

91. Vanderlugt CL, Begolka WS, Neville KL et al. The functional significance of epitope spreading and its regulation by co-stimulatory molecules. Immunol Rev 1998; 164: 63–72.

92. Hohlfeld R, Toyka KV, Tzartos SJ, Carson W, Conti-Tronconi BM. Human T-helper lymphocytes in myasthenia gravis recognize the nicotinic receptor alpha subunit. Proc Natl Acad Sci USA 1987; 84: 5379–5383.

93. Manfredi AA, Protti MP, Wu XD, Howard JF, Jr., Conti-Tronconi BM. CD4[+] T-epitope repertoire on the human acetylcholine receptor alpha subunit in severe myasthenia gravis: a study with synthetic peptides. Neurology 1992; 42: 1092–1100.

94. Manfredi AA, Protti MP, Dalton MW, Howard JF, Jr., Conti-Tronconi BM. T helper cell recognition of muscle acetylcholine receptor in myasthenia gravis. Epitopes on the gamma and delta subunits. J Clin Invest 1993; 92: 1055–1067.

95. Wang ZY, Okita DK, Howard J, Jr., Conti-Fine BM. T-cell recognition of muscle acetylcholine receptor subunits in generalized and ocular myasthenia gravis. Neurology 1998; 50: 1045–1054.

96. Wang ZY, Okita DK, Howard JF, Jr., Conti-Fine BM. CD4[+] T cell repertoire on the epsilon subunit of muscle acetylcholine receptor in myasthenia gravis. J Neuroimmunol 1998; 91: 33–42.

97. Wang ZY, Diethelm-Okita B, Okita DK, Kaminski HJ, Howard JF, Conti-Fine BM. T cell recognition of muscle acetylcholine receptor in ocular myasthenia gravis. J Neuroimmunol 2000; 108: 29–39.

98. Horton RM, Manfredi AA, Conti-Tronconi B. The 'embryonic' gamma subunit of the nicotinic acetylcholine receptor is expressed in adult extraocular muscle. Neurology 1993; 43: 983–986.

99. Kaminski HJ, Fenstermaker R, Ruff RL. Adult extraocular and intercostal muscle express the gamma subunit of fetal

AChR. Biophys J 1991; 59: 444a.

100. Geuder KI, Marx A, Witzemann V, Schalke B, Toyka K, Kirchner T, Muller-Hermelink HK. Pathogenetic significance of fetal-type acetylcholine receptors on thymic myoid cells in myasthenia gravis. Dev Immunol 1992; 2: 69–75.

101. Nelson S, Conti-Tronconi BM. Adult thymus expresses an embryonic nicotinic acetylcholine receptor-like protein. J Neuroimmunol 1990; 29: 81–92.

102. Protti MP, Manfredi AA, Straub C, Wu XD, Howard JF, Jr., Conti-Tronconi BM. Use of synthetic peptides to establish anti-human acetylcholine receptor CD4[+] cell lines from myasthenia gravis patients. J Immunol 1990; 144: 1711–1720.

103. Protti MP, Manfredi AA, Straub C, Howard JF, Jr., Conti-Tronconi BM. Immunodominant regions for T helper-cell sensitization on the human nicotinic receptor alpha subunit in myasthenia gravis. Proc Natl Acad Sci USA 1990; 87: 7792–7796.

104. Protti MP, Manfredi AA, Wu XD, Moiola L, Howard JF, Jr., Conti-Tronconi BM. Myasthenia gravis. T epitopes on the delta subunit of human muscle acetylcholine receptor. J Immunol 1991; 146: 2253–2261.

105. Protti MP, Manfredi AA, Howard JF, Jr., Conti-Tronconi BM. T cells in myasthenia gravis specific for embryonic acetylcholine receptor. Neurology 1991; 41: 1809–1814.

106. Protti MP, Manfredi AA, Wu XD, Moiola L, Dalton MW, Howard JF, Jr., Conti-Tronconi BM. Myasthenia gravis. CD4[+] T epitopes on the embryonic gamma subunit of human muscle acetylcholine receptor. J Clin Invest 1992; 90: 1558–1567.

107. Moiola L, Karachunski P, Protti MP, Howard JF, Jr., Conti-Tronconi BM. Epitopes on the beta subunit of human muscle acetylcholine receptor recognized by CD4[+] cells of myasthenia gravis patients and healthy subjects. J Clin Invest 1994; 93: 1020–1028.

108. Collins EJ, Frelinger JA. Altered peptide ligand design: altering immune responses to class I MHC/peptide complexes. Immunol Rev 1998; 163: 151–160.

109. Nicholson LB, Greer JM, Sobel RA, Lees MB, Kuchroo VK. An altered peptide ligand mediates immune deviation and prevents autoimmune encephalomyelitis. Immunity 1995; 3: 397–405.

110. Tsitoura DC, Holter W, Cerwenka A, Gelder CM, Lamb JR. Induction of anergy in human T helper 0 cells by stimulation with altered T cell antigen receptor ligands. J Immunol 1996; 156: 2801–2808.

111. Wang ZY, Okita DK, Howard J, Jr., Conti-Fine BM. Th1 epitope repertoire on the alpha subunit of human muscle acetylcholine receptor in myasthenia gravis. Neurology 1997; 48: 1643–1653.

112. Diethelm-Okita B, Okita DK, Kaminski HJ, Howard JF, Conti-Fine BM, Diethelm-Okita BM. Universal epitopes for human CD4[+] cells on tetanus and diphtheria toxins. J Neuroimmunol 2000; 108: 29–39.

113. Accolla RS, Auffray C, Singer DS, Guardiola J. The molecular biology of MHC genes. Immunol Today 1991; 12: 97–99.

114. Sinigaglia F, Hammer J. Rules for peptide binding to MHC class II molecules. APMIS 1994; 102: 241–248.

115. Diethelm-Okita BM, Raju R, Okita DK, Conti-Fine BM. Epitope repertoire of human CD4[+] T cells on tetanus toxin: identification of immunodominant sequence segments. J Infect Dis 1997; 175: 382–391.

116. Panina-Bordignon P, Demotz S, Corradin G, Lanzavecchia A. Study on the immunogenicity of human class-II-restricted T-cell epitopes: processing constraints, degenerate binding, and promiscuous recognition. Cold Spring Harb Symp Quant Biol 1989; 54 Pt 1: 445–451.

117. Sommer N, Melms A, Weller M, Dichgans J. Ocular myasthenia gravis. A critical review of clinical and pathophysiological aspects. Doc Ophthalmol 1993; 84: 309–333.

118. Kaminski HJ, Maas E, Spiegel P, Ruff RL. Why are eye muscles frequently involved in myasthenia gravis? Neurology 1990; 40: 1663–1669.

119. Ruff R, Kaminski H, Maas E, Spiegel P. Ocular muscles: physiology and structure-function correlations. Bull Soc Belge Ophthalmol 1989; 237: 321–352.

120. Kaminski HJ, Ruff RL. Ocular muscle involvement by myasthenia gravis. Ann Neurol 1997; 41: 419–420.

121. Engel AG, Ohno K, Sine SM. Congenital myasthenic syndromes: experiments of nature Myasthenic syndromes in Turkish kinships due to mutations in the acetylcholine receptor. J Physiol Paris 1998; 92: 113–117.

122. Kaminski HJ, Kusner LL, Block CH. Expression of acetylcholine receptor isoforms at extraocular muscle endplates. Invest Ophthalmol Vis Sci 1996; 37: 345–351.

123. Kaminski HJ, Kusner LL, Nash KV, Ruff RL. The gamma-subunit of the acetylcholine receptor is not expressed in the levator palpebrae superioris. Neurology 1995; 45: 516–518.

124. MacLennan C, Beeson D, Bujis AM, Vincent A, Newsom-Davis J. Acetylcholine receptor expression in human extraocular muscles and their susceptibility to myasthenia gravis. Ann Neurol 1997; 41: 423–431.

125. Raju R, Navaneetham D, Protti MP, Horton RM, Hoppe BL, Howard J, Jr., Conti-Fine BM. TCR V beta usage by acetylcholine receptor-specific CD4[+] T cells in myasthenia gravis. J Autoimmun 1997; 10: 203–217.

126. Melms A, Oksenberg JR, Malcherek G, Schoepfer R, Muller CA, Lindstrom J, Steinman L. T-cell receptor gene usage of acetylcholine receptor-specific T-helper cells. Ann N Y Acad Sci 1993; 681: 313–314.

127. Garcia KC, Teyton L, Wilson IA. Structural basis of T cell recognition. Ann Rev Immunol 1999; 17: 369–397.

128. Li H, Llera A, Malchiodi EL, Mariuzza RA. The structural basis of T cell activation by superantigens. Ann Rev Immunol 1999; 17: 435–466.

129. Hennecke J, Wiley DC. T cell receptor-MHC interactions up close. Cell 2001; 104: 1–4.

130. Wei S, Charmley P, Robinson MA, Concannon P. The extent of the human germline T-cell receptor V beta gene segment repertoire. Immunogenetics 1994; 40: 27–36.

131. Papageorgiou AC, Acharya KR. Microbial superantigens: from structure to function. Trends Microbiol 2000; 8: 369–375.

132. Rose NR. The role of infection in the pathogenesis of autoimmune disease. Semin Immunol 1998; 10: 5–13.

133. Todd JA, Steinman L. The environment strikes back. Curr Opin Immunol 1993; 5: 863–865.

134. Blackman MA, Woodland DL. Role of the T cell receptor alpha-chain in superantigen recognition. Immunol Res 1996; 15: 98–113.

135. Tesch H, Hohlfeld R, Toyka KV. Analysis of immunoglobulin and T cell receptor gene rearrangements in the thymus of myasthenia gravis patients. J Neuroimmunol 1989; 21: 169–176.

136. Grunewald J, Ahlberg R, Lefvert AK, DerSimonian H, Wigzell H, Janson CH. Abnormal T-cell expansion and V-gene usage in myasthenia gravis patients. Scand J Immunol 1991; 34: 161–168.

137. Truffault F, Cohen-Kaminsky S, Khalil I, Levasseur P, Berrih-Aknin S. Altered intrathymic T-cell repertoire in human myasthenia gravis. Ann Neurol 1997; 41: 731–741.

138. Xu BY, Giscombe R, Soderlund A, Troye-Blomberg M, Pirskanen R, Lefvert AK. Abnormal T cell receptor V gene usage in myasthenia gravis: prevalence and characterization of expanded T cell populations. Clin Exp Immunol 1998; 113: 456–464.

139. Navaneetham D, Penn AS, Howard JF, Jr., Conti-Fine BM. TCR-Vbeta usage in the thymus and blood of myasthenia gravis patients. J Autoimmun 1998; 11: 621–633.

140. Yang XD, Tisch R, McDevitt HO. Selective targets for immunotherapy in autoimmune disease. Chem Immunol 1995; 60: 20–31.

141. Vandenbark AA, Hashim GA, Offner H. T cell receptor peptides in treatment of autoimmune disease: rational and potential. J Neurosci Res 1996; 43: 391–402.

142. Miller SD, McRae BL, Vanderlugt CL, Nikcevich KM, Pope JG, Pope L, Karpus WJ. Evolution of the T-cell repertoire during the course of experimental immune-mediated demyelinating diseases. Immunol Rev 1995; 144: 225–244.

143. Dong C, Flavell RA. Th1 and Th2 cells. Curr Opin Hematol 2001; 8: 47–51.

144. Feldmann M, Brennan FM, Maini R. Cytokines in autoimmune disorders. Int Rev Immunol 1998; 17: 217–228.

145. O'Garra A. Cytokines induce the development of functionally heterogeneous T helper cell subsets. Immunity 1998; 8: 275–283.

146. Abbas AK, Murphy KM, Sher A. Functional diversity of helper T lymphocytes. Nature 1996; 383: 787–793.

147. Seder RA. Acquisition of lymphokine-producing phenotype by CD4$^+$ T cells. J Allergy Clin Immunol 1994; 94: 1195–1202.

148. Constant SL, Bottomly K. Induction of Th1 and Th2 CD4$^+$ T cell responses: the alternative approaches. Ann Rev Immunol 1997; 15: 297–322.

149. Yi Q, Ahlberg R, Pirskanen R, Lefvert AK. Acetylcholine receptor-reactive T cells in myasthenia gravis: evidence for the involvement of different subpopulations of T helper cells. J Neuroimmunol 1994; 50: 177–186.

150. Yi Q, Lefvert AK. Idiotype- and anti-idiotype-reactive T lymphocytes in myasthenia gravis. Evidence for the involvement of different subpopulations of T helper lymphocytes. J Immunol 1994; 153: 3353–3359.

151. Link J, Fredrikson S, Soderstrom M, Olsson T, Hojeberg B, Ljungdahl A, Link H. Organ-specific autoantigens induce transforming growth factor-beta mRNA expression in mononuclear cells in multiple sclerosis and myasthenia gravis. Ann Neurol 1994; 35: 197–203.

152. Moiola L, Protti MP, McCormick D, Howard JF, Conti-Tronconi BM. Myasthenia gravis. Residues of the alpha and gamma subunits of muscle acetylcholine receptor involved in formation of immunodominant CD4$^+$ epitopes. J Immunol 1994; 152: 4686–4698.

153. Moiola L, Galbiati F, Martino G et al. IL-12 is involved in the induction of experimental autoimmune myasthenia gravis, an antibody-mediated disease. Eur J Immunol 1998; 28: 2487–2497.

154. Balasa B, Deng C, Lee J, Bradley LM, Dalton DK, Christadoss P, Sarvetnick N. Interferon gamma (IFN-gamma) is necessary for the genesis of acetylcholine receptor-induced clinical experimental autoimmune myasthenia gravis in mice. J Exp Med 1997; 186: 385–391.

155. Balasa B, Deng C, Lee J, Christadoss P, Sarvetnick N. The Th2 cytokine IL-4 is not required for the progression of antibody-dependent autoimmune myasthenia gravis. J Immunol 1998; 161: 2856–2862.

156. Zhang GX, Xiao BG, Bai XF, van der Meide PH, Orn A, Link H. Mice with IFN-gamma receptor deficiency are less susceptible to experimental autoimmune myasthenia gravis. J Immunol 1999; 162: 3775–3781.

157. Deng C, Goluszko E, Tuzun E, Yang H, Christadoss P. Resistance to experimental autoimmune myasthenia gravis in IL-6-deficient mice is associated with reduced germinal center formation and C3 production. J Immunol 2002; 169: 1077–1083.

158. Goluszko E, Deng C, Poussin MA, Christadoss P. Tumor necrosis factor receptor p55 and p75 deficiency protects mice from developing experimental autoimmune myasthenia gravis. J Neuroimmunol 2002; 122: 85–93.

159. Poussin MA, Goluszko E, Franco JU, Christadoss P. Role of IL-5 during primary and secondary immune response to acetylcholine receptor. J Neuroimmunol 2002; 125: 51–58.

160. Wang W, Ostlie NS, Conti-Fine BM, Milani M. The susceptibility to experimental myasthenia gravis of STAT6–/–

and STAT4–/– BALB/c mice suggests a pathogenic role of Th1 cells. J Immunol 2004; 172: 97–103.

161. Ostlie NS, Karachunski PI, Wang W, Monfardini C, Kronenberg M, Conti-Fine BM. Transgenic expression of IL-10 in T cells facilitates development of experimental myasthenia gravis. J Immunol 2001; 166: 4853–4862.

162. Sitaraman S, Metzger DW, Belloto RJ, Infante AJ, Wall KA. Interleukin-12 enhances clinical experimental auto-immune myasthenia gravis in susceptible but not resistant mice. J Neuroimmunol 2000; 107: 73–82.

163. Im SH, Barchan D, Maiti PK, Raveh L, Souroujon MC, Fuchs S. Suppression of experimental myasthenia gravis, a B cell-mediated autoimmune disease, by blockade of IL-18. FASEB J 2001; 15: 2140–2148.

164. Karachunski PI, Ostlie NS, Okita DK, Conti-Fine BM. Prevention of experimental myasthenia gravis by nasal administration of synthetic acetylcholine receptor T epitope sequences. J Clin Invest 1997; 100: 3027–3035.

165. Baggi F, Andreetta F, Caspani E et al. Oral administration of an immunodominant T-cell epitope downregulates Th1/Th2 cytokines and prevents experimental myasthenia gravis. J Clin Invest 1999; 104: 1287–1295.

166. Im SH, Barchan D, Fuchs S, Souroujon MC. Mechanism of nasal tolerance induced by a recombinant fragment of acetylcholine receptor for treatment of experimental myasthenia gravis. J Neuroimmunol 2000; 111: 161–168.

167. Wang ZY, Link H, Ljungdahl A et al. Induction of interferon-gamma, interleukin-4, and transforming growth factor-beta in rats orally tolerized against experimental autoimmune myasthenia gravis. Cell Immunol 1994; 157: 353–368.

168. Nishibori T, Tanabe Y, Su L, David M. Impaired development of CD4$^+$ CD25$^+$ regulatory T cells in the absence of STAT1: increased susceptibility to autoimmune disease. J Exp Med 2004; 199: 25–34.

169. Kelchtermans H, De Klerck B, Mitera T et al. Defective CD4$^+$CD25$^+$ regulatory T cell functioning in collagen-induced arthritis: an important factor in pathogenesis, counter-regulated by endogenous IFN-gamma. Arthritis Res Ther 2005; 7: R402–415.

170. Sawitzki B, Kingsley CI, Oliveira V, Karim M, Herber M, Wood KJ. IFN-gamma production by alloantigen-reactive regulatory T cells is important for their regulatory function in vivo. J Exp Med 2005; 201: 1925–1935.

171. Karachunski PI, Ostlie NS, Okita DK, Garman R, Conti-Fine BM. Subcutaneous administration of T-epitope sequences of the acetylcholine receptor prevents experimental myasthenia gravis. J Neuroimmunol 1999; 93: 108–121.

172. Im SH, Barchan D, Fuchs S, Souroujon MC. Suppression of ongoing experimental myasthenia gravis by oral treatment with an acetylcholine receptor recombinant fragment. J Clin Invest 1999; 104: 1723–1730.

173. Monfardini C, Milani M, Ostlie N et al. Adoptive protection from experimental myasthenia gravis with T cells from mice treated nasally with acetylcholine receptor epitopes. J Neuroimmunol 2002; 123: 123–134.

174. Ding L, Linsley PS, Huang LY, Germain RN, Shevach EM. IL-10 inhibits macrophage costimulatory activity by selectively inhibiting the up-regulation of B7 expression. J Immunol 1993; 151: 1224–1234.

175. Fiorentino DF, Zlotnik A, Mosmann TR, Howard M, O'Garra A. IL-10 inhibits cytokine production by activated macrophages. J Immunol 1991; 147: 3815–3822.

176. Macatonia SE, Tripp CS, Wolf SF, O'Garra A, Murphy KM. Differential effect of IL-10 on dendritic cell-induced T cell proliferation and IFN-gamma production. Science 1993; 260: 547–549.

177. Enk AH, Angeloni VL, Udey MC, Katz SI. Inhibition of Langerhans cell antigen-presenting function by IL-10. A role for IL-10 in induction of tolerance. J Immunol 1993; 151: 2390–2398.

178. Aste-Amezaga M, Ma X, Sartori A, Trinchieri G. Molecular mechanisms of the induction of IL-12 and its inhibition by IL-10. J Immunol 1998; 160: 5936–5944.

179. de Waal Malefyt R, Yssel H, de Vries JE. Direct effects of IL-10 on subsets of human CD4$^+$ T cell clones and resting T cells. Specific inhibition of IL-2 production and proliferation. J Immunol 1993; 150: 4754–4765.

180. Taga K, Mostowski H, Tosato G. Human interleukin-10 can directly inhibit T-cell growth. Blood 1993; 81: 2964–2971.

181. Groux H, Bigler M, de Vries JE, Roncarolo MG. Interleukin-10 induces a long-term antigen-specific anergic state in human CD4$^+$ T cells. J Exp Med 1996; 184: 19–29.

182. Schwartz RH. Models of T cell anergy: is there a common molecular mechanism? J Exp Med 1996; 184: 1–8.

183. Georgescu L, Vakkalanka RK, Elkon KB, Crow MK. Interleukin-10 promotes activation-induced cell death of SLE lymphocytes mediated by Fas ligand. J Clin Invest 1997; 100: 2622–2633.

184. Bromberg JS. IL-10 immunosuppression in transplantation. Curr Opin Immunol 1995; 7: 639–643.

185. Akdis CA, Blaser K. IL-10-induced anergy in peripheral T cell and reactivation by microenvironmental cytokines: two key steps in specific immunotherapy. FASEB J 1999; 13: 603–609.

186. Hagenbaugh A, Sharma S, Dubinett SM et al. Altered immune responses in interleukin 10 transgenic mice. J Exp Med 1997; 185: 2101–2110.

187. Poussin MA, Goluszko E, Hughes TK, Duchicella SI, Christadoss P. Suppression of experimental autoimmune myasthenia gravis in IL-10 gene-disrupted mice is associated with reduced B cells and serum cytotoxicity on mouse cell line expressing AChR. J Neuroimmunol 2000; 111: 152–160.

188. Llorente L, Zou W, Levy Y et al. Role of interleukin 10 in the B lymphocyte hyperactivity and autoantibody production of human systemic lupus erythematosus. J Exp Med 1995; 181: 839–844.

189. Cross JT, Benton HP. The roles of interleukin-6 and interleukin-10 in B cell hyperactivity in systemic lupus erythematosus. Inflamm Res 1999; 48: 255–261.

190. Huang Y, Yang J, Van Der Meide PH et al. Increased levels of circulating acetylcholine receptor (AChR)-reactive IL-10-secreting cells are characteristic for myasthenia gravis (MG). Clin Exp Immunol 1999; 118: 115–121.

191. Wogensen L, Lee MS, Sarvetnick N. Production of interleukin 10 by islet cells accelerates immune-mediated destruction of beta cells in nonobese diabetic mice. J Exp Med 1994; 179: 1379–1384.

192. Moritani M, Yoshimoto K, Tashiro F et al. Transgenic expression of IL-10 in pancreatic islet A cells accelerates autoimmune insulitis and diabetes in non-obese diabetic mice. Int Immunol 1994; 6: 1927–1936.

193. Pennline KJ, Roque-Gaffney E, Monahan M. Recombinant human IL-10 prevents the onset of diabetes in the nonobese diabetic mouse. Clin Immunol Immunopathol 1994; 71: 169–175.

194. Moritani M, Yoshimoto K, Ii S et al. Prevention of adoptively transferred diabetes in nonobese diabetic mice with IL-10-transduced islet-specific Th1 lymphocytes. A gene therapy model for autoimmune diabetes. J Clin Invest 1996; 98: 1851–1859.

195. Delpy L, Douin-Echinard V, Garidou L, Bruand C, Saoudi A, Guery JC. Estrogen enhances susceptibility to experimental autoimmune myasthenia gravis by promoting type 1-polarized immune responses. J Immunol 2005; 175: 5050–5057.

196. Kong YM, Waldmann H, Cobbold S, Giraldo AA, Fuller BE, Simon LL. Pathogenic mechanisms in murine autoimmune thyroiditis: short- and long-term effects of in vivo depletion of CD4$^+$ and CD8$^+$ cells. Clin Exp Immunol 1989; 77: 428–433.

197. Pummerer C, Berger P, Fruhwirth M, Ofner C, Neu N. Cellular infiltrate, major histocompatibility antigen expression and immunopathogenic mechanisms in cardiac myosin-induced myocarditis. Lab Invest 1991; 65: 538–547.

198. Mozes E, Kohn LD, Hakim F, Singer DS. Resistance of MHC class I-deficient mice to experimental systemic lupus erythematosus. Science 1993; 261: 91–93.

199. Rodriguez M, Dunkel AJ, Thiemann RL, Leibowitz J, Zijlstra M, Jaenisch R. Abrogation of resistance to Theiler's virus-induced demyelination in H-2b mice deficient in beta 2-microglobulin. J Immunol 1993; 151: 266–276.

200. Shenoy M, Kaul R, Goluszko E, David C, Christadoss P. Effect of MHC class I and CD8 cell deficiency on experimental autoimmune myasthenia gravis pathogenesis. J Immunol 1994; 153: 5330–5335.

201. Shenoy M, Baron S, Wu B, Goluszko E, Christadoss P. IFN-alpha treatment suppresses the development of experimental autoimmune myasthenia gravis. J Immunol 1995; 154: 6203–6208.

202. Zhang GX, Ma CG, Xiao BG, Bakhiet M, Link H, Olsson T. Depletion of CD8$^+$ T cells suppresses the development of experimental autoimmune myasthenia gravis in Lewis rats. Eur J Immunol 1995; 25: 1191–1198.

203. Miller AE, Hudson J, Tindall RS. Immune regulation in myasthenia gravis: evidence for an increased suppressor T-cell population. Ann Neurol 1982; 12: 341–347.

204. Skolnik PR, Lisak RP, Zweiman B. Monoclonal antibody analysis of blood T-cell subsets in myasthenia gravis. Ann Neurol 1982; 11: 170–176.

205. Protti MP, Manfredi AA, Straub C, Howard JF, Jr., Conti-Tronconi BM. CD4$^+$ T cell response to the human acetylcholine receptor alpha subunit in myasthenia gravis. A study with synthetic peptides. J Immunol 1990; 144: 1276–1281.

206. Lisak RP, Laramore C, Levinson AI, Zweiman B, Moskovitz AR. Suppressor T cells in myasthenia gravis and antibodies to acetylcholine receptor. Ann Neurol 1986; 19: 87–89.

207. Lisak RP, Laramore C, Levinson AI, Zweiman B, Moskovitz AR, Witte A. In vitro synthesis of antibodies to acetylcholine receptor by peripheral blood cells: role of suppressor T cells in normal subjects. Neurology 1984; 34: 802–805.

208. Yuen MH, Protti MP, Diethelm-Okita B, Moiola L, Howard JF, Jr., Conti-Fine BM. Immunoregulatory CD8$^+$ cells recognize antigen-activated CD4$^+$ cells in myasthenia gravis patients and in healthy controls. J Immunol 1995; 154: 1508–1520.

209. Hohlfeld R, Wekerle H. The thymus in myasthenia gravis. Neurol Clin 1994; 12: 331–342.

210. Levinson AI, Wheatley LM. The thymus and the pathogenesis of myasthenia gravis. Clin Immunol Immunopathol 1996; 78: 1–5.

211. Aharonov A, Tarrab-Hazdai R, Abramsky O, Fuchs S. Immunological relationship between acetylcholine receptor and thymus: a possible significance in myasthenia gravis. Proc Natl Acad Sci USA 1975; 72: 1456–1459.

212. Engel EK, Trotter JL, McFarlin DE, McIntosh CL. Thymic epithelial cell contains acetylcholine receptor. Lancet 1977; 1: 1310–1311.

213. Ueno S, Wada K, Takahashi M, Tarui S. Acetylcholine receptor in rabbit thymus: antigenic similarity between acetylcholine receptors of muscle and thymus. Clin Exp Immunol 1980; 42: 463–469.

214. Schluep M, Willcox N, Vincent A, Dhoot GK, Newsom-Davis J. Acetylcholine receptors in human thymic myoid cells in situ: an immunohistological study. Ann Neurol 1987; 22: 212–222.

215. Kawanami S, Conti-Tronconi B, Racs J, Raftery MA. Isolation and characterization of nicotinic acetylcholine receptor-like protein from fetal calf thymus. J Neurol Sci 1988; 87: 195–209.

216. Kirchner T, Tzartos S, Hoppe F, Schalke B, Wekerle H, Muller-Hermelink HK. Pathogenesis of myasthenia gravis. Acetylcholine receptor-related antigenic determinants in tumor-free thymuses and thymic epithelial tumors. Am J Pathol 1988; 130: 268–280.

217. Kao I, Drachman DB. Thymic muscle cells bear acetylcholine receptors: possible relation to myasthenia gravis. Science 1977; 195: 74–75.

218. Zheng Y, Wheatley LM, Liu T, Levinson AI. Acetylcholine receptor alpha subunit mRNA expression in human thymus: augmented expression in myasthenia gravis and upregulation by interferon-gamma. Clin Immunol 1999; 91: 170–177.

219. Wakkach A, Guyon T, Bruand C, Tzartos S, Cohen-Kaminsky S, Berrih-Aknin S. Expression of acetylcholine

receptor genes in human thymic epithelial cells: implications for myasthenia gravis. J Immunol 1996; 157: 3752–3760.

220. Andreetta F, Baggi F, Antozzi C et al. Acetylcholine receptor alpha-subunit isoforms are differentially expressed in thymuses from myasthenic patients. Am J Pathol 1997; 150: 341–348.

221. Navaneetham D, Penn AS, Howard JF, Jr., Conti-Fine BM. Human thymuses express incomplete sets of muscle acetylcholine receptor subunit transcripts that seldom include the delta subunit. Muscle Nerve 2001; 24: 203–210.

222. Marx A, Wilisch A, Gutsche S et al. Low levels of acetylcholine receptor delta subunit message and protein in human thymuses suggest the occurrence of triplet receptors in thymic myoid cells. In: Christadoss P, editor. Myasthenia Gravis: disease mechanisms and immunointervention. New Delhi: Narosa Publishing House; 2000. pp 28–34.

223. Kaminski HJ, Fenstermaker RA, Abdul-Karim FW, Clayman J, Ruff RL. Acetylcholine receptor subunit gene expression in thymic tissue. Muscle Nerve 1993; 16: 1332–1337.

224. Wheatley LM, Urso D, Tumas K, Maltzman J, Loh E, Levinson AI. Molecular evidence for the expression of nicotinic acetylcholine receptor alpha-chain in mouse thymus. J Immunol 1992; 148: 3105–3109.

225. Kornstein MJ, Asher O, Fuchs S. Acetylcholine receptor alpha-subunit and myogenin mRNAs in thymus and thymomas. Am J Pathol 1995; 146: 1320–1324.

226. Hara H, Hayashi K, Ohta K, Itoh N, Ohta M. Nicotinic acetylcholine receptor mRNAs in myasthenic thymuses: association with intrathymic pathogenesis of myasthenia gravis. Biochem Biophys Res Commun 1993; 194: 1269–1275.

227. Wakkach A, Poea S, Chastre E et al. Establishment of a human thymic myoid cell line. Phenotypic and functional characteristics. Am J Pathol 1999; 155: 1229–1240.

228. Wilisch A, Gutsche S, Hoffacker V et al. Association of acetylcholine receptor alpha-subunit gene expression in mixed thymoma with myasthenia gravis. Neurology 1999; 52: 1460–1466.

229. Sine SM, Claudio T. Gamma- and delta-subunits regulate the affinity and the cooperativity of ligand binding to the acetylcholine receptor. J Biol Chem 1991; 266: 19369–19377.

230. Schonbeck S, Chrestel S, Hohlfeld R. Myasthenia gravis: prototype of the antireceptor autoimmune diseases. Int Rev Neurobiol 1990; 32: 175–200.

231. Kirchner T, Hoppe F, Schalke B, Muller-Hermelink HK. Microenvironment of thymic myoid cells in myasthenia gravis. Virchows Arch B cell Pathol 1988; 54: 295–302.

232. Siara J, Rudel R, Marx A. Absence of acetylcholine-induced current in epithelial cells from thymus glands and thymomas of myasthenia gravis patients. Neurology 1991; 41: 128–131.

233. Poea-Guyon S, Christadoss P, Le Panse R et al. Effects of cytokines on acetylcholine receptor expression: implications for myasthenia gravis. J Immunol 2005; 174: 5941–5949.

234. Melms A, Luther C, Stoeckle C et al. Thymus and myasthenia gravis: antigen processing in the human thymus and the consequences for the generation of autoreactive T cells. Acta Neurol Scand Suppl 2006; 183: 12–13.

235. Fujinami RS, Oldstone MB. Amino acid homology between the encephalitogenic site of myelin basic protein and virus: mechanism for autoimmunity. Science 1985; 230: 1043–1045.

236. Gautam AM, Lock CB, Smilek DE, Pearson CI, Steinman L, McDevitt HO. Minimum structural requirements for peptide presentation by major histocompatibility complex class II molecules: implications in induction of autoimmunity. Proc Natl Acad Sci USA 1994; 91: 767–771.

237. Ohno S. Many peptide fragments of alien antigens are homologous with host proteins, thus canalizing T-cell responses. Proc Natl Acad Sci USA 1991; 88: 3065–3068.

238. Farris AD, Keech CL, Gordon TP, McCluskey J. Epitope mimics and determinant spreading: pathways to autoimmunity. Cell Mol Life Sci 2000; 57: 569–578.

239. Conrad B, Weidmann E, Trucco G et al. Evidence for superantigen involvement in insulin-dependent diabetes mellitus aetiology. Nature 1994; 371: 351–355.

240. Paliard X, West SG, Lafferty JA, Clements JR, Kappler JW, Marrack P, Kotzin BL. Evidence for the effects of a superantigen in rheumatoid arthritis. Science 1991; 253: 325–329.

241. Brocke S, Veromaa T, Weissman IL, Gijbels K, Steinman L. Infection and multiple sclerosis: a possible role for superantigens? Trends Microbiol 1994; 2: 250–254.

242. Brocke S, Gaur A, Piercy C, Gautam A, Gijbels K, Fathman CG, Steinman L. Induction of relapsing paralysis in experimental autoimmune encephalomyelitis by bacterial superantigen. Nature 1993; 365: 642–644.

243. Olson JK, Croxford JL, Miller SD. Virus-induced autoimmunity: potential role of viruses in initiation, perpetuation, and progression of T-cell-mediated autoimmune disease. Viral Immunol 2001; 14: 227–250.

244. Matzinger P. Tolerance, danger, and the extended family. Ann Rev Immunol 1994; 12: 991–1045.

245. Blacklaws BA, Nash AA. Immunological memory to herpes simplex virus type 1 glycoproteins B and D in mice. J Gen Virol 1990; 71: 863–871.

246. Eng H, Lefvert AK, Mellstedt H, Osterborg A. Human monoclonal immunoglobulins that bind the human acetylcholine receptor. Eur J Immunol 1987; 17: 1867–1869.

第 **4** 章
重症肌无力的流行病学和遗传学

Jeremiah W. Lanford and Lawrence H. Phillips

1 引言

流行病学是对疾病进行基于人群的研究。流行病学研究的数据可以回答很多问题，如患者的年龄、种族和地理分布，可以为其病因学和危险因素提供线索。这反过来又有助于疾病远期治疗的研究。流行病学的研究发现同样可以告知公共卫生保健决议和医疗资源的分配。流行病学研究往往需要几年甚至几十年，随着时间推移，对其趋势进行描述使得其可以辨别疾病自然史的改变。新的诊断方法、公共教育和新的治疗模式干预下的影响也会出现。介于这些原因，流行病学仍然是理解疾病病理生理学及其相关治疗的重要工具。

重症肌无力是一种罕见的疾病。基于现行的标准，由于其相对稀少，使其成为"孤儿"疾病。了解该疾病知识对于神经学家和医生来说是很重要的，即使个别医生可能几乎不会遇到肌无力患者。自1970年发现自身抗体对该病的作用以来，肌无力被认定为典型的自身免疫性疾病。相对于其他自身免疫疾病而言，对于肌无力的病理生理学，我们可能了解的更多。这些理解有助于我们采纳更多新的强效的治疗方法。不幸的是，肌无力几乎没有特异的治疗方法。直到近期制药公司投资的大规模新疗法试验发现其对少数肌无力患者有较好的作用。然而，尽管大部分关注肌无力患者的神经病学家认为目前的治疗已然使患者拥有更长的寿命、更健康的生活。但这一观念正确吗？我们将继续用可用的流行病学数据加以检测。

2 流行病学问题和重症肌无力

2.1 常用术语的定义

慢性疾病基于人口的流行病学研究有赖于其在特定人群中发生率的衡量。为了理解肌无力的流行病学，在此将定义几个专业术语。大部分提供的数据将会被表述为人口率或者人口分数，尤其是表述为 100 000 或者 1 百万为人口基数内的发病数量。最常使用的率是发生率、患病率和死亡率。发生率指特定时间内一个群体中该病新病例的发生数。发生率最常用的表达方式是某年该病的新病例数，或者每年的发生率。患病率是指在指定的时间点一个群体内该病的出现情况，命名为瞬间患病率。死亡率和发生率类似，不同之处在于其所定义的受影响个体的死亡数不受特定时间的限制，其最常见的表述为年均死亡率。

2.2　重症肌无力的流行病学研究

重症肌无力一直是近 50 年来流行病学研究的课题。大部分研究在北美和欧洲人群中展开。已发现随着时间的推移，肌无力的发生率和患病率有所增加[1]。正如前面所述，肌无力是罕见的疾病，报道的肌无力的患病率为（0.5～20.4）/100 000[2]。

迄今为止，在所有人口研究中，已经确定没有领域具有特别高或者低的发病率和患病率，并未发现该疾病的丛集性。疾病自然史看起来是相当的一致，但是，大部分研究都是针对西欧血统的高加索人群，当对非欧洲人群进行研究时提示其可能存在种族易感性的差异。

20 世纪 80 年代中期，Phillips 等对弗吉尼亚州中部和西部的肌无力患者进行了流行病学研究。我们将该研究作为基于人群研究的肌无力研究例子。类似的发现也在其他人群中有过报道。该研究利用转诊模式的优势，使得大部分肌无力患者可以容易地从小数量数据资源中得以被识别。该研究的时间段为 1980～1984 年，在此时间段内，患病率从 13.4/100 000 增加到了 14.2/100 000[3]。

1984 年的女性患病率与男性患病率之比是 1.4∶1。女性的平均发病年龄是 41.7 岁，而男性的平均发病年龄是 60.3 岁。肌无力是年轻女性和老年男性疾病的临床事实源于以下实际情况：年龄调整后的发病率在女性生命中的第 2 和第 3 个十年特别高。而老年群体年龄调整后的发病率则表现地更为平均。在年轻患者和老年患者间，如果以 40 岁年龄作为界限，超过 50% 的女性患者位于老年发病组。这出现了一个双峰年龄分布，20～29岁的发病高峰和超过 50 岁后发病的稳定性增加。在两性中都发现存在这种双峰分布，但早期的发病高峰在女性中更为显著。这一分布在其他研究中也做了相关报道[3, 4]。

根据疾病的严重程度将其分为眼肌型肌无力和全身型肌无力，20%～25% 的患者仅表现为眼肌无力。84.8% 的全身型肌无力患者血清中含有乙酰胆碱受体抗体，但眼肌型肌无力患者中仅 14.3% 的患者含有该抗体[3]。

该研究还有一个特别有趣的发现，非洲裔美国人肌无力的发病率和患病率明显较高。这一研究首次提出这一观点，可能是由于之前做的大部分研究是基于比例相对较小的非洲裔美国人进行的研究。这种情况并不令人感到意外，因为众所周知，自身免疫性疾病在非洲裔美国人中的发生率和患病率普遍偏高。该发现提示存在共同的环境因素和基因因素使得肌无力如同其他自身免疫性疾病，在非洲裔美国人中具有更高的发病率[3]。

2.3　重症肌无力流行病学的目前趋势

在目前的肌无力流行病学研究中，某些趋势变得显著。最为重要的趋势是自 1950 年起该病的患病率在逐步增加（图 4-1A）[1]。对于这一趋势存在一种可能的解释，首先，该患病率的增加可能和该病诊断的提高、对该病认识的提高有关。如果这是其唯一的理由，我们可以想象在相同时期内发病率的增加将会和患病率相平行。但事实上，发病率增加的同时患病率的增加更为显著（图 4-1B）。类似地，人们可能会认为新的更为先进的治疗可能会延长寿命从而增加患病率。对所报道的死亡率做的回归分析表明随着时间延长死亡率几乎不发生改变（图 4-1C）。肌无力患者的现有数据表明超过 45 岁后其死亡率大概是相同的，但死亡率对于死因无特异性。大多数关注肌无力患者的医生都认为肌无力通常不是引起死亡的原因，肌无力患者可以很长寿。肌无力患者患病率的增加更可能是由于几个因素的综合影响，包括诊断的改善、寿命的延长及高危人群的增加[1]。

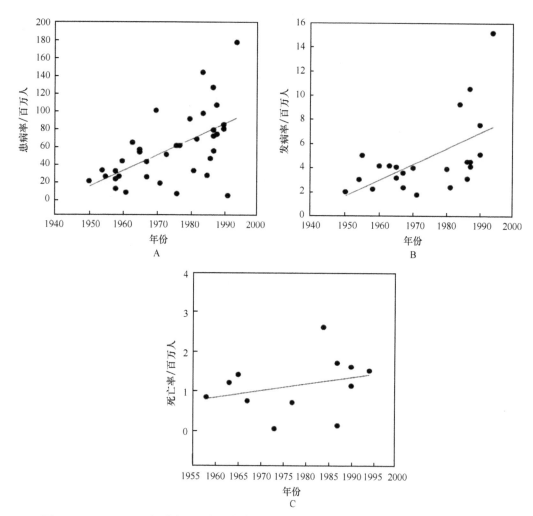

图 4-1　1950～1995 年重症肌无力患病率（A）、发病率（B）、死亡率（C）的回归分析
回归线的斜率看起来是一样的，但提示每幅图的 y 轴不同。发病率和死亡率回归线的斜率没有显著的区别（P=0.0354），但患病率的斜率和发病率（0.0014）及死亡率（0.0076）直接存在明显的不同。这提示患病率比发病率和死亡率增加得更为显著。
转载许可：Phillips LH and Torner JC：Epidemiologic evidence for a changing natural history of myasthenia gravis. Neurology,
1996；47：1233-1238

　　后来的观点是另一种趋势的结果,这一趋势在过去二十年已表现出了其显著性。肌无力患者的平均年龄似乎在逐步增加。肌无力患者生存率的提高当然是其中一个因素,因为随着更多肌无力患者年龄的变老,患者的平均年龄自然会提升。另一个因素是迟发型肌无力患者发病率的增加。Somnier 等已经报道丹麦迟发型重症肌无力的发病率在过去十年内有了明显的升高,而早发型重症肌无力的发病率并未出现明显的改变[4]。Aragones 等在西班牙、Matsuda 等在日本做的报道也有类似的发现[6, 7]。迟发型肌无力患者人群的男女发病率比更接近于 1 : 1。迟发型肌无力患者似乎比早发型患者更为严重[8, 9]。迟发型肌无力患者的治疗并发症和不良反应更为常见[9],而且迟发型肌无力患者的免疫学组成是不同的,其含有不同的自身抗体和 HLA 表型[8]。

　　针对迟发型肌无力的增加提出了 3 种病因学可能性。首先,老年人群整体寿命的增加可能是一个因素,因为这大大增加了高危人群数量。基于老年人群增长对发病率进行标准化,发病率的增加和老年人群的增加并不相关[7]。其次,肌无力诊断准确性的增加使得其发病率有所增加。如果这是准确的,则早发型和迟发型肌无力的发病率应该会按相同的比率升高。过去十年发病率有所增加,但肌无力的诊断方面却很少有改进。最后,免疫学机制提示迟发型肌无力可能存在不同的免疫学机制。这一因素可能和老年人自身免疫全部增加相关[7]。不管是什么原因,内科医生可以预期迟发型重症肌无力患者数量的增加。这将对治疗产生重大影响,因为相较于早发型肌无力而言,更多的迟发型患者会发展成更为严重的疾病。治疗的选择需要经过深思熟虑,因为治疗的不良反应更为常见且老年患者还有更多的并发症使得治疗变得复杂。

2.4　血清阴性和肌肉特异性激酶抗体相关重症肌无力

　　自从 1970 年发现重症肌无力患者血清中存在循环的 AChR 抗体以来,有一群患者他们含有相似的临床表型但缺乏 AChR 抗体也变得清晰。血清阴性重症肌无力(seronegative MG,SNMG)这一术语被用于这些患者。SNMG 患者的比例在不同的研究中从 5% 到 30% 不等[10]。眼肌型肌无力患者和全身型肌无力患者的分布是不同的。眼肌型肌无力患者的血清阴性分布为 50% ～ 60%,而全身型肌无力患者则为 20% ～ 30%[10]。在弗吉尼亚研究中,84.8% 的全身型肌无力患者是血清阳性的[3, 10]。SNMG 患者的性别比率大致上是相等的。SNMG 的年龄范围比血清学阳性肌无力患者要年轻,SNMG 患者往往发生于 60 岁以下的人群,临床症状大同小异,但提示 SNMG 患者的延髓肌无力更为严重[10]。

　　2000 年发现一些 SNMG 患者含有肌肉特异性酪氨酸激酶抗体(MuSK 抗体),使得肌无力出现了新的分类。MuSK 抗体患者原本包含于血清阴性肌无力群体内。如今随着抗MuSK 抗体的发现,这些患者的临床特征已被定义。MuSK 流行病学的具体数据尚不清楚,但可以从一些案例中收集信息。

　　SNMG 的研究发现 30% ～ 70% 含有 MuSK 抗体[11, 12]。实际患病率并不清楚。MuSK 抗体的分布似乎具有种族差异性。Yeh 和 Lee 等发现 SNMG 患者中 MuSK 抗体阳性的患者百分率在中国为 4%,而韩国患者则为 27%[13, 14]。这些研究的患者数量相对较少,因此不能做出任何明确的结论。

纵观所有的研究，MuSK 抗体相关重症肌无力具有明显的女性优势。实际上，一些研究发现只有女性患者含有 MuSK 抗体。含有 MuSK 抗体的患者往往比血清阳性肌无力患者年轻。MuSK 抗体相关肌无力发病的平均年龄为 36 ～ 44 岁[10]，几乎没有患者在 60 岁以后发病。3 种不同的临床表型如下：一种等同于 AChR 阳性重症肌无力；一种伴随着严重的眼肌、延髓肌和面肌无力且有肌萎缩；一种伴随颈、肩和呼吸肌无力[15]。孤立的眼肌型肌无力并未在 MuSK 抗体阳性肌无力患者中描述。

目前所搜集的流行病学资料足以清楚地说明 MuSK 抗体阳性肌无力患者是重症肌无力的一个独特的子集。将 MuSK 抗体阳性的 MG 患者划分为一个独特的临床实体是很重要的，因为其治疗和预后反应会有显著的不同。需要进行进一步的流行病学研究，以便更好地定义这些患者的人口学特征。因为存在种族差异性，不管是遗传因素还是环境因素，可能都需要明确其病因。

2.5　MG 的遗传学

获得性 MG 是病因不明的自身免疫性疾病。已提出很多不同的病因，遗传因素、环境因素和感染因素已被提出。迄今为止，并未明确环境或传染性病因，但已明确 MG 患者的家庭成员中自身免疫性疾病的发生有所增加。同时也有众多记录良好的 MG 病例发生于同一家族的不同成员。这使得研究者开始调查遗传在该疾病病因中可能发挥的作用。

2.6　遗传证据

早在 20 世纪初已提出全身型肌无力患者的遗传因素。现已知肌无力可发生于高达 4% 的肌无力家族成员[16]。进展性自身免疫性全身型重症肌无力目前在总人口中的发生风险小于 0.01%。这一明显的不同说明发展为该疾病的易患人群存在基因或遗传方面的原因。

双胞胎研究提供了更令人信服的证据。Namba 回顾了大量的肌无力双胞胎，发现 6/21 的双胞胎同时患有肌无力。当确定双胞胎的接合性后，5/13 的单合子双胞胎同时患有肌无力，而 7 对双合子双胞胎均未同时患病（其中一对同时患有肌无力的双胞胎的接合性尚不明确）[17]。单合子双胞胎同时患病，为肌无力的遗传因素而非环境因素提供了强有力的证据。

重症肌无力的遗传模式很可能是隐性遗传。家族性肌无力在兄弟姐妹间更为常见（58%），并不常见于父母与孩子间（15%），这为其隐性遗传提供了证据[16]。Bergoffen 和其他人报道过一个家族内具有父母血缘关系的 10 个兄弟姐妹中有 5 个患有自身免疫性重症肌无力，提示其为常染色体隐性遗传病[18]。

3　候选基因

3.1　HLA 复合物

自身免疫性重症肌无力和其他自身免疫性疾病相关。Kerzin-Storrar 等研究了 44 位肌无力患者，发现 30% 的患者有自身免疫性疾病的阳性家族史[19]。这一发现提示该疾病不仅存在遗传因素，同时可能是由于肌无力患者及其家族成员发展为自身免疫性疾病的整体易感性增加。于是研究者开始考虑 HLA 复合物是否是自身免疫性疾病易感性发展的一个重要因素。

人类白细胞抗原复合物基因产物与自体、异体间的识别相关。HLA 复合物分为Ⅰ类、Ⅱ类和Ⅲ类。Ⅰ类和Ⅱ类的基因产物是可以将抗原表位提呈给淋巴细胞的膜结合分子。Ⅰ类基因产物几乎表达于所有有核细胞，而Ⅱ类基因产物表达于抗原提呈细胞（巨噬细胞、树突状细胞和 B 细胞）。Ⅲ类基因编码和免疫过程相关的蛋白，包括补体因子、热休克蛋白、肿瘤坏死因子和淋巴细胞毒素。

最初一些研究已经提出，与总人口相比，重症肌无力患者的 HLA-B8 和 DR3 等位基因是增加的[19, 20]。这一 HLA 模式具有特定的临床特征，包括女性易感性、早期发病和胸腺增生。扩展型 HLA-DR$_3$ B8 A1（8.1）遗传单体型的再现和伴有以上提及的特征的肌无力患者相关[21]。现已证明 8.1 遗传单体型的免疫效应及其和其他免疫性疾病的相关性[22]。这说明 8.1 单体型和自身免疫性疾病的易感性相关。

需要特别注意的是，8.1 单体型中有命名为 *MYSA1* 的 1.2Mb 基因座，其和重症肌无力及胸腺增生相关[21]。该区域也和类风湿关节炎（rheumatoid arthritis，RA）相关，而类风湿关节炎常和肌无力相伴出现。这一区域的潜在基因产物包括 TNF/ 淋巴毒素。这些蛋白在生发中心的产生中发挥着作用。其他可能的基因包括 IkB-L，其和 RA 相关[23]。

3.2 作为自身抗原的 AChR 及其他 HLA 基因

由于自身免疫性重症肌无力的确切抗原尚不清楚，人们可能会问是什么使得 AChR 自身具有免疫原性呢？一直特别感兴趣的是 α- 亚单位，因为大部分自身抗体都是直接针对它的。其不仅是抗体的结合区域，而且还可以和乙酰胆碱直接结合。这使得编码 α- 亚单位的基因 *HRNA1* 成为影响肌无力遗传易感性的一个很好的候选基因。通过联动平衡失调分析特定的等位基因变异，*HB*14* 位于 *CHRNA1* 基因的首个内含子内，其和肌无力最为相关[24]。*CHRNA-HB*14* 的肌无力的致病机制尚不清楚。

*CHRNA-HB*14* 和重症肌无力的相关性需要做进一步的分析，需要明确特定的 HLA Ⅱ类基因产物是否和自身抗原提呈相关。已经阐明 HLA *DQA1*0101* 基因和 *HB*14* 位点存在相关性。除了这两个位点之外，还存在第三个位点即 8.1 祖先单体型，已证明其对该相关性具有附加效应[25]。这些发现已引起三基因模式。在这一模式中，AChR 区的 *HB*14* 通过 HLA Ⅱ类 *DQA1*0101* 基因产物提呈给免疫细胞，8.1 单体型则导致非抗原特异性的免疫失调[26]。

3.3 其他候选基因

细胞毒性 T 淋巴细胞相关抗原 4 表达于 CD4$^+$ 和 CD8$^+$T 细胞。其在免疫系统的作用是下调 T 细胞功能。CTLA-4 敲除鼠和自发的自身免疫性疾病相关。这使得研究者开始关注 CTLA-4 在人类疾病中发挥的作用。关联研究显示 CTLA-4 3'UTR 重复序列和 I 型自身免疫性糖尿病相关 [27]。从而提出在其他自身免疫性疾病中 CTLA-4 可能是自身免疫普遍上升的一个原因。但至今尚未表明该基因和自身免疫性重症肌无力高度相关。

免疫系统内已经有多个其他基因被认为是引起重症肌无力遗传方面病因的可能候选基因。并无数据证明如同以上提及的三基因模式那样关系密切。自身免疫性肌无力的可能遗传病因仍需做进一步的研究。随着更多先进的基因分型方法的发展，我们能更好地把握自身免疫性肌无力的遗传病因。对重症肌无力遗传学的深入理解能带来更新和更好的治疗甚至可能是有关该病的预防措施。

（滕银燕 译　张　旭 校）

参 考 文 献

1. Phillips LH, Torner J. Epidemiologic evidence for a changing natural history of myasthenia gravis. Neurology. 1996;47:1233–1238.
2. Phillips LH. The epidemiology of myasthenia gravis. Ann N Y Acad Sci. 2003;998:407–412.
3. Phillips LH, Torner JC, Anderson MS, Cox GM. The epidemiology of myasthenia gravis in central and western Virginia. Neurology, 1992;42:1888–1893.
4. Somnier FE, Keiding N, Paulson OB. Epidemiology of myasthenia gravis in Denmark. A longitudinal and comprehensive population survey. Arch Neurol. 1991;48:733–739.
5. Somnier FE. Increasing incidence of late-onset anti-AChR antibody-seropositive myasthenia gravis. Neurology. 2005;65:928–930.
6. Aragones JM, Bolibar I, Bonfill X et al. Myasthenia gravis: a higher than expected incidence in the elderly. Neurology. 2003;60:1024–1026.
7. Matsuda M, Dohi-Iijima N, Nakamura A et al. Increase in incidence of elderly-onset patients with myasthenia gravis in Nagano Prefecture, Japan. Intern Med. 2005;44:572–577.
8. Aarli JA, Romi F, Skeie GO, Gilhus NE. Myasthenia gravis in individuals over 40. Ann N Y Acad Sci. 2003;998:424–431.
9. Donaldson DH, Ansher M, Horan S et al. The relationship of age to outcome in myasthenia gravis. Neurology. 1990;40:786–790.
10. Vincent A, McConville J, Farrugia ME, Newsom-Davis J. Seronegative myasthenia gravis. Semin Neurol. 2004;24:125–133.
11. Lavrnic D, Losen M, Vujic A et al. The features of myasthenia gravis with autoantibodies to MuSK. J Neurol Neurosurg Psychiatry. 2005;76:1099–1102.
12. Hoch W, McConville J, Helms S et al. Auto-antibodies to the receptor tyrosine kinase MuSK in patients with myasthenia gravis without acetylcholine receptor antibodies. Nat Med. 2001;7:365–368.
13. Yeh JH, Chen WH, Chiu HC, Vincent A. Low frequency of MuSK antibody in generalized seronegative myasthenia gravis among Chinese. Neurology. 2004;62:2131–2132.
14. Lee JY, Sung JJ, Cho JY et al. MuSK antibody-positive, seronegative myasthenia gravis in Korea. J Clin Neurosci. 2006;13:353–5. Epub 2006 Mar 20.
15. Sanders DB, El-Salem K, Massey JM et al. Clinical aspects of MuSK antibody positive seronegative MG. Neurology. 2003;60:1978–1980.
16. Namba T, Brunner NG, Brown SB et al. Familial myasthenia gravis. Report of 27 patients in 12 families and review of 164 patients in 73 families. Arch Neurol. 1971;25:49–60.
17. Namba T, Shapiro MS, Brunner NG, Grob D. Myasthenia gravis occurring in twins. J Neurol Neurosurg Psychiatry. 1971;34:531–534.
18. Bergoffen J, Zmijewski CM, Fischbeck KH. Familial autoimmune myasthenia gravis. Neurology. 1994;44:551–554.
19. Kerzin-Storrar L, Metcalfe RA, Dyer PA et al. Genetic factors in myasthenia gravis: a family study. Neurology. 1988;38:38–42.
20. Evoli A, Batocchi AP, Zelano G et al. Familial autoimmune myasthenia gravis: report of four families. J Neurol Neurosurg Psychiatry. 1995;58:729–731.
21. Giraud M, Beaurain G, Yamamoto AM et al. Linkage of HLA to myasthenia gravis and genetic heterogeneity depending on anti-titin antibodies. Neurology. 2001;57:1555–1560.
22. Price P, Witt C, Allcock R et al. The genetic basis for the association of the 8.1 ancestral haplotype (A1, B8, DR3) with multiple immunopathological diseases. Immunol Rev. 1999;167:257–274.
23. Vandiedonck C, Giraud M, Garchon HJ. Genetics of autoimmune myasthenia gravis: the multifaceted contribution of

the HLA complex. J Autoimmun. 2005;25 Suppl:6–11. Epub 2005 Nov 2.

24. Garchon HJ, Djabiri F, Viard JP et al. Involvement of human muscle acetylcholine receptor alpha-subunit gene (*CHRNA*) in susceptibility to myasthenia gravis. Proc Natl Acad Sci U S A. 1994;91:4668–4672.

25. Djabiri F, Caillat-Zucman S, Gajdos P et al. Association of the AChRalpha-subunit gene (*CHRNA*), DQA1*0101, and the DR3 haplotype in myasthenia gravis. Evidence for a three-gene disease model in a subgroup of patients. J Autoimmun. 1997;10:407–413.

26. Garchon HJ. Genetics of autoimmune myasthenia gravis, a model for antibody-mediated autoimmunity in man. J Autoimmun. 2003;21:105–110.

27. Kristiansen OP, Larsen ZM, Pociot F. CTLA-4 in autoimmune diseases–a general susceptibility gene to autoimmunity? Genes Immun. 2000;1:170–84.

第**5**章

重症肌无力的临床表现和流行病学

Jan B.M. Kuks

1 定义和分类

突触后神经肌肉接头疾病重症肌无力的症状和体征的出现是由于随意肌肌力的波动。肌无力的严重程度部分取决于肌群的劳累并且在较长时间内肌群会出现无明显原因的自发性劳累，之后会有一些缓解，该疾病可累及所有类型的随意肌，但累及程度通常是不同的。约 15% 的肌无力患者的临床表现仅限于眼肌，而其他患者则表现出显著的延髓症状和体征。重症肌无力通常首先出现一些孤立迹象（表 5-1），几周至几个月内再波及其他肌肉，不过有时也需要几年的时间（将在本章后面介绍）。除了一定程度的局部肌萎缩外没有其他神经功能异常。

表 5-1 **重症肌无力的临床表现**

	早发型 （发病年龄 1 ~ 39 岁）	晚发型 （发病年龄 40 ~ 85 岁）	伴有胸腺瘤	总计
眼肌受累	70（14）*	84（36）	17（1）	171
眼睑下垂	55（16）	36（12）	14	105
眼睑下垂和复视	64（10）	47（18）	15	126
延髓肌受累	43	5	6	54
脸部肌肉受累	20	2		22
咀嚼肌受累	1	6	3	10
吞咽受累	7	4	1	12
颈部肌肉受累	2	5	4	11
综合	23	20	16	59
眼肌 - 延髓肌受累	25	17	30	72
四肢受累	15	3	4	22
手或手指	12	1	2	15
腿	45	6	1	52
综合	29	5	5	39
全身型	4	5	16	25
呼吸受累	4	2	4	10

续表

	早发型 （发病年龄 1～39 岁）	晚发型 （发病年龄 40～85 岁）	伴有胸腺瘤	总计
总计	419（40）	248（66）	138（1）	805

*作者报道的重症肌无力患者的首发症状。括号里是指后续仍仅表现为眼部症状的患者数量。这个病例是一个伴有胸腺瘤的患者，其中伴有胸腺瘤占早发型患者的 9.5%，占晚发型患者的 26.6%。59% 的患者发病时伴有眼外肌受累，30% 的患者延髓肌受累，而眼外肌和延髓肌同时受累占 80%。初始伴有呼吸肌症状的 10 位患者中，有 8 位在未出现无力先兆下出现呼吸暂停时间延长，另 2 例为伴有高热的儿童。首发症状为眼部症状的患者在晚发组比早发组更为常见（74% vs. 51%）。在早发组出现的肢体肌无力比晚发组常见（25% vs. 8%）。伴有胸腺瘤的患者首发症状出现延髓肌受累症状的可能性很高（55% vs. 早发组 31%、晚发组 26%）。

大多数含有乙酰胆碱受体抗体的肌无力患者的疲劳性无力源于获得性自身免疫性疾病，但其他突触后神经肌肉接头功能障碍也确实存在。目前已公认这些肌无力患者终板内含有 MuSK 抗体。获得性重症肌无力发生于出生后的任何年龄段，需要和暂时性新生儿肌无力相鉴别，10%～15% 患有肌无力的母亲的孩子和先天性（遗传性）肌无力患者为获得性肌无力，获得性肌无力通常出生时就出现，在最初几年才会变得比较明显，但很少在成年期才出现。笔者发现 Compston 等对获得性重症肌无力分类的分析很实用[1]：①纯眼肌型肌无力（无力仅限于提上睑肌和眼外肌）；②早发型全身型肌无力（临床首发于 40 岁之前）；③迟发型全身型重症肌无力（首发于 40 岁之后）；④首发于伴有胸腺瘤的任何年龄的患者。

2　临床表现

2.1　眼部

眼部症状是重症肌无力最常见的表现。上睑下垂和复视是最常见的首发症状，这在文献中并未达成共识。并且任一眼外肌的受累，无论是单独累及还是同时受累都会导致水平、垂直或者对角线方向出现复视。很多患者的上睑下垂和复视都是最后才出现。由于复视一旦出现就比较严重，患者会立刻察觉到，但是轻微的上睑下垂可能并不会引起注意。一些患者庆幸发病时出现复视并且可以自己分析双重图像。而其他患者只是抱怨视物模糊，但当其用单眼看的时候又会变正常。在整个病程中仅伴有眼部症状的患者形成了一个独特的群体。

2.2　延髓

神经系统内的术语"延髓肌"是指由来源于脑桥和延髓的运动神经所支配的肌肉（脑神经Ⅴ、Ⅶ、Ⅸ、Ⅹ、Ⅺ、Ⅻ）。

言语困难指鼻音或者发音困难，是延髓症状中最为常见的重症肌无力首发症状。发音困难是在情绪影响下首先发生的，其超过了其他症状。首先，发音困难往往是孤立的波动性症状，会在"静止期"后消失，并且可能会在吞咽和咀嚼困难时伴随出现。如果发音困难是由于腭的功能不足引起的，则鼻内可能会出现反流性液体。上咽肌功能略有不足会导致食物粘在喉咙，这可以通过钡餐试验得到记录。发音困难的患者通常会偏好生冷食物。这可能和肌肉相对冷却可使神经肌肉传递得到改善有关。

用餐结束时可能会出现咀嚼困难，嚼泡泡糖或者吃花生米时可能会首先发现这个问题。如果无力变得严重，患者下巴张开，需要用手才能使口关闭。典型的姿势见图 5-1A。大部分伴有咀嚼问题的患者同时也伴有颈部肌肉的无力。与吞咽困难的严重程度相伴随的一种关联症状是体重下降，大部分伴有延髓症状的患者在诊断前 3 ～ 6 个月内体重下降 5 ～ 10kg。

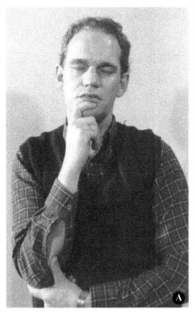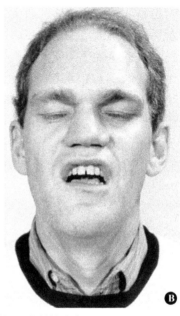

图 5-1　典型面瘫的 36 岁男性患者

该患者需要用手托着下巴才能使口闭上（A）；试图紧闭眼睑时，睫毛仍然可见，僵硬的笑容也证明了其口轮匝肌的无力（B）

颈部肌肉的无力可能会导致头部平衡困难，如果患者需要在一个屈曲的姿势下执行工作这将会是一个很麻烦的问题。患者普遍抱怨颈部及后脑勺僵硬、钝痛，偶尔还会伴有感觉异常，除非对颈部肌力进行正式检测，否则其往往使医生错误地以为是颈椎病变。

面部肌肉无力可能会突然出现，对一些患者的初步诊断可能和 Bell 麻痹相混淆，但它更为常见的表现是在不知不觉中出现症状。患者通常抱怨僵硬、类似牙齿麻醉后的感觉，有时会出现感觉异常甚至痛觉迟钝。但是重症肌无力从不会导致大量的感觉丧失。面部表情会发生改变，尤其是在情绪激动的时候，其笑容会变得扭曲（我们无法识别她到底是在哭还是在笑）。很多患者会抱怨这种面部表情的变化而逃避社交。人们会问他们为什么看起来总是那么伤心或者愤怒。

不能吹口哨或者亲吻，不能用力打喷嚏，不能用勺子喝汤或在某些字母（p、f、s）发音困难时才首先发现口轮匝肌无力。一些患者会抱怨他们的舌似乎很厚而与他们的嘴不匹配。吃一顿饭的时间延长了，进餐时谈话也变得困难了。

眼轮匝肌肌力不足可能会使洗头时无法紧闭双眼。一些患者抱怨他们拍照时不能睁一只眼闭一只眼（图 5-1B）。如果睡觉时眼睛闭不全，醒来时会觉得不适。这些症状可能是次要的和波动的，往往需要进行回顾性检测，在病程早期也不会使患者就诊。

症状严重一些的重症肌无力患者最常见的延髓症状是面肌无力。在其最显著的形式中面肌无力是很好辨认的，但因为它的微妙性及严重性也会发生改变，使得在神经系统检测中很容易被忽视。休息时面部表情可能并无异常，但是任何情绪的表达，尤其是笑会使正常功能丧失。其中一个典型特征是肌无力性混淆或者"rire verticale"（图 5-1B）。由于脸的上半部分也出现了无力，笑会导致上睑下垂，即使这种下垂在休息时并不明显。口轮匝肌早期敏感的标志是不能吹口哨或者亲吻（其在神经系统检测中很容易被忽略）。患者鼓腮后，如果检查者用手施加压力，将不能保证不漏气。检查者可以用一个手指让患者闭上的眼睛睁开或者使眼睛无法紧闭。面肌无力可能是不对称的，但在眼部症状中其很少作为突出表现来描述。最为敏感的发声肌的功能测试是让其一直不停地大声说话。其中一个简单的测试是进行大声的计数（101，102…）或者阅读。当无法理解患者所说时，能够注意到构音障碍或者鼻音变得更为显著，检查结果的定量程度可以通过其来衡量（图 5-2）。少数患者先出现声音的虚弱而不是构音障碍。一些患者可能会出现声音嘶哑，但失声并不是重症肌无力的标志。总的来说，构音障碍和鼻音的出现并不会改变音量。捏鼻后如果出现最高音量的改善则说明存在轻微的腭肌无力。

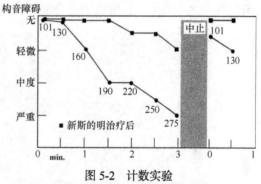

图 5-2 计数实验

终止后或者用新斯的明治疗后症状可以得到改善

唇、舌、咽部肌肉或者其组合间的无力会引起吞咽困难。一些患者如果在进食时已出现这些症状，他们可能需要用手抵消重力以支撑下巴、下唇或者嘴巴下部。一些患者可以通过扭头来改善吞咽困难的症状，这样可以使原本过大的喉咙缩小。鼻内出现液体反流是腭肌无力的表现。吞咽后出现咳嗽可能是吞咽机制缺陷的表现。一项研究表明延髓肌无力的老年患者无法用 20ml 的水吞下丸剂 [2]。严重的吞咽困难会出现流口水、窒息或者呼吸困难。

舌肌无力表现为患者无法伸出自己的舌触碰上唇。如果让患者用舌推对侧脸颊，则检测者可以直接获知舌肌无力的程度。

咀嚼肌无力可以通过常规测试来获知（用压舌板来测试）。让患者不断地大力张嘴闭嘴直到听到咔哒一声便是肌无力的表征。这一方法可以简单地在 30 秒内进行 100 次。

胸锁乳突肌和颈部肌肉的无力可以通过常规测试获知。一项实用的功能性测试是让患者卧位时抬头看着自己的脚趾头坚持 60 秒。

延髓肌无力的评估并不简单，其定量也很困难。吞咽困难则可以进行临床和电生理的评估。Weijnen 等发明了一些测试方法和设备，可以对重症肌无力患者的延髓功能进行定量评估[3~5]。

2.3 四肢、躯干和呼吸

15% ~ 20% 的患者抱怨首先出现手臂、手或者腿部的无力。首发四肢无力尤其是大腿无力约占30岁以下患者的1/3。这可能是由于年轻个体的这些肌肉群所承受的负荷较重。如在运动过程中，患者经常会抱怨晒衣服、锤钉子或者洗头时无法保持手臂的位置或者无法重复抬高上肢。一个或多个手指伸直无力通常是第四或者第五指，医生往往很难解释，有时还会误诊为外周神经受压。

腿部无力经常会导致突然跌倒，一些患者从楼梯上摔下后而被诊断为重症肌无力。如果首发症状是四肢或者躯干的无力，大部分患者会抱怨过度疲劳和特殊的沉重感。如果被问及其确切的感觉，尽管休息有利于恢复，在不等的时间之后也会重新恢复正常，但他们会说这不同于疲劳后的正常感觉。大部分患者伴有手臂和腿部症状，但总是表现为以其中之一为主，且可以通过合适的检测获知其差异性疲劳（图5-3）。

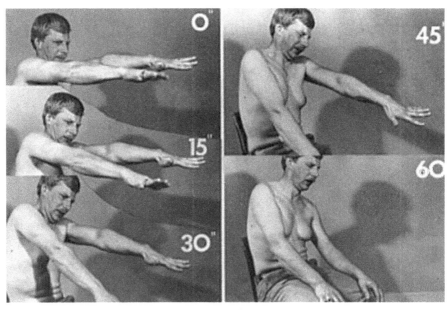

图 5-3 抬臂试验

患者被要求以双手内旋的方式将双臂向前平伸。通常情况下，这个姿势可以持续至少3分钟。而重症肌无力患者的无力可能导致患者单臂或者双臂下降。指总伸肌的无力（尤其是第四个手指）用该试验检测可能会变得更加明显

一些患者会出现背部和腰部肌肉疼痛，很容易被解释为维持姿势肌肉的功能不足。休息或者治疗后疼痛通常会消失。慢性疼痛并不是肌无力的特点。许多突触后重症肌无力患者在使用抗胆碱酯酶或者环孢素后仍然会有肌肉抽搐，这可以通过抗癫痫进行简单的治疗，因为苯妥英不会使重症肌无力恶化。

　　疾病孤立的表现为首发呼吸肌无力或者其他躯干肌无力很少见，但可能是患者开始进行药物护理的首个表现。我们只在合并感染的快速进展型全身性重症肌无力患儿或者麻醉过程中的箭毒作用下看到这些症状（呼吸暂停时间延长）。一些患者短期内会因吸气性喘鸣发生意识改变，吸气性喘鸣通常是持续性的前兆而且会危及生命。短暂性的昏迷很少发生，这并不被认为是由突然的呼吸暂停所引起的。通气症状总是会使患者需要很快住院。后来出现复视的重症肌无力患者首先表现出双侧声带麻痹，声带麻痹可以作为重症肌无力的评价指标[6]。

　　如果怀疑患者为重症肌无力，则有必要对其肌力进行测试。尽管如此，我们必须强调无力而不仅仅是易疲劳才是重症肌无力的重点标志。所有的测试都是为了衡量患者肌肉间的相互协调能力。这个一般是不困难的，但检查者必须将这种无力和产生最大肌力的非器质性衰竭性无力相区别。"frank subterfuge"可能是这种非器质性起因无力的原因之一。

　　下面的步骤对于肌力和疲劳性的评估很实用。个别肌群的肌力在休息后进行测试。通过姿势的固定和手持式测力计改善测试的准确性。适当的运动后再次测量患者的肌力，正常肌肉并不会出现肌力下降。适当的运动通过以下几点进行标准化[7]：

　　（1）手、手指、手臂进行的是水平拉伸（图 5-3）。这一姿势需要维持 3 分钟而不出现颤动或者晃动。患者执行这一操作时需要对其进行一些鼓励。肌无力的加重会使手臂、手或者手指出现颤抖或者逐渐下垂。如果肌无力很微弱，3 分钟运动后对肌力进行的测试评估并不会发现。这一测试很敏感，但不特异。伴有其他神经肌肉疾病的患者也可能无法维持双臂张开超过 1 分钟，但测试前后的肌力却是相同的。

　　（2）手持式测力计也可以测量反复收缩后的握力。可以将血压计改装成一个简单的测力计。

　　（3）患者应该可以屈曲膝或者老年人可以在没有手臂帮助的前提下将一个标准的椅子反复上举 20 次。

　　（4）用脚尖或者穿高跟鞋行走至少 30 步。

　　（5）卧位时直腿抬高达 45° 可以维持 1 分钟。

　　（6）肺活量和高峰流量的测试需要连续给予 5 次正常值。这些测试的难点在于唇或腭肌的无力。

　　不伴有或者之前没有出现呼吸困难的大部分全身型重症肌无力患者，其肺活量和其他呼吸参数下降，甚至 40% 的纯眼肌型肌无力患者也出现了肺活量下降[8]。常规肺功能测试显示肺活量和用力呼气容积相比有更大程度的下降。对大部分患者的高峰流量或者肺活量进行测试很有价值，而且可以在任何时间、任何环境下进行简单的测试。这些测试大部分是量化的，患者可以在家里进行这些测试以获得可靠的昼夜周期性波动信息。据个别患者反映，其他测试可能也是合适的。我们所应用的测试进行的调查结果见表 5-2[9]。所获数据可以说明休息和劳累后所获肌力的不同。这些测试还可以作为评估抗胆碱酯酶疗效和其他治疗效果的参考标准。

表 5-2　重症肌无力患者的临床研究 [a]

在休息的时候检查头部
- 注意眼睑下垂（通常是不对称的），头下垂或眼斜视 / 偏差
- 面瘫可以通过鼻唇沟和表达损失来证明消失
- 颈部或脸颊肌肉无力可能会通过支持下巴被掩盖
- 上睑下垂可以通过提眉补偿
- 可能有头部倾斜或转动来减少复视

眼部功能
- 直望向明亮的光引起上睑下垂
- 在一旁或向上看 60[b] 秒引起上睑下垂，尤其在外展侧
- 持续侧面 / 垂直凝视后出现复视（最长 60[b] 秒，从中线不超过 45°）

延髓功能
- 测试有和无鼻夹时的呼气流峰值或重要的肺活量来检测膈的无力
- 反复闭眼动作可以引起眼轮匝肌的疲劳，同时尽管双眼紧闭仍可看到睫毛
- 从 101 数字，数到 199 就会出现鼻音。请注意构音障碍或者鼻音是在数到哪个数字的时候出现的
- 通过 100 次关闭口试验前后咬压舌板试验来检测咬肌的功能
- 吞一玻璃杯水，而没有出现咳嗽或者没有水从鼻子里流出来是不可能的

颈部肌肉（水平位置测试）
- 保持 120[b] 秒抬起头（"看看你的脚"）
- 多次抬高头部（20×）

手臂（坐姿）
- 手臂伸在旋前位置向前（90°）为 240[b] 秒
- 注意开始颤抖或颤抖的手臂 / 手
- 注意各个手指下垂

手
- 充气血压计直到 300mmHg
- 反复握紧或者打开拳头（不允许数字紧连着数）（70×）
- 握持一个测力计 [优势手 ≥ 45[b]（男）或 ≥ 30[b]（女）kg W，非优势手 ≥ 35[b] 和 ≥ 25[b] kg W，各自的]

腿
- 髋关节倾向于 45° 屈曲（卧位）100[b] 秒
- 深度屈膝（20×）
- 从一个标准的椅子站立起来，不能用手辅助

通气功能
- 休息状态下肺活量或者最大呼气流量
- 在重复测试后（5 ~ 10×），肺活量或最大呼气流量下降

a 重复活动前后直接测试肌肉力量；b 最大值根据美国重症肌无力基金会医学科学咨询委员会的建议 [19]。

2.4　肌萎缩

局部肌萎缩的出现会混淆对重症肌无力的理解。一方面，除了典型的重症肌无力，肌萎缩包含在肌无力的早期表现中 [10]；另一方面，肌萎缩是将这些患者列为肌无力综合征范畴的一个参数，肌无力综合征是肌病、神经病或眼肌瘫痪的一种形式。而其他的重症肌无力患者和肌萎缩患者都是真正意义上的伴有肌病、神经病或者眼肌瘫痪的肌无力 [11]。

Ossermen[12] 将伴有肌萎缩的患者单独列为一组并认为这些患者肌肉活检的组织学改变有别于那些多发性肌炎或者肌营养不良患者，这些患者约占研究对象的 5%。从临床角度出发，局部肌萎缩可见于 6% ～ 10% 的患者[11～15]，如果患者伴有永久的眼肌麻痹，这一比例将会更高。尽管舌肌萎缩很显著（图 5-4）[16]，但萎缩分布的一些细节问题在文献中还很少被描述[11, 14]。在这些患者中局部肌萎缩占早发型患者的 9%、晚发型患者的 8%，伴有胸腺瘤的患者中则有12%[17]。在四肢我们发现主要是肩部肌肉、前臂肌肉（手指伸肌）和足部伸肌受影响，延髓肌萎缩更为常见；现在认识到部分患者患有 MuSK 型重症肌无力。

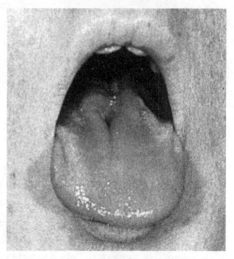

图 5-4　　一位舌肌萎缩的 60 岁老年患者
注意内侧和两个横向出现的沟，其定义为 "三沟舌"。
该患者在婴儿早期就已存在重症肌无力，52 岁时确定诊断

2.5　临床分类和定量测试

已经推荐了几种重症肌无力患者症状或者全身状况的评分系统[9]。Osserman 和 Genkins[18] 分类的应用很广泛，实际上它是在 1958 年原始 Osserman 分类上进行的改良[12]，1964 年 Oosterhuis[13] 对其进行了再次修改。这个分类将伴有肌萎缩的患者和青少年患者排除在外，而将 1 类定义为眼肌型重症肌无力。它可以用来回顾性地将患者分类为特定的类型，需要结合定位、严重程度和进展，但也不适用于个别患者。美国重症肌无力基金顾问委员会的一个专责小组提出对这一分类方案进行扩展修改，试图为所有调查者提供一个标准方案[19]。评分系统将眼肌、延髓肌、四肢肌和呼吸肌无力在描述上或者量化检测上进行分类。其中一个系统为眼部症状提供了详细的评分[20]。

2.6　认知受累

重症肌无力患者的临床试验并不会怀疑其伴有中枢神经系统受累。然而已发现器质性脑综合征的适应证伴随着视觉注意力和反应时间的异常。一项研究观察到血浆置换过程中随着肌力的增加会伴随记忆功能的改善[21]，而另一项研究则认为无法确定记忆缺陷[22]。听觉警觉性测试并未发现任何异常[22]。重症肌无力患者的乙酰胆碱受体抗体并不和从人类大脑提取的乙酰胆碱受体结合，由此认为中枢乙酰胆碱受体不太可能是自身免疫过程中的靶目标[23]。通过对临床数据的回顾发现，在其他部位还会出现认知缺损、癫痫、睡眠障碍、眼球扫视运动异常和精神问题[24]。我们认为重症肌无力患者认知和记忆障碍的数据尚不充分，并且也不能下结论。

2.7　病程

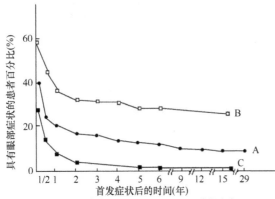

图 5-5　首发时只有眼部症状的患者占早发型肌无力的 39%，迟发型的 58%，伴胸腺瘤的 27% 3 年后 84% 的早发型患者、68% 的迟发型患者和 96% 的胸腺瘤患者将累及其他肌群。而 9.6% 的早发型、26.6% 的迟发型和 1% 的胸腺瘤患者最终仍然只表现为纯眼肌无力[17]

重症肌无力的初始症状在个体内具有高度可变性和演变性。对患者的症状进行治疗和缓解后往往会发现其患有重症肌无力的时间长于其发现的时间。Osserman[12] 认为重症肌无力并无典型的临床病程。受累肌群会在起初受累的基础上有扩展趋势，只有 10%[25] ～ 16%[26] 的肌无力患者在前 3 年局限于眼肌（图 5-5），而 3 年后这些纯眼肌型肌无力患者仅有 3% ～ 10% 发展为全身型[12, 25, 26]。当肌无力在 1 年内仅限于眼肌时，似乎有 84% 的可能性其将局限于局部[27]。如果受累肌肉限于局部但不是眼肌，那么在接下来的 1 ～ 3 年内将会继续向其他肌群扩展。无力只局限于延髓肌或者四肢肌肉这很罕见。

大部分患者在症状出现后的第 2 年获得诊断，但更长时间的诊断延迟也是正常的[12, 13]，尤其是早发型女性患者。我们研究了 100 例患者后发现在疾病首发的前 3 个月无力在男性进展比女性快，这可能是诊断延迟的一个原因[28]。另一个因素似乎是疾病早发阶段男女的诊断方法不同。没有男性进行精神鉴定而女性则有 8% 进行了精神鉴定。局限于四肢或者以四肢无力为主的肌无力患者误诊的可能性更高。

总的来说，在疾病的前几年其严重性会增加，几年后趋于稳定、改善甚至是恢复。图 5-6 列出了一个典型的病史。

重症肌无力严重恶化会导致肌无力危象的出现，这常在疾病的第 1 年出现[26, 39, 30]，但很少出现于发病前 2 周。伴有感染或者快速进展性延髓症状的儿童重症肌无力患者例外，这些患者往往会出现咳嗽或者窒息，因吸入而诱发呼吸感染使得全身性无力逐渐增加，他们出现肌无力危象的可能性更大。肌无力危象会危及生命，需要应用免疫调节方法积极进行治疗以减少发病时间。

在过去几十年，肌无力的死亡率已从 30% 下降至 0[26, 28, 30 ～ 32]。在最初几年，自发的长期缓解是很罕见的，但就长期来说，

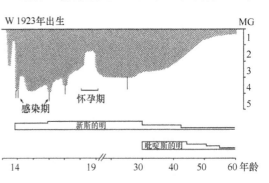

图 5-6　一个重症肌无力患者的病历

该患者首先出现紧张情况下的构音障碍，大概持续了 6 个月，感染出现时症状加重，而怀孕期间则观察到有所缓解。症状出现期间，口服新斯的明被替换为皮下注射（每天 6 次，每次 0.5mg）。30 岁后患者症状逐渐改善，而 45 岁以后患者只表现为轻微的无力。最后 10 年内进行了几个重要的手术后无力不再进展。她一直不愿意停止药物治疗（新斯的明 7.5mg，吡啶斯的明 10mg，每天 3 次）。用 6 项残疾评分标准评定其严重程度：0 分，无症状；5 分，需要借助人工通气[35, 37]

10% ～ 20% 的患者会出现自发缓解[26, 28, 30]。眼肌型重症肌无力患者相对于全身型肌无力患者而言具有较高的缓解率[26, 30]。

2.8　加剧因素

一些事件会对重症肌无力造成不利影响甚至造成亚临床型肌无力发病。其中最为显著的是伴有发热的感染性疾病、心理应激、甲状腺功能亢进或者减退及使用一些药物，如抗疟疾药物（奎宁、氯喹）、氨基糖苷类、β-肾上腺素受体阻滞剂、D-青霉胺[33]。一些专家建议避免免疫接种，但从来未对免疫接种的影响进行过考证。免疫接种前常建议进行免疫抑制治疗的患者停止治疗 2 ～ 3 周[34]。

妊娠对重症肌无力的影响是矛盾的：改善、恶化或者没有影响各占 1/3[35]。大部分患者在怀孕的第二阶段症状有所改善[35]。对 64 位怀孕患者进行调查后发现，23 位患者中 4 位受孕前未进行治疗的无症状患者复发；之前接受治疗的 31 位患者中，12 位怀孕期间有所改善，13 位未出现改变，6 位恶化。54 位患者中 15 位分娩后情况恶化[36]。约 1/3 的女性在月经前的 3 ～ 10 天内会出现病情恶化[37, 13]。

对于环境温度对疾病的影响尚未进行广泛研究。曾有报道特别炎热的天气会加剧无力[12, 38]，有时甚至会诱发危象[39]。在我们的研究中，个体反应差异很大，一些患者在温暖的天气下反而更好。

3　流行病学

3.1　发病率和患病率

重症肌无力的发病率为每年 3 ～ 5 人 / 百万[40～42]，偶尔也会有报道其发病率高达 21 人 / 百万[43, 44]。患病率大概是 60 人 / 百万[40～42, 45～48]，在一些研究中甚至高达 150 人 / 百万[49]。城市和农村的患病率存在显著差异[45]，这可能是由人口和医疗设备的差异所引起的。在过去的几十年，肌无力似乎有所流行，可能是受新的诊断手段和死亡率下降的影响所致。弗吉尼亚州的非洲裔美国人群的发病率和患病率比高加索人要高。眼肌型重症肌无力占这群患者的 25%[46]，这个数据较以往研究发现都要高。在我们自己研究的患者中发现 90% 的全身型肌无力患者含有抗乙酰胆碱受体抗体，3% 含有抗 MuSK[50]。

3.2　年龄、性别和分类

重症肌无力可以首发于任何年龄。总的来说，女性发病率是男性的两倍，在生育期甚至达到 3 倍，而青春期前和 40 岁以后发病率则大致相同[48, 42, 51, 52]。女性 30 多岁时的相对发病率是最高的[40, 18, 42]，而在一些研究中发现中年男性有一个发病晚高峰[18, 26, 42, 53]。一些研究者提到老年发病患者的发病率有所增加[42, 54, 55]，这可以用人口老龄化和环境因素解释。

　　眼肌型重症肌无力约占肌无力患者的 15%，其在男性中的发病率更高，尤其是 40 岁以上的男性 [48, 56]。图 5-7 给出了 800 例患者的起病年龄、性别、类型和胸腺瘤的发病率。中国人群进行的调查报告显示第一个十年发病相对较高（22%），青春期前为 36%[57, 58]，超过 50% 的患者仍然仅限于眼肌。尽管如此，先天性肌无力的发病率尚不清楚。

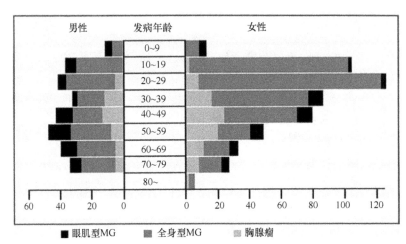

图 5-7　1960 ～ 1994 年从 805 位 MG 患者中得到的临床和人口统计学数据

3.3　获得性婴儿重症肌无力

　　欧洲和美国第一个十年发病的患病率为 1% ～ 3%，低于世界人口患病率。在日本 [56] 和中国 [58] 人口中发现了相对较高的患病率。眼肌型重症肌无力的发病年龄高峰在 2 ～ 3 岁。在欧洲也发现了青春期重症肌无力中眼肌型肌无力发病率相对较高 [59]。

　　尽管发热可能导致婴儿期重症肌无力恶化，但其预后通常是良好的。在一些散发性病例中，危及生命的呼吸功能不全可能会突然发生。其乙酰胆碱受体抗体的发生率低于成人，因此这一测试并不能用来区分先天性和自身免疫性重症肌无力。婴儿型重症肌无力（1 ～ 17 岁发病）[59] 或者青少年型重症肌无力（1 ～ 20 岁发病）[60] 患者的测试结果和成人的进行了对比，尽管证明对青春期孩子免疫调节的伤害性较少似乎是合理的，但我们仍然对他们采取和成年人一样的治疗措施 [54]。

3.4　老年型重症肌无力

　　一些临床和流行病学原因可以用来区分迟发型重症肌无力和早发型重症肌无力（迟发型将年龄定义在 40、45 和 50 岁）。胸腺瘤更常见于迟发型患者，相对于年轻患者而言，迟发型患者胸腺切除后的反应尚不明确，经常会在这些患者体内发现针对肌肉乙酰胆碱受体之外其他成分的抗体 [2, 61, 62]。尽管迟发型肌无力患者的症状和体征之间没有显著差异，自 50 岁之后发病的肌无力更易于发展为严重性肌无力。延髓肌无力发生率增加 [32]，并不能归因于胸腺瘤发病率的增加 [2]。免疫调节治疗对这些患者有效，但对于老年患者，药物不良反应的风险也将增加，尤其是皮质激素的不良反应[2, 17, 32]。

3.5 重症肌无力和胸腺瘤

重症肌无力患者胸腺瘤的发病率大概为 15%[18, 48]，迟发型肌无力患者更常见（图5-7）。相对于不伴胸腺瘤的患者而言，伴有胸腺瘤的患者病程更为严重，更常发生肌无力危象[15, 25, 51]，但是仍然有相反的研究。伴有胸腺瘤的患者更常以延髓症状为首发症状（表 5-1）。胸腺瘤相关并发症会导致更为严重的后果，但伴或不伴胸腺瘤的肌无力患者对于治疗的反应是类似的。我们研究观察了 1960 ～ 1994 年的 138 位患者[17]，其中16 位死于肿瘤并发症。其余患者中，20 位（16%）死于重症肌无力（均生于 1984 年之前，仅 2 位接受了免疫抑制治疗），55 位（45%）进行（n=37）或者未进行（n=18）免疫抑制治疗的患者症状有所缓解。从广义范围看，537 位非胸腺瘤重症肌无力患者中，2.8% 死亡，38% 完全缓解。这些数据提示伴有胸腺瘤的重症肌无力患者的自然病程更为不良，但免疫调节治疗的结果和非胸腺瘤肌无力患者是一样的。

3.6 重症肌无力患者自身免疫性疾病的发病率

重症肌无力发病机制假说的建立部分是基于肌无力患者发生的自身免疫性疾病[64]。在大量的肌无力患者中进行了重症肌无力和其他自身免疫性疾病的联合报道[18, 25, 40, 47, 42, 65]。这些报道中发病率为 2.3% ～ 24.2%，其平均发病率为 12.9%，而在美国为 3.2%[66]。

3.7 遗传易感性

尽管重症肌无力并不被认为是具有一定遗传传播模式的遗传性疾病，但在多个报道中家族性病例为 1% ～ 4%[12, 51, 67, 68]，最高为 7.2%[47]。对截至 1970 年报道的 72 例家族病例进行分析，39% 属于先天型（2 岁前发病），22% 发病于 3 ～ 18 岁，39% 在 18 岁后发病。76% 发生于一代，24% 发生于两代，发生于三代尚未发现。85% 的家族有两位肌无力患者，10% 为三位患者，更多的则很少见[67]。在双胞胎研究中，15 例单合子双胞胎中 6 例同时患有肌无力，而 9 例异卵双胞胎无一例同时发病[69]。

最近对 800 例患者中同时有两位家庭成员患有肌无力的 4 个独立家族进行了描述[70]。在 8 位患者中发现有 7 位含有抗乙酰胆碱受体抗体。并未发现 HLA 单倍体关联。另一个家族中描述了一代 10 位家族成员中的 5 位（年龄为 63 ～ 77 岁），并未发现基因异常[71]。在 800 例患者中[17]，14 位患者的近亲患有获得性重症肌无力（1.7%）。家族性重症肌无力很罕见，可能和先天性重症肌无力相混淆，先天性肌无力更可能为家族性。

3.8 鉴别诊断

诊断含有抗乙酰胆碱受体抗体的肌无力患者并不困难。如果没有发现自身抗体，病史、临床诊断结果、抗胆碱酯酶反应和电生理学测试是诊断的有利证据。尽管如此，一小部分患者仍然可能难以诊断。尤其是眼肌型重症肌无力的诊断很困难。其他肌无力综合征，尤其是 Lambert–Eaton 肌无力综合征应该被视为肌无力波动的血清学阴性患者。如果患者伴有延髓症状，可能存在神经肌肉方面的原因，如与肌萎缩性侧索硬化症、眼咽肌营养不良、延髓脊髓萎缩或者肌强直性营养不良进行鉴别诊断。显然其他脑干核团的病理状态可能会导致延髓症状。一些抱怨构音障碍的患者并不存在器质性病变。孤立性构音障碍可能是由于支配食管的副交感神经受干扰（迟缓不能）或者机制受损引起的。对这些患者还需要考虑局灶性运动障碍。

　　主要表现为四肢无力的血清阴性患者，其为 Lambert–Eaton 肌无力综合征的可能性比重症肌无力更大。其他多少伴有四肢和躯干肌无力波动的患者可能是运动神经元疾病、多肌炎、内分泌肌病和线粒体肌病。需要意识到用胆碱酯酶抑制剂治疗这些患者可以有所获益。颈部伸肌无力可能是重症肌无力突出或者初始表现，但当为运动神经元疾病和炎症性肌炎时也会出现。还会伴有良性孤立的颈伸性肌病，其在 3 个月内进展而进一步导致无力[72]。最后，一些患者会抱怨有主观的肌肉疼痛和易疲劳，但客观查体又没有无力的表现，这些主观症状并不被怀疑为重症肌无力。

（李　佳译　张　旭校）

参 考 文 献

1. Compston DAS, Vincent A, Newsom-Davis J, Batchelor JR. Clinical, pathological, HLA-antigen and immunological evidence for disease heterogeneity in myasthenia gravis. Brain 1980; 103: 579–601.
2. Antonini G, Morino S, Gragnani F, Fiorelli M. Myasthenia gravis in the elderly: a hospital based study. Acta Neurol Scand 1996; 93: 260–262.
3. Weijnen FG, van der Bilt A, Wokke J, Kuks J, van der Glas HW, Bosman F. What's in a smile? Quantification of the vertical smile of patients with myasthenia gravis. J Neurol Sci 2000;173:124–128.
4. Weijnen FG, Van der Bilt A, Wokke JHJ, Kuks JBM, Van der Glas HW, Bosman F. Maximal bite force and surface EMG in patients with myasthenia gravis. Muscle Nerve 2000;23:1694–1699.
5. Weijnen FG, Kuks JBM, Van der Bilt, Van der Glas HW, Wassenberg MWM, Bosman F: Tongue force in patients with myasthenia gravis. Acta Neurol Scand 2000; 102: 303–308.
6. Osei-Lah A, Reilly V, Capildeo BJ. Bilateral abductor vocal fold paralysis due to myasthenia gravis. J Laryngol Otol 1999;113:678–679
7. Oosterhuis H J G H. Myasthenia gravis. Churchill Livingstone, Edinburgh 1984.
8. Reuther P, Hertel G, Ricker K, Bürkner R. Lungenfunktionsdiagnostik bei myasthenia gravis. Verhandlungen der Deutsche Gesellschaft für Innere Medizin 1978; 84:1579–1582.
9. Kuks JBM, Oosterhuis HJGH. Disorders of the neuromuscular junction: outcome measures and clinical scales. In: Guiloff RJ (ed.): Clinical trials in neurology. Springer, London 2001, pp 485–499.
10. Oppenheim H. Die Myasthenische Paralyse (Bulbärparalyse ohne anatomischen Befund). Berlin, S Karger 1901.
11. Oosterhuis H J G H, Bethlem J. Neurogenic muscle involvement in myasthenia gravis. J Neurol Neurosurg Psychiatry 1973; 36: 244–254.
12. Osserman KE. Myasthenia Gravis. Grune & Stratton 1958 New York
13. Oosterhuis HJGH 1964 Studies in myasthenia gravis. J Neurol Sci 1964; 1: 512–546
14. Schimrigk K, Samland O. Muskelatrophien bei Myasthenia gravis. Der Nervenarzt 1977; 48: 65–68.
15. Simpson JA. Evaluation of thymectomy in myasthenia gravis. Brain 1958: 81:112–145.
16. Kinnier Wilson S A. Neurology, vol I, London, Edward Arnolds Co 1940, p 1598.
17. Oosterhuis HJGH. Myasthenia Gravis. Groningen Neurological Press. 1997
18. Osserman KE, Genkins G. Studies in myasthenia gravis: review of a twenty year experience in over 1200 patients. Mt Sinai J Med 1971; 34: 497–537.
19. Task Force of the Medical Scientific Advisory Board of the Myasthenia Gravis Foundation of America. Jartezki III A, Barohn RJ, Ernstoff RM, Kaminski HJ, Keesey JC, Penn AS, Sanders DB. Myasthenia Gravis. Recommendations for clinical research standards. Neurology 2000; 55: 16–23

20. Schumm F, Wiethoelter H, Fateh-Moghadam A, Dichgans J. Thymectomy in myasthenia gravis with pure ocular symptoms. J Neurol Neurosurg Psychiat 1985; 48: 332–337.

21. Tucker D M, Roeltgen DP, Wann Ph D Wertheimer RI. Memory dysfunction in myasthenia gravis: evidence for central cholinergic effects. Neurology 1988; 38: 1173–1177 .

22. Lewis S W, Ron M A, Newsom-Davis J. Absence of central functional cholinergic deficits in myasthenia gravis. J Neurol Neurosurg Psychiatry 1989;52:258.

23. Whiting PJ, Cooper J, Lindstrom JM. Antibodies in sera from patients with myasthenia gravis do not bind with nicotinic acetylcholine receptors from human brain. J Neuroimmunol 1987; 16: 205

24. Steiner I, Brenner T, Soffer D, Argov Z. Involvement of sites other than the neuromuscular junction in myasthenia gravis. In Lisak RP (ed.) Handbook of Myasthenia gravis and myasthenic syndromes. Marcel Decker, New York 1994, pp 277–294.

25. Oosterhuis H J G H. Myasthenia gravis. A review. Clin Neurol Neurosurg 1981; 83:105–135.

26. Grob D, Brunner NG, Namba T. The natural course of myasthenia gravis and the effect of various therapeutic measures. Ann NY Acad Sci 1981; 377: 652–669.

27. Grob D. Natural history of myasthenia gravis. In: Engel AG (Ed.). Myasthenia gravis and myasthenic disorders. Oxford University Press, New York, 1999; pp 131–145

28. Beekman R, Kuks J B M, Oosterhuis HJGH. Myasthenia gravis: diagnosis and follow-up of 100 consecutive patients. J Neurol Sci 1997;244:112–118.

29. Cohen MS, Younger D. Aspects of the natural history of myasthenia gravis: crisis and death. Ann NY Acad Sci 1981; 377: 670–677.

30. Oosterhuis H J G H. Observations of the natural history of myasthenia gravis and the effect of thymectomy. Ann NY Acad Sci 1981; 377:678–689.

31. Beghi E, Antozzi C, Batocchi AP et al.: Prognosis of myasthenia gravis: a multicenter follow-up study of 844 patients. J Neurol Sci 1991; 106: 213–220.

32. Donaldson DH, Ansher M, Horan S, Rutherford RB, Ringel SP. The relationship of age to outcome in myasthenia gravis. Neurology 1990; 40: 786–790

33. Wittbrodt ET. Drugs and myasthenia gravis. n update. Arch Int Med 1997; 157: 399–408.

34. Schalke B. Klinische Besonderheiten bei Myasthenia Gravis Patienten. Akt Neurologie 1998; 25: 528–529

35. Plauché W C. Myasthenia gravis in pregnancy: an up date. Am J Ob Gyn 1979; 135:691–697.

36. Batocchi AP, Majolini L, Evoli A, Lino MM, Minisci C, Tonali P. Course and treatment of myasthenia gravis during pregnancy. Neurology 1999; 52: 447–452

37. Leker RR, Karni A, Abramski O. Exacerbation of myasthenia during the menstrual period. J Neurol Sci 1998; 156: 107–111

38. Borenstein S, Desmedt J E. Temperature and weather correlates of myasthenia fatigue. Lancet 1974; ii: 63–66.

39. Guttman L. Heat-induced myasthenic crises. Arch Neurol 1980;37:671–672.

40. Oosterhuis H J G H. The natural course of myasthenia gravis: a longterm follow-up study. J Neurol Neurosurg Psychiatry 1989; 52: 1121–1127.

41. Somnier FE, Keiding N, Paulson OB. Epidemiology of myasthenia gravis in Denmark: a longitudinal and comprehensive population survey. Arch Neurol 1991; 48: 733–739.

42. Storm Mathisen A 1984 Epidemiology of myasthenia gravis in Norway. Acta Neurol Scand 70, 274–284.

43. Aragonès, JM, Bolíbar I, Bonfill X, Bufill E, Mummany A, Alonso F, Illa I. Myasthenia Gravis. A higher than expected incidence in the elderly. Neurology 2003; 60: 1024–1026.

44. Emilio Romagna Study Group on Clinical and Epidemiological Problems in Neurology: Incidence of myasthenia gravis in the Emilia-Romagna region: A prospective multicenter study. Neurology 1998; 51: 255–258.

45. D' Alessandro R, Granieri E, Benassi G, Tola M R, Casmiro M, Mazzanti B, Gamberini G, Caniatti L. Comparative study on the prevalence of myasthenia gravis in the provinces of Bologna and Ferrara, Italy. Acta Neurol Scand 1991; 2: 83–88.

46. Phillips LH, Tomer JC, Anderson MS, Cox GM. The epidemiology of myasthenia gravis in central and western Virginia. Neurology 1992; 42: 1888–1893.

47. Pirskanen R. Genetic aspects in myasthenia gravis, a family study of 264 Finnish patients. Acta Neurol Scand 1977; 56: 365–388

48. Sorensen TT, Holm E B 1989 Myasthenia gravis in the county of Viborg, Denmark. Eur Neurol 29: 177–179.

49. Robertson NP, Deans J, Compston DAS. Myasthenia Gravis: a population based epidemiological study in Cambridgeshire, England. J Neurol Neurosurg Psychiatry 1998; 65: 492–496.

50. Niks EH, Kuks JBM, Verschuuren JJGM. Epidemiology of myasthenia gravis with anti-muscle specific kinase antibodies in The Netherlands. J Neurol Neurosurg Psychiatry. 2007 Apr; 78(4):417–8.

51. Grob D, Arsura E L, Brunner N G, Namba T. The course of myasthenia gravis and therapies affecting outcome. Ann NY Acad Sci 1987; 505:472.

52. Mantegazza R, Beghi E, Pareyson D, AntozziC, Peluchetti D, Sghirlanzoni A, Cosi V, Lombardi M, Piccolo G, Tonali P et al. A multicentre follow-up study of 1152 patients with myasthenia gravis in Italy. J Neurol Sci 1990;237:339–344.

53. Potagas C, Dellatotas G, Tavernarakis A, Molari H, Mourtzouhou P, Koutra H, Matiaks N, Balakas N. Myasthenia Gravis: changes observed in a 30-years retrospective clinical study of a hospital-based population. J Neurol. 2004

54. Matsuda M, Dohi-Iijima N, Nakamura A, Sekijima Y, Moriat H, Matsuzawa S, Sato S, Yahikozawa H, Tabata K, Yanagawa S, Ideda S. Increase in incidence of elderly-onset patients with myasthenia gravis in Nagano prefecture, Japan. Internal Medicine 2005; 44: 572–577.

55. Somnier FE. Increasing incidence of late-onset anti-AChR antibody-seropositive myasthenia gravis. Neurology 2005; 65: 928–930.

56. Fukuyama Y, Hirayama Y, Osawa M. Epidemiological and clinical features of childhood myasthenia gravis in Japan. Japan Medical Research Foundation University of Tokyo Press, Tokyo 1981 p 19.

57. Hawkins BR, Yu Y L, Wong V, Woo E, IpM S, Dawkins R L. Possible evidence of a variant of myasthenia gravis based on HLA and acetylcholine receptor antibody in Chinese patients. Quart J Med 1989; 70: 235–241.

58. Wong V, Hawkins B R, Yu YL. Myasthenia gravis in Hong Kong Chinese. Acta Neurol Scand 1992; 86: 68–72.

59. Batocchi AP, Evoli A, Palmisani MT, Lo Monaco M, Bartoccioni M, Tonali P. Early onset myasthenia gravis: clinical characteristics and response to therapy. Eur J Pediatr 1990; 150: 66–68

60. Lindner A, Schalke B, Toyka KV. Outcome of juvenile-onset myasthenia gravis: a retrospective study with long term follow-up of 79 patients. J Neurol 1997; 244: 515–520

61. Aarli JA. Late-onset Myasthenia Gravis. Arch Neurol 1999; 56: 25–27.

62. Kuks JBM, Limburg PC, Horst G, Oosterhuis HJGH. Antibodies to skeletal muscle in myasthenia gravis, part 2. Prevalence in non-thymoma patients. J Neurol Sci 1993; 120: 78–81

63. Bril V, Kojic J, Dhanani A. The long-term clinical outcome of myasthenia gravis in patients with thymoma. Neurology 1998; 51: 1198–1200.

64. Simpson JA. Myasthenia gravis, a new hypothesis. Scot Med J 1960; 5: 419–436.

65. Thorlacius S, Aarli JA, Riise T, Matre R, Johnsen HJ. Associated disorders in myasthenia gravis: autoimmune disease and their relation to thymectomy. Acta Neurol Scand 1989;80:290–295.

66. Jacobson DL, Gange SJ, Rose NR, Graham NMH. Epidemiology and estimated population burden of selected autoimmune disease in the United States. Clin Immunol Immunopath 1997;84:223–243

67. Namba T, Brunner N G, Brown S B, Muguruma M, Grob D. Familial myasthenia gravis. Arch Neurol 1971; 25: 49–60.

68. Szobor A. Myasthenia gravis: familial occurrence, a study of 1100 myasthenia gravis patients. Acta Medica Hungarica 1989; 4: 13

69. Behan P O. Immune disease and HLA association with myasthenia gravis. J Neurol Neurosurg Psychiatry 1980; 4: 611–621.

70. Evoli A, Batocchi AP, Zelano G, Uncini A, Palmisani MT, Tonali P. Familial autoimmune myasthenia gravis: report of four families. J Neurol Neurosurg Psychiat 1995; 58: 729–731.

71. Bergoffen J, Zmyewski ChM, Fischbeck KH. Familial autoimmune myasthenia gravis. Neurology 1994; 44: 551–554.

72. Suarez GA, Kelly JJ. The dropped head syndrome. Neurology 1992;42:1625–1627.

第**6**章
眼肌型重症肌无力

Robert B. Daroff and Michael Benatar

1 引言

重症肌无力是一种以局灶无力为最初表现的全身性疾病。最常见的局灶表现包括眼外肌、提上睑肌、眼轮匝肌的无力。即使有电生理学的证据表明面部和四肢肌肉存在无力，但如果无力局限在眼肌，其就被定义为眼肌型肌无力。85% ~ 90% 的重症肌无力患者以眼肌无力为首发症状，而发病时临床证据表明无延髓和四肢无力的即纯眼肌型肌无力患者[3~6]比例为 18%[1] ~ 59%[2]。

2 流行病学

重症肌无力的流行病学将在第 15 章详细讨论，这里我们仅对其做简要讨论。眼肌型和全身型重症肌无力的相对频率受多因素控制。尽管如此，采用那些已发表的基于人群的研究，如基于改良 Osserman 分类法的眼型肌无力或者美国重症肌无力协会的标准，所有肌无力患者中纯粹的眼肌型所占的比例为 35%（95% CI，32% ~ 38%）[7~13]。儿童眼肌型肌无力的文献很少。尽管 Fenichel 没有提供或者引用任何数据，但他指出儿童眼肌型肌无力较少在 6 个月以前发病，75% 发生在 10 岁以后[14]。青春期前起病多发生在男性，而青春期后起病则在女性更为常见。

3 重症肌无力眼肌受累的基础

重症肌无力显著的眼外肌易感性可以用这些肌肉的多种独特因素来解释[15]。一种比较直观的解释是眼对齐需要高度的精确性，力量产生中四肢肌肉难以察觉到的轻微的下降若在眼肌表现将导致视轴偏差及复视。但仍然有如解剖和免疫学等的其他因素使得眼外肌更为易感。一种解剖学解释认为这些肌肉不同于其他骨骼肌，它们包含了单神经和多神经支配的肌纤维。这不是简单地说这种多样性使人易患肌无力，而是说眼外肌单神经支配肌纤维的接头突触褶皱不如其他骨骼肌复杂[16]。并且多神经支配的肌肉其突触褶皱完全缺失，这有利于乙酰胆碱受体密度的提高并将电流聚焦于褶皱深处。电压门控钠通道位于这些褶皱的深处，增加了神经肌肉传递的安全系数。眼外肌神经肌肉接头突触褶皱复杂性的缺乏降低了安全系数，因此增加了肌无力的易感性。眼外肌在免疫学方面表现的衰变加速因子（Daf1）与其他骨骼肌也存在不同，衰变加速因子是膜结合补体调节基因，在眼外肌低水平表达[17]。因为补体调节因子保护细胞免于补体沉积和由此造成的膜损害，低水平的 Daf1 表达使眼外肌易受免疫介导损害。此外，重症肌无力与自身免疫性甲状腺疾病相关时更易发生眼肌受累，这可能涉及胸腺与眼肌共同抗原的免疫交叉反应[18]。

提上睑肌优先受累的原因还不太清楚，但可能和其接头褶皱的相对缺乏相关，为保持睁眼状态而不断激活也使得提上睑肌更易疲劳[19]。

4 临床表现

肌肉受累的模式、眼外肌受累范围从单一眼外肌或者眼睑无力到所有眼外肌麻痹致双侧上睑下垂。此模式有时会模拟中央运动性干扰，如凝视麻痹或核间性眼肌麻痹[20]。尽管眼肌型肌无力可能会发生适应性的无力和疲劳，可能会致仅能通过定量技术准确检测的亚临床瞳孔异常[21~23]，但我们仍认同 Glaser 和 Siatkowski[24]的观点，"如果出现瞳孔征象，必须进行其他诊断"。

眼肌型肌无力的诊断需要高度怀疑，如病史中出现以下情况：①周期性的单侧发作、交替发作或者双侧上睑下垂；②进行性上睑下垂加重或者白天复视，早晨醒后得以改善。此外，检测可以进一步明确眼肌型肌无力的诊断。例如，第Ⅲ脑神经麻痹时可能首发孤立的上睑下垂，眼外肌随后受累，疼痛和瞳孔扩张也很常见。因此，后天孤立的无痛性上睑下垂几乎可以肯定的诊断为眼肌型肌无力，除外眼睑孤立性转移癌罕见异常[25]、上睑提肌淀粉样浸润[26]、单侧无痛性眼睑肌炎[27]。类似地，快速扫视眼球运动范围受限的眼轻瘫仅发生在重症肌无力，所有其他限制眼球幅度的条件也会减缓扫视速度[20, 28]。面神经无力局限在眼轮匝肌，与上睑下垂和眼外肌无力共存的面神经无力仅发生在重症肌无力患者。持续向上凝视后的眼外肌和上睑疲劳（图 6-1）同样提示眼肌型肌无力，尽管这如同 Cogan 睑抽搐征象，可能继发于中脑病变[29~31]。

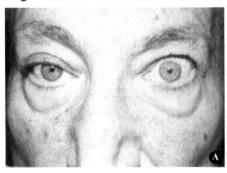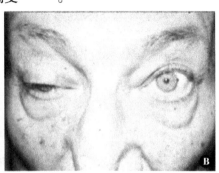

图 6-1　患者额肌收缩表明其尝试着向上看，表现为右侧轻度上睑下垂，左眼睑萎缩（A）；患者在持续性向上凝视后出现进展的眼睑无力，这在有明显的上睑下垂的右眼更为显著，左侧眼睑萎缩减轻（B）（图片由 Lawton Smith，M.D. 惠赠）

此征象常出现于单侧上睑下垂的重症肌无力患者。让患者往下看而抑制提上睑肌。15 秒后让患者看检查者的鼻子或者与眼同一水平的某物体，如果出现此征象，之前下垂的眼睑过度收缩而暂时会高于另一眼睑。之后回缩的眼睑会慢慢掉回到之前下垂的位置。

另一个眼肌型肌无力的眼睑征象是上睑下垂的增强，下垂眼睑的被动抬高会导致对侧眼睑的下垂。其解释为 Hering 平等支配法则，例如，如果由于双侧提上睑肌无力使得双侧上睑下垂，并且右侧比左侧下垂更为明显，则双侧都会获得相等的提升眼睑的中央支配。由于不对称的无力，右侧眼睑比左侧眼睑下垂更为明显。但是，如果人为地提高右侧眼睑，增加的中央支配会停止，左侧眼睑会变得更加下垂[22, 32]。

但我们必须强调，无论眼肌型肌无力的病史和检查结果如何具有特征性，散大的瞳孔或者疼痛可否定这一诊断，除非有其他病症和重症肌无力共存。

5　诊断试验

眼肌型肌无力应用的诊断方法包括：休息试验、冰试验和腾喜龙试验；乙酰胆碱受体抗体分析、重复神经电刺激（RNS）及单纤维肌电图（SFEMG）。研究这些测试诊断的方法学的准确性存在很大的差异。常见的局限性是用病例对照设计（已知患重症肌无力的患者与正常对照或者和患其他疾病的患者做对比）而不是队列设计（一些外部参考标准评估了一系列用可能为重症肌无力的诊断评估来评估的患者）。MB 对眼肌型肌无力诊断的各个步骤的准确性做了评述[33]。

休息和睡眠测试的不同技术建议都表示下垂的眼睑关闭大约 2 分钟视为临床休息。在睡眠测试中，患者处于安静、黑暗的房间，让其闭着眼睛尝试着入睡 30 分钟。在两个测试中，休息前后都对上睑下垂进行评分，并进行对比。休息试验的病例对照研究显示其对眼肌型肌无力诊断的敏感性为 0.5、特异性为 0.97[34]。尽管存在方法学的限制，但睡眠测试的病例对照研究显示其对眼肌型肌无力诊断的敏感性为 0.99、特异性为 0.91[35]。

基于 Borsenstein 和 Desmedt[37] 的观察所得，温度降低时重症肌无力患者神经肌肉封闭会有所改善，Saavedra 等首次描述了冰试验在眼肌型肌无力诊断中的作用[36]。冰试验是用放满冰的手术手套在下垂的眼睑上敷 2 分钟，对冰敷前后的眼睑下垂度进行评分并进行对比。三项病例对照设计研究确定了冰试验对眼肌型肌无力诊断的准确度[38～40]。预计其诊断眼肌型肌无力的敏感性和特异性分别为 0.94 和 0.97。由于一个快速眼动睡眠行为障碍（RBD）的患者出现了一系列的过敏反应，我们建议使用不含乳胶的手术手套进行冰试验。

腾喜龙（氯化腾喜龙）试验通常被视为眼肌型肌无力的主要诊断方法。此测试最重要的技术方面是需要一个明确的终点来判断试验成功与否。我们将上睑下垂（图 6-2）或者直接观察到至少有一条眼外肌麻痹的强化作为唯一可靠的终点。对于没有上睑下垂或者可辨别的眼肌瘫痪的患者，并没有有效的终点[41]（图 6-3）。其他测试则很大程度上依赖于肌肉平衡端点，如棱镜、红玻璃、马达式杆、Lancaste 红绿试验[42]，但如果非麻痹的肌肉或者拮抗肌变弱，这些会使得腾喜龙试验出现假阳性[41]。如果终点是有效的，则不需要生理盐水做对照。

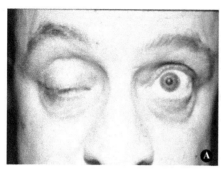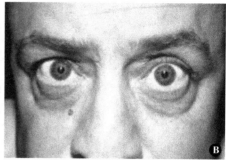

图 6-2 一眼肌型肌无力患者几乎完全右眼上睑下垂，额肌收缩、眉毛上提都提示该患者努力地想睁开眼睑（A）；静脉注射氯化腾喜龙（腾喜龙）后，右侧上睑下垂得以改善（B）（图片由 J. Lawton Smith，M.D 惠赠）

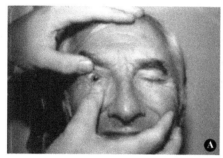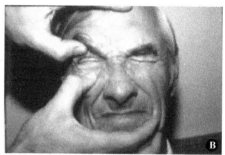

图 6-3 患者眼睑闭合无力，检查者很容易便可使其睁开（A）；注射腾喜龙后患者眼睑闭合力增大（B）该患者肌电图和抗体的存在证明其为重症肌无力。腾喜龙试验本身并不提示眼轮匝肌肌力的增加，不能作为重症肌无力诊断的依据，因为受损的意志力可以解释眼轮匝肌的无力。这些情况下应用安慰剂作对照的腾喜龙试验是不可靠的，因为静脉注射生理盐水并不会出现和腾喜龙一样的全身性反应

传统的腾喜龙试验方法包括先用 2mg 试验剂量确定其不会有不良反应，然后静脉注射 8mg。对于眼肌型肌无力，Kupersmith 等[43] 推荐 30 秒内注射不超过 2mg 的剂量。在这一附加的技术中，出现上睑下垂阳性反应的平均剂量为 3.3mg，出现眼外肌无力的平均剂量为 2.6mg。

儿童腾喜龙试验也需遵循同样的方法，但剂量不同。通常认为成人的最大剂量是 10mg，Fenichel[14] 推荐儿童的剂量为 0.15mg/kg，起始测试剂量为最大剂量的 10%。

大量研究使用眼电图及抗胆碱酯酶试验[44~46]，但其费用和特异性并不适合临床应用。扫视波形和视动性眼震的眼电图分析可以量化眼肌无力和易疲劳性，但同样也不适合临床应用。

一些神经眼科医生和神经科医生特别关注腾喜龙的并发症。针对神经眼科医生做的一项问卷提示，200 名调查对象进行了总计超过 23 000 次的试验，而其中只有 37（0.16%）次出现了一系列相关的严重并发症，如心动过缓和晕厥；而 16% 的调查对象更喜欢其他替代性的诊断程序，如睡眠试验或者冰试验[47]。尽管我们从未亲眼观察到腾喜龙试验的并发症，但我们还是建议用阿托品（在一个注射器中）对抗腾喜龙的毒蕈碱样不良反应。

腾喜龙试验诊断准确率的正式研究尚未开展[33]。我们发现一个比较差的方法学质量队列研究报道其诊断眼肌型肌无力的敏感性为 0.92、特异性为 0.97[48]。

三项病例对照研究[49~51]和三项队列研究[48, 52, 53]报道了乙酰胆碱受体抗体试验的实用性。方法学质量较高的队列研究[48, 52, 53]诊断眼肌型肌无力的预计敏感性（0.44）比设计较差的病例对照研究预计的敏感性（0.66）[49~51]低一些。这些研究的特异性在 0.95[52]～1.0[50]之间波动。乙酰胆碱受体抗体滴度升高表现出的持续的高特异性证明它是作为基础诊断所必需的。肌肉特异性酪氨酸激酶受体（MuSK）抗体的应用尚不清楚，其研究更为局限，但是现有数据显示在少数血清学阴性的全身型重症肌无力患者中出现了 MuSK 抗体，但是在眼肌型肌无力患者中几乎没有发现该抗体[54, 55]。

重复神经电刺激对于重症肌无力的诊断将在第 7 章中介绍。重复神经电刺激对于眼肌型肌无力诊断的敏感性估计为 0.11（刺激桡神经，在肘神经记录[56]）、0.15（刺激尺神经，在小指展肌记录[52]）、0.2（刺激面神经，在鼻肌和额肌记录[57]）、0.39（刺激面神经，在眼轮匝肌记录[58]）。Costa 等发现对 4 对不同的神经肌肉（面神经 - 鼻肌、副神经 - 斜方肌、桡神经 - 肘肌、尺神经 - 小指展肌）进行重复神经电刺激时其敏感性保持在 0.33 左右[53]，提示重复神经电刺激对于眼肌型肌无力诊断的敏感性通常较差。尽管如此，其特异性仍较好，范围为 0.89[52]～0.97[53, 58]。

相对于重复神经电刺激而言，单纤维肌电图诊断的准确性取决于所检测肌肉的不同（如眼轮匝肌或额肌）、所使用的记录技术（如刺激的或者自发的）、记录电极的类型（如单纤维或同心针）。对于单纤维肌电图诊断眼肌型肌无力的准确性研究需要进行队列设计。尽管其他方法学问题引起了关注，但当用单纤维电极记录眼轮匝肌颤动（0.97）[52, 53]时，相较于用类似电极记录到的额肌颤动（0.86）[59,60]或者用同心针从额肌记录到的颤动（0.62）[61]，这些研究用于眼肌型肌无力的诊断表现出更高的敏感性。对于眼肌型肌无力的特异性更加不同，其范围低至 0.66[59]，高可至 0.98[53]。

6 全身型重症肌无力的进展

眼肌型肌无力的一个主要关注点是其发展为全身型肌无力的潜在可能性。尽管有些调查员认为其概率可能高达 66%[6]，但大多数调查员认为约 50% 的患者可以通过这种形式进展[3, 10, 62]。Simpson 等[5]报道该概率可以达到 85%～95%（取决于两个相互矛盾的陈述的正确性），这些数据与其他数据的不同无疑反映出眼肌型肌无力定义的不确定性，在儿童其进展率为 39%～49%[63]。

通常我们认为在发病的前两年更可能进展为全身型肌无力，但支持这一说法的数据是不明确的。一项研究发现在眼肌型肌无力转化为全身型重症肌无力的患者中有 44/53（89%）的患者发生在起病前两年[3]，但其他研究发现在前两年进展的患者占 50%～60%[2, 62]。事实上，这一进展在发病后的 24 年内都可能发生[28]。Bever 等[3]发现此进展没有先兆，包括抗体的出现和消失、健侧肢体肌肉重复神经电刺激反应的衰减。近期更多研究显示，尽管肢体 SFEMG 异常并不提示其进展，但肢体 SFEMG 正常提示其仍然为眼肌型肌无力的可能性为 82%[64]。

20%的眼肌型肌无力患儿会进入一个永久的、药物无缓解的阶段[14]，相对而言Bever等对成人的研究认为该概率为10%[3]。

7　治疗

眼肌型肌无力的治疗目的是缓解症状、尽可能抑制或延迟全身型重症肌无力的进展。治疗方案包括抗胆碱酯酶药物，通常用溴化吡啶斯的明（麦斯提龙）、激素、免疫抑制剂（硫唑霉素和环孢素）、胸腺切除、眼睛修复（针对复视）或者针对双侧上睑下垂的手术。眼肌型肌无力患儿由于上睑下垂或复视造成的弱视风险，促进了对遮盖治疗的需要以确保对双眼的运用[65]。对于这些不同的治疗形式有支持者也有反对者，但评价这些治疗方式选择的研究还存在明显的不足，因此要做到循证推荐还是很难的。

我们只开展了两项眼肌型肌无力的随机对照药物试验[66, 67]，但没有一项能为治疗提供有效信息。这两项研究包括其所采用的治疗方法和成果指标，被总结为一系统性综述在Cochrane上发表[68]。

方法学质量相当不错的两项观察研究报道了积极进行胸腺切除治疗[69, 70]对眼部症状改善的结果。两项研究都未发现胸腺切除术的任何好处。5项观察研究报道了口服激素对从眼肌型向全身型肌无力[43, 71～74]进展风险方面的影响；其中2项还检测了硫唑嘌呤的风险影响[71, 74]。激素研究中比值比的点估计表明在4项研究中都降低了进展风险[43, 71, 72, 74]，仅一项研究的置信区间跨度单位未显示任何益处[73]。这两项研究同时研究了硫唑嘌呤在进展风险方面的有效效应，其置信区间并未跨单位[71, 74]。这些观察性研究的数据表明，激素和硫唑嘌呤有利于降低眼肌型肌无力向全身型肌无力进展的风险。

随机对照研究的缺乏使得眼肌型肌无力治疗疗效的循证推荐变得不可能[75]。在证据不足的情况下，我们用目前的方法为这些患者提供治疗。首先尝试用吡啶斯的明缓解症状，它通常能够改善上睑下垂和复视，但并不能让患者满意。例如，不伴有复视的单侧完全性上睑下垂的患者，吡啶斯的明能缓解上睑下垂而使复视暴露；通常吡啶斯的明可以增加无力的眼外肌的肌力，但并不能完全改善无力症状，仍遗留一些复视。少量的复视比一个大的分离更加令人不安，因为相对于接近真实的图像我们更容易忽略周边的复视像。因此，用吡啶斯的明消除上睑下垂和大幅度地减少复视后，相对于患者原先的症状这更让他们觉得痛苦。

如果我们不能用吡啶斯的明矫正复视，有人（RBD）建议用夹式眼镜遮眼器、磨砂镜头或者封闭式隐形眼镜来遮盖一只眼睛。双侧上睑下垂通常可以通过使用光学家构建的支撑镜得以改善（图6-4）。

本章的两位作者在使用激素治疗眼肌型肌无力方面略有不同。一位（RBD）仅将激素治疗作

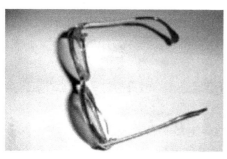

图6-4　上睑下垂支撑镜是薄的金属框架，在镜框上附上金属。在不影响眨眼的前提下机械性地抬高眼睑（图片由Robert L. Tomsak, M.D., Ph.D.惠赠）

为以下情况的最后手段，包括双侧全眼肌麻痹、不能耐受支撑镜的双侧上睑下垂，或者是出于美观考虑而坚持的患者[75]。最后一类是指"除非我再次恢复正常，不然会自杀"的患者。

RBD 不愿使用激素是基于其明显的并发症，用双磷酸酯来预防其伴随的骨质疏松是必需的[76, 77]，一旦开始使用必定会伴随着症状的加重[80]。尽管 RBD 发现激素可能可以防止眼肌型肌无力向全身型肌无力进展，但他怀疑其对已经进展为全身型肌无力的患者无效。

另一位作者 MB 所用方法介于常规运用激素和很少运用激素的中间地带。MB 会对以上提到的保守治疗无效的大部分患者用激素进行治疗。我们都很关注激素的潜在并发症，如糖尿病、高血压、青光眼、骨质疏松、消化性溃疡及体重增加。在开始使用激素前，我们会对每位患者进行 2 小时糖耐量测试和骨密度扫描。我们使用质子泵抑制剂预防消化道疾病及骨质疏松，建议患者配合他们的初级保健医生常规检测血压并控制血糖。

激素治疗开始剂量为泼尼松 10mg，隔天应用，以后每 3 天增加 10mg，直到达到预期临床效果。由于剂量的增加比较缓慢，患者通常会在隔天使用 40 ～ 60mg 时达到预期效果。用此剂量维持治疗几个月后逐渐减量，每月减少 10mg 直到 30mg 隔天应用。之后每月减少 5mg 直到 20mg，20mg 后每月减少 2.5mg 或者更少。肌无力患者日剂量在 20mg 或者以下改变时，其非常小的递减就可能导致治疗失败。这种治疗失败在眼肌型肌无力尤为明显，但我们并不知道激素是否会掩盖引人注目的全身型肌无力。对于眼肌型肌无力我们不使用硫唑嘌呤、环孢霉素、血浆置换、静脉注射免疫球蛋白（IVIG），也不推荐选择性胸腺切除术。

罕见的伴有固定斜视的患者（几年内不改变）可以得益于斜视矫正术[79]。尽管眼睑手术可以改善慢性上睑下垂[80]，但我们同意 Sergott[81] 的观点并且不推荐其应用。尽管如此，对于和重症肌无力上睑下垂共存的皮肤松弛（多余的、下垂的眼周皮肤），眼睑成形术可以增加睑裂大小。Bentley 等[79] 对一些伴有固定斜视的患者应用了肉毒杆菌毒素，以削弱麻痹肌的拮抗作用而达到矫正效果。鉴于眼肌型肌无力神经肌肉功能障碍的广义特性和局部注射肉毒杆菌的远期效果[82, 83]，其风险可能更大。

（任王芳 译　张　旭 校）

参考文献

1. Perlo VP, Poskanzer DC, Schwab RS, Viets HR, Osserman KE, Genkins G. Myasthenia gravis: evaluation of treatment in 1,355 patients. Neurology 1966;16:431–439.
2. Ferguson FR, Hutchinson EC, Liversedge LA. Myasthenia gravis; results of medical management. Lancet 1955;269:636–639.
3. Bever CT, Aquino AV, Penn AS, Lovelace RE, Rowland LP. Prognosis of ocular myasthenia. Ann Neurol 1983;14:516–519.
4. Evoli A, Tonali P, Bartoccioni E, Lo Monaco M. Ocular myasthenia: diagnostic and therapeutic problems. Acta Neurol Scand 1988;77:31–35.
5. Simpson JF, Westerberg MR, Magee KR. Myasthenia gravis. An analysis of 295 cases. Acta Neurol Scand 1966;42:Suppl 23 21–27.
6. Grob D, Arsura EL, Brunner NG, Namba T. The course of myasthenia gravis and therapies affecting outcome. Ann N Y

Acad Sci 1987;505:472–499.

7. Christensen PB, Jensen TS, Tsiropoulos I, et al. Incidence and prevalence of myasthenia gravis in western Denmark: 1975 to 1989. Neurology 1993;43:1779–1783.

8. Casetta I, Fallica E, Govoni V, Azzini C, Tola M, Granieri E. Incidence of myasthenia gravis in the province of Ferrara: a community-based study. Neuroepidemiology 2004;23:281–284.

9. Lavrnic D, Jarebinski M, Rakocevic-Stojanovic V, et al. Epidemiological and clinical characteristics of myasthenia gravis in Belgrade, Yugoslavia (1983–1992). Acta Neurol Scand 1999;100:168–174.

10. Robertson N, Deans J, Compston D. Myasthenia gravis: a population based epidemiological study in Cambridgeshire, England. J Neurol Neurosurg Psychiatry 1998;65:492–496.

11. Phillips LH, Torner JC, Anderson MS, Cox GM. The epidemiology of myasthenia gravis in central and western Virginia. Neurology 1992;42:1888–1893.

12. Anonymous. Incidence of myasthenia gravis in the Emilia-Romagna region: a prospective multicenter study. Emilia-Romagna Study Group on Clinical and Epidemiological Problems in Neurology. Neurology 1998;51:255–258.

13. Aiello I, Pastorino M, Sotgiu S, et al. Epidemiology of myasthenia gravis in northwestern Sardinia. Neuroepidemiology 1997;16:199–206.

14. Fenichel G. In: Clinical Pediatric Neurology, A Signs and Symptoms Approach. Philadelphia: Elsevier Saunders; 2005;305–307.

15. Yu Wai Man CY, Chinnery PF, Griffiths PG. Extraocular muscles have fundamentally distinct properties that make them selectively vulnerable to certain disorders. Neuromuscul Disord 2005;15:17–23.

16. Spencer RF, Porter JD. Structural organization of the extraocular muscles. Rev Oculomot Res 1988;2:33–79.

17. Porter JD, Khanna S, Kaminski HJ, et al. Extraocular muscle is defined by a fundamentally distinct gene expression profile. Proc Natl Acad Sci U S A 2001;98:12062–12067.

18. Marino M, Barbesino G, Pinchera A, et al. Increased frequency of euthyroid ophthalmopathy in patients with Graves' disease associated with myasthenia gravis. Thyroid 2000;10:799–802.

19. Kaminski HJ, Li Z, Richmonds C, Ruff RL, Kusner L. Susceptibility of ocular tissues to autoimmune diseases. Ann N Y Acad Sci 2003;998:362–374.

20. Leigh R, Zee D. The Neurology of Eye Movements. In. Fourth ed. New York: Oxford University Press; 2006;439–444.

21. Loewenfeld I. The Pupil: Anatomy, Physiology and Clinical Applications. Boston: Butterworth-Heinemann; 1999.

22. Calvert P. Disorder of Neuromuscular Transmission. In: NR M, N N, Biousse V, Kerrison J, eds. Walsh & Hoyt's Clinical Neuro-Ophthalmology. Sixth ed. Philadelphia: Lippincott Williams & Wilkins; 2005;1041–1084.

23. Digre K. Principles and Techniques of Examination of the Pupils, Accommodation, and Lacrimation. In: Miller N, Newman N, Biousse V, Kerrison J, eds. Walsh & Hoyt's Clinical Neuro-Opthalmology. Philadelphia: Lippincott Williams & Wilkins; 2005;715–805.

24. Glaser J, Siatkowski. Infranuclear disorders of eye movement. In: Glaser J, ed. Neuroophthalmology. Third ed. Philadelphia: Lippincott Williams & Wilkins; 1999;405–409.

25. Verhagen WI, Venderink D. Ptosis due to metastasis in the levator palpebrae muscle as first symptom of an adenocarcinoma of the lung. Neuroophthalmology 2001;26:197–199.

26. Liesegang TJ. Amyloid infiltration of the levator palpebrae superioris muscle: case report. Ann Ophthalmol 1983;15:610–613.

27. Ertas FS, Ertas NM, Gulec S, et al. Unrecognized side effect of statin treatment: unilateral blepharoptosis. Ophthal Plast Reconstr Surg 2006;22:222–224.

28. Daroff R. Ocular myasthenia: diagnosis and therapy. In: Glaser J, ed. Neuro-Ophthalmology. St Louis: Mosby; 1980;62–71.

29. Ragge NK, Hoyt WF. Midbrain myasthenia: fatigable ptosis, 'lid twitch' sign, and ophthalmoparesis from a dorsal midbrain glioma. Neurology 1992;42:917–919.

30. Kao YF, Lan MY, Chou MS, Chen WH. Intracranial fatigable ptosis. J Neuroophthalmol 1999;19:257–259.

31. Bhatt A, Haviland J, Black E, Stavern G. Sensitivity and specificity of the Cogan's lid twitch for myasthenia gravis in a prospective series of patients with symptomatic ptosis. Neurology 2005;64:A36.

32. Averbuch-Heller L, Poonyathalang A, von Maydell RD, Remler BF. Hering's law for eyelids: still valid. Neurology 1995;45:1781–1783.

33. Benatar M. A systematic review of diagnostic studies in myasthenia gravis. Neuromuscul Disord 2006;16:459–467.

34. Kubis KC, Danesh-Meyer HV, Savino PJ, Sergott RC. The ice test versus the rest test in myasthenia gravis. Ophthalmology 2000;107:1995–1998.

35. Odel JG, Winterkorn JMS, Behrens MM. The sleep test for myasthenia gravis. A safe alternative to tensilon. J Clin Neuro Ophthalmol 1991;11:288–292.

36. Saavedra J, Femminini R, Kochen S, deZarate JC. A cold test for myasthenia gravis. Neurology 1979;29:1075.

37. Borenstein S, Desmedt JE. Local cooling in myasthenia. Improvement of neuromuscular failure. Arch Neurol 1975;32:152–157.

38. Ellis FD, Hoyt CS, Ellis FJ, Jeffery AR, Sondhi N. Extraocular muscle responses to orbital cooling (ice test) for ocular myasthenia gravis diagnosis. J AAPOS 2000;4:271–281.

39. Ertas M, Arac N, Kumral K, Tuncbay T. Ice test as a simple diagnostic aid for myasthenia gravis. Acta Neurol Scand

1994;89:227–229.

40. Lertchavanakul A, Gamnerdsiri P, Hirunwiwatkul P. Ice test for ocular myasthenia gravis. J Med Assoc Thai 2001;84 Suppl 1:S131–136.
41. Daroff RB. The office Tensilon test for ocular myasthenia gravis. Arch Neurol 1986;43:843–844.
42. Seybold ME. The office Tensilon test for ocular myasthenia gravis. Arch Neurol 1986;43:842–843.
43. Kupersmith MJ, Latkany R, Homel P. Development of generalized disease at 2 years in patients with ocular myasthenia gravis. Arch Neurol 2003;60:243–248.
44. Barton JJ, Fouladvand M. Ocular aspects of myasthenia gravis. Semin Neurol 2000;20:7–20.
45. Tian J, Yang Q, Wei M, Terdiman J, Sun F. Neostigmine-induced alterations in fast phase of optokinetic responses in myasthenic ocular palsies. J Neurol 2002;249:867–874.
46. Toth L, Toth A, Dioszeghy P, Repassy G. Electronystagmographic analysis of optokinetic nystagmus for the evaluation of ocular symptoms in myasthenia gravis. Acta Otolaryngol 1999;119:629–632.
47. Ing EB, Ing SY, Ing T, Ramocki JA. The complication rate of edrophonium testing for suspected myasthenia gravis. Can J Ophthalmol 2000;35:141–144; discussion 145.
48. Nicholson GA, McLeod JG, Griffiths LR. Comparison of diagnostic tests in myasthenia gravis. Clin Exp Neurol 1983;19:45–49.
49. Howard FM, Lennon VA, Finley J, Matsumoto J, Elveback LR. Clinical correlations of antibodies that bind, block or modulate human acetylcholine receptors in myasthenia gravis. Ann N Y Acad Sci 1987;505:526–538.
50. Lefvert A, Bergstrom K, Matell G, Osterman P, Pirskanen R. Determination of acetylcholine receptor antibody in myasthenia gravis: clinical usefulness and pathogenetic implications. J Neurol, Neurosurgery and Psychiatry 1978;41:394–403.
51. Limburg P, The T, Hummel-Tappel E, Oosterhuis H. Anti-acetylcholine receptor antibodies in myasthenia gravis. Part 1: relation to clinical parameters in 250 patients. J Neurol Sci 1983;58:357–370.
52. Padua L, Stalberg E, LoMonaco M, Evoli A, Batocchi A, Tonali P. SFEMG in ocular myasthenia gravis diagnosis. Clin Neurophysiol 2000;111:1203–1207.
53. Costa J, Evangelista T, Conceicao I, de Carvalho M. Repetitive nerve stimulation in myasthenia gravis–relative sensitivity of different muscles. Clin Neurophysiol 2004;115:2776–2782.
54. Bau V, Hanisch F, Hain B, Zierz S. [Ocular involvement in MuSK antibody-positive myasthenia gravis]. Klin Monatsbl Augenheilkd 2006;223:81–83.
55. Bennett DL, Mills KR, Riordan-Eva P, Barnes PR, Rose MR. Anti-MuSK antibodies in a case of ocular myasthenia gravis. J Neurol Neurosurg Psychiatry 2006;77:564–565.
56. Kennett RP, Fawcett PRW. Repetitive nerve stimulation of anconeus in the assessment of neuromuscular transmission disorders. Electroencephalogr Clin Neurophysiol: Electromyogr Motor Control 1993;89:170–176.
57. Zinman LH, O'Connor PW, Dadson KE, Leung RC, Ngo M, Bril V. Sensitivity of repetitive facial-nerve stimulation in patients with myasthenia gravis. Muscle Nerve 2006;33:694–696.
58. Oey PL, Wieneke GH, Hoogenraad TU, van Huffelen AC. Ocular myasthenia gravis: the diagnostic yield of repetitive nerve stimulation and stimulated single fiber EMG of orbicularis oculi muscle and infrared reflection oculography. Muscle Nerve 1993;16:142–149.
59. Rouseev R, Ashby P, Basinski A, Sharpe J. Single fiber EMG in the frontalis muscle in ocular myasthenia: specificity and sensitivity. Muscle Nerve 1992;15:399–403.
60. Ukachoke C, Ashby P, Basinski A, Sharpe J. Usefulness of single fiber EMG for distinguishing neuromuscular weakness from other causes of oculr muscle weakness. Can J Neurol Sci 1994;21:125–128.
61. Benatar M, Hammad M, Doss-Riney H. Concentric-needle single-fiber electromyography for the diagnosis of myasthenia gravis. Muscle Nerve 2006.
62. Weizer JS, Lee AG, Coats DK. Myasthenia gravis with ocular involvement in older patients. Can J Ophthalmol 2001;36:26–33.
63. Mullaney P, Vajsar J, Smith R, Buncic JR. The natural history and ophthalmic involvement in childhood myasthenia gravis at the hospital for sick children. Ophthalmology 2000;107:504–510.
64. Weinberg DH, Rizzo JF, 3rd, Hayes MT, Kneeland MD, Kelly JJ, Jr. Ocular myasthenia gravis: predictive value of single-fiber electromyography. Muscle Nerve 1999;22:1222–1227.
65. Kim JH, Hwang JM, Hwang YS, Kim KJ, Chae J. Childhood ocular myasthenia gravis. Ophthalmology 2003;110:1458–1462.
66. Badrising U, Brandenburg H, van Hilten J, Brietl P, Wintzen A. Intranasal neostigmine as add-on therapy in myasthenia gravis. J Neurol 1996;243:S59.
67. Mount F. Corticotropin in Treatment of Ocular Myasthenia – A Controlled Clinical Trial. Arch Neurol 1964;11:114–124.
68. Benatar M, Kaminski H. Medical and surgical treatments for ocular myasthenia. Cochrane Database Syst Rev 2006.
69. Papatestas AE, Genkins G, Kornfeld P, et al. Effects of thymectomy in myasthenia gravis. Ann Surg 1987;206:79–88.
70. Kawaguchi N, Kuwabara S, Nemoto Y, et al. Treatment and outcome of myasthenia gravis: Retrospective multicenter analysis of 470 Japanese patients, 1999–2000. J Neurol Sci 2004;224:43–47.
71. Mee J, Paine M, Byrne E, King J, Reardon K, O'Day J. Immunotherapy of ocular myasthenia gravis reduces conversion to generalized myasthenia gravis. J Neuroophthalmol 2003;23:251–255.

72. Monsul NT, Patwa HS, Knorr AM, Lesser RL, Goldstein JM. The effect of prednisone on the progression from ocular to generalized myasthenia gravis. J Neurol Sci 2004;217:131–133.

73. Papapetropoulos TH, Ellul J, Tsibri E. Development of generalized myasthenia gravis in patients with ocular myasthenia gravis. Arch Neurol 2003;60:1491–1492.

74. Sommer N, Sigg B, Melms A, et al. Ocular myasthenia gravis: response to long-term immunosuppressant treatment. J Neurol, Neurosurg Psychiatry 1997;62:156–162.

75. Kaminski H, Daroff R. Treatment of ocular myasthenia: steroids only when compelled. Arch Neurol 2000;57:752–753.

76. Lloyd ME, Spector TD, Howard R. Osteoporosis in neurological disorders. J Neurol Neurosurg Psychiatry 2000;68:543–547.

77. Smith GD, Stevens DL, Fuller GN. Myasthenia gravis, corticosteroids and osteoporosis prophylaxis. J Neurol 2001;248:151.

78. Beekman R, Kuks JB, Oosterhuis HJ. Myasthenia gravis: diagnosis and follow-up of 100 consecutive patients. J Neurol 1997;244:112–118.

79. Bentley CR, Dawson E, Lee JP. Active management in patients with ocular manifestations of myasthenia gravis. Eye 2001;15:18–22.

80. Bradley EA, Bartley GB, Chapman KL, Waller RR. Surgical correction of blepharoptosis in patients with myasthenia gravis. Ophthal Plast Reconstr Surg 2001;17:103–110.

81. Sergott RC. Ocular myasthenia. In: Lisak R, ed. Handbook of Myasthenia Gravis and Myasthenic Syndromes. New York: Marcel Dekker; 1994;21–31.

82. Lange DJ, Rubin M, Greene PE, et al. Distant effects of locally injected botulinum toxin: a double-blind study of single fiber EMG changes. Muscle Nerve 1991;14:672–675.

83. Sanders DB, Massey EW, Buckley EG. Botulinum toxin for blepharospasm: single-fiber EMG studies. Neurology 1986;36:545–547.

第 **7** 章

胸腺瘤相关的副肿瘤重症肌无力

Philipp Ströbel，Wen-Yu Chuang and Alexander MarX

1 引言

自 2003 年原书第一次出版以来，对胸腺瘤相关性（副肿瘤）自身免疫性疾病包括重症肌无力的发病机制有了两个深入认识。首先，通过对肿瘤无关的单核苷酸多态性功能分析，非 MHC 遗传因素至少在一个亚群的患者中是副肿瘤重症肌无力的发病机制。其次，胸腺瘤被认为是一个"局部"的人类模型，如胸腺限制性 AIRE（"自身免疫性调节器"）表达的丢失。AIRE 通过对胸腺髓质内"混杂"的组织特异性自身抗原表达进行调控，其是控制免疫耐受的转录调控因子。胸腺瘤 AIRE 的缺失和早期的观察结果相关 [1]，针对 I 型干扰素的自身抗体是胸腺瘤和命名为自身免疫性多内分泌腺病综合征 I 型（autoimmune polyendocrinopathy syndrome type I，APS I）编码 AIRE 缺陷症状的生殖系诊断和定义标志。值得注意的是 AIRE 基因敲除鼠并不会出现抗 IFN 自身抗体和 APS I 综合征。因此，在胸腺瘤患者的新发现超越了副肿瘤重症肌无力的影响，并且强调了重症肌无力（+）相对于重症肌无力（-）来说其胸腺瘤作为模式系统对人类特异性自身免疫性疾病机制分析的重要性。

重症肌无力是自身抗体介导的神经肌肉接头功能受损的异质性自身免疫性疾病。以抗乙酰胆碱受体（AChR）抗体的存在或者缺失作为标准，将重症肌无力分为血清阴性重症肌无力和血清阳性重症肌无力。血清阳性重症肌无力的发病机制是高亲和力自身抗体直接针对烟碱型乙酰胆碱受体 [2,3]，而目前认识到所谓的血清学阴性重症肌无力（seronegative MG，SNMG）的自身抗体特点具有异质性：取决于种族和地理背景 [4~7]，SNMG 中一些特殊病例的神经肌肉接头处含有针对肌肉特异性酪氨酸酶（MuSK）的自身抗体（通常是 IgG_4）[8]。此外，被命名为双"阴性"的第三亚群患者表现为均不含抗 AChR 抗体和抗 MuSK 自身抗体 [9]。这些患者是否含有针对其他自身抗原的自身抗体或者目前的实验室检测手段无法检测到抗 AChR 或者抗 MuSK 抗体，这是目前正在进行的研究。

80%～90% 的重症肌无力患者和胸腺的病理改变相关。在约 10% 的抗 AChR 抗体阳性肌无力患者中，重症肌无力是胸腺上皮性肿瘤的一个亚群——胸腺瘤的副肿瘤现象。不同的胸腺改变和临床流行病学发现存在显著的相关性 [10~13]（表 7-1）。为了强调胸腺瘤相关性重症肌无力的特性，我们简要回顾了胸腺淋巴滤泡增生（thymic lympho-follicular hyperplasia,TFH）和所谓的胸腺萎缩。

表 7-1　依据胸腺病理学的 MG 亚型（临床、流行病学和遗传结果的相关性）

	EOMG/TFH	胸腺瘤	LOMG/A
发病年龄（岁）	10 ～ 40	15 ～ 80	＞ 40
男女比例	1 : 3	1 : 1	2 : 1
HLA 相关性	B8；DR3	（DR2, A24）	B7；DR2
肌样细胞	存在	缺少	存在
胸腺内自身抗体的产生	存在	缺少	缺少（？）
AIRE 表达	正常	缺少	正常
TNFA＊T1／B＊2 纯合子	罕见	很常见	常见
TNFA＊T2；TNFB1, TNFB＊1, C4A＊QO, C4B＊1, DRB1＊03	常见	罕见	罕见
CTLA4 +49A/G 基因型分布	与健康对照组相似	与 pMG 相关的 +49A/A	暂无
抗自身抗体			
AChR（%）	80	＞ 95	90
横纹肌（%）	10 ～ 20	＞ 90	30 ～ 60
肌联蛋白（%）	＜ 10	＞ 90	30 ～ 40
Ryanodine 受体（%）	＜ 5	50 ～ 60	20
IL-12，IFN-α，IFN-ω（%）	罕见	63 ～ 88	罕见

注：EOMG/TFH：早发型重症肌无力 / 胸腺淋巴滤泡增生；LOMG/A：晚发型重症无力 / 萎缩 ；pMG：副肿瘤性重症肌无力。

2　MG 的胸腺病理组织学

2.1　胸腺淋巴滤泡增生（TFH）

TFH 发生于 100% 的早发型抗 AChR 抗体阳性患者（EOMG）和大部分 AChR 和 MuSK 双阴性患者，但在抗 MuSK 抗体阳性患者体内基本未发现[9, 14, 15]。TFH 以伴或不伴血管旁生发中心扩展的淋巴滤泡增生为特点。显著的胸腺淋巴滤泡增生常见于重症肌无力患者[16]。TFH 同样发生于其他自身免疫性疾病患者[17]，但很少发生于健康人[18]。TFH 是周围血管基膜破坏的标志，这种破坏是由于淋巴滤泡[19]髓质（胸腺实质的一部分）和周围血管基膜［认为其属于外周（胸腺外）免疫系统］融合所致[20, 21]。胸腺淋巴滤泡增生时发生的炎症改变是直接针对命名为肌样细胞的一群独特的胸腺细胞群，认为其可能是由于 EOMG 患者肌样细胞表面补和自身抗体沉积所致。肌样细胞是特殊的非神经支配的成肌样肌细胞，位于淋巴滤泡外的胸腺髓质内。肌样细胞在正常胸腺和 TFH 都是 MHC Ⅱ 类阴性[22]且大部分可能会同时表达胎儿型和成人型 AChR[20, 23 ～ 25]。TFH 的肌样细胞通常会沉积于树突状细胞[20]且其增生和更新加快[26]。TFH 胸腺上皮的形态呈年龄相关性。

到底是什么触发了 EOMG 中 TFH 的发生仍然不清楚。但已提出上皮细胞衍生的细胞因子如 CXCL13 在这一过程中的作用[27]。而且 EOMG 相关的一些基因多态性可能和遗传因素相关，如 MHC-Ⅰ 类、MHC-Ⅱ 类分子[29, 30]、IL-1β[30]，TNF-α[31 ～ 33]，IL-10[34] 和 AChR α 亚单位而不是 β 亚单位[35 ～ 37]（表 7-1）。仍不清楚胸腺生发中心 bcl2 或者成熟胸腺 T 细胞 FAS 的过度表达是否是 TFH 形成的病因。

2.2　迟发型重症肌无力（LOMG）的胸腺病史

在过去几十年，40 岁以上重症肌无力患者的发病率有所增加，现在每年已占诊断为肌无力患者的 60%[41]。事实上迟发型重症肌无力（late-onset MG，LOMG）患者都是抗 AChR 血清阳性。这些患者的胸腺组织学被命名为"胸腺萎缩"。形态学研究显示与相同龄的健康人群相比，其胸腺大小基本上是正常的，胸腺实质每个区域内的肌样细胞数也未发生改变[20, 42]。

2.3　胸腺瘤和副肿瘤 MG

胸腺瘤发生于 10% ~ 15% 的重症肌无力患者。尽管很少报道重症肌无力与其他肿瘤相关[43]，但胸腺瘤的直接致病作用是无可争议的[10, 12, 16, 44 ~ 48]。重症肌无力是目前最为常见的表现出胸腺瘤的自身免疫性疾病，很多其他自身免疫性疾病也和胸腺瘤相关（表 7-2）。目前 WHO 的分型[49] 是根据胸腺瘤区分的，分为具有独特胸腺样器官功能的胸腺上皮性肿瘤和身体其他部位的类似于恶性肿瘤的胸腺癌。胸腺样器官最为重要的特点是其会促进肿瘤内 T 细胞生长（见下文）。与重症肌无力相关的仅是胸腺瘤而非胸腺癌[43, 50, 51]。重症肌无力相关的 A 型（髓质型）、AB 型（混合型）、B1 型（类器官型）、B2 型（皮质型）和 B3 型胸腺瘤的典型组织学发现见图 7-1 和图 7-2。

表 7-2　推测自身免疫性致病机制的副肿瘤性疾病与胸腺瘤[43, 79, 101, 102, 122, 123]**有关。大多数疾病的免疫发病机制至今没有得到阐明**

艾迪生病	神经性肌强直
粒细胞缺乏	垂体功能减退
斑秃	恶性贫血
再生障碍性贫血	多肌炎
自身免疫性结肠炎（GvHD 样）	纯红细胞再生障碍
自主性神经病变	类风湿关节炎
自身免疫性胃肠动力障碍（假性肠梗阻）	波纹肌肉病
库欣综合征（皮质醇增多症）	肉状瘤病
脑炎 [边缘和（或）皮质]	硬皮病
溶血性贫血	感觉运动神经病
低丙种球蛋白血症（Good 综合征）	僵人综合征
重症肌无力	系统性红斑狼疮
心肌炎	甲状腺炎

3　血清阳性 MG 的致病概念

3.1　胸腺淋巴滤泡增生（TFH）MG 的发病机制

人们普遍认同 TFH 相关重症肌无力是由于胸腺内的发病机制所致，胸腺肌样细胞上的 AChR 作为自身抗原参与（触发）[52]。对这一概念的支持基于以下发现：

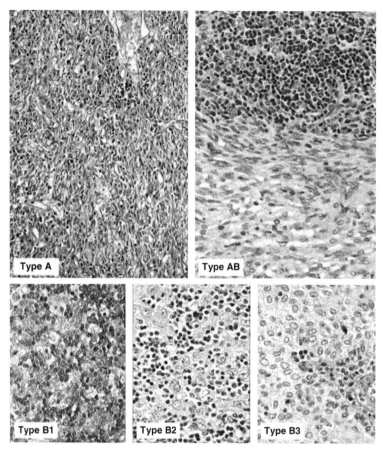

图 7-1　可以和副肿瘤重症肌无力相关的胸腺瘤的形态谱

WHO A 型(髓质型)胸腺瘤具有显著的梭形细胞功能而缺乏混合淋巴细胞,流式检测这些细胞都是成熟型细胞。WHO AB 型(混合型)胸腺瘤同时具有 WHO A 型和 B 型(皮质型)胸腺瘤的特点。在胸腺瘤中,这两个区域是明确分开的,而在其他肿瘤内 A 型和 B 型区域是相互交织而无法区分。大量缺乏胸腺上皮细胞学异型的未成熟 T 细胞和大量 Hassal 细胞的出现是 B1 型胸腺瘤的特征。B2 型胸腺瘤表现为标记的胸腺上皮细胞异型 T 细胞数量减少;偶尔也会出现 Hassal 细胞。B3 型胸腺瘤是由形成血管周围空间特征和血管周围栅状的上皮样细胞主导的。混合淋巴细胞大部分是未成熟表型(HE 染色)

（1）TFH/MG 患者的很大一部分自身抗体可以识别只表达于胸腺肌样细胞和一些眼外肌纤维[25, 54~56]的胎儿型 AChR（也就是含有代替 ε 亚单位的 γ 亚单位的 AChR）[53]。

（2）伴随 TFH 的胸腺是大部分抗 AChR 自身抗体产生的部位[57]，胸腺切除后重症肌无力的临床症状得以改善[58, 59]。

（3）AChR 胸腺外免疫可以诱导实验性自身免疫性重症肌无力（EAMG），但不会诱导出 TFH[60]。

（4)将受累 TFH 的胸腺移植给 SCID 小鼠会导致其持续产生抗 AChR 自身抗体[61~63]。

（5）TFH 内的肌样细胞和树突状细胞会出现异常的聚集[20]。因为 MG 患者的大部分肌样细胞 MHC Ⅱ 类分子仍然是阴性的，它们可以刺激预活化[22]而不是天然的 AChR 反应性 CD4+ T 细胞[64]。因此，树突状细胞可能会吸收受损肌样细胞的 AChR 并将 AChR 提呈给潜在的自身反应性 T 细胞，这些潜在的自身反应性 T 细胞是位于正常 T 细胞库内的非耐受 T 细胞[65~67]，在 TFH 内会增加[44, 68]。这些自身反应性 T 细胞一旦被激活便可能有助于胸腺内外 B 细胞自身抗体的产生[69, 70]。由于 TFH 肌样细胞更新和凋亡的增加[26]，肌样细胞释放的 AChRs 和胸腺内树突状细胞提呈的 AChR 肽段可能可以促进 TFH 相关 MG 患者体内 AChR 表位的扩散[22]。最近的数据表明，不仅是适应性免疫系统，先天免疫系统也可能通过上调胸腺上皮细胞内的 Toll 样受体而有助于打破中枢耐受[71]。

3.2 胸腺瘤相关性（副肿瘤）MG 的致病机制

正如表 7-1 所述，胸腺瘤相关性重症肌无力和 TFH 相关重症肌无力的发病机制是不同的[12, 14, 43, 72]。

TFH 和胸腺瘤之间有重要的形态学和功能上的差异。

（1）TFH 内的胸腺髓质是扭曲的但仍然存在，而胸腺瘤内界线清楚的髓质区域通常会消失或者变小。

（2）TFH 胸腺髓质内会出现大量表达 AChR 的肌样细胞，而胸腺瘤内则没有。

（3）TFH 胸腺上皮细胞内的 MHC Ⅱ类分子和正常胸腺类似，但其在胸腺瘤内则持续性减少[73～76]。

（4）TFH 胸腺内会产生显著的抗 AChR 自身抗体，胸腺瘤内则不然[77]，也可能存在个别例外[78]。

（5）自身免疫性调节因子 AIRE 通常表达于胸腺和 TFH 内，但在大部分胸腺瘤内不表达[79]。AIRE 在一小部分胸腺髓质上皮细胞（medullary thymic epithelial cells, mTECs）内强烈表达,而失活的 AIRE 突变和自身免疫综合征 APS I 或 APECED（autoimmune polyendocrinopathy, candidiasis, ectodermal dystrophy）相关[80]。AIRE 是一个强大的转录激活因子[81]并且调节 mTECs 内一些外周组织抗原（如胰岛素）的混杂性表达。AIRE 可以提高胸腺内的抗原提呈作用并且影响树突状细胞共刺激分子的表达及其在外周和成熟 T 细胞的相互作用[83]。在一些小鼠胸腺内，AIRE+ mTECs 的数量和发生阴性选择的胸腺细胞的出现相关[84]，自身反应性 T 细胞的胸腺消除具有明显的 AIRE 基因剂量依赖性[85]。

尽管胸腺瘤内的 AIRE 是普遍缺失的，但胸腺瘤和 TFH 重症肌无力患者自身抗体的频谱和临床自身免疫性表现很类似[79]，条纹状抗体（如抗连接素抗体）和针对 IFN-α、IFN-ω 的自身抗体是重要的例外，在 EOMG 和 TFH 患者体内未发现这些抗体[1, 79]。针对 IFN-α、IFN-ω 的自身抗体可能是中枢（如胸腺）AIRE 缺乏的替代性标志，这些发现强烈反对 AIRE 在包括 MG 在内的大部分胸腺相关性自身免疫性疾病中发挥主要作用的观点。

3.2.1 副肿瘤 MG 的遗传特征

胸腺瘤重症肌无力患者并不存在明确的 HLA 相关性，这和 TFH-MG 形成了鲜明的对比（表 7-1）。不过近期的研究提示，获得性胸腺瘤患者的肿瘤相关性功能和遗传背景可以确定其是否会进展为重症肌无力。T 淋巴细胞相关性抗原 4（CTLA4）基因外显子的单核苷酸多态性在诱发胸腺瘤患者进展为副肿瘤 MG 方面起到重要作用[86]。这一发现令人惊讶，因为个别基因型如 +49A/A，富有高水平的 CTLA4，并且发现其可以保护一些其他的自身免疫疾病。CTLA4 对 T 细胞激活起到关键的负调节作用，并且竞争性地干扰抗原提呈细胞上 CD28 和 B7-1、B7-2 结合[87]。CTLA4[high] 和副肿瘤重症肌无力而不是其他类型的重症肌无力的异常矛盾性关联为胸腺瘤相关重症肌无力提供了一个独特的致病机制[86]。高水平的 CTLA4 认为可以支持重症肌无力相关性胸腺瘤内 CD4[+] T 细胞的非耐受性选择[86]（见下文）。

3.2.2　有助于副肿瘤 MG 发生的分子和功能特征

正如前文所述，胸腺活性的维持是大部分胸腺瘤患者发展为重症肌无力的首要条件（在胸腺失活的 A 型胸腺瘤中可能不是这样的）。肿瘤胸腺上皮细胞内定位于染色体 6p21.3 的 MHC 杂合性（loss of heterozygosity，LOH）的缺失在伴有胸腺瘤的重症肌无力患者中更为常见。这一 LOH 提示半合子胸腺上皮细胞（推测其执行 T 细胞的选择）、肿瘤内树突状细胞和周围免疫系统 MHC 杂合子之间的 MHC 嵌合性。尽管如此，MHC 位点的 LOH 仅在 50% 的重症肌无力相关胸腺瘤内观察到，MHC 嵌合型可能只是非耐受性 T 细胞选择的很多机制中的一种[43, 88]。胸腺瘤上皮细胞 MHC Ⅱ类分子蛋白水平的持续性下降可能是自身免疫的潜在特征[86]。

3.2.3　MG 相关胸腺瘤的共同特征

尽管各种胸腺亚型组织学显示了其形态和功能上的差异，但 MG 相关性胸腺瘤仍具有以下共同特征。

（1）所有重症肌无力相关胸腺瘤在一定程度上都显示了正常胸腺瘤的形态和功能特征。尤其是它们还提供了未成熟造血前体细胞的归巢信号并促进其分化为成熟 T 细胞[89~91]。在超过 90% 的伴有胸腺瘤的重症肌无力患者（AB、B1、B2、B3 型）中天然 CD4[+]T 细胞对其肿瘤内成熟似乎是至关重要的，因为重症肌无力的出现和大量 CD4[+]CD45RA[+] 天然 T 细胞的生成和输出紧密相关[92]，而这一亚群在不伴胸腺瘤的重症肌无力患者中是下降的。胸腺内产生的成熟 T 细胞在胸腺切除后仍可在外周持续存在数年[93]。如果肿瘤复发，这些 T 细胞的数量也会随之上升[93, 94]。

（2）重症肌无力相关胸腺瘤含有丰富的具有 AChR α 和 ε 亚单位特异性的自身反应性 T 细胞[47, 91, 95~97]。有证据表明一部分细胞产生于肿瘤内，非耐受性胸腺生成[47, 97]。

（3）胸腺瘤内自身反应性 T 细胞的产生及胸腺瘤外的激活可能可以部分反映 CD4[+]CD25[+]FOXP3[+] 调节性 T 细胞生成的低效性，在胸腺瘤内这些 T 细胞是显著减少的[98, 99]。

（4）同时发生的针对 4 种无关自身抗原的自身免疫反应是副肿瘤重症肌无力的重要特征。这些自身抗原是：①AChR[48]；②肌纹抗原，包括 titin[100]；③神经元抗原[101~103]；④细胞因子 IL-12、IFN-α 和 IFN-ω（见上文）。针对 ryanodine 受体的自身免疫反应也极具特色，但其出现的比较少[140, 105]。

3.3　副肿瘤重症肌无力的发病模式

考虑到上文所述功能特征，可以联想到下文所介绍的副肿瘤重症肌无力的发病模式：

在大部分（95%）胸腺瘤内，副肿瘤重症肌无力最初表现为胸腺内非耐受性 T 细胞选择性异常。这一阶段是继肿瘤外免疫系统非耐受性 T 细胞输出之后发生的，这些免疫系统如淋巴结、正常胸腺、脾脏，也可能是骨髓。这一过程包括 T 细胞的激活，与树突状细胞、T 细胞和 B 细胞的相互作用，最后产生自身抗体。

上皮细胞低水平表达 MHC Ⅱ类分子（从而弱化 T 细胞受体：MHC 相互作用），CTLA4[high] 表型有利于 T 细胞的存活，且对重症肌无力发展起到决定性作用，而 CTLA4[low] 表型可以通过更强烈地激活成熟 T 细胞而促进阴性选择，从而预防重症肌无力，而且在小鼠体内已经表明其耐受的诱导受胸腺上皮细胞 MHC/ 肽复合物质量和数量的影响[106~109]。当髓质（生理条件下进行阴性选择）减少时，MHC 水平显得更为重要[110, 111]。后者可能可以支持副肿瘤重症肌无力，因为髓质结构减少在胸腺瘤是很典型的[50, 112]。内源性蛋白的上皮细胞内高表达和 T 细胞选择的干扰可能有利于胸腺介导的自身反应性 T 细胞的产生[44]。胸腺瘤患者自身免疫性反应和 AChR 反应性 T 细胞的选择和激活可能是一个随机过程，这些 T 细胞仅限于少数 DP14 和 DR52a 的 HLA 亚型，这些亚型在不伴胸腺瘤的重症肌无力患者中常见[47]。重症肌无力相关胸腺瘤可以输出成熟的、天然的 CD4[+]T 细胞[93, 94]，这可以逃避很多特异性调节性 T 细胞的检查[98]。天然 CD4[+]T 细胞的输出可能可以用来源于胸腺瘤和其他非肿瘤胸腺的自身免疫疾病多发的 T 细胞组分来逐渐取代之前的耐受和胸腺源 T 细胞组分。根据这一模型，手术切除胸腺瘤后重症肌无力将很少进展[113]。潜在的自身抗原反应 T 细胞被激活，为胸腺外产生自身抗体的 B 细胞提供帮助[46]（图 7-2）。在这一阶段，我们可以假设抗 IL-12 或者抗 IFN-α 自身抗体[114] 有助于依赖于 CD4 T 细胞的抗 AChR 自身抗体的产生。

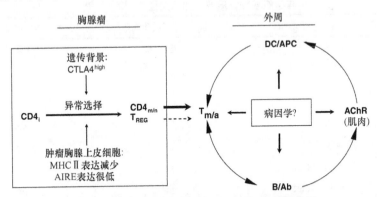

图 7-2　副肿瘤重症肌无力发病机制的简易模式图

重症肌无力相关胸腺瘤促进 T 细胞成熟，未成熟 CD4[+]T 细胞前体（CD4i）成为完全成熟的天然 CD4 T 细胞（CD4m/n）。其遗传背景，尤其是肿瘤上皮细胞 MHC Ⅱ分子低表达的 CTLA4[high] 表型可能有助于异常 T 细胞选择，而使得潜在的自身反应性 T 细胞存活。这些细胞输出至"外周"（残余胸腺、淋巴结、骨髓，最后至发炎的肌肉），经未知的触发之后，天然 T 细胞通过有助于 B 细胞产生自身抗体的抗原提呈树突状细胞（DC/APC）而被激活。不管是骨骼肌还是胸腺肌细胞的 AChR，都是初始触发的主要自身抗原或者也参与继发反应，这尚未知

3.4　副肿瘤 MG 的病因触发

自身免疫性疾病多发的 T 细胞库的激活机制，如引起 MG 的自身免疫级联反应的病

因学尚未被定义。我们发现副肿瘤 MG 可以发生在怀孕、非特异性感染或者创伤刺激后，但大部分患者没有可以明确的重大事件[43]。胸腺瘤外的残余胸腺富含自身反应 T 细胞和淋巴滤泡，迁移 T 细胞在此活化，使得很多 MG 相关胸腺瘤患者表现为 TFH 样形态（未发表）。其他淋巴器官在此过程中也发挥了一定的作用，完全切除胸腺瘤甚至切除残余胸腺后自身抗体滴度仍无下降[116]。

3.5 在副肿瘤 MG 尚未解决的主要问题

上述模型存在以下几点待解决的问题：

（1）为什么 MG 在自身免疫性疾病相关的胸腺瘤内如此占优势尚不得而知。在胸腺瘤内发现了包括 AChR、titin 或者 RyR 样表位[97, 105, 117, 118]在内的异常蛋白，但这些蛋白对于抗 AChR、抗 titin 或者抗 RyR 自身免疫反应的发展是否至关重要尚不清楚。我们推测胸腺肌样细胞的缺乏在这一方面可能发挥了一定的作用。

（2）尽管胸腺瘤内 AIRE 缺失，但胸腺瘤患者血清内含有很多不同的自身抗体，除 MG 外的其他临床自身免疫性疾病是相对罕见的（约10%）[79, 119]（表7-3）。一个可能的解释是 MG 的临床症状可能是由自身抗体和补体引发的，甚至在正常浓度就可以引发[41]，而其他自身免疫性疾病如 I 型糖尿病可能并不是由自身抗体介导的，而是细胞毒性 T 细胞的补体攻击所致[120]。

表 7-3　胸腺瘤患者定义的自身抗原、致病相关性自身抗体或自身反应性 T 细胞的自身免疫性疾病及其与组织学胸腺瘤亚型的相关性[43, 48, 124, 125]

自身免疫性疾病	自身抗原	病原相关自身抗体或自身反应性 T 细胞	首选胸腺瘤亚型（WHO）
重症肌无力	AChR[1]	是	WHO 亚型 B > AB > A
	StrA[2]	也许不是	
	IFN-α，IL-12	也许是	
神经性肌强直	VGKC[3]	是	不确定
周围神经病变	VGKC[3]	是	不确定
僵人综合征	GAD[4]	未知	不确定
波纹肌肉病	神经元 AChR	也许是	WHO 亚型 AB，B
假性肠梗阻	神经元 AChR	也许是	不确定
边缘叶脑炎	神经元核抗原，胶质抗原	也许是	不确定
红细胞再生障碍性贫血	未知	是（T 细胞） （自身抗体？）	WHO 亚型 A > B
中性粒细胞减少症，全血细胞减少症	未知	（自身抗体？）	不确定
多肌炎，皮肌炎	未知	未知	WHO 亚型 B，C

1.AChR：乙酰胆碱受体；2.StrA：条纹抗原（myosin，titin 和 ryanodihe 受体）；3.VGKC：电压门控钾通道；4.GAD：谷氨酸脱羧酶。

（3）另一个让人难以理解的问题是 A 型胸腺瘤 MG 患者的发病率。因为这一胸腺瘤亚型通常很少甚至不伴肿瘤内胸腺生成未成熟 CD4$^+$CD8$^+$ 和天然 CD4$^+$ T 细胞 [90, 94]，上述致病模型（图 7-2）可能并不适用于这一亚型。尽管如此，A 型胸腺瘤通常和单纯红细胞再生障碍相关，而单纯红细胞再生障碍是由于细胞毒性 T 细胞攻击骨髓内的红细胞前体所致。因此，我们可以假设 CD8$^+$ 而不是 CD4$^+$ T 细胞可能和 A 型胸腺瘤 MG 相关。

（4）胸腺切除术将邻近的含有肌样细胞的非肿瘤胸腺一并切除，而手术后自身抗体仍然维持长期的自身抗体反应，这尚未被阐明。一个明显的原因就是 AChR 自身：自身抗体或者细胞毒性 T 细胞破坏骨骼肌终板后可以释放 AChR。释放的 AChR 和纹状抗原可以通过肌内炎症浸润或者局部淋巴结内的抗原提呈细胞提呈给自身反应性 T 细胞 [12, 112]。

（任王芳 译　张 旭 校）

参 考 文 献

1. Meager A, Visvalingam K, Peterson P, et al. Anti-interferon autoantibodies in autoimmune polyendocrinopathy syndrome type 1. PLoS Med. 2006;3:e289.
2. Lindstrom JM, Seybold ME, Lennon VA, Whittingham S, Duane DD. Antibody to acetylcholine receptor in myasthenia gravis: prevalence, clinical correlates, and diagnostic value. 1975 [classical article]. Neurology. 1998;51:933–939.
3. Tzartos SJ, Barkas T, Cung MT, et al. Anatomy of the antigenic structure of a large membrane autoantigen, the muscle-type nicotinic acetylcholine receptor. Immunol Rev. 1998;163:89–120.
4. Lee JY, Sung JJ, Cho JY, et al. MuSK antibody-positive, seronegative myasthenia gravis in Korea. J Clin Neurosci. 2006;13:353–355.
5. Vincent A, Leite MI. Neuromuscular junction autoimmune disease: muscle specific kinase antibodies and treatments for myasthenia gravis. Curr Opin Neurol. 2005;18:519–525.
6. Yeh JH, Chen WH, Chiu HC, Vincent A. Low frequency of MuSK antibody in generalized seronegative myasthenia gravis among Chinese. Neurology. 2004;62:2131–2132.
7. Bartoccioni E, Marino M, Evoli A, Ruegg MA, Scuderi F, Provenzano C. Identification of disease-specific auto-antibodies in seronegative myasthenia gravis. Ann N Y Acad Sci. 2003;998:356–358.
8. Hoch W, McConville J, Helms S, Newsom-Davis J, Melms A, Vincent A. Auto-antibodies to the receptor tyrosine kinase MuSK in patients with myasthenia gravis without acetylcholine receptor antibodies. Nat Med. 2001;7:365–368.
9. Leite MI, Strobel P, Jones M, et al. Fewer thymic changes in MuSK antibody-positive than in MuSK antibody-negative MG. Ann Neurol. 2005;57:444–448.
10. Willcox N. Myasthenia gravis. Curr Opin Immunol. 1993;5:910–917.
11. Drachman DB. Myasthenia gravis. N Engl J Med. 1994;330:1797–1810.
12. Marx A, Wilisch A, Schultz A, Gattenlohner S, Nenninger R, Muller-Hermelink HK. Pathogenesis of myasthenia gravis. Virchows Arch. 1997;430:355–364.
13. Chuang WY, Strobel P, Gold R, et al. A CTLA4high genotype is associated with myasthenia gravis in thymoma patients. Ann Neurol. 2005;58:644–648.
14. Willcox N, Schluep M, Ritter MA, Newsom-Davis J. The thymus in seronegative myasthenia gravis patients. J Neurol. 1991;238:256–261.
15. Williams CL, Hay JE, Huiatt TW, Lennon VA. Paraneoplastic IgG striational autoantibodies produced by clonal thymic B cells and in serum of patients with myasthenia gravis and thymoma react with titin. Lab Invest. 1992;66:331–336.
16. Vincent A. Aetiological factors in development of myasthenia gravis. Adv Neuroimmunol. 1994;4:355–371.
17. Muller-Hermelink HK, Marx A, T K. Thymus. In: Damjanov I LJ, ed. Anderson's Pathology (ed 10). St. Louis: Mosby; 1996:1218–1243.
18. Middleton G, Schoch EM. The prevalence of human thymic lymphoid follicles is lower in suicides. Virchows Arch. 2000;436:127–130.
19. Roxanis I, Micklem K, Willcox N. True epithelial hyperplasia in the thymus of early-onset myasthenia gravis patients: implications for immunopathogenesis. J Neuroimmunol. 2001;112:163–173.
20. Kirchner T, Schalke B, Melms A, von Kugelgen T, Muller-Hermelink HK. Immunohistological patterns of non-neoplastic changes in the thymus in Myasthenia gravis. Virchows Arch B Cell Pathol Incl Mol Pathol. 1986;52:237–257.
21. Flores KG, Li J, Sempowski GD, Haynes BF, Hale LP. Analysis of the human thymic perivascular space during aging. J Clin Invest. 1999;104:1031–1039.

22. Curnow J, Corlett L, Willcox N, Vincent A. Presentation by myoblasts of an epitope from endogenous acetylcholine receptor indicates a potential role in the spreading of the immune response. J Neuroimmunol. 2001;115:127–134.

23. Navaneetham D, Penn AS, Howard JF, Jr., Conti-Fine BM. Human thymuses express incomplete sets of muscle acetylcholine receptor subunit transcripts that seldom include the delta subunit. Muscle Nerve. 2001;24:203–210.

24. Geuder KI, Marx A, Witzemann V, et al. Pathogenetic significance of fetal-type acetylcholine receptors on thymic myoid cells in myasthenia gravis. Dev Immunol. 1992;2:69–75.

25. Schluep M, Willcox N, Vincent A, Dhoot GK, Newsom-Davis J. Acetylcholine receptors in human thymic myoid cells in situ: an immunohistological study. Ann Neurol. 1987;22:212–222.

26. Bornemann A, Kirchner T. An immuno-electron-microscopic study of human thymic B cells. Cell Tissue Res. 1996;284:481–487.

27. Meraouna A, Cizeron-Clairac G, Panse RL, et al. The chemokine CXCL13 is a key molecule in autoimmune myasthenia gravis. Blood. 2006;108:432–440.

28. Compston DA, Vincent A, Newsom-Davis J, Batchelor JR. Clinical, pathological, HLA antigen and immunological evidence for disease heterogeneity in myasthenia gravis. Brain. 1980;103:579–601.

29. Degli-Esposti MA, Andreas A, Christiansen FT, Schalke B, Albert E, Dawkins RL. An approach to the localization of the susceptibility genes for generalized myasthenia gravis by mapping recombinant ancestral haplotypes. Immunogenetics. 1992;35:355–364.

30. Huang D, Shi FD, Giscombe R, Zhou Y, Ljunggren HG, Lefvert AK. Disruption of the IL-1beta gene diminishes acetylcholine receptor-induced immune responses in a murine model of myasthenia gravis. Eur J Immunol. 2001;31:225–232.

31. Skeie GO, Pandey JP, Aarli JA, Gilhus NE. TNFA and TNFB polymorphisms in myasthenia gravis. Arch Neurol. 1999;56:457–461.

32. Huang DR, Pirskanen R, Matell G, Lefvert AK. Tumour necrosis factor-alpha polymorphism and secretion in myasthenia gravis. J Neuroimmunol. 1999;94:165–171.

33. Franciotta D, Cuccia M, Dondi E, Piccolo G, Cosi V. Polymorphic markers in MHC class II/III region: a study on Italian patients with myasthenia gravis. J Neurol Sci. 2001;190:11–16.

34. Huang DR, Zhou YH, Xia SQ, Liu L, Pirskanen R, Lefvert AK. Markers in the promoter region of interleukin-10 (IL-10) gene in myasthenia gravis: implications of diverse effects of IL-10 in the pathogenesis of the disease. J Neuroimmunol. 1999;94:82–87.

35. Garchon HJ, Djabiri F, Viard JP, Gajdos P, Bach JF. Involvement of human muscle acetylcholine receptor alpha-subunit gene (CHRNA) in susceptibility to myasthenia gravis. Proc Natl Acad Sci U S A. 1994;91:4668–4672.

36. Djabiri F, Gajdos P, Eymard B, Gomez L, Bach JF, Garchon HJ. No evidence for an association of AChR beta-subunit gene (CHRNB1) with myasthenia gravis. J Neuroimmunol. 1997;78:86–89.

37. Giraud M, Beaurain G, Yamamoto AM, et al. Linkage of HLA to myasthenia gravis and genetic heterogeneity depending on anti-titin antibodies. Neurology. 2001;57:1555–1560.

38. Onodera J, Nakamura S, Nagano I, et al. Upregulation of Bcl-2 protein in the myasthenic thymus. Ann Neurol. 1996;39:521–528.

39. Masunaga A, Arai T, Yoshitake T, Itoyama S, Sugawara I. Reduced expression of apoptosis-related antigens in thymuses from patients with myasthenia gravis. Immunol Lett. 1994;39:169–172.

40. Moulian N, Bidault J, Truffault F, Yamamoto AM, Levasseur P, Berrih-Aknin S. Thymocyte Fas expression is dysregulated in myasthenia gravis patients with anti-acetylcholine receptor antibody. Blood. 1997;89:3287–3295.

41. Vincent A, Palace J, Hilton-Jones D. Myasthenia gravis. Lancet. 2001;357:2122–2128.

42. Sempowski GD, Hale LP, Sundy JS, et al. Leukemia inhibitory factor, oncostatin M, IL-6, and stem cell factor mRNA expression in human thymus increases with age and is associated with thymic atrophy. J Immunol. 2000;164:2180–2187.

43. Muller-Hermelink HK, Marx A. Thymoma. Curr Opin Oncol. 2000;12:426–433.

44. Sommer N, Willcox N, Harcourt GC, Newsom-Davis J. Myasthenic thymus and thymoma are selectively enriched in acetylcholine receptor-reactive T cells. Ann Neurol. 1990;28:312–319.

45. Kirchner T, Schalke B, Buchwald J, Ritter M, Marx A, Muller-Hermelink HK. Well-differentiated thymic carcinoma. An organotypical low-grade carcinoma with relationship to cortical thymoma. Am J Surg Pathol. 1992;16:1153–1169.

46. Marx A, Schultz A, Wilisch A, Helmreich M, Nenninger R, Muller-Hermelink HK. Paraneoplastic autoimmunity in thymus tumors. Dev Immunol. 1998;6:129–140.

47. Nagvekar N, Moody AM, Moss P, et al. A pathogenetic role for the thymoma in myasthenia gravis. Autosensitization of IL-4- producing T cell clones recognizing extracellular acetylcholine receptor epitopes presented by minority class II isotypes. J Clin Invest. 1998;101:2268–2277.

48. Vincent A. Antibodies to ion channels in paraneoplastic disorders. Brain Pathol. 1999;9:285–291.

49. Müller-Hermelink HK, Engel P, Kuo TT, et al. Tumours of the thymus: Introduction. In: Travis MD, Brambilla E, Müller-Hermelink HK, Harris CC, eds. World Health Organization Classification of Tumours Pathology and Genetics of Tumours of the Lung, Thymus and Heart. Vol. 7. Lyon: IARC Press; 2004;145–151.

50. Marx A, Strobel P, Zettl A, et al. Thymomas. In: Travis MD, Brambilla E, Müller-Hermelink HK, Harris CC, eds. World Health Organization Classification of Tumours Pathology and Genetics of Tumours of the Lung, Thymus and

Heart. Vol. 7. Lyon: IARC Press; 2004;152–153.

51. Rosai J. Histological typing of tumours of the thymus (2nd ed.). Berlin and Heidelberg: Springer-Verlag; 1999.
52. Wekerle H, Ketelsen UP. Intrathymic pathogenesis and dual genetic control of myasthenia gravis. Lancet. 1977;1:678–680.
53. Weinberg CB, Hall ZW. Antibodies from patients with myasthenia gravis recognize determinants unique to extrajunctional acetylcholine receptors. Proc Natl Acad Sci U S A. 1979;76:504–508.
54. Geuder KI, Marx A, Witzemann V, Schalke B, Kirchner T, Muller-Hermelink HK. Genomic organization and lack of transcription of the nicotinic acetylcholine receptor subunit genes in myasthenia gravis-associated thymoma. Lab Invest. 1992;66:452–458.
55. Kaminski HJ, Kusner LL, Block CH. Expression of acetylcholine receptor isoforms at extraocular muscle endplates [published erratum appears in Invest Ophthalmol Vis Sci 1996 Jul;37(8):6A]. Invest Ophthalmol Vis Sci. 1996;37:345–351.
56. MacLennan C, Beeson D, Buijs AM, Vincent A, Newsom-Davis J. Acetylcholine receptor expression in human extraocular muscles and their susceptibility to myasthenia gravis [see comments]. Ann Neurol. 1997;41:423–431.
57. Scadding GK, Vincent A, Newsom-Davis J, Henry K. Acetylcholine receptor antibody synthesis by thymic lymphocytes: correlation with thymic histology. Neurology. 1981;31:935–943.
58. Nieto IP, Robledo JP, Pajuelo MC, et al. Prognostic factors for myasthenia gravis treated by thymectomy: review of 61 cases [see comments]. Ann Thorac Surg. 1999;67:1568–1571.
59. Tsuchida M, Yamato Y, Souma T, et al. Efficacy and safety of extended thymectomy for elderly patients with myasthenia gravis. Ann Thorac Surg. 1999;67:1563–1567.
60. Meinl E, Klinkert WE, Wekerle H. The thymus in myasthenia gravis. Changes typical for the human disease are absent in experimental autoimmune myasthenia gravis of the Lewis rat. Am J Pathol. 1991;139:995–1008.
61. Schonbeck S, Padberg F, Marx A, Hohlfeld R, Wekerle H. Transplantation of myasthenia gravis thymus to SCID mice. Ann N Y Acad Sci. 1993;681:66–73.
62. Spuler S, Marx A, Kirchner T, Hohlfeld R, Wekerle H. Myogenesis in thymic transplants in the severe combined immunodeficient mouse model of myasthenia gravis. Differentiation of thymic myoid cells into striated muscle cells. Am J Pathol. 1994;145:766–770.
63. Spuler S, Sarropoulos A, Marx A, Hohlfeld R, Wekerle H. Thymoma-associated myasthenia gravis. Transplantation of thymoma and extrathymomal thymic tissue into SCID mice. Am J Pathol. 1996;148:1359–1365.
64. Baggi F, Nicolle M, Vincent A, Matsuo H, Willcox N, Newsom-Davis J. Presentation of endogenous acetylcholine receptor epitope by an MHC class II-transfected human muscle cell line to a specific CD4+ T cell clone from a myasthenia gravis patient. J Neuroimmunol. 1993;46:57–65.
65. Melms A, Malcherek G, Gern U, et al. T cells from normal and myasthenic individuals recognize the human acetylcholine receptor: heterogeneity of antigenic sites on the alpha- subunit. Ann Neurol. 1992;31:311–318.
66. Jermy A, Beeson D, Vincent A. Pathogenic autoimmunity to affinity-purified mouse acetylcholine receptor induced without adjuvant in BALB/c mice. Eur J Immunol. 1993;23:973–976.
67. Salmon AM, Bruand C, Cardona A, Changeux JP, Berrih-Aknin S. An acetylcholine receptor alpha subunit promoter confers intrathymic expression in transgenic mice. Implications for tolerance of a transgenic self-antigen and for autoreactivity in myasthenia gravis. J Clin Invest. 1998;101:2340–2350.
68. Melms A, Schalke BC, Kirchner T, Muller-Hermelink HK, Albert E, Wekerle H. Thymus in myasthenia gravis. Isolation of T-lymphocyte lines specific for the nicotinic acetylcholine receptor from thymuses of myasthenic patients. J Clin Invest. 1988;81:902–908.
69. Hohlfeld R, Wekerle H. The immunopathogenesis of myasthenia gravis. In: Angel AG, ed. Myasthenia gravis and myasthenic disorders. Oxford: Oxford University Press; 1999:87–110.
70. Sims GP, Shiono H, Willcox N, Stott DI. Somatic hypermutation and selection of b cells in thymic germinal centers responding to acetylcholine receptor in myasthenia gravis. J Immunol. 2001;167:1935–1944.
71. Bernasconi P, Barberis M, Baggi F, et al. Increased toll-like receptor 4 expression in thymus of myasthenic patients with thymitis and thymic involution. Am J Pathol. 2005;167:129–139.
72. Vincent A, Willcox N, Hill M, Curnow J, MacLennan C, Beeson D. Determinant spreading and immune responses to acetylcholine receptors in myasthenia gravis. Immunol Rev. 1998;164:157–168.
73. Willcox N, Schluep M, Ritter MA, Schuurman HJ, Newsom-Davis J, Christensson B. Myasthenic and nonmyasthenic thymoma. An expansion of a minor cortical epithelial cell subset? Am J Pathol. 1987;127:447–460.
74. Inoue M, Fujii Y, Okumura M, et al. T-cell development in human thymoma. Pathol Res Pract. 1999;195:541–547.
75. Kadota Y, Okumura M, Miyoshi S, et al. Altered T cell development in human thymoma is related to impairment of MHC class II transactivator expression induced by interferon-gamma (IFN- gamma). Clin Exp Immunol. 2000;121:59–68.
76. Strobel P, Helmreich M, Kalbacher H, Muller-Hermelink HK, Marx A. Evidence for distinct mechanisms in the shaping of the CD4 T cell repertoire in histologically distinct myasthenia gravis-associated thymomas. Dev Immunol. 2001;8:279–290.
77. Newsom-Davis J, Willcox N, Schluep M, et al. Immunological heterogeneity and cellular mechanisms in myasthenia gravis. Ann N Y Acad Sci. 1987;505:12–26.
78. Fujii Y, Monden Y, Nakahara K, Hashimoto J, Kawashima Y. Antibody to acetylcholine receptor in myasthenia gravis: production by lymphocytes from thymus or thymoma. Neurology. 1984;34:1182–1186.

79. Ströbel P, Murumagi A, Klein R, et al. Deficiency of the autoimmune regulator AIRE in thymomas is insufficient to elicit autoimmune polyendocrinopathy syndrome type I (APS-1). J Pathol. 2007;211:563–571.

80. Heino M, Peterson P, Kudoh J, et al. Autoimmune regulator is expressed in the cells regulating immune tolerance in thymus medulla. Biochem Biophys Res Commun. 1999;257:821–825.

81. Bjorses P, Halonen M, Palvimo JJ, et al. Mutations in the AIRE gene: effects on subcellular location and transactivation function of the autoimmune polyendocrinopathy-candidiasis-ectodermal dystrophy protein. Am J Hum Genet. 2000;66:378–392.

82. Anderson MS, Venanzi ES, Chen Z, Berzins SP, Benoist C, Mathis D. The cellular mechanism of Aire control of T cell tolerance. Immunity. 2005;23:227–239.

83. Ramsey C, Hassler S, Marits P, et al. Increased antigen presenting cell-mediated T cell activation in mice and patients without the autoimmune regulator. Eur J Immunol. 2006;36:305–317.

84. Zuklys S, Balciunaite G, Agarwal A, Fasler-Kan E, Palmer E, Hollander GA. Normal thymic architecture and negative selection are associated with Aire expression, the gene defective in the autoimmune- polyendocrinopathy-candidiasis-ectodermal dystrophy (APECED). J Immunol. 2000;165:1976–1983.

85. Liston A, Lesage S, Wilson J, Peltonen L, Goodnow CC. Aire regulates negative selection of organ-specific T cells. Nat Immunol. 2003;4:350–354.

86. Chuang W, Strobel P, Gold R, et al. A CTLA4high Genotype Is Associated with Myasthenia Gravis in Thymoma Patients. Ann Neurol. 2005;58:644–648.

87. Carreno BM, Bennett F, Chau TA, et al. CTLA-4 (CD152) can inhibit T cell activation by two different mechanisms depending on its level of cell surface expression. J Immunol. 2000;165:1352–1356.

88. Zettl A, Ströbel P, Wagner K, et al. Recurrent genetic aberrations in thymoma and thymic carcinoma. Am J Pathol. 2000;157:257–266.

89. Takeuchi Y, Fujii Y, Okumura M, Inada K, Nakahara K, Matsuda H. Accumulation of immature CD3-CD4 + CD8- single-positive cells that lack CD69 in epithelial cell tumors of the human thymus. Cell Immunol. 1995;161:181–187.

90. Nenninger R, Schultz A, Vandekerckhove B, Hünig T, Müller-Hermelink HK, Marx A. Abnormal T lymphocyte development in myasthenia gravis-associated thymomas. New York, London: Plenum Press; 1997.

91. Nenninger R, Schultz A, Hoffacker V, et al. Abnormal thymocyte development and generation of autoreactive T cells in mixed and cortical thymomas. Lab Invest. 1998;78:743–753.

92. Strobel P, Helmreich M, Menioudakis G, et al. Paraneoplastic myasthenia gravis correlates with generation of mature naive CD4(+) T cells in thymomas. Blood. 2002;100:159–166.

93. Buckley C, Douek D, Newsom-Davis J, Vincent A, Willcox N. Mature, long-lived CD4+ and CD8+ T cells are generated by the thymoma in myasthenia gravis. Ann Neurol. 2001;50:64–72.

94. Hoffacker V, Schultz A, Tiesinga JJ, et al. Thymomas alter the T-cell subset composition in the blood: a potential mechanism for thymoma-associated autoimmune disease [In Process Citation]. Blood. 2000;96:3872–3879.

95. Sommer N, Harcourt GC, Willcox N, Beeson D, Newsom-Davis J. Acetylcholine receptor-reactive T lymphocytes from healthy subjects and myasthenia gravis patients. Neurology. 1991;41:1270–1276.

96. Conti-Fine BM, Navaneetham D, Karachunski PI, et al. T cell recognition of the acetylcholine receptor in myasthenia gravis. Ann N Y Acad Sci. 1998;841:283–308.

97. Schultz A, Hoffacker V, Wilisch A, et al. Neurofilament is an autoantigenic determinant in myasthenia gravis. Ann Neurol. 1999;46:167–175.

98. Strobel P, Rosenwald A, Beyersdorf N, et al. Selective loss of regulatory T cells in thymomas. Ann Neurol. 2004;56:901–904.

99. Fattorossi A, Battaglia A, Buzzonetti A, Ciaraffa F, Scambia G, Evoli A. Circulating and thymic CD4 CD25 T regulatory cells in myasthenia gravis: effect of immunosuppressive treatment. Immunology. 2005;116:134–141.

100. Aarli JA, Skeie GO, Mygland A, Gilhus NE. Muscle striation antibodies in myasthenia gravis. Diagnostic and functional significance. Ann N Y Acad Sci. 1998;841:505–515.

101. Etienne M, Weimer LH. Immune-mediated autonomic neuropathies. Curr Neurol Neurosci Rep. 2006;6:57–64.

102. Vernino S, Lennon VA. Autoantibody profiles and neurological correlations of thymoma. Clin Cancer Res. 2004;10:7270–7275.

103. Marx A, Kirchner T, Greiner A, Muller-Hermelink HK, Schalke B, Osborn M. Neurofilament epitopes in thymoma and antiaxonal autoantibodies in myasthenia gravis. Lancet. 1992;339:707–708.

104. Mygland A, Aarli JA, Matre R, Gilhus NE. Ryanodine receptor antibodies related to severity of thymoma associated myasthenia gravis. J Neurol Neurosurg Psychiatry. 1994;57:843–846.

105. Mygland A, Kuwajima G, Mikoshiba K, Tysnes OB, Aarli JA, Gilhus NE. Thymomas express epitopes shared by the ryanodine receptor. J Neuroimmunol. 1995;62:79–83.

106. Fukui Y, Ishimoto T, Utsuyama M, et al. Positive and negative CD4 + thymocyte selection by a single MHC class II/peptide ligand affected by its expression level in the thymus. Immunity. 1997;6:401–410.

107. Ashton-Rickardt PG, Tonegawa S. A differential-avidity model for T-cell selection. Immunol Today. 1994;15:362–366.

108. Hogquist KA, Jameson SC, Heath WR, Howard JL, Bevan MJ, Carbone FR. T cell receptor antagonist peptides induce positive selection. Cell. 1994;76:17–27.

109. Barton GM, Rudensky AY. Requirement for diverse, low-abundance peptides in positive selection of T cells. Science. 1999;283:67–70.
110. Laufer TM, Fan L, Glimcher LH. Self-reactive T cells selected on thymic cortical epithelium are polyclonal and are pathogenic in vivo. J Immunol. 1999;162:5078–5084.
111. van Meerwijk JP, MacDonald HR. In vivo T-lymphocyte tolerance in the absence of thymic clonal deletion mediated by hematopoietic cells. Blood. 1999;93:3856–3862.
112. Muller-Hermelink HK, Wilisch A, Schultz A, Marx A. Characterization of the human thymic microenvironment: lymphoepithelial interaction in normal thymus and thymoma. Arch Histol Cytol. 1997;60:9–28.
113. Vincent A, Willcox N. The role of T-cells in the initiation of autoantibody responses in thymoma patients. Pathol Res Pract. 1999;195:535–540.
114. Meager A, Vincent A, Newsom-Davis J, Willcox N. Spontaneous neutralising antibodies to interferon–alpha and interleukin-12 in thymoma-associated autoimmune disease [letter]. Lancet. 1997;350:1596–1597.
115. Conti-Tronconi BM, McLane KE, Raftery MA, Grando SA, Protti MP. The nicotinic acetylcholine receptor: structure and autoimmune pathology. Crit Rev Biochem Mol Biol. 1994;29:69–123.
116. Somnier FE. Exacerbation of myasthenia gravis after removal of thymomas [see comments]. Acta Neurol Scand. 1994;90:56–66.
117. Marx A, O'Connor R, Geuder KI, et al. Characterization of a protein with an acetylcholine receptor epitope from myasthenia gravis-associated thymomas [see comments]. Lab Invest. 1990;62:279–286.
118. Marx A, Wilisch A, Schultz A, et al. Expression of neurofilaments and of a titin epitope in thymic epithelial tumors. Implications for the pathogenesis of myasthenia gravis. Am J Pathol. 1996;148:1839–1850.
119. Strobel P, Bauer A, Puppe B, et al. Tumor recurrence and survival in patients treated for thymomas and thymic squamous cell carcinomas: a retrospective analysis. J Clin Oncol. 2004;22:1501–1509.
120. Lang KS, Recher M, Junt T, et al. Toll-like receptor engagement converts T-cell autoreactivity into overt autoimmune disease. Nat Med. 2005;11:138–145.
121. Maselli RA, Richman DP, Wollmann RL. Inflammation at the neuromuscular junction in myasthenia gravis. Neurology. 1991;41:1497–1504.
122. Evoli A, Minisci C, Di Schino C, et al. Thymoma in patients with MG: characteristics and long-term outcome. Neurology. 2002;59:1844–1850.
123. Rickman OB, Parisi JE, Yu Z, Lennon VA, Vernino S. Fulminant autoimmune cortical encephalitis associated with thymoma treated with plasma exchange. Mayo Clin Proc. 2000;75:1321–1326.
124. Vernino S, Auger RG, Emslie-Smith AM, Harper CM, Lennon VA. Myasthenia, thymoma, presynaptic antibodies, and a continuum of neuromuscular hyperexcitability. Neurology. 1999;53:1233–1239.
125. Pande R, Leis AA. Myasthenia gravis, thymoma, intestinal pseudo-obstruction, and neuronal nicotinic acetylcholine receptor antibody. Muscle Nerve. 1999;22:1600–1602.

第 **8** 章

神经肌肉接头疾病的电诊断学

Bashar Katirji

1 引言

对怀疑为神经肌肉接头疾病的患者进行电诊断（EDX）检测需要很好地理解神经肌肉接头传递的生理学和病理生理学。电诊断研究对于评价以下研究很有意义：①运动神经传导研究（NCSs）；②常规肌电图（EMG）；③重复神经刺激（RNS）；④单纤维肌电图。本章将回顾和介绍 EDX 相关的神经肌肉传递的基础知识，并且对不同神经肌肉接头疾病的 EDX 研究做详细讨论。

2 神经肌肉传递的基本概念

进行神经肌肉接头的 EDX 研究需要理解神经肌肉传递的一些基本的重要概念。这些生理因素决定了正确诊断 NMJ 疾病所需的 RNS 和单纤维肌电图的类型。神经肌肉接头传递的生理学将在其他章节做详细讨论，在此只做简要介绍[1~4]。

2.1 量子

量子是指单一囊泡内所含的乙酰胆碱的量，为 5000 ～ 10 000 个乙酰胆碱分子。每个量子（囊泡）的释放可以使突触后膜电位发生 1mV 的改变。这是休息时自发产生并形成微型终板电位（MEPP）的基础。

神经动作电位后量子的释放数量取决于即刻可用（原始）的储存量及其释放的可能性，如 $m=p×n$，其中 m 指每个刺激所释放的量子数，p 指释放概率（其和钙离子浓度成正比，通常为 0.2 或 20%），n 指即刻可用储存量。通常情况下单一神经动作电位可触发 50 ～ 300 个囊泡（量子）的释放，平均约为 60 个量子（60 个囊泡）。

储存有即刻可用乙酰胆碱的突触囊泡位于神经末梢突触前膜下，除此之外还有二级储存（动员储存），二级储存在重复神经动作电位后 1 ～ 2 秒开始补充即刻可用储存。更大的三级储存（储备储存）则在轴突和胞体发挥作用。

2.2 终板电位

终板电位（end-plate potential，EPP）是神经动作电位和神经肌肉传递后产生于突触后膜的电位。由于每个释放囊泡（量子）可以使突触后膜电位发生 1mV 改变，因此一个神经动作电位所释放的乙酰胆碱可以使膜电位发生 60mV 的改变。

2.3 安全系数

一般情况下，神经肌肉接头突触前末梢所释放的量子（囊泡）数（约 60 个囊泡）远远超过产生突触后肌肉动作电位（7～20mV）所需的突触后膜电位改变的阈值。安全系数所产生的 EPP 总是可以达到阈值，形成"全或无"肌纤维动作电位（muscle fiber action potential，MFAP），避免重复动作电位时神经肌肉接头传递障碍。除量子释放外，一些其他因素同样有助于安全系数和 EPP，包括乙酰胆碱受体传导性能、乙酰胆碱受体密度、乙酰胆碱酯酶活性、突触结构和神经肌肉接头钠离子通道密度。

2.4 轴突末端钙内流

随着突触前末梢的去极化，电压门控钙离子通道（VGCCs）打开使钙离子内流。通过钙依赖的细胞内级联，囊泡停留在活性释放区域（称为活跃区），并且释放乙酰胆碱分子。钙离子在 100～200 毫秒内慢慢扩散而远离囊泡释放区域。在 EDX 实验室，运动神经重复刺激的频率将提示钙离子聚集在提高乙酰胆碱释放方面是否起到一定的作用。

2.5 复合肌肉动作电位

在运动 NCS 期间，当给予超强刺激时，通过置于肌腹的表面电极可以记录到复合肌肉动作电位（compound muscle action potential，CMAP）。CMAP 代表了所有运动轴突刺激所产生的 MFAPs 的总和。

3 神经肌肉接头疾病的电诊断学

3.1 常规运动神经传导研究

感觉神经传导研究在神经肌肉接头疾病中很常用。运动神经传导研究有助于所有影响运动单元的疾病的诊断。因为运动远端潜伏期、传导速度、最小延迟 F 波和 H 反射很常见，因此 CMAP 波幅是神经肌肉接头疾病最有用的分析参数。由于安全系数的影响，CMAP 波幅在突触后疾病（如重症肌无力）很常见：单一超强刺激后，即使乙酰胆碱受体封闭，EPPs 也达到阈值并在所有肌纤维内形成 MFAPs 而获得正常的 CMAP。在某些情况下，如肌无力危象时，由于严重的突触神经肌肉阻滞，CMAP 波幅可能位于临界值或有所下降。由于很多 EPPs 并不能达到阈值而使得很多肌纤维不被触发，与突触后疾病相比，常规神经传导研究的 CAMP 波幅在突触前疾病如 Lambert-Eaton 综合征（Lambert–Eaton syndrome，LES）通常要低一些。

3.2 常规肌电图

肌电图在神经肌肉接头疾病很常用，但非特异性改变常见于肌病或神经紊乱，可能偶尔和神经肌肉接头疾病相关，尤其是慢性或者严重的神经肌肉接头疾病。

3.2.1 运动单位动作电位变化的不稳定性

健康个体的各个运动单位动作电位（motor unit action potential，MUAP）的波幅、持续时间和相位是很稳定的，如有改变也是形态上的变化。而神经肌肉接头疾病各个 MUAP 的波幅和形态在激发时可能存在显著的差异，这是由于间歇性的终板阻滞、减缓或者阻滞减缓同时存在。在肌电图记录中，时时变化的不稳定性需要与 MUAP 重复性相鉴别，这可通过每次都记录单一 MUAP 实现。

3.2.2 短时、低波幅、多相 MUAPs

这些 MUAPs 主要见于近端肌肉，并且形态上和肌病中所见相似。重症肌无力的"肌病"样 MUAPs 是由于随意运动时生理阻滞和终板神经肌肉传递减缓所致。这使得可以从 MUAP 中识别 MFAPs（因此表现为时程短和波幅低），并且出现肌纤维神经肌肉传递的不同时性（因此出现多相性）。

3.2.3 纤颤电位

纤颤电位在神经肌肉接头疾病中很少见 [5, 6]。它们通常是难以察觉的，且主要在近端肌肉出现。神经肌肉接头疾病纤颤电位的机制并不清楚，可能和慢性神经肌肉传递阻滞或者终板缺损相关，从而出现类似个别肌纤维失神经支配的效果。由于纤颤电位在神经肌肉接头疾病中很少见，它们的出现总是可以使对备用诊断或者相关疾病产生更多的质疑。

3.3 重复神经电刺激

3.3.1 原理

重复刺激运动神经所得的 CMAPs 可以作为评价波幅递减或递增的依据。在 EDX 实验室，运动神经受刺激的频率将说明钙离子累积在增强乙酰胆碱释放方面是否起一定的作用。在单一刺激之后的 100 ～ 200 毫秒内钙离子释放至突触前终端。由此，缓慢地重复神经刺激时（如每 200 毫秒或者更久刺激一次，或者刺激频率小于 5Hz），钙离子的释放并不能提高乙酰胆碱的释放，随后的神经动作电位在钙离子扩散后不久到达神经末梢。相反，快速重复电刺激时（如每 100 毫秒或者更短时间的刺激，或者刺激频率大于 10Hz），钙内流大大增加，乙酰胆碱量子释放的可能性也得到提升。

3.3.2 技术

在 EMG 实验室，RNSs 往往遵循运动 NCSs 的性能。肌电图和 EDX 技术应该具备各种运动 NCS 和 RNS 技术，以避免导致假阳性和假阴性研究的技术因素。进行可靠、可重复性的 RNSs 有一定的先决条件。

（1）乙酰胆碱酯酶抑制剂：服用乙酰胆碱酯酶抑制剂（如吡斯的明）的患者如果无禁忌证，在进行 RNS 前应该暂缓服药 12 ～ 24 小时。乙酰胆碱酯酶抑制剂可以改善神经肌肉传递，并可能掩盖 CMAP 的递减而导致假阴性 RNS。

（2）肢体的温控：记录时肢体温度需要维持在 33℃左右。凉的肢体可以提高神经肌肉传递，掩盖 CMAP 递减而导致假阴性 RNS。这一效应的确切原因还不是很清楚，可能是由于乙酰胆碱酯酶的有效功能下降而使得神经肌肉接头处有效的乙酰胆碱数量增加所致。

（3）肢体固定：接受测试的肢体需要做最好的固定而避免移动，尤其是在刺激和记录时，需要用胶带固定，肢体要用胶带或者魔术贴固定在固定板上。刺激和记录时的任何移动都可能导致明显的 CAMP 波幅衰减或递增，可能导致神经肌肉接头疾病的误诊。

（4）刺激强度：超强刺激（如最大反应需要高出强度等级 10% ～ 20%）用来确定所有神经纤维被激活且获得了超强 CMAP。需要避免不必要的高强度或长时间刺激以避免人为移动和过度疼痛。

（5）刺激频率和数量：RNS 所用的刺激频率和数量取决于临床问题和诊断工作。

1）低频 RNS 通常以 2 ～ 3Hz 的频率进行，这一频率足够缓慢以避免钙离子累积，但又足以在二级储存（动员储存）开始补充之前消耗即刻可用储存的量子。3 ～ 5 个刺激已足够，因为乙酰胆碱释放的最大幅度发生于前四个刺激后。超过 9 ～ 10 个刺激后并不能获得任何信息。

2）高频 RNS 的频率通常在 20 ～ 50Hz，以确保突触前末梢有足够的钙离子累积。由于这是令人极其痛苦的，3 ～ 5 秒的测试就已足够。自选练习中最大等距为 10 秒的短周期和 20 ～ 50Hz 高频 RNS 是等效的。这不如高频 RNS 那么痛，因此被应用于多个运动神经元。大部分合作项目用简短的练习来替代高频 RNS。尽管如此，对于无法产生强大的等长收缩运动的患者（如幼童、昏迷患者和严重的无力患者），高频 RNS 还是必需的。

（6）神经选择：受刺激神经和受记录肌肉的选择取决于患者的表现。RNS 的有效神经是正中神经和尺神经，分别记录拇短展肌和小趾展肌。由于上肢固定比较容易，这种 RNS 伴随着很小的人为移动且可以被很好地耐受。突触后神经肌肉接头疾病（如重症肌无力）的远端肌肉往往是不受累的，因此记录近端肌肉常常是必要的。副神经缓慢 RNS，记录斜方肌，是近端神经最常用的研究。其耐受性相对比较好，与其他近端神经相比而言，如分别记录二头肌和三角肌的肌皮神经和腋神经，其人为移动更少。最后，当被怀疑为重症肌无力而其他 RNSs 是正常或者可疑时，面部低频 RNS 可以显示眼部或面部无力的患者。但是，面部 CMAP 振幅很低，并且经常使患者饱受强刺激的痛苦。这使得衰减测量变得困难，并且易于产生错误。

3.3.3 调查结果

在健康个体中，低频 RNS 不能消除任何 MFAPs。尽管随后的 EPPs 振幅下降（由于乙酰胆碱的释放相对减少），但 EPPs 仍高于阈值（由于安全系数）以确保每一刺激都产生 MFAPs（图 8-1）。此外，在最初的几秒后二级储存开始替代消耗的量子，随后获得一个稳定的或者波幅上升的 EPP。因此缓慢 RNS 使得所有肌纤维都产生 MFAP，而 CMAP 并不发生改变。因为结合乙酰胆碱的有效乙酰胆碱受体减少，突触后疾病（如重症肌无力）的安全系数降低。因此，虽然基线 EPPs 下降，但通常仍高于阈值。低频 RNS 使得很多位于终板处的数量可变的 EPPs 低于阈值，并且这些神经肌肉接头无法产生 MFAPs。MFAPs 数量的下降可以反映 CMAP 波幅的下降 [7, 8]。突触前疾病（如 LES），由于乙酰胆碱释放受损 EPPs 是低基线的，使得很多终板通常难以达到阈值，很多肌纤维无法被激发，这导致低基线 CMAP。由于随后刺激时乙酰胆碱释放的进一步下降，低频 RNS 导致 CMAP 递减，导致很多 MFAPs 进一步丢失 [9, 10]。

正常个体的高频 RNS 增加 EPP 幅度，这对于 MFAPs 数量或者 CMAP 的大小没有最终的效果，因为所有 EPPs 仍然是高于阈值的（图 8-1B）。突触前疾病（如 LES）患者基线 CMAP 是低波幅的，因为很多肌纤维在单一刺激后并不能释放足量的量子而无法达到阈值。高频 RNS 可以很大程度上增加钙内流，导致大量的量子释放和更大的 EPPs。这使得更多的肌纤维达到产生 MFAPs 的阈值。因此产生更多的 MFAPs，从而 CMAP 增加 [9~11]。突触后疾病患者，由于高频 RNS 导致的钙内流代偿衰减的储存，而使得 CMAP 通常未发生改变。在严重的突触后缺陷（如肌无力危象期间），增加的量子释放并不能代偿显著的神经肌肉接头阻滞，而使得 EPP 振幅下降。因此，产生更少的 MFAPs 而使得 CMAP 降低。

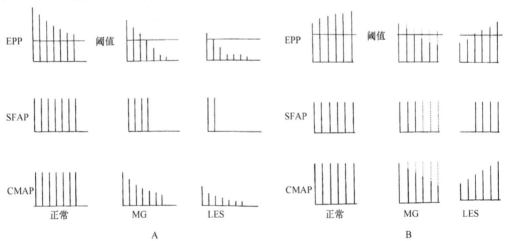

图 8-1　正常个体、MG 和 LES（重症 LES）患者的缓慢重复神经刺激（A）和快速重复神经刺激（B）在 EPP、SFAP、MFAP 和 CMAP 的效应（Oh S.Clinical electromyography, neuromuscular transmission studies, Baltimore 1988，Williams and Wilkins，已经许可）

3.3.4 测量结果

建立超大 CMAP 之后，低频 RNS 通常是通过 3 ～ 5 个 2 ～ 3Hz 的刺激来刺激混合神经或者运动神经所获得的。低频 RNS 的计算通过对比基线（首个）CMAP 波幅和最慢 CMAP 波幅而获得。重症肌无力疾病的 CMAP 递减在第三或者第四 CMAP 是最大的，之后便在第五或者第六个反应进入平台期或者开始改善，这是由于动员储存重新开始供应即刻可用储存（图 8-2）。CMAP 递减通常用百分数表示并通过以下计算获得：

$$递减量(\%) = \frac{波幅（首次反应）-波幅（第三或者第四反应）}{波幅（首次反应）} \times 100$$

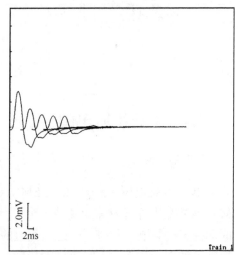

图 8-2　低频重复神经刺激（3Hz）刺激重症肌无力危象患者正中神经（鱼际肌记录）

相邻最大的递减出现于第一和第二 CMAPs 之间（45%），而最大递减出现于第一和第三 CMAPs 之间（65%）。重症肌无力危象时发现 CMAP 波幅平台和基线 CMAP 波幅在第三次反应后有轻微下降（见文中）

安静时低频 RNS 在 1 ~ 2 分钟后应再次确认其为正常或者异常反应。重现超过 10% 的递减认为是异常的，可以排除假阳性。低于 10% 的递减只能说明可疑且不能确诊。如果安静时重频递减（≥ 10%），让患者运动 10 秒以修复递减后再次检测低频 RNS（运动后促进）。如果安静时低频 RNS 没有超过或者出现可疑递减（< 10%），让患者做 1 分钟最大限度的随意运动（运动 30 秒，休息 5 秒，再运动 30 秒）。在运动后的 1、2、3、4、5 分钟重复低频 RNS。由于每一次刺激乙酰胆碱的释放量在运动后 2 ~ 5 分钟内是最小的，运动后低频 RNS 通过强化的 CMAP 递减可以用来检测神经肌肉接头障碍（运动后衰竭）。

对于怀疑为突触前神经肌肉接头疾病的患者，如 LES 或者肉毒杆菌中毒，高频 RNS 更为有用。其理想频率为 20 ~ 50Hz，作用 2 ~ 10 秒（图 8-3）。典型高频 RNS 是按 50Hz 做 200 个刺激（如 50Hz，4 秒）。高频 RNS 后累积 CMAP 递增量按如下公式计算：

$$递增量(\%) = \frac{波幅（最高反应）-波幅（首次反应）}{波幅（首次反应）} \times 100$$

超过 50% ~ 100% 的 CMAP 递增是异常的。正常个体可能会出现 25% ~ 40% 的递增。这可能是由于强直刺激后 MFAPs 同步增加所致[3, 4]。短暂（10 秒）的最大等长收缩和高频 RNS 同效，但痛苦少些，在合作项目中是很好的替代[11]。单一超强刺激适用于产生基线 CMAP，然后患者在另一个产生运动后 CMAP 的刺激下进行 10 秒最大等长收缩。短暂（10 秒）随意收缩后的累积 CMAP 递增量和快速 RNS 后的累积递增量类似，公式如下：

$$递增量(\%) = \frac{运动后反应波幅 - 运动前反应波幅}{运动前反应波幅} \times 100$$

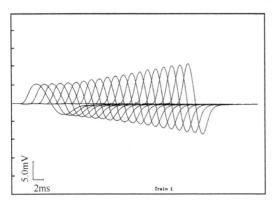

图 8-3　食物中毒婴儿正中神经（记录拇指展肌）的高频重复神经刺激（30Hz）

基线（首波）和最后反应（第二十波）CMAP 波幅递增 110%

3.4　单纤维肌电图

3.4.1　原理

单纤维肌电图（single-fiber EMG，SFEMG）是选择性记录单一运动单位所支配的 MFAPs 中的几个（通常是 2 或 3 个）。研究目的是分析 EPPs 达到阈值产生 MFAPs 所需时间变异的影响。获得一个达到阈值的 EPP 所需的时间有所增加。单纤维肌电图记录需要特殊的专业技能，并且需要对运动单元微生理有很好的了解。尽管这些检查应用于很多神经肌肉接头疾病，但单纤维肌电图颤抖现象的研究在诊断神经肌肉接头疾病尤其是重症肌无力的临床实践中是最有用的[12～14]。

3.4.2　技术

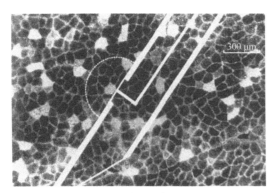

图 8-4　刺激孤立运动轴突后肌肉横断面糖原染色显示单一运动单位肌纤维分布（运动单位纤维糖原耗竭而呈现白色）

单纤维肌电图电极叠加以显示吸收区域。记录颤抖时的电极放置位置是为了记录属于同一运动单位的两条肌纤维（Sta° Iberg E, Trontelj JV. Single Fiber Electromyography. Studies in Healthy and Diseased Muscle.2nd ed. Now York：Raven Press，1994，已经许可）

单纤维肌电图颤抖现象研究有具体的要求，这对于完成检测和对数据进行准确的解释是必需的[4, 12]。

（1）SFEMG 是将单纤维同心针插入肌肉。这种电极有一个小记录面（25μm），其可限制可记录 MFAPs 数，获得 300μm³ 的有效记录体积，相对而言同心针记录电极记录的体积大概为 1cm³（图 8-4）。记录 SFEMG 的可重复单纤维电极的应用提高了如朊病毒疾病等传染性疾病的传播风险。同心针电极具有成本低和一次性使用的优势，从而减少了感染的可能性。目前的调查显示，用同心针电极进行神经肌肉传递的评估和用单纤维电极记录有相同的敏感性和特异性[15, 16]。尽管如此，同心电极所记录的可能并不总是代表单纤维，也可能是 2 或 3 个肌纤维产生的。

（2）500Hz低频过滤器衰减信号来自于远端纤维（远离电极500μm）。过滤器设置为：500Hz为高通过滤器，10～20kHz为低通过滤器。

（3）所选单一MFAPs需要有300μs的提升时间，最好有200μV或者更多的峰-to-峰波幅。

（4）波幅阈值通过延迟线在屏幕上触发单一MFAP可以记录。

（5）电脑设备可以协助计算个人和平均内能释放间期（IPIs）及颤抖（见下文）。

随意SFEMG激发患者的运动单位并维持其触发率，是记录MFAPs常用的方法。这一技术对于不合作的患者（如儿童或者患有痴呆症、脑病、昏迷、严重无力的患者）是不可行的，而对于无法维持恒定和稳定随意肌收缩的患者（如帕金森患者，震颤、肌张力障碍或痉挛患者）也是难以进行的。一个SFEMG针的记录区域在任何时间都只是记录来自于紧邻的5～7条肌纤维的信号。鉴于正常镶嵌分布的运动单位内的肌纤维，其可能是由5～7条不同的运动单位所支配的。通过波幅阈值触发示波器以跟踪最接近的MFAP（具有最敏锐的上升时间和最大波幅的运动电位），来自于其他运动单位的MFAPs被排除在示波屏之外。以最小的随意运动进行，针被定位直到其识别单一运动单位所支配的两块肌肉（一对）（图8-4）。当一对肌纤维被识别时，其中一个纤维触发示波器（触发电位）则随之伴发第二个（从属电位）。肌电图记录者确定在记录了两肌纤维多个连续触发后（通常是50～100个连续放电），在电脑系统的帮助下记录连续内能释放间期（IPIs）并计算连续IPIs之间的不同之处（图8-5）。IPIs的对比可以说明神经肌肉接头传递所存在的细微不同，被称为神经肌肉颤抖。颤抖可以通过平均连续差异（MCD）准确确定（见测量结果部分）。尽管颤抖分析可以通过任何骨骼肌获得，最常见的随意SFEMG检测肌肉是指总屈肌、额肌、眼轮匝肌。这些肌肉是最理想的，因为它们频繁参与神经肌肉接头疾病，而大多数患者有能力控制和维持其最低限度的随意运动以满足测试需求。

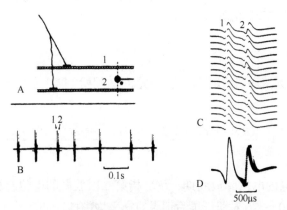

图8-5　随意单一纤维颤抖记录原理

单纤维肌电图电极由肌电图记录者定位，直到其可以记录受同一运动轴突支配的一对肌纤维（1和2）（同样见于图8-4）（A）；较低程度的随意运动可以触发肌纤维运动电位（B）；如同B，第一电位（触发电位）以更快的扫描速度触发横扫，以栅栏模式显示连续放电（C）；如同C，以附加模式提示电位释放间期（IPIs）的差异，其可以反映神经肌肉颤抖（D）（Sta°lberg E，Trontelj JV.Single Fiber Electromyography. Studies in Healthy and Diseased Muscle. 2nd ed.New York：Raven Press，1994）

轴突刺激 SFEMG 是运动单位活化的替代方法。在肌内神经分支附近插入另一个单极针电极以低电流和恒定速率刺激获得。然后轻微移动 SFEMG 直到记录另一个或者更多的 MFAPs（图 8-6）。这一技术要求肌电图记录者操纵两个电极，一个刺激电极和一个记录电极。其优势在于无需患者参与，因此可以应用于儿童、不合作者或昏迷患者。此技术的另一优势在于刺激范围从低速（2 ~ 3Hz）到高速（20 ~ 50Hz）都可以。这有助于区分突触前和突触后疾病，因为颤抖可以明显改善 LES 的高频 RNS，而不能改变或者恶化 MG（见下文）[17, 18]。

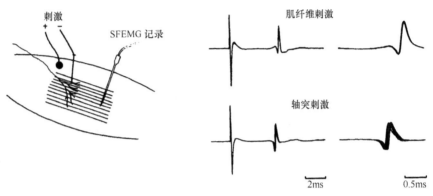

图 8-6　刺激单纤维颤抖记录原理

单极电针刺激负极插入肌肉运动点附近，其阳极为表面电极。下图揭示轴突刺激的正常颤抖，而上图揭示直接肌肉刺激的一个低颤抖（< 4μs）（Sta°lberg E, Trontelj JV.Single Fiber Electromyography. Studies in Healthy and Diseased Muscle. 2nd ed. New York：Raven Press，1994，已经许可）

在随意 SFEMG，颤抖的计算是 IPIs 和两个 MFAPs 之间的变异；其中一个电位是触发的时间锁定，两终板的所有差异是通过从属电位颤抖表达的。相反，所刺激的 SFEMG 的 IPI 作为人为刺激和单一 MFAP 的潜伏期而被记录，仅一个终板参与分析。因此，刺激 SFEMG 颤抖正常值小于其随意运动部分。

3.4.3　测量结果

颤抖的最好表述是成对肌所记录的所有电位释放间期（IPI）平均连续差（MCD）[12, 19]。其计算如下：

$$MCD = \frac{(IPI1 - IPI2) + (IPI2 - IPI3) + \cdots + [IPI(N-1) - IPIN]}{N-1}$$

*IPI*1 指首次放电的电位释放间期，*IPI*2 指第二次放电的电位释放间期，*N* 指所记录的放电次数。分析 10 ~ 20 对肌纤维后记录肌样平均颤抖。

肌肉间的颤抖正常值不同，并且随着年龄增加而有所增加（表 8-1）[20, 21]。刺激 SFEMG 所得颤抖值的计算基于终板，其正常值低于随意运动所获得的结果。为了计算正常刺激的颤抖值，推荐随意 SFEMG 参考数据需要乘以 0.80。封闭是通过运动单位放电百分比来测量的，在此运动单位单纤维电位并未被激活。比如，在一对肌肉的

100 次放电中，如果单一电位缺失了 30 次，封闭率为 30%。通常封闭发生于颤抖值明显异常时。

表 8-1　随意肌激活期间颤抖测量的参考值（μs）：平均颤抖的 95% 置信区间 / 个别纤维对颤抖值上限的 95% 置信区间（改编自参考文献 20）

肌肉	年龄（岁）								
	10	20	30	40	50	60	70	80	90
额肌	33.6/49.7	33.9/50	34.4/51.3	35.5/53.5	37.5/57.5	40.0/63.9	43.8/74.1		
眼轮匝肌	39.8/ 54.6	39.8/54.7	40.0/54.7	40.4/55.8	40.9/55.0	41.8/55.3	43.0/ 54.8		
口轮匝肌	34.7/52.5	34.7/52.7	34.9/53.2	35.3/54.1	36.0/55.7	37.0/58.2	38.3/61.8	40.2/67.0	42.5/74.2
舌肌	32.8/48.6	33.0/49.0	33.6/50.2	34.8/52.5	36.8/56.3	39.8/62.0	44.0/70.0		
胸锁乳突肌	29.1/45.4	29.3/45.8	29.8/46.8	30.8/48.8	32.5/52.4	34.9/58.2	38.4/62.3		
三角肌	32.9/ 44.4	32.9/44.5	32.9/44.5	32.9/44.6	33.0/44.8	33.0/45.1	33.1/45.6	33.2/46.1	33.3/46.9
二头肌	29.5/45.2	29.6/45.2	29.6/45.4	29.8/45.7	30.1/46.2	30.5/46.9	31.0/48.0		
总伸肌	34.9/50.0	34.9/50.1	35.1/50.5	35.4/51.3	35.9/52.5	36.6/54.4	37.7/57.2	39.1/61.1	40.9/66.5
小指展肌	44.4/63.5	44.7/64.0	45.2/65.5	46.4/68.6	48.2/73.9	51.0/82.7	54.8/96.6		
四头肌	35.9/47.9	36.0/48.0	36.5/48.2	37.5/48.5	39.0/49.1	41.3/50.0	44.6/51.2		
胫骨前肌	49.4/62.9	49.3/79.8	49.2/79.3	48.9/78.3	48.5/76.8	47.9/74.5	47.0/71.4	45.8/67.5	44.3/80.0

SFEMG 颤抖的研究结果表达为：①所有研究的成对肌肉的平均颤抖；②成对脉冲封闭的百分率；③成对正常颤抖的百分率[4, 12, 13]。当出现以下标准中的一条或者几条异常时认为颤抖异常（超过 60 岁，第二条标准需要提高到 20%）。

（1）平均颤抖值超过正常限制。

（2）超过 10% 的成对肌肉颤抖大于正常上限。

（3）在大多数成对肌纤维内频繁见到脉冲封闭。

3.4.4　调查结果

神经肌肉颤抖被定义为同一运动单位所支配的两个 MFAPs 时段的随机变量。在正常个体，不同时刻突触所释放的乙酰胆碱量有着微量差异。尽管所有时间的神经运动电位会导致肌肉运动电位，但不同终板电位的提升使得成对肌肉 IPI 之间存在较小变化。冲动封闭被定义为其中一个电位的神经肌肉传递障碍并代表颤抖最显著的差异。

颤抖分析具有高度敏感性，但特异性不高，在重症肌无力和其他神经肌肉接头疾病通常是异常的，在很多其他神经肌肉疾病如神经病、肌病、前角细胞疾病同样也是异常的。对于如重症肌无力等神经肌肉接头疾病的诊断，颤抖分析总是通过患者临床表现、神经传导研究和针电极肌电图发现来解释。

4　神经肌肉接头疾病的神经肌肉缺陷调查结果

4.1　重症肌无力

重症肌无力（MG）是所有人类器官特异性自身免疫性疾病中认识和研究最深入的疾病。MG 是由抗体介导的攻击神经肌肉接头突触后膜烟碱型乙酰胆碱受体的疾病。其特征是骨骼肌突触后乙酰胆碱受体减少，导致运动电位产生所需的 EPP 波幅减少。多达 85% 的肌无力患者的乙酰胆碱受体抗体增加（血清阳性重症肌无力）。肌肉特异性酪氨酸抗体（MuSK）出现于 25% ～ 50% 的乙酰胆碱受体抗体阴性重症肌无力患者。因此"血清阴性 MG"是指乙酰胆碱受体和 MuSK 抗体阴性患者。

EDX 研究是诊断重症肌无力的必要组成部分。EDX 研究对于怀疑为重症肌无力的血清阴性患者，腾喜龙测试阴性或者可疑、有神经病学发现的患者最有用。对于疑似重症肌无力患者的个体 EDX 研究需要针对患者的症状而定。

4.1.1　基线运动神经传导研究

包括 CMAP 波幅在内的常规运动神经传导研究在重症肌无力患者是正常的。尽管由于安全系数的出现使得乙酰胆碱受体封闭，但运动神经单一超强刺激使乙酰胆碱释放，突触后膜达到 EPPs 阈值。因此，MFAPs 产生于所有肌纤维而产生正常 CMAP。偶尔如在肌无力危象中由于严重突触后神经肌肉阻滞，CMAPs 位于临界线或者略有减少（图 8-2）。同样，服用大量胆碱酯酶抑制剂如吡啶斯的明的患者，作用于神经的单一刺激有记录多个 CMAPs 的趋势。

4.1.2　低频重复神经电刺激

低频重复神经刺激由于即刻乙酰胆碱储存耗竭使得量子释放减少。这导致很多 EPPs 无法达到产生动作电位所需的阈值。很多 MFAPs 的丢失可以通过慢 RNS 衰减的 CMAP 来反映。CMAP 波幅和区域最大的减少发生于重症肌无力患者第一和第二反应之间，但这一衰减常持续到第三或者第四反应[2, 3, 4, 7, 8]。在第五或第六刺激之后，次级储存常被动员且不再出现 MFAP 丢失（图 8-2），这导致第五或第六刺激后 CMAP 稳定性改善，有时只是轻微的改善，其特征为 U 型衰减。> 10% 的可重复性 CMAP 衰减是异常的，且可以排除假阳性；5% ～ 10% 的 CMAP 衰减被认为是可疑的。重症肌无力患者慢 RNS 诊断率有所增加，如下：

（1）临床上记录的无力肌，如近端肌和面肌，常指记录来自于全身型重症肌无力患者的近端肌（如斜方肌）或者眼肌型重症肌无力患者的面肌（如眼轮匝肌或鼻肌）（图 8-7）。这可以增加低频 RNS 在诊断重症肌无力方面的敏感性[22]。相对于记录远端肌肉（如小趾展肌），分别记录眼轮匝肌和斜方肌的面神经和脊髓副神经的慢 RNS，可以增加 5% ～ 20% 的诊断敏感性[23]。尽管常会有技术方面的挑战，但面神经低频 RNS 的衰减反应对于诊断 MG 具有高度特异性[24]，且在 MuSK 阳性 MG 患者是常用的[25]。

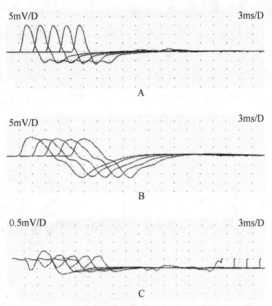

5mV/D　　　　　　　　　　　　　　3ms/D

A

5mV/D　　　　　　　　　　　　　　3ms/D

B

0.5mV/D　　　　　　　　　　　　　3ms/D

C

图 8-7　一名 35 岁双眼复视、有上睑下垂病史的男性患者所做缓慢重复刺激显示刺激正中神经无衰减（记录电极位于鱼际肌）（A）；刺激脊髓副神经出现轻度可疑衰减（10%）（记录电极位于上斜方肌）（B）；刺激面神经出现明显的衰减（40%）（记录电极位于眼轮匝肌）（C）

（2）获得运动之后的低频 RNS 以寻找运动后耗竭，休息时低频 RNS 之后，要求患者的被测试肌肉运动 1 分钟。然后每 30 ～ 60 秒重复低频 RNSs 4 ～ 5 分钟。常在运动后 4 ～ 6 分钟出现运动后耗竭，对于怀疑重症肌无力和不明确的安静 CMAP 衰减尤为有用。尽管如此，运动后研究仅可提高 RNS 5% ～ 7%[26]。

4.1.3　高频重复神经电刺激和运动后易化

高频重复神经电刺激对于诊断重症肌无力并不是必需的。临床怀疑突触前神经肌肉接头疾病（如 LES 或者肉毒中毒）且需要被排除时，或者基线 CMAPs 位于临界或者低于波幅时会考虑行快速 RNS。此时在简短的（10 秒）运动后足以进行 CMAP 评估，并消除高频 RNS 所致的严重不适。高频 RNS（或者是简短运动后）耗竭的 ACh 储存通常可以通过突触前钙离子累积所致的 ACh 释放获得补偿，从而使 CMAP 波幅不变。对于严重重症肌无力，当乙酰胆碱释放增加不足以补偿显著的突触后神经肌肉阻滞时，高频 RNS 可能会致衰减。因此，重症肌无力的发现（没有 CMAP 改变或者衰减）与突触前神经肌肉接头疾病如 LES 或者肉毒杆菌中毒（见下文）所见的显著的 CMAP 衰减形成了鲜明的对比。

4.1.4　单纤维肌电图

对疑似重症肌无力的患者行神经肌肉传递是单纤维肌电图最常见的适应证。指总伸肌、眼轮匝肌和额肌是疑似重症肌无力的患者最常进行检测的肌肉。

重症肌无力患者颤抖值异常是常见的（图 8-8）。常伴随神经肌肉冲动阻滞，反映由于 EPP 无法达到阈值而使得肌纤维传递运动电位失败。SFEMG 对于重症肌无力的检测具有高度敏感性；实际上无力肌的正常 SFEMG 颤抖可以排除重症肌无力的诊断。公认的 SFEMG 敏感性诊断范围为 90% ～ 99%（图 8-9）[12～14, 22]。这使得 SFEMG 成为研究重症肌无力最敏感的诊断方法[22]。异常颤抖是非特异性的，因为其常见于不同的神经肌肉疾病。因此，SFEMG 颤抖的发现与病史、所做检查和常规电极肌电图相关。

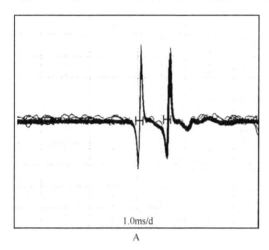 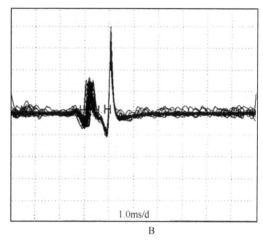

图 8-8　伴有上睑下垂的 22 岁患者额肌随意运动后的神经肌肉颤抖（显示在叠加模式，同样见图 8-5）
A. 正常颤抖（平均连续放电 MCD=18.5μs）；B. 异常颤抖（MCD=65μs）

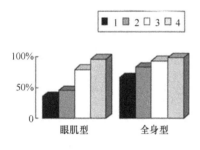

1=慢RNS记录远端(手)肌肉
2=慢RNS记录近端(肩部)肌肉
3=单纤维肌电图检测前臂肌肉
4=单纤维肌电图检测面部肌肉

图 8-9　诊断重症肌无力时缓慢重复神经刺激和单纤维肌电图的诊断敏感性（Oh SJ, Kim DE, Kuruoglu R, Bradley RJ, Dwyer D.Diagnostic sensitivity of the laboratory tests in myasthenia gravis Muscle Nerve. 1992；15：720-724 and from Howard，JF, Sanders DB, and Massey JM. The electrodiagnosis of myasthenia gravis and the Lambert-Eaton syndrome. Neurol Clin 1994；12：305-330）

乙酰胆碱受体抗体阳性或者血清阴性的重症肌无力患者的 SFEMG 敏感性和特异性是等同的。四肢肌肉如指总伸肌的 SFEMG 在伴有显著面肌和延髓肌无力的 MuSK 阳性重症肌无力患者中是正常的[27]。相对而言，MuSK 阳性患者和 ACh 受体阳性患者的面肌如眼轮匝肌的 SFEMG 具有相似的敏感性[27]。

4.1.5　常规针极肌电图

针极肌电图检测在重症肌无力疾病诊断方面的作用在于其可排除其他导致肌无力的神经肌肉疾病如运动神经元病、神经元病或者肌病。尽管重症肌无力患者针极肌电图常是正常的，但某些和诊断不相符的发现也会偶尔出现。这些发现常出现于中重度重症肌无力的患者且在近端肌肉最为显著。针极肌电图的发现和重症肌无力是相一致的，包括：①MUAP 形态的即时变异（MUAP 不稳定性）；②历时短、低波幅的多相 MUAPs；③纤颤电位、震颤电位。单一肌纤维在可变的时间间隔被阻滞或者达到运动电位时会出现 MUAP 不稳定性，使得 MUAP 脉冲和脉冲间的构型（波幅和相数）发生改变。

阻滞严重时会出现历时短、低波幅的多相 MUAPs，使得肌纤维丢失，从而每一运动单位所支配的肌纤维数减少。纤颤电位很少在重症肌无力中出现，其出现往往是由于慢性神经肌肉阻滞或者终板缺失使得肌纤维去神经支配所致 [5]。使用大剂量胆碱酯酶抑制剂如吡啶斯的明进行治疗的患者可能会出现震颤电位。所有这些发现都不是特异性的，在肌病或者失神经支配肌病中更为常见。

4.2　Lambert-Eaton 综合征

Lambert-Eaton 综合征（LES）是较罕见神经肌肉接头自身免疫性疾病，40%～50% 的 LES 患者和小细胞肺癌（SCLC）相关 [9, 10, 28, 29]。诊断期间吸烟预示着 LES 患者将发展为 SCLC。SCLC 常发生于 LES 发病后不久，很少在发病超过 5 年时才被诊断出。神经肌肉接头疾病是由于针对突触前 P/Q 型电压门控钙通道（VGCC）抗体所致，3/4 的 SLE 患者具有此抗体 [30]。VGCCs 阻滞使得突触前膜去极化时钙离子内流减少，并且干扰钙离子依赖性囊泡乙酰胆碱从囊泡释放入突触间隙。正如 Lambert 和 Eaton 最初所描述的那样，EDX 异常是构成 LES 诊断的重要部分 [9, 10, 28, 29]。

4.2.1　基线运动神经传导研究

LES 患者进行常规运动神经传导研究所获得的 CMAPs 是低波幅的，因为单一刺激后突触囊泡释放不足使得很多终板并不能达到阈值。因而会产生少量 MFAPs，使得所有肌肉出现低波幅 CMAPs。低波幅 CMAPs 也许是肌无力患者可能患有 SLE 的首个证据，肌电图瞄记者可能是首个诊断 SLE 的人，其在肌电图实验室通过评价患者运动后 CMAP，查找出现普遍低波幅 CMAP 的各种原因而得出诊断 [4]。

4.2.2　高频重复神经刺激和运动后易化

高频 RNS（常为 20～50Hz）或者短时（10 秒）运动促进钙离子内流入突触前末梢，使得更多的量子释放和更大的 EPPs。而首次刺激后很多 EPPs 无法达到阈值，很多肌纤维需要再次刺激才能达到产生 MFAPs 的阈值。因此，高频 RNS 或者短时（10 秒）运动使得 CMAP 波幅增加（图 8-10）。80% 的 LES 患者超过 60% 的肌肉，至少有一块肌肉 100% 会出现后强直易化 [30, 31]。很多 LES 患者常会出现强大的超过 200% 的增量 [9～11, 28, 29, 32, 33]，尤其是那些 VGCC 血清阳性患者 [34]。

4.2.3　低频重复神经刺激

低频 RNS（常为 2～3Hz）使得所有 LES 患者的 CMAP 出现超过 10% 的增量 [30]。低频 RNS 时即刻可用储存耗竭，且在这种缓慢刺激下，钙离子无法在突触前末梢累积，从而使得 ACh 释放进一步减少。最终结果是更多 MFAPs 丢失和 CMAP 波幅下降。但低频 RNS 对于 LES 诊断并不适用，因为它无法将其和突触后疾病如重症肌无力的减少相区别。

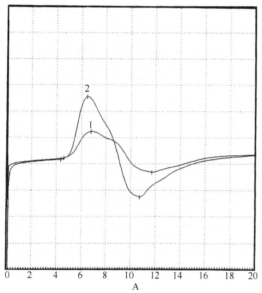

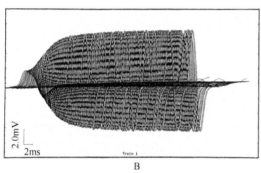

图 8-10 刺激 LES 患者尺神经强直后复合肌运动电位（CMAP）评价（记录电极为小鱼际肌）2.0mV 基线低波幅 CMAP（波形 1）

A. 随意最大等长运动 10 秒后 4.8mV 出现显著的 CMAP 增加（波形 2）（增量=140%）（灵敏度为 2mV/ 格）；B. 快速（50Hz）刺激显示显著的 CMAP 波幅增加（250%）

4.2.4 单纤维肌电图

LES 的 SFEMG 颤抖是异常的，这类似于重症肌无力的发现[4, 12, 13, 17, 35]。轴突刺激 SFEMG 技术可能有助于区分这两种疾病。这一技术的快速刺激（20 ～ 50Hz）使得 LES 颤抖得以显著改善，这是由于钙离子内流增加使得更多量子释放。相反，快速轴突刺激并不会改变或者加剧重症肌无力颤抖。

4.2.5 常规针极肌电图

LES 针极肌电图的研究结果类似于 MG，尽管其改变更为突出且仅在严重病例出现。

4.3 肉毒中毒

肉毒中毒很罕见，却是很严重的潜在致命性疾病。它是由于厌氧菌产生的 A 型肉毒杆菌毒素所致。该毒素和毒蕈碱、烟碱胆碱能神经末梢具有高亲和性，使得自主神经衰竭和骨骼肌瘫痪。肉毒杆菌毒素使得突触前末梢无法释放乙酰胆碱，最终破坏突触前末梢。肉毒杆菌首先对轴突末梢进行不可逆性攻击，通过裂解突触前活跃期突触囊泡对接和合成所需的蛋白来干扰钙离子依赖性的胞内乙酰胆碱释放级联反应。根据毒素进入血流的模式，临床上将肉毒中毒分为 4 类：食物传播（经典型）肉毒中毒，婴儿型肉毒中毒，伤口型肉毒中毒，医源性肉毒中毒。

EDX 研究是诊断肉毒中毒的主要依据。对于疑似肉毒中毒的患者，其是快速简便的可用方法，而肉毒明确的生物学测定或者肉毒梭菌的粪便培养常会延误诊断且可能是阴性结果。肉毒中毒 EDX 检测结果和神经肌肉传递的突触前障碍相一致，且有些类似于 LES 的检测结果[6, 36 ～ 39]。但是，EDX 研究结果存在更多变数，并且依赖于暴露的毒素量和研究时间。在疾病早期阶段，EDX 结果常每天都有显著改变。

4.3.1 基线运动神经传导研究

常规运动 NCSs 所获得的低 CMAP 波幅是在 85% 的患者中最为一致的发现，尤其是记录无力肌（常为近端肌）时[6, 38]。低 CMAP 是由于量子（囊泡）的释放不足，反过来，又使得很多 EPPs 在单一刺激后无法达到阈值。相对于 CMAP 波幅而言，运动远端潜伏期和传导速度是正常的。

4.3.2 高频重复神经刺激和运动后易化

肉毒中毒患者快速 RNS 或者短时（10 秒）等长运动后使得 CMAP 增加。强直刺激后钙离子内流大大提高，使得更多量子释放。这使得能达到产生肌肉运动电位所需阈值的肌纤维数增多。肉毒中毒患者的增量是适度的，其范围为 50% ～ 100%（图 8-3），相比之下，LES 增量常超过 200%（表 8-2）[6, 38, 39]。偶尔也可不出现增量，尤其是在严重病例如 A 型毒素所致的肉毒中毒患者中，这可能是由于突触前的阻滞程度所致[40]。

表 8-2 常见神经肌肉接头疾病基线 CMAP 和重频刺激结果

NMJ 疾病	NMJ 的缺陷	CMAP 波幅	缓慢 RNS	快速 RNS 或运动后易化
重症肌无力	突触后	正常	减量	正常或减量
Lambert-Eaton 综合征	突触前	所有肌肉都低	减量	显著增加：> 60% 在所有肌肉中和 > 100% 至少在一块肌肉中
肉毒中毒	突触前	近端和病变肌肉低	减量	适度增加：病变肌肉（50% ～ 100%）

注：NMJ：神经肌肉接头；CMAP：复合肌肉动作电位；RNS：反复神经电刺激。

4.3.3 低频重复神经刺激

肉毒中毒患者低频 RNS 可能会使 CMAP 波幅下降。但是，这并不常见且常是轻度的，不会超过基线的 8% ～ 10%。这是由于即刻可用乙酰胆碱储存量进一步耗竭使得突触前末梢钙离子累积所致。

4.3.4 单纤维肌电图

阻滞后颤抖增加可通过单纤维肌电图观察到[36, 37]。快速刺激常可改善轴突刺激颤抖。

4.3.5 常规针极肌电图

肉毒中毒针极肌电图易变且依赖于暴露的毒素量。肉毒中毒的针极肌电图可能是正常的，有时也可表现出历时短、波幅低的多相 MUAPs 的增加，偶尔表现为纤颤电位及 MUAP 的不稳定性。在严重病例中，只有少数 MUAPs 的快速募集是显著的。

4.4 先天性肌无力综合征

先天性肌无力综合征（congenital myasthenic syndromes，CMS）常是由于突触前或者突触后结构的遗传缺陷所致。不论其病因是什么，大部分 CMS 病例都表现为突触后区域变性、接头褶皱简化，同时伴随乙酰胆碱受体的减少[41]。

类似于 CMSs 的解剖病理，缓慢 RNS 常会发生递减反应，其在休息时常会消失，只在运动后几分钟内引发。胆碱酯酶缺乏症和慢通道综合征是最典型的 CMSs，单一电刺激后出现的重复 CMAPs 类似于有机磷中毒和服用大剂量胆碱酯酶抑制剂患者的表现。

4.5 疑似神经肌肉接头疾病的患者的电诊断策略

对于疑似 NMJ 疾病的患者，EDX 研究首先要了解其详细病史并进行全面的神经系统检查。两肢（最好为一个上肢和一个下肢）感觉和运动 NCSs 为初步研究。临床情况和基线 CMAP 波幅将决定下一步研究（图 8-11）[2, 3]。

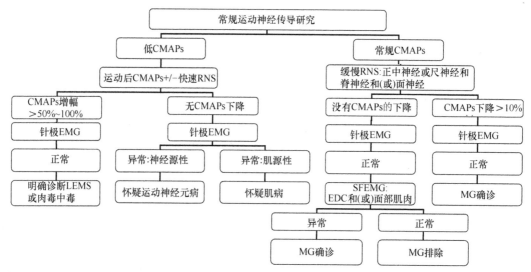

图 8-11 疑似神经肌肉接头疾病患者的电诊断策略

（1）低波幅 CMAP 可以怀疑和排除突触前障碍。

（2）如果临床怀疑为 LES，至少对两条远端运动神经的基线和运动后 CMAP 进行筛选试验。LES 患者中 CMAP 的增量常很大，甚至可能超过 200%。对末梢神经进行 3～5 秒的快速 RNS 是极其痛苦的，这足以证实短时运动后存在明确的 CMAP 增量。

（3）如果考虑诊断为肉毒中毒，所选肌肉应该包括临床表现为无力的肌肉。肉毒中毒的 CMAP 增量常为 50%～100%。同样，研究需要在 1～2 天内重复一次，尤其是当初始检测是在疾病早期进行时。

（4）如果临床怀疑为 MG，至少需要对两条运动神经进行安静时 RNS 检测和运动 1 分钟后检测 4～5 分钟。所选神经和肌肉取决于临床表现以期记录无力肌。首先对远端手部肌肉（如小指展肌或者拇短展肌）进行缓慢 RNS，然后对近端肌肉如上斜方肌进行检测。对于具有眼球延髓表现的患者需要保留面肌 RNS 检测，其远端和近端肌肉所记录的 RNS 是正常的（图 8-7）。RNS 检测正常且血清乙酰胆碱受体抗体阴性的 MG 患者需要考虑进行一条或者两条肌肉（如额肌、眼轮匝肌或者指总伸肌）的 SFEMG。

（5）如果可疑 MG 患者的运动 NCSs 所得 CMAPs 较低或者为临界点，需要进行运动后 CMAP 筛选以排除 LES。MG 误诊常发生于 RNS 表现为 CMAP 减少而未进行运动后 CMAP 评价的患者。

（6）对于与恶性肿瘤（尤其是小细胞肺癌）相关的无力患者或者从临床表现上无法明确区分 LES 和 MG 的患者常建议其进行运动后 CMAP 筛选。

5　其他神经肌肉疾病的神经肌肉缺损

5.1　肌萎缩侧索硬化症

肌萎缩侧索硬化症（amyotrophic lateral sclerosis，ALS）是由上下运动神经元变性所致的严重进展性致命疾病。低频 RNS 速率使得至少 50% 的 ALS 患者出现递减反应，提示该疾病所伴随的神经肌肉接头功能改变[42, 43]。该递减常和 CMAP 波幅成反比。尽管很多研究者都赞成 ALS 患者突触前区域神经肌肉接头缺损，但该类患者并不表现出任何明显的基线低 CMAP 波幅运动后易化。大部分 ALS 患者单纤维肌电图颤抖是异常的，无法区分突触前和突触后神经肌肉接头功能缺损。对乙酰胆碱释放减少的失神经运动终板进行部分或者全部神经移植术可以很好地解释神经肌肉传递障碍。

5.2　Miller-Fisher 综合征

Miller-Fisher 综合征是吉兰 - 巴雷综合征（Guillain-Barre syndrome，GBS）的分型，由共济失调、眼肌瘫痪和腱反射消失三联征组成。超过 90% 的患者存在血清抗 GQ1b 神经节苷脂抗体。很多 Miller-Fisher 综合征患者单纤维肌电图研究提示这些患者四肢肌肉及脑神经所支配的神经肌肉传递异常[44～46]。这些改变更常见于 GQ1b 阳性患者，与末梢运动轴突功能异常相一致。GQ1b 阳性患者的血清结合于突触前末梢使得微型终板电位频率增加。体外研究发现 GQ1b 阳性血清对突触前和突触后具有可逆性阻滞效果[47]。其他研究提示抗 GQ1b 抗体可以诱导神经末梢乙酰胆碱不可逆性量子释放，最终导致神经肌肉阻滞[48]。

5.3　吉兰 - 巴雷综合征

早先就已确定早期吉兰 - 巴雷综合征（Guillian-Barré syndrome，GBS）患者会出现颤抖增加。认为这是由于脱髓鞘阶段周围神经传递不稳定所致。通过抗 GM_1 抗体血清阳性或者阴性的 GBS 患者血清发现 NMJ 的阻滞是可逆的[49]。明显的异常颤抖值可以说明其存在 NMJ 功能障碍。间歇性冲动阻滞而不伴相应颤抖值增加的 GBS 患者是轴膜功能缺陷的可能迹象[50]。

（滕银燕　译　张　旭　校）

参 考 文 献

1. Boonyapisit K, Kaminski HJ, Ruff RL. The molecular basis of neuromuscular transmission disorders. Am J Med 1999;06:97–113.
2. KatirjiB. Electromyography in Clinical Practice. A Case Study Approach. Second edition, St Louis, Mosby/Elsevier, 2007.
3. Katirji B, Kaminski HJ. An electrodiagnostic approach to the patient with neuromuscular junction disorder. Neuro Clin. 2003;20:557–586.
4. Oh SJ. Electromyography: Neuromuscular Transmission Studies. Baltimore, Williams and Wilkins, 1988, pp. 87–110, 243–253.
5. Barberi S, Weiss GM, Daube JR. Fibrillation potentials in myasthenia gravis. Muscle Nerve 1982;5:S50.
6. Cherrington M. Botulism. In: Katirji B, Kaminski HJ, Preston DC, Ruff RL, Shapiro EB, eds. Neuromuscular disorders in Clinical Practice. Boston, Butterworth-Heinemann, 2002: 942–952.
7. Desmedt JE, Borenstein S. Diagnosis of myasthenia gravis by nerve stimulation. Ann NY Acad Sci 1976; 74:174–188.
8. Ozdemir C, Young RR. The results to be expected from electrical testing in the diagnosis of myasthenia gravis. Ann NY Acad Sci 1976;74:203–222.
9. Eaton LM, Lambert EH. Electromyography and electric stimulation of nerves in diseases of motor unit: observations on myasthenic syndrome associated with malignant tumors. JAMA 1957; 163:1117–1124.
10. Lambert EH, Eaton LM, Rooke ED. Defect of neuromuscular conduction associated with malignant neoplasms. Am J Physiol 1956; 187: 612–613.
11. Tim RW, Sanders DB. Repetitive nerve stimulation studies in the Lambert-Eaton myasthenic syndrome. Muscle Nerve 1994; 17: 995–1001.
12. Stålberg E, Trontelj JV. Single Fiber Electromyography. Studies in Healthy and Diseased Muscle. 2nd ed. New York, Raven Press, 1994.
13. Sanders DB, Stålberg EV. Single fiber Electromyography. Muscle Nerve 1996;19:1069–1083.
14. Sanders DB, Howard JF. Single fiber EMG in myasthenia gravis. Muscle Nerve 1986;9:809–819.
15. Sarrigiannis PG, Kennett RP, Read S, Farrugia ME. Single-fiber EMG with concentric needle electrode: validation in myasthenia gravis. Muscle Nerve 2006;33:61–65.
16. Benatar M, Hammad M, Doss-Riney H. Concentric-needle single-fiber Electromyography for the diagnosis of myasthenia gravis. Muscle Nerve 2006;33: 61–65.
17. Trontelj JV, Stålberg E. Single motor endplates in myasthenia gravis and Lambert Eaton myasthenic syndrome at different firing rates. Muscle Nerve 1990;14:226–232.
18. Sanders DB. The effect of firing rate on neuromuscular jitter in Lambert-Eaton myasthenic syndrome. Muscle Nerve 1992;15:256–258.
19. Ekstedt J, Nilsson G, Stålberg E. Calculation of the electromyographic jitter. J Neurol Neurosurg Psychiatry 1974;37:526–539.
20. Gilchrist JM. Ad hoc committee of the AAEM special interest group on SFEMG. Single fiber EMG reference values: a collaborative effort. Muscle Nerve 1992;15:151–161.
21. Gilchrist JM. Single fiber EMG. In: Katirji B, Kaminski HJ, Preston DC, Ruff RL, Shapiro EB, eds. Neuromuscular disorders in Clinical Practice. Boston, Butterworth-Heinemann, 2002:141–150.
22. Oh SH, Kim DE, Kuruoglu R, Bradley RJ, Dwyer D. Diagnostic sensitivity of the laboratory tests in Myasthenia gravis. Muscle Nerve 1992;5:720–724.
23. Costa J, Evangelista T, Conceicao I, de Carvalho M. Repetitive nerve stimulation in myasthenia gravis–relative sensitivity of different muscles. Clin Neurophysiol 2004;115(12):2776–2782.
24. Zinman LH, O'connor PW, Dadson KE, et al. Sensitivity of repetitive facial-nerve stimulation in patients with myasthenia gravis. Muscle Nerve 2006;33: 694–696.
25. Oh SJ, Hatanaka Y, Hemmi S, et al. Repetitive nerve stimulation of facial muscles in MuSK antibody-positive myasthenia gravis. Muscle Nerve 2006;33: 500–504.
26. Rubin DI, Hentschel K. Is exercise necessary with repetitive nerve stimulation in evaluating patients with suspected myasthenia gravis? Muscle Nerve 2007;35: 103–106.
27. Farrugia ME, Kennett RP, Newsom-Davis J, et al. Single-fiber electromyography in limb and facial muscles in muscle-specific kinase antibody and acetylcholine receptor antibody myasthenia gravis. Muscle Nerve 2006;33: 568–570.
28. Lambert EH, Rooke ED, Eaton LM, et al. Myasthenic syndrome occasionally associated with bronchial neoplasm: neurophysiologic studies. In Viets HR ed. Myasthenia Gravis: The second International Symposium Proceedings 1959, Springfield, IL, Charles C. Thomas, 1961: 362–410.
29. O'Neil JH, Murray NMF, Newsom-Davis J. The Lambert -Eaton myasthenic syndrome: a review of 50 cases. Brain 1988;111:577–596.
30. Juel VC, Massey JM, Sanders DB. Lambert-Eaton Myasthenic syndrome. Findings in 97 patients. Muscle Nerve 2006:34:543.

31. Oh SJ, Kurokawa K, Claussen GC, Ryan JR HF. Electrophysiological diagnostic criteria of Lambert-Eaton myasthenic syndrome. Muscle Nerve 32: 515–520, 2005.
32. Maddison P, Newsom-Davis J, Mills KR. Distribution of electrophysiological abnormality in Lambert-Eaton myasthenic syndrome. J Neurol Neurosurg Psychiatry 1998;5: 213–217.
33. Maddison P, Newsom-Davis J. The Lambert-Eaton myasthenic syndrome. In: Katirji B, Kaminski HJ, Preston DC, Ruff RL, Shapiro EB, eds. Neuromuscular disorders in Clinical Practice. Boston, Butterworth-Heinemann, 2002: 931–941.
34. Oh SJ, Hatanaka Y, Claussen GC, Sher E. Electrophysiological differences in seropositive and seronegative Lambert-Eaton myasthenic syndrome. Muscle Nerve 2007; 35:178–183.
35. Oh SJ, Hurwitz EL, Lee KW, Chang CW, Cho HK. The single-fiber EMG in the Lambert-Eaton myasthenic syndrome. Muscle Nerve 1989;12:159–161.
36. Schiller HH, Stålberg E. Human botulism studied with single-fiber electromyography. Arch Neurol 1978;35:346–349.
37. Padua L, Aprile I, Monaco ML, et al. Neurophysiological assessment in the diagnosis of botulism: usefulness of single-fiber EMG. Muscle Nerve 1999;22:1388–1392.
38. Cherrington M. Electrophysiologic methods as an aid in diagnosis of botulism: a review. Muscle Nerve 1982;5:528–529.
39. Cornblath DR, Sladky JT, Sumner AJ. Clinical electrophysiology of infantile botulism. Muscle Nerve 1983;6:448–652.
40. Souayah N, Karim H, Kamin SS, et al. Severe botulism after focal injection of botulinum toxis. Neurology 2006;67:1855–1856.
41. Engel AG. Congenital myasthenic syndromes. In: Katirji B, Kaminski HJ, Preston DC, Ruff RL, Shapiro EB, eds. Neuromuscular disorders in Clinical Practice. Boston, Butterworth-Heinemann, 2002:953–963.
42. Maselli RA, Wollman RB, Leung C et al. Neuromuscular transmission in amyotrophic lateral sclerosis. Muscle Nerve 1993;16:1193–1203.
43. Killian JK, Wilfong AA, Burnett L, Appel SH, Boland D. Decremental motor responses to repetitive nerve stimulation in ALS. Muscle Nerve 17:747–754 1994.
44. Lo YL, Chan LL, Pan A, Ratnagopal P. Acute ophthalmoparesis in the anti-GQ1b antibody syndrome: electrophysiological evidence of neuromuscular transmission defect in the orbicularis oculi. J Neurol Neurosurg Psychiatry 2004;75:436–440.
45. Sartucci F, Cafforio G, Borghetti D, Domenici L, Orlandi G, Murri L. Electrophysiological evidence by single fiber electromyography of neuromuscular transmission impairment in a case of Miller Fisher syndrome. Neurol Sci 2005;26:125–128.
46. Lange D J, Deangelis T, Sivak MA. Single-fiver electromyography shows terminal axon dysfunction in Miller Fisher syndrome. Muscle Nerve 2006;34:232–234.
47. Buchwald B, Bufler J, Carpo M, et al. Combined pre- and postsynaptic action of IgG antibodies in Miller Fisher syndrome. Neurology 2001;56:67–74.
48. Plomp JJ, Molenaar PC, O'Hanlon GM, et al. Miller Fisher anti-GQ1b antibodies: ∀-latrotoxin–like effects on motor endplates. Ann Neurol 1999;45:189–199.
49. Buchwald B, Toyka KV, Zielasek J, et al. Neuromuscular blockade by IgG antibodies from patients with Guillain–Barré syndrome: a macropatch-clamp study. Ann Neurol 1998;44:913–922.
50. Spaans F, Vredeveld JW, Morre HH, Jacobs BC, De Baets MH. Dysfunction at the motor end-plate and axon membrane in Guillain–Barré syndrome: a single-fiber EMG study. Muscle Nerve 2003;27:426–434.

第 9 章

自身抗体检测在神经肌肉传递及相关自身免疫性
疾病诊断和管理中的应用

Mark A. Agius，David P. Richman and Angela Vincent

1 引言

神经肌肉接头（NMJ）是介于运动神经和肌纤维之间的突触，其包括运动神经末梢、突触间隙及肌纤维突触后膜的终板区域。免疫系统可以针对神经肌肉接头的很多离子通道和其他蛋白分子，从而导致神经肌肉传递障碍性疾病。乙酰胆碱受体抗体是首个被发现有致病性作用的抗体，其可以引起获得性重症肌无力的临床表现。近期的研究确定了更多针对神经末梢和肌细胞的靶目标，包括运动神经末梢的钙离子和钾离子通道、参与神经肌肉接头乙酰胆碱受体丛集机制的组分，以及定位于肌纤维细胞内的蛋白。在大多数情况下，结合于这些蛋白的抗体具有一定的致病性，对这些抗体的识别可以指导特异性治疗方法，在某些情况下，也可以对目前的治疗提出修正。

抗体在重症肌无力和其他神经肌肉接头疾病中最值得称赞的是可以通过实验室检测测定其含量。这主要依赖于各种神经毒素与这些抗体所作用的离子通道的结合特异性和高亲和力，但仍然需要针对其他蛋白（如肌肉特异性激酶 MuSK 和各种细胞内蛋白）的自身抗体检测的替代方法，如新的细胞技术。在此，我们首先讨论一些常见原则，然后介绍临床综合征和可以应用于致病抗体检测的方法。

2 针对 NMJ 和相关分子的抗体谱

大部分作用于自身免疫性重症肌无力疾病的蛋白和相关因素都定位于运动神经细胞膜或肌肉终板，这些区域都含有物质循环代谢所必需的胞外结构域。功能性血-神经屏障包含血管内皮细胞和缝隙连接，这些结构在神经肌肉接头循环中并不暴露。但某些情况下，自身免疫性靶目标似乎是细胞内的。而针对神经肌肉接头蛋白胞外区域的自身免疫性致病作用具有典型的特点，但仍然无法确定针对细胞内组分的免疫攻击是否是其病理生理学的显著特性。

下面我们将描述被识别的 NMJ 靶目标分子（图 9-1）包括运动神经末梢的钙离子和钾离子通道，肌终板突触后膜的 AChRs 和 MuSK，rapsyn，titin 及肌细胞内的 ryanodine 受体。

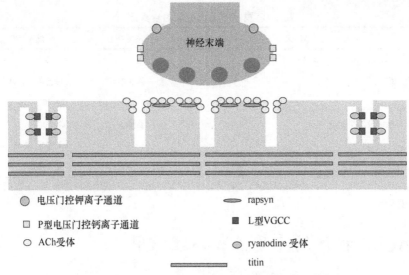

符号	说明	符号	说明
⬤ 电压门控钾离子通道		rapsyn	
◻ P型电压门控钙离子通道		L型VGCC	
○ ACh受体		ryanodine 受体	
	titin		

图 9-1 自身免疫攻击的神经肌肉接头蛋白图解

3 自身抗体介导的疾病中自身抗体的致病作用

自身抗体在本章所提及的疾病中所起作用的经典研究将在别处描述。在此，我们只提醒大家关注这些基本观察所遵循的重要原则。以下 4 点意见对于识别重症肌无力自身免疫基础是至关重要的：首先，通过纯化的 AChR 可以对动物进行主动免疫，使其发展为实验性自身免疫性重症肌无力[1]；其次，重症肌无力患者运动终板处 AChRs 显著减少[2]；第三，重症肌无力患者含有 AChR 抗体[3]；第四，注射重症肌无力患者 IgG 可以使小鼠被动获得肌无力症状[4]。这些现象证明重症肌无力是自身免疫性疾病，因此尝试将血浆置换作为治疗方法是有道理的[5]。

相反，Lambert–Eaton 综合征和神经性肌强直的主动免疫并未获得令人满意的结果。然而小鼠或者其他种属对血浆置换和免疫球蛋白被动转移的临床反应[6~8]提示这些疾病也是由自身抗体介导的，需要随之识别这些靶抗原（或者其中一些靶抗原）。

4 自身免疫性重症肌无力的疾病表现

免疫介导性疾病所产生的临床综合征和其靶抗原及其对 NMJ 和肌纤维所起的作用相关。同时，针对不同分子靶目标的免疫攻击使得重叠表型出现。例如，AChR 和 MuSK 抗体可以通过不同的机制干扰神经肌肉传递，并且和不同形式的 MG 相关。对这些机制的深入认识可以改善诊断和治疗。

AChR 抗体获得性重症肌无力患者可以分为 3 个不同的组别：不伴胸腺瘤的早发型

MG，伴胸腺瘤的肌无力患者，不伴胸腺瘤的晚发型 MG（表 9-1）。并且晚发型肌无力组至少包含两个亚群。

表 9-1　重症肌无力亚型的自身抗原

	AChR	肌联蛋白	MuSK	胸腺病理	发病年龄（岁）
早发型 MG	+++[1]	-	-	生发中心	< 50
伴有胸腺瘤的 MG	+	+	-	胸腺瘤	任何年龄，通常 30 ~ 60
晚发型 MG[2]	+	-	-		> 40
肌联蛋白抗体阳性的晚发型 MG	+	-	-	萎缩	> 60
MuSK 型 MG	-	-	++	-	大多数 < 50
血清双阴性 MG	+[3]	-	-	一些生发中心	任何年龄

　　1 +++：高血清抗体浓度；+：低血清抗体浓度；2 晚发型 MG 分为肌联蛋白抗体阳性和阴性患者；3. 仅能通过结合高亲和的 AChRs 集群监测。

5　AChR 抗体的异质性和病理作用

　　血清 AChR 抗体为重症肌无力的诊断提供了特异性指标。当人体出现该抗体时，它们会参与 AChR 的丢失，简化突触后膜，破坏 NMJ 的传递功能，并致临床疾病。对于重症肌无力患者，血浆置换可以降低血清抗 AChR 水平，该降低和临床症状的改善相关[10]，并常作为改善指标[11]。和其他抗体介导的疾病相比，其受益持续时间可能可以持续 1 ~ 3 个月。对于重症肌无力患者，疾病的严重性和血清 AChR 抗体的浓度有粗略的相关性。[12]

　　为了理解抗体对 NMJ 功能的影响，有必要参考 EAMG 动物模型，该模型是通过纯化的 AChR 主动免疫建立的。大部分 EAMG 抗 AChR 抗体及 MG 患者体内的抗体结合于构象决定簇，也就是所谓的 MIR（主要免疫原区），其位于 AChR-α 亚单位的胞外部分。这一区域包含 α 亚单位的 67 ~ 76 氨基酸序列[13]。这些抗体可以活化补体，导致膜攻击复合物沉积，是 EAMG 中 AChR 丢失的关键。C4 缺陷的豚鼠不能建立 EAMG 模型，而对于补体活化的预防可以阻碍 EAMG 的建立[14]。膜上 AChRs 及其 Fc 区域的交联可以介导 C1q 的结合及巨噬细胞的活化。尽管如此，由于有效的补体激活需要通过免疫球蛋白分子的交联结合于 C1q，突触后膜上 AChR 密度减少或者该抗体的缺失可以减少或者抑制补体激活。实际上，AChR 单克隆抗体和 AChR 密度相关，而该抗体的注入可以减少巨噬细胞的浸润[15]。

　　人类重症肌无力的特征为突触后膜的简化、AChR 含量的减少。抗 AChR 抗体及补体活化诱导并维持该病理的发生[16]。尽管很多抗体都是针对 MIR 的，但一些患者仍含有针对其他亚单位的主要抗体。此外，重症肌无力患者突触后膜有少量巨噬细胞侵入[17]。抗 AChR 抗体可能还通过阻断离子通道而发挥其他额外的效应[18]。通过特异性抗体增加 AChR 分子的内化或者抗原调制，也是其附加的机制[19]。当补体活化受抑制时，这些调制抗体的被动转移并不能建立明显的 EAMG[20]。

　　重症肌无力患者血清 AChR 抗体的浓度和其临床肌无力表现的准确相关性目前还是欠缺的，因此，这可能取决于多个混杂因素。这些混杂因素包括抗体自身结构和功能的相关变量，如形成结合位点的可变区域的特性，其决定了 AChR 结合于哪一部位。恒定区的效应功能同样可以影响临床表现。抗体的类和亚类发挥着一定的功能，其和先天免疫系统组分尤其是补体及巨噬细胞存在相关性。大部分人类 MG AChR 抗体属于 IgG_1 和 IgG_3 亚类，它们是较强的补体催化剂。然而，多克隆 B 细胞的应答表示致病性抗体亚群的改变可能可以导致其临床表现，这主要取决于抗体的总体水平。血清抗体浓度和致病性的相关性同样涉及血清和组织浓度的平衡。目标抗原决定簇的密度和组织是其额外因素，如针对额外目标的共同发生的抗体的出现。

5.1 通过免疫沉淀反应测量结合抗体

免疫沉淀反应是临床实践中最有用的检测方法。它利用人类骨骼肌 AChR 提取物，标记上放射性碘化的 α- 银环蛇毒（α-BgTx）（表 9-2）。该方法发现 85% 的全身型重症肌无力患者[21, 22]和 50%～75% 的纯眼肌型重症肌无力患者含有 AChR 抗体[22]。和其他重症肌无力患者相比，早发型全身型重症肌无力患者含有最高浓度的血清 AChR 抗体水平（表 9-1）。AChR 抗体阳性或者血清阳性、眼肌型重症肌无力患者血清 AChR 抗体含量低于血清阳性全身型重症肌无力患者。这表明临床表现可能和 AChR 抗体的绝对含量相关，至少是部分相关的。肉毒中毒患者[23]或者其他神经毒性患者疾病进程的早期会出现眼外肌受累，这可以用于说明 NMJ 功能障碍临床表现中的眼肌 NMJ 具有特殊的易感性。眼外肌 NMJ 和提上睑肌中的靶抗原可能为自身免疫过程提供不同的抗原决定簇[24]。AChR 抗体持续阴性的全身型重症肌无力患者表现出不同的致病机制（见下文）。

表 9-2 用于定量检测离子通道自身抗体的神经毒素

抗原	来源	神经毒素	来源	应用
乙酰胆碱受体	肌肉或肌肉细胞系（TE671 细胞）	α- 银环蛇毒素	银环蛇	MG 的诊断
VGCC	人或兔小脑或神经细胞或小细胞肺癌细胞系	ω- 海蜗牛毒素 MVIIC	僧袍芋螺	LES 的诊断和某些中枢神经系统疾病的检测
VGKC	人或兔皮质	内毒素	树眼镜蛇属	NMT 的诊断和某些中枢神经系统疾病的检测

5.2 封闭抗体

抑制放射性标记 α-BgTx 结合于 AChR 的封闭抗体可能与 ACh 结合位点竞争性结合[25]，尽管理论上它们可能并不具备竞争性并且导致变构抑制。而 AChR 封闭抗体可以在很多重症肌无力患者体内检测到，它们似乎代表了少数乙酰胆碱受体抗体，并且通常是乙酰胆碱受体结合抗体。当重症肌无力重型急性发作时它们是重要的致病物质，但是封闭抗体并不一定干扰乙酰胆碱受体功能。具有抑制功能的抗体可以通过乙酰胆碱受体或者乙酰胆碱诱导电流的离子通量进行检测[26, 27]。

5.3　调制抗体的检测分析

重症肌无力患者的血清在肌细胞系的应用不仅可以干扰其功能，同时也干扰 AChR 的表达[19]。这是由于抗体与膜 AChR 交联，并加速其降解。AChR 在血清中暴露 16 小时后可以通过与放射性标记的银环蛇毒（BgTx）结合而被检测到。这是一个相对非特异的测试，并且其结果需要与合适的对照血清进行对比。在 AChR 结合测试实验结果阴性时，这些抗体的检测是最为有用的[25]。尽管如此，在某些情况下，抗体在突触后膜的靶位点位于 AChR 附近，并不是 AChR 本身，从而使得 AChR 浓度下降。在大多数情况下，调制的抗体直接针对 AChR，其在免疫沉淀反应中仍表现为阳性。

5.4　其他自身抗体

除了位于 NMJ 处的分子靶点抗体外，重症肌无力患者可能还含有其他自身免疫性抗体，包括直接针对甲状腺球蛋白、甲状腺微粒、壁细胞、造血内因子和核抗原的抗体。其他自身抗体相对比较少见[25]。这些自身抗体或者其他自身免疫性疾病与全身型或者眼肌型重症肌无力的关联似乎在于胸腺增生。早发型重症肌无力患者总是会出现伴髓内生发中心的胸腺增生。其同样在甲状腺自身免疫性疾病和其他自身免疫性疾病如 Addison 疾病和天疱疮中得以描述。促甲状腺素似乎是在胸腺中表达的，胸腺增生和甲状腺疾病与胸腺耐受性缺失相关[28]。

6　胸腺瘤与自身免疫性重症肌无力

伴胸腺瘤的重症肌无力患者均被检测出血清 AChR 抗体[29]。此外，胸腺瘤不伴临床 MG 的患者有时也会含有 AChR 抗体，提示亚临床疾病的存在。早发型不伴胸腺瘤的自身免疫性重症肌无力患者的抗体及其抗原决定簇的精细特异性可能并不相同[30]。胸腺瘤患者血清中 AChR 抗体含量低于不伴胸腺瘤的全身型重症肌无力患者。

补体活化、横纹肌抗体最早是 1960 年通过对 MG 患者进行免疫荧光检测时被描述的[31]。横纹肌抗体大部分是直接针对大型结构蛋白、肌联蛋白[32]。兰尼碱受体（RyR）和其他蛋白组成了额外的自身免疫目标[33]。95% 伴胸腺瘤的重症肌无力患者同样含有肌联蛋白抗体，而 70% 的患者出现抗 RyR 抗体[34]。可以检测到 RyR 抗体的患者也含有肌联蛋白抗体。伴胸腺瘤的重症肌无力患者具有无力和疲劳临床表现，其通常无法和不伴胸腺瘤的 MG 患者相区别。尽管如此，鉴于不同抗体所表现的功效不同，这两组患者仍然存在一些不同之处。一些伴胸腺瘤的肌无力患者，其肌联蛋白、RyR 抗体可能会导致心肌炎或者局灶性肌炎[29]。骨骼肌和心肌的受累可能与横纹肌抗体所提供的额外致病潜力相关。此外，相对于不含肌联蛋白的患者而言[34]，含肌联蛋白的重症肌无力患者尽管其 AChR 抗体含量较低，但仍表现出更为严重的致病性。伴或不伴胸腺瘤时，含有肌联蛋白的患者其病程也将更为严重。

伴胸腺瘤的患者需要进行胸腺切除术以预防肿瘤局部浸润所致的并发症（包括上腔静脉综合征）。胸腺切除术后这些患者可能并不伴随临床症状的改善。而且重症肌无力的病程在胸腺切除术后可能会更严重，有时术后可能还会诱发重症肌无力。这也提示伴胸腺瘤的重症肌无力患者其临床表现更为严重，可能和肌联蛋白或者 RyR 抗体的致病性相关[34～36]。有报道称伴胸腺瘤的重症肌无力患者含有针对其他自身免疫性靶标，包括钾通道[37]、钙通道、rapsyn[38, 39]和其他蛋白如谷氨酸脱羧酶的抗体[40]。肌联蛋白和 RyR 抗体、细胞因子干扰素 α 和白细胞介素 12 的抗体[41]在不伴胸腺瘤的晚发型重症肌无力患者体内同样高比例出现[34, 41]（见下文）。

6.1　横纹肌抗体的检测

肌联蛋白和 RyR 抗体可以通过酶联免疫吸附法（ELISA）或者免疫印迹进行检测。肌联蛋白抗原表位 MGT-30 可以和 90% 的肌联蛋白抗体反应。这一表位用于肌联蛋白检测，并且有一个可行的商业化检测版本。用免疫荧光法检测横纹肌抗体同样也是商业化的，并且可能代替特异性肌联蛋白和 RyR 抗体的检测。当 AChR 抗体阴性时，横纹肌抗体的检测对于肌无力患者的诊断是很有用的。尽管如此，这种情况是不常见的。横纹肌抗体更为重要的诊断作用是提示 60 岁以下肌无力患者出现胸腺瘤的可能性[41]。这一年龄组中 RyR 抗体对于胸腺瘤的敏感性和特异性为 70%[34]。

7　不伴有可检测胸腺瘤的晚发型重症肌无力

晚发型重症肌无力患者体内 AChR 抗体的浓度明显低于不伴胸腺瘤的早发型重症肌无力患者[34]。利用 AChR、肌联蛋白、RyR 抗体将该组患者分为两个亚组。不含抗横纹肌抗体的患者类似于早发型重症肌无力患者组，且通常于 60 岁前发病[41]，而含有肌联蛋白抗体的患者发病往往较迟。如同胸腺瘤患者，含有肌联蛋白或者 RyR 抗体的晚发型重症肌无力患者胸腺切除术后比不含这些抗体的患者预后差[36]。

8　抗体在重症肌无力患者诊断和治疗中的作用

含有血清 AChR 抗体的患者通常都是重症肌无力患者。这些抗体为其提供了有价值的诊断，并且表明了疾病的致病机制，比通过电生理研究所获得的机制更为准确。与此同时，血清 AChR 抗体浓度作为患者治疗的监测指标的有用性被质疑。致病性重要抗体子集包括额外靶目标的抗体的识别，以及其浓度的检测都很重要。

针对其他靶标而不是 AChR 的抗体同样可以影响治疗方案。由于肌联蛋白抗体和疾病的严重性相关，其在伴胸腺瘤的重症肌无力患者体内的出现提示在胸腺切除术前病程早期表现出更为积极的作用。同样，50 岁后发病的患者体内肌联蛋白抗体的出现提示在疾病早期可对其进行更为积极地免疫抑制治疗，以避免行胸腺切除术。

9　血清阴性重症肌无力

血清阴性重症肌无力具有不同的抗体介导条件，这些研究很有意思并对其进行了简要总结。

9.1　血浆置换和被动转移

类似于 LES 和 NMT，血清阴性重症肌无力是抗体介导的疾病，其临床和实验证据早于靶抗原的识别。很多学者表示，患者进行血浆置换后反映良好，且被动转移给小鼠后可以产生肌无力的电生理表现[42, 43]。

9.2　功能及结合研究

目标抗原的鉴定通常是困难的，存在几种可能性。针对 AChR 的低亲和力抗体不能通过 RIA 检测，但其在体内能够有效结合。目前认为，它是通过结合于表达人类 AChR 的细胞株上的 SNMG IgG 而呈现的（见下文）。血清阳性肌无力患者的抗体可以结合，而抗体表达阴性的患者则无法完成[44]。此外，当 SNMG 血浆注入小鼠后，从小鼠肌肉体内提取的 AChR 并不是 IgG 的复合物[42]。

另一种解释认为出现了结合于其他肌肉表面抗原的抗体。支持该解释的证据是：AChR 抗体阳性或阴性的血清都可以结合于 TE671 细胞株，该细胞株起源于肌肉瘤并且可以表达除 AChR 之外的肌抗原[44]。也就是说，如果不是结合于 AChR 本身，血清抗体应该是结合于其他肌肉蛋白。

血清阴性患者的血清或者血浆应用于 TE6712 细胞株后导致 AChR 功能快速下降，正如在离子通道研究或膜片钳研究中所述[45, 46]，这正好可以证实上面的说法。为了不通过直接结合于 AChR 而影响其功能，抗体需要改变其他膜蛋白的功能，可能是刺激胞内的途径。肌肉中存在多种可以影响 AChR 功能的胞内途径。刺激蛋白激酶 A 或 C 的膜受体，如 CGRP 和 ATP 受体出现在神经肌肉接头，并且可能成为 SNMG 抗体的靶目标。但是，由于蛋白激酶 A 或 C 的抑制剂并不会阻止抗体对 AChR 功能的影响，因此这些途径并不参与 SNMG[46]。

9.3　针对潜在抗原的抗体

这些功能性研究提示抗体可能结合于其他类型的受体。其中，感兴趣的潜在抗原是肌肉特异性激酶 MuSK。已知 MuSK 出现于 NMJ 并且是酪氨酸激酶的受体，可以在 rapsyn 和 AChR 磷酸化作用后引起自体磷酸化。因此其和神经肌肉接头的发育及 AChR 的成熟密切相关。实际上，SNMG IgG 紧密结合于表达重组体 MuSK 的 COS 细胞[47]。Hoch 等[47] 应用重组 MuSK 的可溶性胞外区域为 MuSK 抗体的筛选提供了可行的方法。

来自于 SNMG 患者的抗体可以特异结合于 MuSK，并且在约 70% 的患者中为阳性结果。

如果所需的人类血清浓度相对较高，那么 ELISA 的应用就不容易。与底板或者其他污染纯化重组蛋白的抗原的非特异性结合使结果分析变得困难。直接标记大鼠 MuSK 的免疫沉淀法敏感性更高，并且其结合和 ELISA 数据密切相关（图 9-2）。这一技术目前已经商业化并且得到广泛的应用，但是阳性患者的分布比例全球不同，显然这和地理纬度相关[48a]。

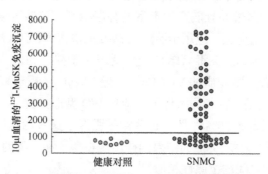

图 9-2　血清阴性 MG 患者的血清的 ^{125}I-MuSK 免疫沉淀

大鼠 MuSK 胞外区域重组体来自于 Dr. Werner Hoch。所检测的 SNMG 血清由牛津大学的 John Newsom-Davis 教授和罗马天主教大学的 Dr. Amelia Evoli 提供

不存在 AChR 抗体的肌无力患者也不会出现同质性的疾病。无法检测到 MuSK 的 SNMG 患者可能会存在针对神经肌肉接头其他蛋白的抗体。这些抗体包括参与终板处 AChR 丛集的其他蛋白，包括如 rapsyn 在内的胞内蛋白[39]。而且一些起初 AChR 抗体血清阴性的肌无力患者，随着时间的推移可以检测到抗 AChR 抗体。很多患者 AChR 抗体的血清浓度低于检测的灵敏度是可能的。最近发展出应用表达高密度 AChR 丛集的细胞株，能够更好地检测低滴度或者低亲和力的 AChR 抗体[48a, 48b]。

10　Lambert-Eaton 综合征和小脑性共济失调

10.1　血浆置换和被动转移

早期研究表明 LES 和相应的抗体及其他自身免疫性疾病相关[49]，血浆置换是一种有效的治疗方法[50]。更为重要的是输注患者的 IgG 到小鼠体内可以导致 ACh 的量子释放减少，并且改变活性带颗粒的数量和分布已被证实，该结果和患者的临床表现相吻合[51, 52]。

10.2　功能和结合的研究

为了明确抗原的性质，应用了细胞株的功能研究。这通过寻找小细胞型肺癌细胞的潜在抗原和电压门控钙通道（VGCC），以及展示 LES 的 IgGs 展开，在培养基培养几天后，VGCC 的数量下调[53]。随后应用了大批小细胞型肺癌细胞，已证实所有细胞都存在

VGCCs，并且 LEMS 抗体都起效[54, 55]。LEMS 抗体的主要目标似乎是含有 α_{1a} 亚单位的 P/Q 型 VGCC。VGCCs 表达于运动神经末梢[56] 及小脑浦肯野细胞[57]。

10.3　放射免疫分析

　　VGCC 抗体的放射免疫分析可能是 20 世纪 80 年代末通过芋螺毒素发现的（表 9-2）[58]。不同品种的芋螺生活于海边并且能产生丰富的神经毒素，这些毒素可以特异地结合到突触前或者突触后的离子通道上。应用于鉴定 LEMS 血清内 VGCCs 的首个芋螺毒素来自于地纹芋螺 Conus geographus。该毒素结合于广泛表达于神经和内分泌系统的 N 型 VGCC 上。提取人类小脑或者大脑皮质的 VGCCs，标记 ^{125}I-ω-芋螺毒素 GVIA 后，约 40% 的 LEMS 患者阳性[59]。但是，在相同条件下，应用 P/Q 型选择性 ω-芋螺毒素 MVIIC 后，LEMS 患者的阳性率则高达 90%[60, 61]。这些结果强调了这些毒素敏锐的特异性。相反，组织的来源相对没那么重要。类似的结果同样出现在兔子和人类的小脑，提示 VGCCs 在进化中高度保守且物种之间的抗原性相似[62]。

　　放射免疫分析作为一种诊断检测方法已被广泛应用，一些研究报道在治疗过程中对其进行了一系列评估。例如，患者静脉注射免疫球蛋白后发现其 VGCC 抗体平均下调 30%[63]。这种下调在治疗后 2 周开始出现，提示其并不是封闭抗体的直接结果。在 8 周左右，VGCC 可以恢复到治疗前的水平，和临床表现大致相同。

　　尽管该方法主要用作 LEMS 的诊断检测，但仍有测量 VGCC 抗体的其他方法。已证实一部分小细胞肺癌患者具有 LEMS，且即使临床上没有表现出 LEMS，仍可以在这些患者体内发现 VGCC 抗体[64]。此外，一些伴或不伴 LEMS 临床症状的小脑性共济失调患者也具有 VGCC 抗体[65]。因此，对于存在患小细胞肺癌风险及小脑性共济失调或者肌无力症状的患者，需要对其血清进行 VGCC 抗体检测。

11　获得性神经性肌强直

11.1　血浆置换和被动转移

　　类似于 LEMS，获得性神经性肌强直并不被认为是自身免疫性疾病，直到临床研究显示一些患者经血浆置换或者体内注射免疫球蛋白治疗后有效。有关被动转移的研究报道很少，其中一项研究发现，被动输注 NMT IgG、阻滞箭毒活性后小鼠神经肌肉的神经肌肉传递增强[66]。

11.2　功能和结合分析

　　应用背根神经节细胞成功发现 NMT IgG 对神经细胞株的功效，其可以产生类似于在钾通道阻滞剂 4 - 二氨基吡啶作用下出现的重复动作电位[7]。PC-12 和 NB-1 神经母细胞瘤细胞系在 NMT IgG 中孵育过夜后，细胞的电压门控钾通道（VGKC）电流下降，而不存在任何可以观察到的电压 / 电流密度改变。但短期的孵育并不会出现这些变化，这提示这些抗体并不直接封闭通道功能，而是减少 VGKC 的数量 [67～69]。

　　应用表达 VGKC 的细胞株，可以检测到来自于 NMT 患者的一些抗体可以结合在上面，但其灵敏度不足以应用于常规分析（未发表数据）。理想的情况是，应用表达不同 VGKC 同种型的细胞株来检测参与疾病致病过程的不同靶目标。表达一些 VGKC 亚型的爪蟾卵母细胞进行免疫组化分析后发现其可以进行抗体结合 [70]，但这个方法很费时且尚未进行进一步的评估。

　　VGKC 存在多种亚型，尤其是其震颤类型。目前将其命名为 Kv1.1～1.9。迄今为止，仅可以应用树眼镜蛇毒素检测到结合于 Kv1.1、1.2 和 1.6（可能是 1.3）的自身抗体，该毒素可以特异性结合这些亚型（表 9-2）[70]。

　　检测的灵敏度取决于应用高特异性的活性树突毒素来标记提取自人类或者兔子皮质的 VGKC，但用该方法并不能使其结合位点达到饱和状态。应用该方法约 40% 的 NMT 患者为阳性 [7, 71]。该抗体似乎并不会抑制树突毒素结合 VGKC。目前少数针对 VGKC 抗体的研究都尚未完成。也许最引人注目的研究是一个伴有胸腺瘤的肌无力女性，胸腺瘤复发后她又出现了边缘性脑炎 [72]。血浆置换后的惊人效果也强烈提示抗体介导是中枢性疾病的基础。在一项针对 VGKC 抗体的回顾性研究中，持续 13 年从一位患者中提取超过 80 份血清，发现 VGKC 抗体的单峰和其边缘表现的出现时间密切相关（图 9-3）[72]。在典型 Morvan 综合征的患者体内发现了 VGKC 抗体和血浆置换的临床反应 [73]，包括伴有睡眠障碍的神经性肌强直、边缘表现和自主神经功能紊乱。这一点随后从很多含有 VGKC 的患者中也得到证实。大部分患者具有周边症状或者边缘症状，但少数患者存在周边过度兴奋、自主神经功能紊乱、认知和睡眠障碍的广泛组合。抗体特异性和临床表现的关系并没有很好的建立（参见 Vincent 和 Hart 所著的第 14 章）。

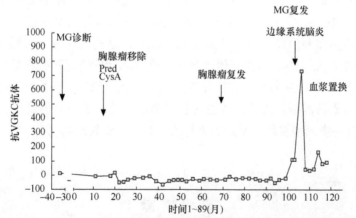

图 9-3　一患病 13 年伴有胸腺瘤的重症肌无力患者的 VGKC 抗体水平

该患者出现了边缘症状的单次发作（记忆力减退、意识模糊、定向障碍、焦虑），这和 VGKC 抗体峰值相关。血浆置换后其抗体水平下降，临床症状也得到改善。来自于 Buckley 等 [72]

12 僵人综合征

已经证实包括中枢神经系统突触组分在内的自身免疫性疾病和以上所探讨的周围神经疾病类似。僵人综合征（stiff person syndrome，SPS）主要表现为肌强直和痉挛，由于它和自身免疫性抗体及其他自身免疫性疾病相关，因此认为其具有自身免疫的致病基础。此外，SPS 患者对于包括血浆置换在内的免疫治疗有一定的反应[74]。已经确定其自身免疫靶分子是以 γ- 氨基丁酸（GABA）作为神经递质的中枢神经系统突触组分。GABA 是中枢神经系统的主要抑制性神经递质。90% 的 SPS 患者含有针对谷氨酸脱羧酶（glutamic acid decarboxylase，GAD）的抗体，其限速酶参与了 GABA 的合成。SPS 患者血清含有高浓度的 GAD 抗体，而且具有脑脊液 GAD 特异性抗体[75]。糖尿病患者体内也具有这些抗体，同时 GAD 抗体也出现在没有 SPS 的胰岛素依赖型糖尿病患者中。没有 SPS 的糖尿病患者血清浓度比 SPS 患者低一些，而且具有针对 65kD 同种型的抗体，而 SPS 患者具有针对 65kD 和 67kD 同种型的抗体[76]。有研究报道一些与癌症相关的 SPS 患者并不含有可检测到的 GAD 抗体，但含有针对突触相关蛋白的血清抗体，包括 Amphiphysin，而在某一患者体内则含有 GABA 受体锚定蛋白 Gephyrin[78]。因此，自身免疫性 SPS 可能代表了一种疾病或症状类型，具有不同的免疫病理和病因。

13 结论

获得性重症肌无力可以被认为是自身免疫性疾病原型。关于 MG 的观察与其他 NMJ 或者相关疾病的自身免疫性疾病相关。因此重症肌无力的表型变异至少部分和疾病的不同致病机制的功能相关。抗体靶目标、抗体浓度和小部分补体活化的抗体都是影响临床表现和病程的因素。血清学检测的诊断价值和其在患者个体治疗中的作用一致。尽管 AChR 是大部分获得性重症肌无力患者的主要自身抗原，但其并不是治疗的唯一潜在目标。我们正在绘制一张更清晰、更广泛的靶抗原图形，通过这些途径，针对这些靶抗原的抗体可以影响病程和治疗。然而在大多数情况下，这些疾病并不会相互重叠，如 MG 和 LES 或者 MG 和 SNMG，而在其他情况下，抗体综合征会同时特别是出现在伴随胸腺瘤的肌无力患者中。AChR 抗体阳性的早发型重症肌无力患者似乎具有不同于胸腺瘤和重症肌无力患者的致病机制。血清阴性重症肌无力患者代表了不同的情况。自身免疫性疾病额外靶标的进一步识别将可能有助于更好地了解这些疾病的病因。

（李 佳 译 张 旭 校）

参 考 文 献

1. Patrick J, Lindstrom J. Autoimmune response to acetylcholine receptor. Science 1973;180:871–72.
2. Fambrough DM, Drachman DB, Satyamurti S. Neuromuscular junction in myasthenia gravis: decreased acetylcholine receptors. Science 1973;182:293–295.
3. Lindstrom JM, Seybold ME, Lennon VA, Whittingham S, Duane DD. Antibody to acetylcholine receptor in myasthenia gravis: Prevalence, clinical correlates, and diagnostic value. Neurology 1976;26:1054–9.
4. Toyka, KV, Drachman, DB, Griffin DE, Pestronk A, Winkelstein JA, Fischbeck KH, Kao I. Myasthenia gravis: study

of humoral immune mechanisms by passive transfer to mice. N Eng J Med 1977; 296:125–131.

5. Pinching AJ, Peters DK, Newsom-Davis JN. Remission of myasthenia gravis following plasma exchange. Lancet 1976;2:1373–1376.

6. Lang B, Newsom-Davis J, Prior C, Wray D. Antibodies to motor nerve terminals: an electrophysiological study of a human myasthenic syndrome transferred to a mouse. J Physiol (Lond) 1983;344: 335–345.

7. Shillito P, Molenaar PC, Vincent A, et al. Acquired neuromyotonia: Evidence for autoantibodies directed against K[+] channels of peripheral nerves. Ann Neurol 1995;38:714–722.

8. Mossman S, Vincent A, Newsom-Davis J. Passive transfer of myasthenia gravis by immunoglobulins: lack of correlation between antibody bound, acetylcholine receptor loss and transmission defect. J Neurol Sci 1988;84:15–28.

9. Compston DA, Vincent A, Newsom-Davis J, Batchelor JR. Clinical, pathological, HLA antigen and immunological evidence for disease heterogeneity in myasthenia gravis. Brain 1980;103:579–601.

10. Newsom-Davis J, Pinching AJ, Vincent A, Wilson SG. Function of circulating antibody to acetycholine receptor in myasthenia gravis: investigated by plasma exchange. Neurology 1978;28:266–272.

11. Dau, PC. Plasmpheresis therapy in mysthenia gravis. Muscle Nerve 1980;3:468–482.

12. Oosterhuis HJGH, Limburg PC, Hummel-Tappel E. Anti-acetylcholine receptor antibodies in myasthenia gravis. Part 2. Clinical and serological follow-up of individual patients. J Neurol Sci 1983;58:371–385.

13. Tzartos SJ, Loutrari HV, Tang F, et al. Main immunogenic region of torpedo electroplax and human muscle acetylcholine receptor: localization and microheterogeneity revealed by the use of synthetic peptides. J Neurochem 1990;54:51–61.

14. Lennon VA, Seybold ME, Lindstrom JM, Cochrane C, Ulevitch R. Role of complement in the pathogenesis of experimental autoimmune myasthenia gravis. J Exp Med 1978;147:973–983.

15. Corey AL, Richman DP, Agius MA, Wollmann RL. Refractoriness to a second episode of experimental myasthenia gravis: correlation with AChR concentration and morphologic appearance of the postsynaptic membrane. J Immunol 1987;138:3269–3275.

16. Gomez CM, Richman DP. Chronic experimental autoimmune myasthenia gravis induced by monoclonal antibody to acetycholine receptor: biochemical and electrophysiological criteria. J Immunol 1987;139:73–76.

17. Maselli RA, Richman DP, Wollmann RL. Inflammation at the neuromuscular junction in myasthenia gravis. Neurology 1991;41:1497–1504.

18. Gomez CM, Richman DP. Anti-acetylcholine receptor antibodies directed against the alpha bungarotoxin binding site induce a unique form of experimental myasthenia. Proc Natl Acad Sci (USA) 1983;80:4089–4093.

19. Drachman DB, Adams RN, Josifek LF, Self SG. Functional activities of autoantibodies to acetylcholine receptors and the clinical severity of myasthenia gravis. N Engl J Med 1982;307:769–75.

20. Dupont BL, Twaddle GM, Richman DP. Suppression of passive transfer acute experimental myasthenia by F(Ab')2 fragments. J Neuroimmunol 1987;16:47 Abstract.

21. Howard FM, Lennon VA, Finley J, Matsumoto J, Elveback LR. Clinical correlations of antibodies that bind, block or modulate human acetylcholine receptors in myasthenia gravis. Ann NY Acad Sci 1987;505:526–538.

22. Vincent A, Newsom-Davis J. Anti-acetylcholine receptor antibodies. J Neurol Neurosurg Psychiatry. 1980;43:590–600.

23. Maselli RA, Ellis W, Mandler RN, Sheikh F, Senton G, Knox S, Salari-Namin H, Agius M, Wollmann RL, Richman DP. Cluster of wound botulism in California: clinical, electrophysiologic, and pathologic study. Muscle Nerve 1997;20:1284–1295.

24. Kaminski, HJ. Acetylcholine receptor epitopes in ocular myasthenia. Ann NY Acad Sci. 1998;841:309–19.

25. Lennon VA. Serological diagnosis of myasthenia gravis and the Lambert Eaton Myasthenic syndrome. In Lisak RP, ed. Handbook of Myasthenia Gravis and Myasthenic Syndromes. Marcel Dekker, Inc. New York. 1994: 149–164.

26. Lang B, Richardson G, Rees J, Vincent A, Newsom-Davis J. Plasma from myasthenia gravis patients reduces acetylcholine receptor agonist-induced Na+ flux into TE671 cell line. J Neuroimmunol 1988;19:141–8.

27. Bufler J, Pitz R, Czep M, Wick M, Franke C. Purified IgG from seropositive and seronegative patients with myasthenia gravis reversibly blocks currents through nicotinic acetylcholine receptor channels. Ann Neurol 1998;43:458–64.

28. Murakami M, Hosoi Y, Araki O, Morimura T, Imamura M, Ogiwara T, Mizuma H, Mori M. Expression of thyrotropin receptors in rat thymus. Life Sci 2001; 68:2781–7.

29. Aarli J. Myasthenia gravis and thymoma. In Lisak RP, ed Handbook of Myasthenia Gravis and Myasthenic Syndromes. Marcel Dekker, Inc. New York. 1994:207–224.

30. Lefvert AK, Bergstrom K, Mattel G, Osterman PO, Pirksanen R. Determination of acetylcholine receptor antibody in myasthenia gravis: clinical usefulness and pathogenetic implications. J Neurol Neurosurg Psychiatry 1978;41:394–403.

31. Strauss AJ, Seegal BC, Hsu JC, Burkholder PM, Nastuk WL, Osserman KE. Immunofluorescence demonstration of a muscle binding, complement fixing serum globulin fraction in myasthenia gravis. Proc Soc Exp Biol (NY) 1960;195:184–191.

32. Aarli JA, Stefansson K, Marton LSG, Wollmann RL. Patients with myasthenia gravis and thymoma have in their sera IgG autoantibodies against titin. Clin Exp Immunol 1990;82:284–288.

33. Skeie GO, Lunde PK, Sejersted OM, Mygland A, Aarli JA, Gilhus NE. Autoimmunity against the ryanodine receptor in myasthenia gravis. Acta Physiol Scand 2001;171:379–384.

34. Romi F, Skeie GO, Aarli JA, Gilhus NE. Muscle autoantibodies in subgroups of myasthenia gravis patients. J Neurol

2000;247:369–375.

35. Romi F, Skeie GO, Aarli JA, Gilhus NE. The severity of myasthenia gravis correlates with the serum concentration of titin and ryanodine receptor antibodies. Arch Neurol 2000;57:1596–600.

36. Romi F. Muscle autoantibodies in myasthenia gravis (MG): clinical, immunological and therapeutic implications. 2001. Thesis, University of Bergen.

37. Mygland A, Vincent A, Newsom-Davis J, Kaminski H, Zorzato F, Agius M, Gilhus NE, Aarli JA. Autoantibodies in thymoma-associated myasthenia gravis with myositis or neuromyotonia. Arch Neurol 2000;57:527–531

38. Lee E-K, Maselli RA, Ellis WG, Agius MA. Morvan's fibrillary chorea: a paraneoplastic manifestation of thymoma. J Neurol Neurosurg Psych 1998;65:857–862.

39. Agius MA, Zhu S, Kirvan CA, Schafer A, Lin MY, Fairclough RH, Oger JJ-F, Aziz T, Aarli JA. Rapsyn antibodies in myasthenia gravis. Ann NY Acad Sci 841:516–524.

40. Hagiwara H, Enomoto-Nakatani S, Sakai K, Ugawa Y, Kusunoki S, Kanazawa IJ. Stiff-person syndrome associated with invasive thymoma: a case report. Neurol Sci 2001;193:59–62

41. Buckley C, Newsom-Davis J, Willcox N, Vincent A. Do titin and cytokine antibodies in MG patients predict thymoma or thymoma recurrence? Neurology 2001;57:1579–82.

42. Mossman S, Vincent A, Newsom-Davis J. Myasthenia gravis without acetylcholine-receptor antibody: a distinct disease entity. Lancet 1986;1:116–9.

43. Evoli A, Batocchi AP, Lo Monaco M, Servidei S, Padua L, Majolini L, Tonali P. Clinical heterogeneity of seronegative myasthenia gravis. Neuromuscul Disord 1996;6:155–61.

44. Blaes F, Beeson D, Plested P, Lang B, Vincent A. IgG from "seronegative" myasthenia gravis patients binds to a muscle cell line, TE671, but not to human acetylcholine receptor. Ann Neurol 2000;47:504–510.

45. Yamamoto T, Vincent A. Ciulla TA, Lang B, Johnston I. Newsom-Davis J. Seronegative myasthenia gravis: a plasma factor inhibiting agonist-induced acetylcholine receptor function copurifies with IgM. Ann Neurol 1991;30:550–557.

46. Plested CP, Newsom-Davis J, Vincent A. Seronegative myasthenia plasmas and non-IgG fractions transiently inhibit nAChR function. Ann NY Acad Sci 1998;841:501–4.

47. Hoch W, McConville J, Helms S, Newsom-Davis J, Melms A, Vincent A. Autoantibodies to the receptor tyrosine kinase MuSK in patients with myasthenia gravis without acetylcholine receptor antibodies. Nat Med 2001;7:365–368.

48a. Vincent A, Leite MI, Farrugia ME, Jacob S, Viegas S, Shiraishi H, Benveniste O, Morgan BP, Hilton-Jones D, Newsom-Davis J, Beeson D, Willcox N. Myasthenia gravis seronegative for acetylcholine receptor antibodies. Ann NY Acad Sci. 2008;1132:84–92.

48b. Leite MI, Jacob S, Viegas S, Cossins J, Clover L, Morgan BP, Beeson D, Willcox N, Vincent A. IgGl antibodies to acetylcholine receptors in "seronegative" MG. Brain 2008;131:1940–1952.

49. Lennon VA, Lambert EH, Whittingham S, Fairbanks V. Autoimmunity in the Lambert-Eaton myasthenic syndrome. Muscle Nerve 1982;5:S21–5.

50. Newsom-Davis J, Murray NM. Plasma exchange and immunosuppressive drug treatment in the Lambert-Eaton myasthenic syndrome. Neurology 1984;34: 480–485.

51. Fukunaga H, Engel AG, Osame M, Lambert EH. Paucity and disorganization of presynaptic membrane active zones in the Lambert-Eaton myasthenic syndrome. Muscle Nerve 1982;5:686–697.

52. Fukuoka T, Engel AG, Lang B, Newsom-Davis J, Prior C, Wray DW. Lambert-Eaton myasthenic syndrome: I. Early morphological effects of IgG on the presynaptic membrane active zones. Ann Neurol 1987;22:139–199.

53. Roberts A, Perera S, Lang B, Vincent A, Newsom-Davis J. Paraneoplastic myasthenic syndrome IgG inhibits 45Ca2 + flux in a human small cell carcinoma line. Nature 1985;317:737–9.

54. Johnston I, Lang B, Leys K, Newsom-Davis J. Heterogeneity of calcium channel autoantibodies detected using a small cell lung cancer line derived from a Lambert-Eaton syndrome patient. Neurology 1994;44:334–338.

55. Viglione MP, O'Shaughnessy TJ, Kim Y. Inhibition of calcium currents and exocytosis by Lambert-Eaton myasthenic syndrome antibodies in human lung cancer cells. J Physiol Lond 1995;488:303–17.

56. Protti DA, Reisen R, MacKinley TA, Uchitel OD. Calcium channel blockers and transmitter release at the normal human neuromuscular junction. Neurology 1996;46:1391–1396.

57. Pinto A, Gillard S, Moss F, Whyte K, Brust P, Williams M, Stauderman K, Harpold M, Lang B, Newsom-Davis J, Bleakman D, Lodge D, Boot J. Human autoantibodies specific for α_{1A} calcium channel subunit reduce both P-type and Q-type calcium currents in cerebellar neurons. Proc Natl Acad Sci 1998;95:8328–8333.

58. Espiritu DJ, Watkins M, Dia-Monje V, Cartier GE, Cruz LJ, Olivera BM. Venomous cone snails: molecular phylogeny and the generation of toxin diversity. Toxicon 2001;39:1899–916.

59. Sher E, Comola M, Nemni R, Canal N, Clementi F. Calcium channel autoantibody and non-small-cell lung cancer in patients with Lambert-Eaton syndrome. Lancet 1990;335:413.

60. Motomura M, Johnston I, Lang B, Vincent A, Newsom-Davis J. An improved diagnostic assay for Lambert-Eaton myasthenic syndrome. J Neurol Neurosurg Psychiatry 1995;58:85–87.

61. Lennon VA, Kryzer TJ, Greismann GE, O'Suilleabhain PE, Windebank AJ, Woppmann A, Miljanich GP, Lambert E. Calcium channel antibodies in the Lambert-Eaton myasthenic syndrome and other paraneoplastic syndromes. N Engl J Med 1995;332:1467–74.

62. Motomura M, Lang B, Johnston I, Palace J, Vincent A, Newsom-Davis J. Incidence of serum anti-P/O-type and anti-N-type calcium channel autoantibodies in the Lambert-Eaton myasthenic syndrome. J Neurol Sci 1997;147:35–42.

63. Bain PG, Motomura M, Newsom-Davis J, Misbah SA, Chapel HM, Lee ML, Vincent A, Lang B. Effects of intravenous immunoglobulin on muscle weakness and calcium channel antibodies in the Lambert-Eaton myasthenic syndrome. Neurology 1996;47:678–683.

64. Mason WP, Graus F, Lang B, Honnorat J, Delatrre J-Y, Vallderiola F, Antoine C, Rosenblum MK, Rosenfeld MR, Newsom-Davis J, Posner JB, Dalmau J. Paraneoplastic cerebellar degeneration and small-cell carcinoma. Brain 1997;120:1279–1300.

65. Trivedi R, Mundanthanan G, Amyes L, Lang B, Vincent A. Which antibodies are worth testing in subacute cerebellar ataxia? Lancet 2000;356:565–566.

66. Sinha S, Newsom-Davis J, Mills K, et al. Autoimmune aetiology for acquired neuromyotonia (Isaacs' syndrome). Lancet 1991;338, 75–77.

67. Sonoda, Y., Arimura, K., Kurono, A. et al. Serum of Isaacs' syndrome suppresses potassium channels in PC-12 cell lines. Muscle Nerve 1996;19:1439–1446.

68. Arimura K, Watanabe O, Kitajima I. et al. Antibodies to potassium channels of PC12 in serum of Isaacs' syndrome: Western blot and immunohistochemical studies. Muscle Nerve 1997;20:299–305.

69. Nagado T, Arimura K, Sonoda Y, et al. Potassium current suppression in patients with peripheral nerve hyperexcitability. Brain 1999;122:2057–2066.

70. Harvey AL, Rowan EG, Vatanpour H, Fatehi M, Castaneda O, Karlsson E. Potassium channel toxins and transmitter release. Ann NY Acad Sci 1994;710:1–10.

71. Hart IK, Waters C, Vincent A, et al. Autoantibodies detected to expressed K$^+$ channels are implicated in neuromyotonia. Ann Neurol 1997;41:238–46.

72. Buckley C, Oger J, Clover L, Tuzun E, Carpenter K, Jackson M, Vincent Potassium channel antibodies in two patients with reversible limbic encephalitis. Ann Neurol 2001;50:73–8.

73. Liguori R, Vincent A, Clover L, Avoni P, Plazzi G, Cortelli P, Baruzzi A, Carey T, Gambetti P, Lugaresi E, Montagna P. Morvan's syndrome: peripheral and central nervous system and cardiac involvement with antibodies to voltage-gated potassium channels. Brain 2001;124:2417–2426.

74. Levy LM, Dalakas MC, Floeter MK. The stiff-person syndrome: an autoimmune disorder affecting neurotransmission of gamma-aminobutyric acid. Ann Intern Med 1999;131:522–30.

75. Dalakas, MC, Li M, Fujii M, Jacobowitz DM. Quantification, specificity, and intrathecal synthesis of GAD$_{65}$ antibodies. Neurology 2001;57:780–784.

76. Sohnlein P, Muller M, Syren K, Hartmann U, Bohm BO, Meinck HM, Knip M, Akerblom HK, Richter W. Epitope spreading and a varying but not disease-specific GAD65 antibody response in Type I diabetes. The Childhood Diabetes in Finland Study Group. Diabetologia 2000;43:210–7.

77. Schmierer K, Valdueza JM, Bender A, DeCamilli P, David C, Solimena M, Zschenderlein R. Atypical stiff-person syndrome with spinal MRI findings, amphiphysin autoantibodies, and immunosuppression. Neurology 1998;51:250–2.

78. Butler MH, Hayashi A, Ohkoshi N, Villmann C, Becker CM, Feng G, De Camilli P, Solimena M. Autoimmunity to gephyrin in Stiff-Man syndrome. Neuron 2000 May;26(2):307–12.

第 *10* 章
重症肌无力的治疗

Henry J.Kaminski

1 引言

1895 年，Jolly 使用希腊语 "myasthenia" 描述肌肉的无力，同时选用拉丁语 "gravis" 示意 "重症"，描述经常会导致死亡的一种严重的肌肉疲劳状态 [1,2]。重症肌无力（myasthenia gravis，MG）的治疗始于 1930 年。Edgeworth，一位患有 MG 的内科医师，她采用麻黄碱对自己进行治疗，同时设立安慰剂对照试验，发现麻黄碱对 MG 的治疗有益 [3, 4]。然而麻黄碱主要是作为一种中枢神经系统兴奋剂发挥作用，其对神经肌肉的传递作用很小 [5]。英国 St. Alfege 的房产监管人 Walker，更倾向认为 MG 的症状与箭毒中毒相似，而箭毒中毒是使用毒扁豆碱治疗的。她将毒扁豆碱应用于一位 MG 患者，发现可以显著改善上睑下垂症状 [6, 7]。早于 Walker 两年，Lazar Remen 在 1932 年发表了一篇报道，揭示了一位 MG 患者采用新斯的明治疗后获得有益效果 [8]，可惜当时他的这篇报道并未引起人们的重视和关注 [9]。

19 世纪后期，人们已经开始认识到重症肌无力患者往往有病态的胸腺 [10]。约翰霍普金斯大学的心胸外科医生 Blalock 遇到过一位 19 岁的 MG 女性患者，其遭受多年复发 - 缓解交替的肌无力，且病情日益恶化 [11, 12]，胸片显示纵隔肿块。医生摘除了她的胸腺囊肿，术后该患者的肌无力症状明显改善。后来，Blalock 医生报道了 6 例相似的病例，他们的症状均在术后明显改善 [13, 14]。随着这些报道的出现，胸腺切除术逐渐成为一种确定的治疗方案，尽管它的疗效仍有待进一步探讨 [15, 16]，并且是美国国立卫生研究院资助试验项目（见第 12 章）[17]。

促肾上腺皮质激素治疗 MG 的初步结果并不怎么引人注目，并且直到 20 世纪 70 年代泼尼松才被广泛使用 [15]。在 20 世纪 60 年代多种免疫抑制剂开始被应用于 MG 的治疗，而硫唑嘌呤作为一种明确的治疗药物被应用于临床始于 20 世纪 70 年代。1976 年，血浆置换被认为是治疗严重性重症肌无力的急性有效治疗方案，同时血浆置换治疗的有效性也进一步支持了循环因子参与重症肌无力发生的学说。目前常用的如静脉丙种球蛋白、环孢素、吗替麦考酚酯等治疗措施大概是在 20 世纪的最后二十年才被投入使用。

在本书第一版，笔者曾写到 "所有有关 MG 治疗的基本原理都受到质疑，因为缺乏统计学支持下的精心的试验设计，因此不能得出肯定的疗效[19]"。尤其需要指出的是开展严格试验的挑战，包括疾病多样化的临床表现、临床病程及疾病相对较低的发病率和患病率[20, 21]。笔者也曾提及，对临床结果的评定量表不统一，以及诊治 MG 的各大医疗中心之间合作不佳。就像在第 18 章中将要读到的一样，在利用、使用一系列普通的临床测试方面，MG 研究团队已经前进了一大步[20]，目前，全世界有 61 多个 MG 研究中心参与 MG 的研究[17]。欧洲肌无力组织（www.euromyasthenia.eu）已经成立，网络了欧洲所有的研究中心。阿根廷的重症肌无力基金协会和日本的研究小组也正在建立合作关系。

　　下面的内容反映了笔者本人关于 MG 治疗方面的一些看法，但是在写下面的内容时，MG 治疗正大踏步地向着以严格的循证为治疗基础方面改善、提高[22]。

2　患者的教育程度及评估

　　MG 患者能否获得理想的健康状态，其教育程度是至关重要的因素。对 MG 患者的看护需要以疾病的病程、治疗到发病机制等一个系统性的讨论为开端。患者本人、家属等均需参与到这个讨论中，从而对疾病有一个相对完整的认识。对于一种预后不明确的疾病而言，MG 患者的心理调整相对比较难，由于恐惧的存在，无力的发展亦会受影响。尽管有强有力的治疗方案在实施，但心理调节能力差可能会限制肌无力的改善[23]。神经病学专家应该尝试在 MG 的治疗及患者的完全康复之间找到一个平衡点。在美国，MG 患者的治疗决策需要包括花费（表 10-1）及保险注意事项，当然，全世界的 MG 患者也都是在其所在国家的相应环境里工作。

表 10-1　重症肌无力口服药物治疗的费用比较

治疗	来源于 Epocrates 数据库的费用数据*
泼尼松（20mg）	$26.63/100 片
咪唑硫嘌呤（150mg/d）	$84/ 月
环孢霉素（200mg/d）	内奥拉尔，$318/ 月
麦考酚酸吗乙酯（2g/d）	麦考酚酸酯，$780/ 月
他克莫司（3mg/d）	普乐可复，$360/ 月
溴化米斯他隆（60mg，120mg/d）	$72/ 月

* 2008 年 3 月的查寻结果。

　　患者应该被指引去美国 MG 基金会或其他国家的 MG 组织寻求额外的信息。美国 MG 基金会设有一个网站（www.myasthenia.org），该网站提供该种疾病的各种资料信息。由基金会的当地分会提供的支持组服务对患者通常非常有益处。

　　有一些可能会加重肌无力的药物需要告知患者，这些药物被列举在表 10-2 中。美国 MG 基金会在其网站上设有一个完整的、随时都有更新的此类药物名目。但是必须指出的是，如果患者因为其他原因必须使用这些药物，也是可以用的，但是需要谨慎。患者应该告知其他医生（非神经病学医生）其有 MG 的情况。由于这些病人特殊的需要以及很多治疗师、内科医护人员对 MG 不熟悉，神经病学家希望提供给相关内科医师有关 MG 最全面的信息。

表 10-2　常见的加重重症肌无力的药物

抗生素和抗菌剂	中枢神经系统药物
新霉素，卡那霉素，链霉素，庆大霉素，妥布霉素，阿米卡星，多黏菌素 B，黏菌素四环素，林可霉素，克林霉素，红霉素，氨苄西林，亚胺培南，克拉霉素，依米丁，环丙沙星	苯妥英，三甲双酮*，锂，氯丙嗪，苯海索，加巴喷丁
心血管药物	抗风湿药
β- 受体阻滞剂，奎尼丁，普鲁卡因胺，维拉帕米，咪噻吩	D- 青霉胺*，氯喹*，泼尼松
其他药物	
普鲁卡因 / 利多卡因，D、L- 肉碱，乳酸，甲氧氟烷，镁，造影剂，枸橼酸抗凝，抑肽酶，利托那韦，左炔诺孕酮，去铁胺，α干扰素*，双羟萘酸噻嘧啶	

*诱发自身免疫疾病。

胸部 CT 或者 MRI 在诊断胸腺瘤方面是有帮助的。CT 相对比较便宜，并且没有证据表明 MRI 在特异性或敏感性方面优于 CT，笔者更喜欢选择 CT[24]。Syebold 强烈表示，对于小儿组，胸部 X 线片是最佳选择，因为对该年龄组的患者来说，胸腺瘤是极其罕见的[25]。但笔者认为，对于一种发生率低的疾病的筛选来说，选择一个敏感度相对比较高的检查方法是可以的。当然，需要考虑到会出现假阳性和假阴性[26]的情况，但是，从大多数接受胸腺切除术的患者来看，假阳性并没有重大临床意义。

然而亦没有证据表明伴有胸腺瘤的患者不行胸腺切除术是有害的。尽管横纹肌抗体常与胸腺瘤伴随出现，但仍没有证据表明[27]出现横纹肌抗体就可以省略影像学检查。没有进行胸腺切除术或者年龄上不适宜做胸腺切除术的横纹肌抗体阳性患者需要行一系列的影像学检查以明确有无胸腺瘤的存在。

笔者经常关注患者有无甲状腺功能减退的情况，因为 MG 患者并发甲状腺功能异常的频率非常高，并且患者往往可以从甲状腺功能异常的治疗中获益。SLE、RA 以及维生素 B_{12} 缺乏均和 MG 相关，如果临床上有相关提示，需要进行相关指标的筛查。据估计 IgA 缺乏症的患病率可达千分之一，这类患者如果接受 IVIG 治疗，很有可能会出现一种危及生命的变态反应[28]。因此指南推荐，所有患者在接受 IVIG 治疗之前均需筛查 IgA，并且紧急情况下，为了避免延误启动 IVIG 治疗，在预期使用 IVIG 治疗之前应考虑先进行 IgA 的筛查。另外，在计划使用激素治疗之前，也应该进行结核菌素皮肤测试，因为激素的使用有可能活化休眠状态的结核。

3　治疗

治疗的选择应该在疾病的严重程度、患者的职业和生活方式以及患者对治疗方案风险、利弊评估的基础上个体化。例如，一位有着积极职业生涯的年轻女性患者更愿意接受免疫抑制剂的治疗，因为她更关心化妆品及生育问题。一位喜欢久坐的老人出现轻度的全身无力表现时选择胆碱酯酶抑制剂治疗可能更好。全身型 MG 已经不再是以前认为的重症疾病，因为患者的生存期基本上可达到正常 [29]。这些获益来自于严格的护理以及免疫抑制剂治疗，然而生活质量仍然是大打折扣的 [30~32]。仍然需要在 MG 患者中界定残疾以及改进生活质量评估的方法，尽管这些评估一般都已由他们的医生很好地执行。

关于治疗需要全面地解释清楚，需要患者和医生合作，一起优化治疗计划。就像之前提到的，治疗的费用（表 10-1）影响治疗的选择。如果患者有药物福利保险，那么医生用药时就不会被限制。以笔者的经验来看，表 10-1 中列举的药物已被所有的药物保险公司批准使用。另外，所有的制药公司也都制订了方案，旨在提供一些药物，从而降低那些需要自己支付医药费的患者的费用。www.needymeds.com 网站一直保持着提供该方面的信息。

3.1　胆碱酯酶抑制剂

乙酰胆碱酯酶 （AChE）抑制剂通过延缓神经肌接头处乙酰胆碱的水解而发挥治疗作用 [33]，通常是 MG 患者的首选药物，其中溴吡斯的明最常用。初始使用剂量依据症状而定。一般吡斯的明 30~60mg，每 3~6 小时给药一次，个体剂量超过 180mg 的很少有明确疗效。但是由于吸收的不稳定性、患者活动水平、疾病的严重程度以及毒蕈碱样不良反应不同，不能给出严格的剂量指南。一旦患者认识到吡斯的明对自身症状的改善作用及其相应的不良反应，应该调整该药物的剂量及给药频率，当然这些应该在医生的指导下进行。

药物定时释放形式可供选择，但是容易出现不稳定吸收情况，而且患者似乎对这种给药形式兴趣不大，尤其是考虑到睡前夜间给药控制症状时；就笔者用药习惯而言，不倾向于使用定时释放制剂。目前，一种"仙丹式"的吡斯的明给药形式也可选用，尤其对那些有吞咽困难的患者，并且对于保留小鼻胃管的患者也是相对比较容易的给药形式。药品制造商建议将药片粉碎后加入少许果汁或苹果酱以求获得一种液体或易于吞咽的剂型（60mg 的溴吡斯的明片剂相当于一茶匙的溴吡斯的明糖浆）。新斯的明或者安贝氯铵（美斯的明）也可以选用，但是不常用，因其有更大的不良反应及较短的作用时间（表 10-3）。

表 10-3　胆碱酯酶抑制剂药物的等效剂量

药物	口服	肌内注射	静脉注射
溴吡斯的明	60mg	2.0mg	0.7mg
溴化新斯的明	15mg	无	无
甲基硫酸新斯的明	无	1.5mg	0.5mg
美斯的明	7.5mg	无	无

在实验性 MG 动物身上（通常也会给予胆碱酯酶抑制剂的治疗），可以产生一种可溶性的、能更有效地消除突触处胆碱的胆碱酯酶剪接变异体 [34, 35]。随着时间的推移，患者和医生经常会感到胆碱酯酶抑制剂在逐渐地减效，尤其是在加用有效的免疫抑制剂治

疗后，可能这种剪接变异体在发挥部分作用。因此，当临床获益消失时胆碱酯酶抑制剂的剂量可以逐渐减少。但是当在减药过程中患者症状加重时可以重新选用此药物。

胆碱酯酶抑制剂一般来说是比较安全的，但是也可发生显著的不良反应。如果患者具有明显的球部肌肉无力，胆碱酯酶抑制剂的使用往往并不能很好地改善其症状。吞咽困难反而可能因为多而厚重的唾液而进一步加重，尤其是在合用抗毒蕈碱样药物时。应该认识到这种矛盾反应，并且减少 AChE 抑制剂可能可以改善症状。胆碱酯酶抑制剂也不能很好地扭转呼吸肌无力的情况。气道分泌物可能会增加，这样又使得患有肺部疾病的患者的治疗复杂化，同时也加重了呼吸困难。减少或停止胆碱酯酶抑制剂的使用可能也可以改善呼吸道症状[36]。很少有患者因发生显著的心动过缓而停止使用该药物[37]。

恶心、呕吐、腹泻、腹部绞痛等是最常见的胃肠不适，但是一般经阿托品和胃肠宁等治疗后能很好地控制。肌肉抽搐、肌束震颤和痉挛是最困扰患者的症状。肌肉的拉伸练习可以改善患者痉挛，但同时要注意避免异常的肌肉运动。

胆碱酯酶抑制剂诱导的肌无力（胆碱能危象）近期也时常被讨论，但是这种情况很少被遇见，有些专家认为它可能并不存在（Lewis Rowland，私人通讯）。通过静脉注射腾喜龙来判断肌无力是由 MG 或者使用胆碱酯酶抑制剂引起并不可靠[15, 38, 39]。如果认为肌无力是一种胆碱能危象，那么可暂时停止使用胆碱酯酶抑制剂，患者症状可望获得改善。在肌无力危象患者中如果已经进行人工通气，则可以停止使用胆碱酯酶抑制剂，以减少气道分泌物[40]（参见第 10 章）。

3.2　皮质类固醇

对于 MG 患者来说，皮质类固醇是最便宜、最可靠，并且起效快速的一种维持治疗方法，该结论是基于广大的临床实践而不是临床对照研究得出的[41]。但是，它们的不良反应也很多（表 10-4）。皮质类固醇被推荐用于那些因为全身无力而限制活动，且 AChE 抑制剂又不能很好改善其症状的 MG 患者[42, 43]。伴有呼吸肌或球部肌肉无力的 MG 患者大都需要免疫抑制剂治疗，在其病程的远期也将需要皮质类固醇的治疗。患者需要认识到预期的并发症，并同意医药机构的观点。那些不接受类固醇治疗的患者，只能选择起效更慢的药物（如下）作为替代治疗，往往需要伴随使用静脉丙种球蛋白或血浆置换。

表 10-4　重症肌无力免疫调节药物常见的不良反应

治疗	最主要的不良反应
泼尼松	骨质疏松症与中央肥胖，体重增加，青光眼，白内障，高血压，血管神经性水肿，精神病（抑郁症，躁狂症，人格改变），睡眠障碍，易擦伤，糖耐量异常
硫唑嘌呤	异质型流感样反应，白细胞减少，肝毒性，脱发，致畸，可能出现的致瘤风险
环孢素	肾功能不全，高血压，牙龈增生，大量的药物相互作用
吗替麦考酚酯	贫血，白细胞减少，胃肠不适，腹泻
他克莫司	震颤，头痛，腹泻，高血压，恶心，肾功能不全，高血钾，低镁血症

使用用皮质类固醇的最佳方式取决于肌无力的严重程度和开方者的喜好[44]。以 60 ～ 80mg/d 起用，大约有半数患者的症状在第一个月内会加重，并且经常是在开始治疗

的数天内[15, 45～49]。症状持续稳定的改善一般在治疗的 2 周内开始，大多数是在 1 个月内，但是也有少数患者在用药 2 个月左右才有改善。症状改善的最大化往往发生在 6 个月以内。对于那些肌无力比较严重的患者，笔者建议患者及医疗机构选择一个大剂量方案或者快速增加剂量，同时使用一种快速起效的治疗方式，通常是血浆置换。就笔者观点来看，血浆置换限制了激素相关症状的加重，但是这种方法还没有被正规评估过。采用起始剂量 20mg/d，以后每 3 天增加 5mg，一直到 60 ～ 80mg/d 的 "上阶梯" 方法可以减少激素相关症状加重的现象，但是症状改善的发生也随之延迟[48, 50, 51]。这样的治疗方案适合于比较轻症患者的门诊治疗。无论起始治疗方案如何，最终都将转换成一个隔天顿服的治疗方案，以此来使激素的不良反应最小化[46]。另有一些学者主张将 100mg/d 的泼尼松作为初始剂量[52]，但是就在编写本书时，一项有关胸腺切除术的大型多中心合作的研究正在进行中，参与本项研究的学者都认为糖皮质激素的隔日疗法是最佳方案。无论方案如何，皮质类固醇都应采用清晨顿服以模拟体内皮质醇分泌的晨峰效应。大剂量的方案也曾经被使用过，不过目前没有证据显示大剂量比常规剂量更好[53]。在 "激素节约" 性辅助治疗之前，不到 20% 的患者可以停止使用皮质类固醇治疗[46]。

监测血清钾离子浓度、血糖水平、血压以及改善骨质疏松的治疗方法是必要的。大多数患者都需要补充钙、维生素 D 和二磷酸盐[54]，每年均应行白内障及青光眼等眼科评估。胃溃疡的预防治疗必要性不大，除非患者有胃溃疡病史或胃溃疡表现。皮质类固醇的情绪影响是比较常见的，并且对患者来说也是最直接和最有害的[55, 56]，但这只是临床观察，有关慢性皮质类固醇的行为学后果的正式研究基本上是不存在的。

作用机制：皮质类固醇对免疫系统有多重影响，因此可以带来全面的免疫抑制[57, 58, 89]。对 MG 的疗效机制可能与以下几方面有关：①减少淋巴细胞的分化和增殖；②再分配循环中的淋巴细胞，使之从免疫反应中释放出来；③改变淋巴功能（主要的是肿瘤坏死因子、白细胞介素 1、白细胞介素 2 等）；④抑制巨噬细胞功能，尤其是抗原提呈。在初始治疗的前几个月，AChR Ab 水平会下降。皮质类固醇也可通过增加肌肉乙酰胆碱的合成来发挥其在 MG 的治疗作用[33]。

3.3　硫唑嘌呤

硫唑嘌呤可以和皮质类固醇合用或者单独使用[40, 60～63]。虽然硫唑嘌呤经常被用作 "激素节约" 性治疗，但是也有有限的数据显示其相对效应超过皮质类固醇。Palace 和他的同事在一项有关 "激素节约" 性治疗的小型的安慰剂对照研究中也揭示了上述现象，但历时较短，只观察了一年多的治疗[64]。医生和患者都要认识到，患者症状的改善是非常渐进的。非常重要的一点是，患者接受的该药物的剂量选择应该建立在 1 ～ 3 mg/（kg·d）的基础上，因为剂量不足有时会给人一种治疗 "无效" 的错觉。症状的改善似乎和红细胞平均体积的评估及白细胞数量的下降有关，如果未观察到上述两种现象，那么药物剂量可能还需要加大至最大量。如果白细胞数量低于 3000 ～ 3500/mm³，那么就需要减少药物的剂量，然后慢慢调整到白细胞水平在 3500/mm³ 以上；如果白细胞水平低于 1000/mm³，那么就需要先暂停使用硫唑嘌呤[40, 65]。

　　在美国，大约有 10% 的患者在硫唑嘌呤初始治疗的前 2 周都会因为出现发热及流感样症状而需停止使用该药物。但这种情况在欧洲并不多见，考虑可能与制药过程相关。轻度的肝毒性可表现为氨基转移酶升高，但一般不出现明显的临床肝病。如果氨基转移酶水平升高至两倍以上，则需要停用硫唑嘌呤。在整个用药治疗过程中，监测肝功能及血常规计数是必需的。治疗过程中胰腺炎的发生是比较少见的。别嘌呤会减少硫唑嘌呤的代谢，因此在与此药合用时，应减少硫唑嘌呤用量的 1/3 以避免出现并发症。当硫唑嘌呤用于治疗器官排斥反应及一些自身免疫性疾病的患者时 [66]，肿瘤出现的风险有增加，主要是原发性淋巴瘤，但是在 MG 患者身上还未发现，这种风险需要告知患者 [60]。该药物还有致畸可能，所以对那些计划怀孕的患者需要停止使用 [52]。但是一项有关孕期接受硫唑嘌呤治疗的患者的研究并没有发现出生缺陷 [67]。

　　硫唑嘌呤是一种嘌呤类似物，它抑制核酸的合成。该药物被转化成 6- 巯基嘌呤，代谢成 6- 巯基鸟嘌呤核苷酸，它是细胞毒性物质 [68, 69]。巯基嘌呤 S- 甲基转移酶和黄嘌呤氧化酶对 6- 巯基鸟嘌呤核苷酸的合成有反作用。巯基嘌呤 S- 甲基转移酶缺陷的患者有严重反应的风险，在使用硫唑嘌呤治疗前，需要用红细胞巯基嘌呤 S- 甲基转移酶的活性来判定。

　　作用机制：硫唑嘌呤对免疫系统的主要作用是干扰 T 细胞和 B 细胞的增殖，推断与其直接影响核酸的合成有关。硫唑嘌呤代谢物现在被认为具有免疫抑制效应 [70]。与血浆置换一起合用，硫唑嘌呤可提供相对选择性的干扰抗 AChR 的自身免疫反应 [71]。这是因为，血浆置换后免疫球蛋白的耗竭会诱导产生抗体的 B 细胞的代偿性增加，而活化的抗 AChR B 细胞会剧烈反应，因此可能被硫唑嘌呤优先影响。

3.4　环孢素

　　环孢素已被用于 MG 患者的治疗，主要治疗对象是症状严重且对激素及胸腺切除术反应不敏感的患者 [22, 72～74]。被推荐的剂量为按公斤体重计算 5 mg/（kg·d），然后总的剂量分为两次服用。尽管环孢素较硫唑嘌呤起效更快，但是患者和医生也不要期望在开始使用的数月内就看到药效。一项回顾性分析研究显示，57 位患者中有 55 患者在使用环孢素的 7 个月内出现临床症状的改善，而这批患者环孢素的平均服用时间为 3.5 年。但该研究中所有患者几乎都停止或减量使用皮质类固醇激素 [73]。5% 的患者负担不起或不能耐受该药物 [73]。笔者也发现，更低一点的起用剂量 [2～3 mg/（kg·d）] 也可以有相似的获益。然而，这种方法需要严格评估。环孢素也可以单独使用，并且也有避免皮质类固醇激素不良反应的作用 [43]，尽管需要考虑环孢素会加重骨质疏松症 [75]。一些人主张监测血药浓度，使该药物的谷水平维持在 75～150ng/ml [65]，但是具体维持在哪个特定水平，目前仍不清楚。监测血药浓度可能只是确保在一些使用影响环孢素代谢药物的患者身上，该药物浓度处于安全范围。目前还没有研究显示，在 MG 患者的治疗中，长时期使用环孢素相对于长时期使用泼尼松龙的相对获益。

　　环孢素的主要不良反应是肾功能不全和高血压。在环孢素使用的整个治疗过程中都需监测肌酐水平。在 Ciafaloni 等的一项研究中发现，16 位患者的肌酐水平均较治疗前升高 30%～70%（平均升高 48%）[73]，5 位患者尽管减量使用环孢素，但肌酐仍未下降，因此被迫停止使用该药物。这些患者一般年龄超过 62 岁，肾毒性一般发生在药物使用后的 3 ～ 11 年。环孢素有很多药物的相互作用，很重要的一点就是需要经常检查、更新相互作用药物的数据库，以了解环孢素的血药浓度，避免出现特异性毒性。

作用机制：环孢素来自于真菌，是一种环状结构物，只特异性地针对 T 细胞起作用。它阻止辅助性 T 细胞合成细胞因子，尤其是白细胞介素 2 及其表面受体。该药物还干扰 T 细胞功能中关键基因的转录。环孢素抑制辅助性 T 细胞依赖性功能，维持移植患者的免疫耐受，预防实验性自身免疫性 MG 的出现[76]。

3.5　吗替麦考酚酯

在 21 世纪的美国，吗替麦考酚酯（MM，骁悉）开始逐渐被应用于 MG 患者的治疗。一些小型的研究显示，MM 的使用可以减少皮质类固醇激素的用量、改善肌力、降低 AChR 抗体的水平[77～79]。一项有关单纯眼部肌肉受累的 MG 患者的研究表明，MM 是有效的，并且可以很好地被耐受[80]。但是，两项旨在研究 MM 是否有"激素节约"效果的随机对照研究并没有得到预期的阳性结果[81, 82]。两项研究均因治疗时间只有 6 个月而被质疑，因为生物学作用机制方面起效比较慢的 MM 不可能被期望在如此短的时间内发挥效应。笔者希望这些阴性结果的研究不要限制了该药物的使用，就笔者本人而言，笔者认为该药可能会是一种比较有效的药物。

MM 用于治疗 MG 时，标准剂量为每次 1g，每天两次，目前没有数据显示高剂量更为有效。在 MG 患者的治疗中，MM 耐受性良好，不良反应仅限于胃肠不适和贫血。白细胞减少症可能会出现。尽管在人体试验研究中没有明确的信息说明可以导致出生缺陷，但是动物实验显示该药物具有致畸可能；建议对那些育龄期女性患者需告知上述情况，建议服药期间最好节育。移植术后患者服用 MM 的经验显示，MM 治疗可以使患者的癌症发生率提高[83]，一些病例报道显示 MM 的治疗与淋巴瘤的发生有关[84]。

作用机制：MM 是另外一种常被应用于移植排斥患者的治疗药物，它主要通过抑制鸟嘌呤核苷酸的合成，从而干扰 T 细胞、B 细胞的增殖而发挥作用[76, 85, 86]。MM 被水解为霉酚酸，该水解物抑制肌苷酸脱氢酶，而该脱氢酶又是鸟苷酸合成的限速酶。对于表达在活化的淋巴细胞中的脱氢酶的同种型，霉酚酸是一种更有效的抑制剂，它有更强大的免疫抑制能力。其他的免疫抑制机制包括：①活化的 T 细胞凋亡；②改变细胞黏附分子的表达，降低再募集到炎症部位的淋巴细胞的数目；③降低诱导型一氧化氮合酶的活性。

3.6　他克莫司

除了美国应用较少外，目前在世界范围内，他克莫司正在被应用于 MG 患者的治疗[87～89]。一项最大的研究是将他克莫司以 0.1mg/（kg·d）的剂量应用于超过 200 例的 MG 患者，在这项研究中，选择对象为激素依赖且正在接受环孢素治疗的 MG 患者。在实验终点结束时，患者肌力的评估以及 AChR 抗体水平均有提高，并且实验中并没有发现明显的不良反应，尽管有 5% 的患者由于继发于药物相关反应而退出实验。他克莫司替代环孢素治疗显示，药物相关的并发症发生率全面下降[87, 88]。他克莫司常见的不良反应为胃肠不适以及感觉异常。他克莫司有肾毒性和肝毒性，可能会加重高血压和糖尿病。

作用机制：他克莫司是一种大环内酯类药物，具有多个活性点，可用于 MG 的治疗。它可以调节 T 细胞的活性，增加 T 细胞的凋亡，增强调节性 T 细胞的功能[90]。据报道，他克莫司还可以通过调节细胞内钙离子通道来增强肌肉的收缩[91]，另外似乎还可以通过阻止细胞内糖皮质激素的转出而增加细胞内糖皮质激素的浓度[92]。

3.7 血浆置换

无论血清 AChR 抗体阳性还是阴性的患者，血浆置换都可以起到快速缓解症状的效果[93~95]。它既可以用于肌无力危象的治疗，也可以用于优化外科手术前的肌肉功能治疗，包括胸腺切除术。置换往往通过外周静脉导管完成，该项治疗可以在门诊进行，关键取决于置换技术人员的技能。一般地，血浆置换需要更换 1 ~ 2 倍的血浆容量，每周 3 次，一个疗程可多达 6 次。就笔者的经验来看，一个疗程内超过 6 次的血浆置换是无益的，但也有人报道，超过 14 次的置换亦可以带来获益[65]。通常在第一次或者第二次置换后可以看到患者症状改善，并且随着血浆置换的继续，症状的改善也在增加。该项治疗可以快速地降低免疫球蛋白的水平，但是在数周后免疫球蛋白的水平可能会反弹，如果这种情况下没有同时合用免疫抑制剂治疗，临床症状可能会加重。在很小一部分患者身上，血浆置换被用作一种慢性治疗方案，但是这种方案还没有被正式研究[93]。在这种情况下的血浆置换往往是通过树脂进行的，它可以去除某种特定分子质量的蛋白。研究表明，免疫吸附树脂较普通树脂没有任何优势[96, 97]。但是临床前研究表明，选择性交换可能最终将被证明是更有效的[98]。

由于受限于主要的医疗中心和大口径的外周静脉导管的使用而影响了血浆置换的广泛使用。在注入时，由于柠檬酸诱导的低钙血症，部分患者会抱怨感觉异常，并且置换开始时可能会出现低血压[99]。部分患者会有恶心、呕吐表现，可能与置换时流体转变和电解质的改变有关。感染和血栓性的并发症可能与静脉入侵有关[100, 101]。血浆置换过程降低了凝血因子水平，且在使用静脉导管的同时需要使用肝素，这也降低了血小板的水平，因此治疗过程中存在出血可能，当然，血栓性的并发症也时有发生[99]。

作用机制：血浆置换发挥临床作用主要是通过去除循环中的致病抗体以及任何其他可能的致病因子如补体蛋白等而实现[33]。有时在血浆置换开始的数小时内就可以看到症状的改善，考虑可能主要与阻止 AChR 功能的抗体去除有关。因此，在调节症状改善的机制中，除了抗体的去除，其他的机制应该也是非常重要的。

3.8 静脉注射免疫球蛋白

静脉注射免疫球蛋白（IVIg）的使用范围大致同血浆置换，但是它的证据相对有限[102]。一项随机研究显示，与安慰剂对照相比，在治疗严重性 MG 患者方面，它是有优势的[3]，但是问题在于它是否优于其他有效的治疗方法。该项治疗的标准剂量为：4 ~ 6 小时静脉输注免疫球蛋白 0.4g/（kg·d），疗程 5 天。有人主张 0.4g/（kg·d），疗程 2 天[28]。相比较而言，后一种方案并发症相对少些。但对于有心脏疾病的老年患者，每天低剂量相对安全。IVIg 治疗可以使肌力很快得以改善，往往在最初治疗的 5 天内就可以看到，并且可以降低 AChR 抗体的水平，但是这种反应往往比较短暂，并且并不是在每位患者中都能看到。一项有关比较 IVIg 和血浆置换应用于 MG 肌无力危象患者的回顾性研究表明，血浆置换患者有一个更好的呼吸功能及更高的功能评分，但是 IVIg 患者并发症相对更少[100]。另一项随机研究 [将 3 次血浆置换治疗与 0.4g/（kg·d）的 IVIg 治疗相比，疗程 3 天或者 5 天] 显示两者具有相似的疗效，但 IVIg 的不良反应更少[102]。IVIg 也可以用做减少皮质类固醇激素使用量的维持治疗。当然，其他的药物如环孢素或硫唑嘌呤等也同时发挥作用。

IVIg 治疗时经常发生不良反应，但一般都比较轻微[28, 104]。头痛大多发生在静脉输注时。轻微的头痛可以予对乙酰氨基酚或者非甾体抗炎药物处理（因为 MG 患者大多同时在使用激素治疗，同时使用非甾体抗炎药物时需警惕胃肠道刺激的发生）。至于严重的偏头痛，大多发生于既往就有偏头痛病史的患者。在一些适当的患者身上，可以使用曲普坦类药物治疗。无菌性脑膜炎可能发生，并且因为后续的治疗可能还会复发。有人建议，预防性地使用非甾体抗炎药物可能是有益处的，但是另有部分人持反对意见[28, 104]。寒战、肌痛或者胸部不适可能会在输注的早期发生，通常停止输注半小时就可以去除，再次开始静脉滴注时以一个相对缓慢的速度输注可以避免出现。类流感样症状可能在治疗后的几天内出现，一些患者还会有短暂的肌无力加重。荨麻疹、苔藓样皮损、手掌瘙痒、淤斑等可能在开始治疗的数天或者数周内发生，但是随着时间的推移，数周至数月便会消失。

一般地，IVIg 治疗过程中严重并发症的发生并不多。过敏反应通常发生于 IgA 缺乏患者，这种情况的发生率大约为 1/1000[28]。因此 IVIg 治疗前需要过滤筛查 IgA 缺乏症患者，并需要为该类患者准备去除 IgA 的免疫球蛋白[105]。急性肾小管坏死通常是可逆的，一般发生于肾功能不全患者。年龄超过 65 岁、糖尿病、脱水状态等都会加大肾损害的风险。肾衰竭的发生一般与 IVIg 配备时一种专用的高浓度蔗糖剂型有关，但在其他的剂型中也可以出现[104]。稀释 IVIg 制剂以及减慢输注的速度都可以降低肾损害的概率。在肾功能不全患者中使用该药物治疗时，严密监测血肌酐及血尿素氮水平是非常必要的。深静脉血栓、脑梗死及心肌梗死的发生相对比较少[106, 107]。对于长期随访的 MG 患者，医生需要警惕深静脉血栓形成的迹象，可以给予适当的预防性治疗。

对于某一特定的肌无力恶化的 MG 患者，选择 IVIg 或者血浆置换治疗主要取决于各治疗潜在风险的评估。既然血浆置换仅限于某些特殊的医疗中心，那么 IVIg 治疗的相对可获得性就成为其一大优点，尽管免疫球蛋白有时也会短缺，但用于静脉注射免疫球蛋白的血管通路的建立通常并不难。对于有肾功能不全或存在血栓性并发症风险的患者，血浆置换相对更有益。一个疗程的 IVIg 治疗花费大约在 10 000 美金，但是非住院性质的血浆置换花费相对较低[42]。

作用机制：IVIg 通过多种机制影响自身免疫过程，包括抑制细胞因子，与自身抗体的竞争，抑制补体沉积，干扰 Fc 受体与巨噬细胞或 B 细胞上的免疫球蛋白结合，干扰致敏 T 细胞抗原识别等。在临床疗效中，抗特异性的机制似乎是最重要的[108, 109]。

3.9 其他免疫抑制治疗

静脉以及口服环磷酰胺已经被应用于对激素治疗抵抗的 MG 患者，一项研究表明，在治疗 1 年后，50% 的患者症状完全缓解[22, 110~112]。几乎所有的患者都出现了脱发，其他并发症还包括腹泻、恶心、呕吐及出血性膀胱炎，其中出血性膀胱炎是比较严重的。此外，该药物还有致癌、致畸以及导致不育等可能[66]。不过间质性肺炎及肝损害发生比较少。

仅高剂量的环磷酰胺并不会导致骨髓抑制，这也使得患者自身内源性干细胞被重新输入造血系统或者免疫系统。此方法已经用于治疗自身免疫性疾病，包括 MG[113]。数量有限的研究表明，不少患者的症状可以缓解。

美罗华是一种抗 B 细胞表面膜标记 CD20 的单克隆抗体[118]，一些个案报道及小型的研究描述了 MG 患者对利妥昔单抗（美罗华）的反应[114~117]。一项对照试验正在进行中，以期能严格地判断其疗效。

4 特殊的临床状况

4.1 重症肌无力和妊娠

重症肌无力好发于育龄期女性，因此就带来了一系列治疗难题。妊娠对 MG 病程、病情的影响因人而异[67]。在孕期及产后期，妊娠可以加重病情或者无任何影响，甚至也可以出现病情的好转，上述几种可能出现的概率是等同的[67, 119]。怀孕时期正常的体重增加及其他的一些正常妊娠情况都可能会加重肌无力患者的疲劳感。分娩是一件很耗体力的事情，但是大多数患者都可以在无并发症出现的情况下自然分娩[67, 120, 121]。如果患者存在先兆子痫或者子痫，那么产科医师在使用硫酸镁时需要意识到该药物对 MG 孕妇是禁忌的，因为其对神经肌肉接头的传递是有害的[122]。对于 MG 患者，不能为了分娩而使用一种禁忌类药物。

MG 的治疗可能对胎儿有一定的影响[67, 120]。硫唑嘌呤、MM、环孢素都有致畸可能，在妊娠前需要停止使用上述任何一种药物。溴吡斯的明和泼尼松是安全的。目前，还没有关于血浆置换或者 IVIg 对妊娠期患者治疗的大型研究，但它们似乎是安全的。胸腺切除术也应该被推迟至分娩后。因为与在怀孕期间进行一次大型手术带来的相关并发症相比，推迟该手术是无害的。

大约有 1/3 MG 患者的新生儿会出现新生儿肌无力[67, 120]。这只是一个短暂的疾病，通常表现为全身无力、喂养困难，在某些患儿身上可能会出现呼吸功能不全。这些患儿需要支持护理及胆碱酯酶的治疗。无力在出生后的数周可以完全缓解，不存在长久的无力，也没有在成年后进展为 MG 的风险。新生儿 MG 的发展是独立于母体的临床状况而存在的，并且这类患儿目前往往可能无临床症状。母亲 AChR 抗体的水平也不能预测患儿 MG 的发生。与抗成人 AChR 亚型的抗体相比，抗胎儿 AChR 抗体与新生儿肌无力的发生、发展相关系数可能更高[123]。案例报道存在多关节挛缩的婴儿，这是因为抗胎儿 AChR 抗体传递到婴儿所致，而这种情况的存在严重地影响了胎儿肌肉的发育，最终导致关节挛缩[124]。如果一位 MG 女性患者有儿童期关节挛缩病史或者反复流产病史，那么其怀孕时需强化 MG 的治疗[125~127]。

4.2 重症肌无力合并胸腺瘤的治疗

10% 的 MG 患者合并存在胸腺瘤，在第 7 章中已经详述胸腺瘤相关的 MG。合并胸腺瘤的 MG 患者的治疗与未合并胸腺瘤的 MG 的治疗并没有什么不同，只是由于需要治疗该肿瘤，因此治疗方面相对复杂些。大多数（并非全部）研究表明胸腺瘤相关的 MG 往往临床表现更严重些[128, 129]。一旦胸腺瘤被检测到，需要连同剩余的胸腺组织一起被摘除掉，但是需要告知患者的是，该项手术并不是治疗 MG 的手术。如果肿瘤已经突破其包膜涉及邻近的组织，那么局部的放疗是有必要进行的。然而，一些胸腺瘤具有侵袭性并向远处广泛转移，因此患者需要终身检测肿瘤的复发[130]。一些有手术禁忌的老年患者需要考虑经 CT 检测肿瘤的情况，毕竟很多肿瘤是会缓慢生长的。

4.3 少年型重症肌无力

小于 18 岁的少年型 MG 患者的病理生理过程与成人型 MG 并没有什么不同[131, 132]。鉴别诊断及诊断方法和成人型 MG 也是一样的，但是往往更可能为先天性肌无力综合征，治疗方面的考虑更困难。青春期前的患者自发缓解的概率比较高，这也使得一部分人考虑可以把胸腺切除术推迟。皮质类固醇激素延缓生长，并增加成年后骨质疏松症的严重程度。免疫抑制剂的治疗存在药物总量相关的肿瘤发生的可能。就像成人 MG 治疗一样，少年型 MG 的治疗也需要个体化，并且患儿父母需要认识到可能出现的治疗相关并发症[133]。

4.4 难治性 MG 患者

一直抱怨治疗效果不佳的患者一般有 3 种类型：①不是 MG 的患者；②MG 治疗带来一些并发症的患者；③严重的 MG 患者。

当一个患者一直主诉肌无力无改善时，首先需要确认的是患者的诊断是建立在明确的临床表现上，并有血清学以及电生理学方面的支持；如果患者已经接受免疫抑制剂治疗，并且出现了并发症，这些并发症亦会导致无力或疲劳感，这时护理将更加复杂。如果重新审查先前的评估，医生认为 MG 诊断不成立，那么需要尽快告知患者。即使告知患者可能由于症状相似导致误诊，患者心里往往还是有创伤，需要心理医师辅导以度过误诊带来的心灵创伤期。

糖皮质激素带来的不良反应可能导致患者主诉"疲劳""疲倦""无力"等，这些与他们疾病本身带来的无力不易区分。相似的情况也会发生在使用免疫抑制剂的患者身上，因该药物可能导致贫血。因此，神经病学医生需要详细询问病史，明确这些症状以及一些检查是否与 MG 疾病本身有关。睡眠障碍，包括睡眠呼吸暂停，可能会使 MG 治疗复杂化，并且激素的使用带来的体重增加可能使上述症状加重，从而导致过度嗜睡，而被误解成疲劳[134, 135]。笔者看到过很多患者由于数月每天高剂量的激素治疗而发展成类固醇肌病，并且这类患者也被积极地经血浆置换和其他免疫抑制剂治疗。这些患者往往是近端肌无力且具有明显的激素相关的系统性并发症，但 MG 表现不是很明显[136]。减少激素的用量，尤其是具体到每天的治疗方案，并且联合物理治疗，患者一般在数月内会有明显的功能改善。

幸运的是，经过长期治疗（其中一般包括胸腺切除术、糖皮质激素以及至少一种其他免疫抑制剂）后仍然主诉疲软的患者并不多。合理正确的给药剂量以及开始给药后需要一定的观察期观察药效，以此来判定药物是否真正有效。如果上述做法均正确实施，但患者症状仍无改善，那么需要考虑更换治疗方案。如果患者是中重度的无力，那么笔者会选择 IVIg 或者血浆置换，以求获得一个快速的好转，并且在此之后每月亦给予一次上述治疗，直到口服药物起效。如果激素剂量不高，那么增大激素的剂量也是有帮助的。如果治疗策略如上述仍不能好转，那么需要考虑更换另外一种免疫抑制剂。

4.5 重症肌无力的试验性治疗

尽管目前针对 MG 的治疗相对比较成功，但仍然需要一些特殊的治疗以使其他免疫功能不受影响且在无全身性不良反应的情况下去除自身免疫反应。目前多种方法正在被尝试：①注射自身抗原或其部分序列以达到免疫耐受的效果；②耗竭乙酰胆碱受体特异性 B 细胞；③阻断主要组织相容性 Ⅱ 类分子、表位肽、T 细胞受体及 CD4+ 分子间复合物的形成；④耗竭乙酰胆碱受体特异性 T 细胞；⑤补体抑制；⑥增强胆碱能活性等。

（李　佳译　张　旭校）

参 考 文 献

1. Keesey J. Myasthenia Gravis. An Illustrated History. Roseville, CA: Publisher's Design Group, 2002.
2. Pascuzzi R. The history of myasthenia gravis. Neurol Clin 1994;12:231–242.
3. Edgeworth H. The effect of ephedrine in the treatment of myasthenia gravis, second report. J Am Med Assoc 1933;100:1401.
4. Edgeworth H. A report of progress on the use of ephedrine in a case of myasthenia gravi. J Am Med Assoc 1930;94:1136.
5. Sieb J, Engel A. Ephedrine: effects on neuromuscular transmission. Brain Res 1993;623:167–171.
6. Walker MB. Treatment of myasthenia gravis with physostigmine. Lancet 1934;1:1200–1201.
7. Keesey JC. Contemporary opinions about Mary Walker: a shy pioneer of therapeutic neurology. Neurology 1998;51:1433–1439.
8. Remen L. Zur Pathogenese und Therapie der Myasthenia gravis pseudoparalytica. Dtsch Ztschr f Nervenheilkunde 1932;128:66–78.
9. Viets HR. Introductory remarks. In: Ossermann KE, ed. Myasthenia Gravis. New York: New York Academy of Sciences, 1966: 5–7.
10. Bell ET. Tumors of the thymus in myasthenia gravis. J Nerv Ment Dis 1917;45:130–143.
11. Blalock A, Mason MF, Morgan HJ, Riven SS. Myasthenia gravis and tumors of the thymic region. Report of a case in which the tumor was removed. Ann Surg 1939;110:544–561.
12. Kirschner PA. The history of surgery of the thymus gland. Chest Surg Clin N Am 2000;10:153–165.

13. Blalock A. Thymectomy in treatment of myasthenia gravis. J Thoracic Surg 1944;13:316.
14. Blalock A, Harvey AM, Ford FF, Lilienthal JL. The treatment of myasthenia gravis by removal of the thymus gland: preliminary report. JAMA 1941;117:1529.
15. Rowland LP. Controversies about the treatment of myasthenia gravis. J Neurol Neurosurg Psychiatry 1980;43:644–659.
16. Gronseth GS, Barohn RJ. Practice parameter: thymectomy for autoimmune myasthenia gravis (an evidence-based review): report of the Quality Standards Subcommittee of the American Academy of Neurology [see comments]. Neurology 2000;55:7–15.
17. Wolfe GI, Kaminski HJ, Jaretzki A, 3rd, Aban A, Cutter G, Newsom-Davis J. Status of the Thymectomy Trial for Non-thymomatous Myasthenia Gravis Patients by Receiving Prednisone. In: Kaminski HJ, Barohn RJ, eds. Myasthenia Gravis and Related Disorders: 11th International Conference. New York: New York Academy of Sciences, 2008;1132:344–347.
18. Pinching AJ, Peters DK, Newsom-Davis J. Remission of myasthenia gravis following plasma exchange. Lancet 1976;2:1373–1376.
19. Kaminski HJ. Treatment of myasthenia gravis. In: Kaminski HJ, ed. Myasthenia Gravis and Related Disorders. Totowa, NJ: Humana Press, Inc, 2003: 197–221.
20. Jaretzki A, 3rd, Barohn RJ, Ernstoff RM, et al. Myasthenia gravis: recommendations for clinical research standards. Task Force of the Medical Scientific Advisory Board of the Myasthenia Gravis Foundation of America [see comments]. Neurology 2000;55:16–23.
21. Kissel JT, Franklin GM. Treatment of myasthenia gravis: a call to arms. Neurology 2000;55:3–4.
22. Hart IK, Sathasivam S, Sharshar T. Immunosuppressive agents for myasthenia gravis. Cochrane Database Syst Rev 2007 Oct 17;(4):CD005224.
23. Kulaksizoglu IB. Mood and anxiety disorders in patients with myasthenia gravis: aetiology, diagnosis and treatment. CNS Drugs 2007;21:473–481.
24. Emskotter T, Trampe H, Lachenmayer L. Magnetic resonance imaging in myasthenia gravis. An alternative to mediastinal computerized tomography? Dtsch Med Wochenschr 1988;113:1508–1510.
25. Seybold ME. Diagnosis of myasthenia gravis. In: Engel AG, ed. Myasthenia Gravis and Myasthenic Disorders. New York: Oxford University Press, 1999: 146–166.
26. de Kraker M, Kluin J, Renken N, Maat AP, Bogers AJ. CT and myasthenia gravis: correlation between mediastinal imaging and histopathological findings. Interact Cardiovasc Thorac Surg 2005;4:267–271.
27. Kaminski HJ, Santillan C, Wolfe GI. Autoantibody testing in neuromuscular disorders. Neuromuscular junction and muscle disorders. J Clin Neuromusc Dis 2000;2:96–105.
28. Dalakas MC. Immunotherapies in the treatment of neuromuscular disorders. In: Katirji B, Kaminski H, Preston D, Ruff R, Shapiro B, eds. Neuromuscular Disorders in Clinical Practice. Boston: Butterworth Heinemann, 2002: 364–383.
29. Phillips LH, Torner JC. Epidemiologic evidence for a changing natural history of myasthenia gravis. Neurology 1996;47:1233–1238.
30. Paul RH, Cohen RA, Goldstein JM, Gilchrist JM. Fatigue and its impact on patients with myasthenia gravis. Muscle Nerve 2000;23:1402–1406.
31. Padua L, Evoli A, Aprile I, et al. Quality of life in patients with myasthenia gravis. Muscle Nerve 2002;25:466–467.
32. Padua L, Evoli A, Aprile I, et al. Health-related quality of life in patients with myasthenia gravis and the relationship between patient-oriented assessment and conventional measurements. Neurol Sci 2001;22:363–369.
33. Conti-Fine BM, Milani M, Kaminski HJ. Myasthenia gravis: past, present, and future. J Clin Invest 2006; 116:2843–2854.
34. Soreq H, Seidman S. Acetylcholinesterase-new roles for an old actor. Nat Rev Neurosci 2001;2:294–302.
35. Brenner T, Hamra-Amitay Y, Evron T, Boneva N, Seidman S, Soreq H. The role of readthrough acetylcholinesterase in the pathophysiology of myasthenia gravis. FASEB J. 2003;17:214–222.
36. Liggett SB, Daughaday CC, Senior RM. Ipratropium in patients with COPD receiving cholinesterase inhibitors. Chest 1988;94:210–212.
37. Arsura EL, Brunner NG, Namba T, Grob D. Adverse cardiovascular effects of anticholinesterase medications. Am J Med Sci 1987;293:18–23.
38. Daroff RB. Ocular myasthenia: diagnosis and therapy. In: Glaser J, ed. Neruo-opthalmology. St. Louis, MO: C.V. Mosby, 1980: 62–71.
39. Daroff RB. The office tensilon test for ocular myasthenia gravis. Arch Neurol 1986;43:843–844.
40. Juel VC, Massey JM. Autoimmune myasthenia gravis: recommendations for treatment and immunologic modulation. Curr Treat Opt Neurol 2005;7:3–14.
41. Schneider-Gold C, Gajdos P, Toyka KV, Hohlfeld RR. Corticosteroids for myasthenia gravis. Cochrane Database Syst Rev 2005;(2):CD002828.
42. Bedlack RS, Sanders DB. Steroids have an important role. Muscle Nerve 2002;25:117–121.
43. Rivner MH. Steroids are overutilized. Muscle Nerve 2002;25:115–117.
44. Hilton-Jones D. When the patient fails to respond to treatment: myasthenia gravis. Pract Neurol 2007;7:405–411.
45. Bae JS, Go SM, Kim BJ. Clinical predictors of steroid-induced exacerbation in myasthenia gravis. J Clin Neurosci

2006;13:1006–1010.

46. Pascuzzi RM, Coslett HB, Johns TR. Long-term corticosteroid treatment of myasthenia gravis: report of 116 patients. Ann Neurol 1984;15:291–298.

47. Beghi E, Antozzi C, Batocchi AP, et al. Prognosis of myasthenia gravis: a multicenter follow-up study. J Neurol Sci 1991;106:213–220.

48. Seybold M, Drachman D. Gradually increasing doses of prednisone in myasthenia gravis: reducing the hazards of treatment. N Engl J Med 1974;290:81–84.

49. Grob D, Arsura EL, Brunner NG, Namba T. The course of myasthenia gravis and therapies affecting outcome. Ann NY Acad Sci 1987;505:472–499.

50. Durelli L, Maggi G, Casadio C, Ferri R, Rendine S, Bergamini L. Actuarial analysis of the occurrence of remissions following thymectomy for myasthenia gravis in 400 patients. J Neurol Neurosurg Psychiatry 1991;54:406–411.

51. Drachman DB. Myasthenia gravis. New Engl J Med 1994;330:1797–1810.

52. Seybold ME. Treatment of myasthenia gravis. In: Engel AG, ed. Myasthenia Gravis and Myasthenic Disorders. Oxford: Oxford University Press, 1999: 167–204.

53. Arsura E, Brunner N, Namba T, Grob D. High-dose intravenous methylprednisolone in myasthenia gravis. Arch Neurol 1985;42:1149–1153.

54. Lewis SJ, Smith PE. Osteoporosis prevention in myasthenia gravis: a reminder. Acta Neurol Scand 2001;103:320–322.

55. Brown ES, Vera E, Frol AB, Woolston DJ, Johnson B. Effects of chronic prednisone therapy on mood and memory. J Affect Disord 2007;99:279–283.

56. Perantie DC, Brown ES. Corticosteroids, immune suppression, and psychosis. Curr Psychiatry Rep 2002;4:171–176.

57. Kirwan J, Power L. Glucocorticoids: action and new therapeutic insights in rheumatoid arthritis. Curr Opin Rheumatol 2007;19:233–237.

58. Chinenov Y, Rogatsky I. Glucocorticoids and the innate immune system: crosstalk with the toll-like receptor signaling network. Mol Cell Endocrinol 2007;275:30–42.

59. Angeli A, Masera RG, Sartori ML, et al. Modulation by cytokines of glucocorticoid action. Ann NY Acad Sci 1999;876:210–220.

60. Hohlfeld R, Michels M, Heininger K, Besinger U, Toyka KV. Azathioprine toxicity during long-term immunosuppression of generalized myasthenia gravis. Neurology 1988;38:258–261.

61. Witte AS, Cornblath DR, Parry GJ, Lisak RP, Schatz NJ. Azathioprine in the treatment of myasthenia gravis. Ann Neurol 1984;15:602–605.

62. Kuks J, Djojoatmodjo S, Oosterhuis H. Azathioprine in myasthenia gravis: observations in 41 patients and a review of literature. Neuromusc Disord 1991;1:423–431.

63. Group MGCS. A randomised clinical trial comparing prednisone and azathioprine in myasthenia gravis. Results of the second interim analysis. Myasthenia Gravis Clinical Study Group. J Neurol Neurosurg Psychiatry 1993;56:1157–1163.

64. Palace J, Newsom-Davis J, Lecky B. A randomized double-blind trial of prednisolone alone or with azathioprine in myasthenia gravis. Myasthenia Gravis Study Group. Neurology 1998;50:1778–1783.

65. Sanders D, Howard F, Jr. Disorders of neuromuscular transmission. In: Bradley W, Daroff R, Fenichel G, Marsden C, eds. Neurology in Clinical Practice. Boston: Butterworth Heinemann, 2000: 2167–2185.

66. Machkhas H, Harati Y, Rolak LA. Clinical pharmacology of immunosuppressants: guidelines for neuroimmunotherapy. In: Rolak LA, Harati Y, eds. Neuroimmunology for the Clinician. Boston: Butterworth Heinemann, 1997: 77–104.

67. Batocchi AP, Majolini L, Evoli A, Lino MM, Minisci C, Tonali P. Course and treatment of myasthenia gravis during pregnancy. Neurology 1999;52:447–452.

68. Stolk JN, Boerbooms AM, de Abreu RA, et al. Reduced thiopurine methyltransferase activity and development of side effects of azathioprine treatment in patients with rheumatoid arthritis. Arthritis Rheum 1998;41:1858–1866.

69. Armstrong VW, Oellerich M. New developments in the immunosuppressive drug monitoring of cyclosporine, tacrolimus, and azathioprine. Clin Biochem 2001;34:9–16.

70. Cara CJ, Pena AS, Sans M, et al. Reviewing the mechanism of action of thiopurine drugs: towards a new paradigm in clinical practice. Med Sci Monit 2004;10:RA247–RA254.

71. Conti-Fine B, Bellone M, Howard JJ, Protti M. Myasthenia gravis. The immunobiology of an autoimmune disease. In: Neuroscience Intelligence Unit. Austin, TX: R.G. Landes, 1997: 230pp.

72. Tindall RSA, Phillips JT, Rollins JA, Wells L, Hall K. A clinical therapeutic trial of cyclosporine in myasthenia gravis. Ann NY Acad Sci 1993;681:539–551.

73. Ciafaloni E, Nikhar NK, Massey JM, Sanders DB. Retrospective analysis of the use of cyclosporine in myasthenia gravis. Neurology 2000;55:448–450.

74. Lavrnic D, Vujic A, Rakocevic-Stojanovic V, et al. Cyclosporine in the treatment of myasthenia gravis. Acta Neurol Scand 2005;111:247–252.

75. Tamler R, Epstein S. Nonsteroid immune modulators and bone disease. Ann NY Acad Sci 2006;1068:284–296.

76. Marder W, McCune WJ. Advances in immunosuppressive therapy. Semin Respir Crit Care Med 2007;28:398–417.

77. Ciafaloni E, Massey JM, Tucker-Lipscomb B, Sanders DB. Mycophenolate mofetil for myasthenia gravis: an open-label pilot study. Neurology 2001;56:97–99.

78. Chaudhry V, Cornblath DR, Griffin JW, O'Brien R, Drachman DB. Mycophenolate mofetil: a safe and promising immunosuppressant in neuromuscular diseases. Neurology 2001;56:94–96.
79. Meriggioli MN, Rowin J, Richman JG, Leurgans S. Mycophenolate mofetil for myasthenia gravis: a double-blind, placebo-controlled pilot study. Ann NY Acad Sci 2003;998:494–499.
80. Chan JW. Mycophenolate mofetil for ocular myasthenia. J Neurol 2008.
81. Sanders DB, Hart K, Mantegazza R, et al. An international, phase III, randomized trial of mycophenolate mofetil in myasthenia gravis. Neurology in press.
82. Group TMS. A trial of mycophenolate mofetil with prednisone as initial immunotherapy in myasthenia gravis1. Neurology in press.
83. O'Neill JO, Edwards LB, Taylor DO. Mycophenolate mofetil and risk of developing malignancy after orthotopic heart transplantation: analysis of the transplant registry of the International Society for Heart and Lung Transplantation. J Heart Lung Transplant 2006;25:1186–1191.
84. Vernino S, Salomao DR, Habermann TM, O'Neill BP. Primary CNS lymphoma complicating treatment of myasthenia gravis with mycophenolate mofetil. Neurology 2005;65:639–641.
85. Hood KA, Zarembski DG. Mycophenolate mofetil: a unique immunosuppressive agent. Am J Health Syst Pharm 1997;54:285–294.
86. Allison AC, Eugui EM. Mycophenolate mofetil and its mechanisms of action. Immunopharmacology 2000;47:85–118.
87. Ponseti JM, Azem J, Fort JM, Codina A, Montoro JB, Armengol M. Benefits of FK506 (tacrolimus) for residual, cyclosporin- and prednisone-resistant myasthenia gravis: one-year follow-up of an open-label study. Clin Neurol Neurosurg 2005;107:187–190.
88. Ponseti JM, Azem J, Fort JM, et al. Long-term results of tacrolimus in cyclosporine- and prednisone-dependent myasthenia gravis. Neurology 2005;64:1641–1643.
89. Ponseti JM, Gamez J, Azem J, Manuel LC, Vilallonga R, Armengol M. Tacrolimus for myasthenia gravis: a clinical study of 212 patients. Ann NY Acad Sci 2007.
90. Furukawa Y, Yoshikawa H, Iwasa K, Yamada M. Clinical efficacy and cytokine network-modulating effects of tacrolimus in myasthenia gravis. J Neuroimmunol 2008.
91. Lamb GD, Stephenson DG. Effects of FK506 and rapamycin on excitation-contraction coupling in skeletal muscle fibres of the rat. J Physiol 1996;494 (Part 2):569–576.
92. Croxtall JD, Paul-Clark M, Van Hal PT. Differential modulation of glucocorticoid action by FK506 in A549 cells. Biochem J 2003;376:285–290.
93. Gajdos P, Chevret S, Toyka K. Plasma exchange for myasthenia gravis. Cochrane Database Syst Rev 2002:CD002275.
94. Chiu HC, Chen WH, Yeh JH. The six year experience of plasmapheresis in patients with myasthenia gravis. Ther Apher 2000;4:291–295.
95. Carandina-Maffeis R, Nucci A, Marques JF, Jr. et al. Plasmapheresis in the treatment of myasthenia gravis: retrospective study of 26 patients. Arq Neuropsiquiatr 2004;62:391–395.
96. Haupt WF, Rosenow F, van der Ven C, Birkmann C. Immunoadsorption in Guillain-Barre syndrome and myasthenia gravis. Ther Apher 2000;4:195–197.
97. Grob D, Simpson D, Mitsumoto H, et al. Treatment of myasthenia gravis by immunoadsorption of plasma. Neurology 1995;45:338–344.
98. Kostelidou K, Trakas N, Tzartos SJ. Extracellular domains of the beta, gamma and epsilon subunits of the human acetylcholine receptor as immunoadsorbents for myasthenic autoantibodies: a combination of immunoadsorbents results in increased efficiency. J Neuroimmunol 2007;190:44–52.
99. Shemin D, Briggs D, Greenan M. Complications of therapeutic plasma exchange: a prospective study of 1,727 procedures. J Clin Apher 2007;22:270–276.
100. Qureshi AI, Choudhry MA, Akbar MS, et al. Plasma exchange versus intravenous immunoglobulin treatment in myasthenic crisis. Neurology 1999;52:629–632.
101. Gajdos P, Chevret S, Clair B, Tranchant C, Chastang C. Clinical trial of plasma exchange and high-dose intravenous immunoglobulin in myasthenia gravis. Myasthenia Gravis Clinical Study Group. Ann Neurol 1997;41:789–796.
102. Gajdos P, Chevret S, Toyka K. Intravenous immunoglobulin for myasthenia gravis. Cochrane Database Syst Rev 2008:CD002277.
103. Zinman L, Ng E, Bril V. IV immunoglobulin in patients with myasthenia gravis: a randomized controlled trial. Neurology 2007;68:837–841.
104. Kazatchkine MD, Kaveri SV. Immunomodulation of autoimmune and inflammatory diseases with intravenous immune globulin. N Engl J Med 2001;345:747–755.
105. Cunningham-Rundles C, Zhou Z, Mankarious S, Courter S. Long-term use of IgA-depleted intravenous immunoglobulin in immunodeficient subjects with anti-IgA antibodies. J Clin Immunol 1993;13:272–278.
106. Paran D, Herishanu Y, Elkayam O, Shopin L, Ben-Ami R. Venous and arterial thrombosis following administration of intravenous immunoglobulins. Blood Coagul Fibrinolysis 2005;16:313–318.
107. Vucic S, Chong PS, Dawson KT, Cudkowicz M, Cros D. Thromboembolic complications of intravenous immunoglobulin treatment. Eur Neurol 2004;52:141–144.
108. Zhu KY, Feferman T, Maiti PK, Souroujon MC, Fuchs S. Intravenous immunoglobulin suppresses experimental

myasthenia gravis: immunological mechanisms. J Neuroimmunol 2006;176:187–197.

109. Fuchs S, Feferman T, Meidler R, et al. A disease-specific fraction isolated from IVIG is essential for the immuno-suppressive effect of IVIG in experimental autoimmune myasthenia gravis. J Neuroimmunol 2008;194:89–96.

110. Niakan E, Harati Y, Rolak LA. Immunosuppressive drug therapy in myasthenia gravis. Arch Neurol 1986;43:155–156.

111. Perez M, Buot WL, Mercado-Danguilan C, Bagabaldo ZG, Renales LD. Stable remissions in myasthenia gravis. Neurology 1981;31:32–37.

112. Lin PT, Martin BA, Weinacker AB, So YT. High-dose cyclophosphamide in refractory myasthenia gravis with MuSK antibodies. Muscle Nerve 2006;33:433–435.

113. Drachman DB, Brodsky RA. High-dose therapy for autoimmune neurologic diseases. Curr Opin Oncol 2005;17:83–88.

114. Baek WS, Bashey A, Sheean GL. Complete remission induced by rituximab in refractory, seronegative, muscle-specific, kinase-positive myasthenia gravis. J Neurol Neurosurg Psychiatry 2007;78:771.

115. Hain B, Jordan K, Deschauer M, Zierz S. Successful treatment of MuSK antibody-positive myasthenia gravis with rituximab. Muscle Nerve 2006;33:575–580.

116. Gajra A, Vajpayee N, Grethlein SJ. Response of myasthenia gravis to rituximab in a patient with non-Hodgkin lymphoma. Am J Hematol 2004;77:196–197.

117. Wylam ME, Anderson PM, Kuntz NL, Rodriguez V. Successful treatment of refractory myasthenia gravis using rituximab: a pediatric case report. J Pediatr 2003;143:674–677.

118. Pescovitz MD. Rituximab, an anti-cd20 monoclonal antibody: history and mechanism of action. Am J Transplant 2006;6:859–866.

119. Plauché WC. Myasthenia gravis in mothers and their newborns. Clin Obstet Gynecol 1991;34:82–99.

120. Hoff JM, Daltveit AK, Gilhus NE. Myasthenia gravis in pregnancy and birth: identifying risk factors, optimising care. Eur J Neurol 2007;14:38–43.

121. Ciafaloni E, Massey JM. The management of myasthenia gravis in pregnancy. Semin Neurol 2004;24:95–100.

122. Kalidindi M, Ganpot S, Tahmesebi F, Govind A, Okolo S, Yoong W. Myasthenia gravis and pregnancy. J Obstet Gynaecol 2007;27:30–32.

123. Gardnerova M, Eymard B, Morel E, et al. The fetal/adult acetylcholine receptor antibody ratio in mothers with myasthenia gravis as a marker for transfer of the disease to the newborn. Neurology 1997;48:50–54.

124. Hoff JM, Daltveit AK, Gilhus NE. Artrogryposis multiplex congenita – a rare fetal condition caused by maternal myasthenia gravis. Acta Neurol Scand Suppl 2006;183:26–27.

125. Riemersma S, Vincent A, Beeson D, et al. Association of arthrogryposis multiplex congenita with maternal antibodies inhibiting fetal acetylcholine receptor function. J Clin Invest 1996;98:2358–2363.

126. Polizzi A, Huson SM, Vincent A. Teratogen update: maternal myasthenia gravis as a cause of congenital arthro-gryposis. Teratology 2000;62:332–341.

127. Brueton LA, Huson SM, Cox PM, et al. Asymptomatic maternal myasthenia as a cause of the Pena-Shokeir phenotype. Am J Med Genet 2000;92:1–6.

128. Romi F, Gilhus NE, Aarli JA. Myasthenia gravis: disease severity and prognosis. Acta Neurol Scand Suppl 2006;183:24–25.

129. Bril V, Kojic J, Dhanani A. The long-term clinical outcome of myasthenia gravis in patients with thymoma. Neurology 1998;51:1198–1200.

130. Evoli A, Minisci C, Di Schino C, et al. Thymoma in patients with MG: characteristics and long-term outcome. Neurology 2002;59:1844–1850.

131. Parr JR, Jayawant S. Childhood myasthenia: clinical subtypes and practical management. Dev Med Child Neurol 2007;49:629–635.

132. Andrews PI. Autoimmune myasthenia gravis in childhood. Semin Neurol 2004;24:101–110.

133. Andrews I. A treatment algorithm for autoimmune myasthenia gravis in childhood. NY Acad Sci 1998;841:789–802.

134. Prudlo J, Koenig J, Ermert S, Juhasz J. Sleep disordered breathing in medically stable patients with myasthenia gravis. Eur J Neurol 2007;14:321–326.

135. Nicolle MW, Rask S, Koopman WJ, George CF, Adams J, Wiebe S. Sleep apnea in patients with myasthenia gravis. Neurology 2006;67:140–142.

136. Al-Shekhlee A, Kaminski HJ, Ruff RL. Endocrine myopathies and muscle disorders related to electrolyte distur-bance. In: Katirji B, Kaminski HJ, Preston D, Shapiro B, Ruff RL, eds. Neuromuscular Disorders in Clinical Practice. Boston: Butterworth Heinemann, 2002: 1187–1204.

第11章
重症肌无力危象的神经重症监护

J. Americo Fernandes Filho and Jose I. Suarez

1 引言

重症肌无力危象（myasthenic crisis，MC）被定义为重症肌无力（MG）症状加重，诱发急性呼吸衰竭，需要建立机械通气（MV）。其可能涉及呼吸、呼吸力学改变，或延髓肌无法保护呼吸道通畅。MC 是 MG 最危险的并发症，是一种危及生命的状况，需要立即识别并且在重症监护病房给患者提供护理[1, 2]。

MC 通常发生在 MG 发病的前两年（74％）[3]，并且 15％～20％的 MG 患者会出现至少一次危象。MC 的死亡率已经从 20 世纪 60 年代初的 40％下降至 20 世纪 70 年代初的 5％，这可能得益于通气的改善和在重症监护病房的特别护理。然而，尽管死亡率有所减少，MC 的持续时间没有显著改变，持续时间平均为两周[3]。本章回顾 MC 最重要的方面包括其病理、病因和管理。

2 病理生理学

2.1 沉淀剂

感染是诱发 MC 的最常见因素，其中最常见的是由病毒或者细菌引起的呼吸道感染。大约 10％的 MC 患者伴发吸入性肺炎[4, 5]，在出现吞咽、咀嚼困难，面部表情改变的 MC 患者中，伴发吸入性肺炎的概率更大[6]。某些药物可加重 MG，导致 MC 的发生（表 11-1）。所以，获取患者目前可靠的药物接触史至关重要，其中包括患者目前的用药，患者、家属及朋友服用的非处方药，甚至包括所谓的替代药品。目前有报道称大环内酯类抗生素泰利霉素会引起 MG 加重或引发 MC，并且在摄入药物的最初阶段（数分钟至数天）诱发的过敏反应会与 MG 的症状相混淆，使用这类药物必须特别谨慎[9, 10]。当仅使用一种抗胆碱酯酶类药物治疗 MG 时，剂量过大将导致 MC，但目前已经很罕见，在过去这种效应可能被夸大了[4, 11]。其他诱发 MC 的因素包括注射肉毒杆菌毒素[12]、外

· 163 ·

科手术（包括胸腺切除术）和创伤，30% ～ 40% 的 MC 患者没有明显的诱发因素。胸腺瘤是 MC 的一大危险因素，伴有胸腺瘤的 MG 患者临床表现更为严重（参见第 7 章），并且伴有胸腺瘤的患者其诱发 MC 的概率是无胸腺瘤的两倍（30% vs. 15%）[4]。

表 11-1　加剧重症肌无力症状的药物

明确的关联	皮质类固醇药物
可能性关联	抗生素：氨基糖苷类、环丙沙星、克林霉素、泰利霉素
	抗心律失常药物：普鲁卡因胺、普萘洛尔、噻吗洛尔
	精神类药物：苯妥英钠、三甲双酮、锂
潜在可能性关联	抗生素：氨苄西林、亚胺培南 / 西司他丁、红霉素
	抗心律失常药物：普罗帕酮、维拉帕米、奎尼丁
	其他类药物：苯海索、氯喹、神经肌肉阻断药物、卡马西平、口服避孕药、经皮给药尼古丁

2.2　呼吸功能异常

由于呼吸肌和口咽部肌肉无力持续进展，导致肺扩张和清除气道的咳嗽反射急剧减弱。患者的肺活量（FVC）逐渐变小，致使容易发生肺不张，最终导致呼吸衰竭[4]。患者经历的一系列导致 MC 的过程都与 FVC 直接相关[14]：

（1）FVC 为 65ml/kg，正常呼吸功能。

（2）FVC 为 30ml/kg，有明显的咳嗽无力，伴有分泌物积聚。

（3）FVC 为 20ml/kg，呼吸受抑制，出现肺不张和缺氧。

（4）FVC 为 15ml/kg，出现肺不张和分流。

（5）FVC 为 10ml/kg，出现肺通气不足。

（6）FVC 为 5 ～ 10ml/kg，出现高碳酸血症。

2.3　吞咽功能受损

口咽部肌肉通过调节横截面积来维持上呼吸道的通畅，其功能受损使气道阻力增加[14]。咽喉部肌肉无力使吸气过程中声带偏斜[14, 15]。这将产生所谓的"帆船现象"。声带麻痹是由于在呼吸过程中它们的位置和曲率就像帆船的帆一样随着气流向中线牵拉[14]。无力的舌头阻碍口咽腔，再加上气道机械阻塞，口咽功能障碍以致无法维持正常的呼吸[6, 14]。

2.4　临床表现和评估

MC 可能出现在原来诊断过的患者，也可作为 MG 的突发状况。当确诊 MG 的患者主诉呼吸无力或气短时，需要评估其是否有吞咽困难、喘鸣和充分的通气。在评估时，需要评估呼吸模式。快速、短浅的呼吸表示呼吸肌无力，不要与心因性过度通气相混淆[4]。通过观察呼吸周期中的腹部运动来评估膈肌功能。呼吸严重无力时，腹部会出现反式呼吸运动。颈部和膈肌无力提示呼吸功能障碍。一个简单的评估患者通气储备的方法是嘱患者在单次呼吸运动中从 1 数到 25。呼吸严重受限的患者需要检测各呼吸参数。

吞咽困难、发作性呛咳或饮食咳嗽时需进行口咽肌的评估。气过水声的呼吸音或喘鸣可能提示需要气道插管保持呼吸通畅[4]。吞咽功能在床边进行，嘱患者吞服 85ml 水，观察有无咳嗽或窒息[16]。然而，在执行本项评估时应谨慎观察，有口咽肌无力的患者禁止做此项评估。

由于声带麻痹，患者可能出现呼吸功能恶化。在这种情况下，必须迅速准备喉镜或者流量容积环。当发现声带内收时，医生必须改变位置，常规的气管插管是不可行的[15]。

在 63 例 MC 患者的调查统计中，76% 的患者最初即表现为全身无力，19% 出现延髓性麻痹，5% 出现呼吸肌无力。68% 的患者在肌无力进展的 1～3 天需要机械通气（MV）。有些患者甚至在没有任何征兆的情况下出现全身无力，呼吸衰竭。

应密切监测 MC 危重患者的呼吸状态。除了检测用力肺活量（FVC，正常 ≥ 60 ml/kg）外，还应持续监测吸气负压（NIF，正常 > 70cmH_2O）和呼气末正压（PEF，正常 > 100cmH_2O）。动脉血气分析也很重要，不能以血氧饱和度来代替这一检查。患者呼吸衰竭伴有动脉血气的异常（提示缺氧和高碳酸血症），但血氧饱和度正常预示患者即将出现呼吸骤停。

FVC ≤ 1.0L（小于 15ml/kg）、NIF < 20cmH_2O 和 PEF < 40cmH_2O 是 MV 的适应证[4, 5, 17]。但是，应考虑患者的个体差异，评估其舒适程度，呼吸、心率、动脉血压和维持气道通畅的能力。呼吸衰竭进展迅速，必须及时诊断。一些独立因素决定了是否需要 MV，包括胸片异常（肺炎或者肺不张，见图 11-1）和住院期间并发的肺不张、心律失常、需要输血的贫血，应及早进行 MV 以防止肺不张。FVC 较低但未达到插管水平的患者，应该到重症监护病房密切检测肺活量参数。心律失常在 MC 中很常见（14%～17%），并且是 MC 患者进行重症监护的额外适应证和提示 MC 即将发生的重要指征[1, 19]。

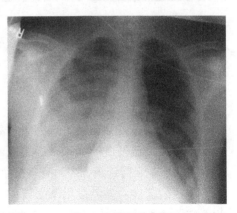

图 11-1　一位 33 岁男性重症肌无力患者的正位胸片

该患者病程 1 年，出现逐渐加重的全身乏力及吞咽困难，伴随有呼吸急促和发热。胸片提示患者有右下肺炎症和左下肺不张。该患者需要 12 小时的机械通气支持

2.5　鉴别诊断

任何难以摆脱呼吸机的患者均应考虑重症肌无力，其他可能的疾病如 Lambert-Eaton 综合征、食物中毒、Guillain-Barré 综合征、多发性肌炎、运动神经元病、重症肌病 / 多发性肌病、有机磷酸盐中毒（表 11-2）[20～24]。电生理诊断（第 8 章）有助于鉴别并指导特异性的评估和提供预后信息。

表 11-2　危重患者的神经肌肉性疾病

疾病名称或状态	主要表现特征
急性间歇性卟啉病	随着疾病进展,由不对称四肢肌无力发展到四肢瘫
肉毒中毒	恶心、呕吐后出现肌无力,视物模糊,吞咽困难,构音障碍,下行性肌麻痹,瞳孔扩大,口干,便秘,尿潴留
严重疾病性肌病	COPD 或哮喘患者需要机械通气及神经肌肉阻滞剂和皮质类固醇药物支持;败血症患者,严重系统性疾病患者,移植患者
严重肌病致多发性神经病	败血症患者脱机困难,反射减弱或消失
电解质紊乱	全身肌肉无力,心律失常伴或不伴有横纹肌溶解
Guillain-Barré 综合征	前驱的上呼吸道或上消化道感染史,上行性瘫,腱反射消失
Lambert-Eaton 综合征	对称性近端肌无力,腱反射减弱或消失,反射,口干,视物模糊,直立性低血压
铅中毒	纯运动性肌无力最初为伸肌无力,肌束震颤,腹痛,便秘,贫血,肾衰竭
运动神经元病	虚弱,消瘦,肌束震颤
有机磷中毒	接触杀虫剂、石油添加剂、塑料改性剂,随后出现急性胆碱能危象(肌肉无力,缩瞳,腹部绞痛)
多发性肌炎	近端对称性肌无力,肌酸激酶升高
长期神经肌肉阻断	持续接受神经肌肉阻断剂的患者肾功能受损或肝衰竭

3　处　理

3.1　一般处理

为了保证患者康复,所有的医疗状况必须达到最佳,避免明确的诱发因素。所有患者都应该评估包括血液、尿液、痰液的培养物的感染以及临床表现提示的其他方面。经验性使用抗生素需谨慎,因为有些抗生素可能具有进一步损害神经肌肉接头传递的潜能,也易导致耐药性。避免使用不必要的抗生素被再次强调,因为观察发现难辨梭菌结肠炎并发症使危象时间延长[3, 4]。重症肌无力危象患者早期即应进行营养评估。如果预计恢复时间较长可使用周围静脉给药或胃造口术,短期的就使用鼻胃管。电解质紊乱会影响神经肌肉功能,所以密切监测电解质并适当纠正是必要的。间歇性正压通气对阻止肺不张是有效的,如果患者已经插管或存在呼吸道感染,需要进行有创性肺灌洗。可使用弹力袜、连续性升压装置和皮下注射肝素预防深静脉血栓形成。进行血浆置换时使用的肝素会使凝血功能紊乱,静脉免疫球蛋白注射治疗易出现高凝状态。组胺受体阻断剂或质子泵抑制剂可以预防应激性溃疡和胃肠道出血。强调竭尽全力使大多数患者恢复到良好的功能水平,对患者及家属心理支持也极为重要。

3.2　通气管理

非侵入性双相正压通气应用于由于神经肌肉失调疾病如肌营养不良、肌萎缩侧索硬化、脊肌萎缩等造成的慢性通气不足,对 MG 造成的急性通气不足也同样有效。该方法可以避免 70% 的气管插管。如果出现高碳酸血症则预示双相正压通气失败,需要插管。然而,具有明确呼吸通气障碍和延髓性麻痹的患者应该避免使用非侵入性通气[25, 26]。

一旦确定要进行机械通气,应立即快速有序地插管。动脉血氧饱和度在 97% 以上,建立多路静脉通道,持续性血压监控和推注镇静药物(通常是依托咪酯 0.2 ～ 0.3mg/kg)。如果非要使用短效肌肉松弛剂(一般不使用),可以选择非去极化药物如维库溴铵。不管在什么时候都要进行口腔插管。

一旦进行了插管,需要选择通气模式,但是没有最佳选择。辅助控制(AC)和同步间歇指令通气(SIMV)使用普遍,两种方式均有各自的利弊。肌肉易疲劳性和肺扩张性差是 MC 发展的主要决定因素,因此机械通气的最初目标是保证肌肉休息和肺扩张。如果气道峰压保持在可接受范围内(< 40cmH$_2$O)[3],则认为只要患者没有影响肺顺应性的基础性疾病,可使用大潮气量(15ml/kg)结合较低的呼吸频率维持正常每分通气量,呼气末正压水平 5 ～ 15mmHg。然而,最近的文献表明,小潮气量(7 ～ 8ml/kg)、更快的呼吸频率(12 ～ 16 次 / 分)应该被使用,以避免肺损伤,增加了间歇性叹气(1.5 倍潮气量,3 ～ 4 次 / 小时),以避免肺不张[27]。

3.3　撤除呼吸机

一些参数可能会对何时撤除呼吸机有所帮助:FVC > 15ml/kg,NIF ≤ 30,PEF ≥ 40cmH$_2$O,每分通气量 < 15L/min[4, 17, 28]。然而,这些参数预测能力有限,在撤除呼吸机之前,其他一般条件必须符合[17]:①患者需要得到充分的补氧:PO$_2$ > 60 mmHg、FiO$_2$ 为 40% 和 PEEP < 5cmH$_2$O。②患者也需要有完好的呼吸驱动(在 MG 患者,呼吸驱动没有损害[29]),能够保护他们的呼吸道,并且咳嗽反射良好。③血流动力学状态稳定,电解质水平正常,营养状况良好。④患者无感染或其他明显并发症。⑤吸痰次数应小于 2 ～ 3 次 / 小时。

对于重症肌无力患者,通过客观地体检提高全身肌肉的强度是撤除呼吸机的一个主要的指标。呼吸浅快指数是预测撤机成功的最好指标[17]。呼吸浅快指数计算方法为暂时关闭呼吸机时潮气量与患者的呼吸速率比值。若指数值大于 100,则预示 95% 撤除呼吸机失败[28]。

一旦患者符合拔管条件,临床医师可根据个人的临床经验选择不同的撤机方法。一种方法是每天持续气道正压通气(CPAP)、压力支持水平为 5 ～ 15cmH$_2$O。如果 1 ～ 4 小时后患者状况良好,则压力支持水平可每天降低 1 ～ 3cmH$_2$O。当出现疲劳迹象时,患者应该返回到原来的通气模式过夜[4]。

SIMV 模式是撤机的另一种方法。它是根据患者的舒适度,每天一次或多次通过 2 ～ 3 次呼吸降低换气率[17]。呼吸频率增加、潮气量降低、兴奋和心动过速都可能是疲劳的指标[4]。一旦患者已经表现出不错的耐受性(患者能够容忍数小时最小支持的撤机模式,通常超过 2 小时),若一般状况良好,可以考虑拔管。

拔管应在早上进行。拔管 1 小时后可能会出现喘鸣,雾化消旋肾上腺素可能有效,但也有可能需要再插管。喉部痉挛不太常见，但是一旦出现将危及生命。如果拔管前几分钟静脉给药利多卡因（2mg/kg），可明显降低喉部痉挛[28]。

3.4 神经肌肉功能障碍的治疗

神经肌肉功能障碍的治疗可以分为两类：一是迅速提高肌力，但是作用持续时间短；二是提高缓慢肌力，但更持久。在第一类治疗方法中，有乙酰胆碱酯酶抑制剂、血浆置换、静脉注射免疫球蛋白（IVIg）（第10章）。第二类包括免疫抑制剂，如糖皮质激素、硫唑嘌呤、环磷酰胺、环孢素、麦考酚酯和他克莫司[30]。后者在MC抢救中是不会使用的，主要用于长期治疗。皮质类固醇激素治疗MC存在争议。一些人认为皮质类固醇激素只在难治性MG的危象期间使用，而另一些人主张使用IVIg或血浆置换期间也要使用皮质类固醇激素[4, 5, 31]。

胆碱酯酶抑制剂通过降低神经肌肉接头处乙酰胆碱的降解改善症状。在MC期间连续静脉滴注吡斯的明是一种有效的治疗方法，据报道，死亡率、机械通气时间、预后都要好于血浆置换术。由感染引发的MC使用胆碱酯酶抑制剂已经明确。然而，机械通气患者需要停止使用这类药物，因为其可促进呼吸道分泌物分泌和黏液堵塞[4]。另一个值得关注的问题是MC患者发生心律失常，包括那些接受静脉注射吡啶斯的明的患者[1, 19]。胆碱酯酶抑制剂增加心脏毒蕈碱突触胆碱能活性，从而可能导致心律失常的发生[19]。

血浆置换术是重症肌无力危象的首选治疗方案，其疗效达75%[4]。它的作用机制是去除血浆中的乙酰胆碱胆碱受体（AChR）抗体、补体及免疫复合物等。虽然乙酰胆碱受体抗体滴度与MG临床症状的严重程度并不完全一致，但减少乙酰胆碱受体抗体滴度，临床症状会有明显改善。目前没有标准的血浆置换方案。通常的方案是每次交换1～1.5倍血浆容量，每日或隔日一次，5～6次为一疗程。最早可以在24小时后观察到临床症状的改善，但大多数患者临床症状改善出现在2～3次置换后。有些患者可能有一个初步的恶化，被认为是由于血浆中胆碱酯酶的浓度降低所致。如果没有其他免疫治疗辅助，血浆置换的效果持续时间通常不超过10周[30, 32]。

血浆置换最常见的并发症是低血压、电解质紊乱（低钙、低钾和低镁）、凝血因子消耗、血小板缺乏。获取血管通路有时候会存在问题，可能并发气胸、血栓形成、感染[4, 30, 32]。当大量血浆被去除时，需要使用含有白蛋白的生理盐水溶液予以替换[32]。任何电解质紊乱都应及时纠正，以防止肌无力症状加剧。凝血功能障碍通常不严重，但应牢记使用肝素皮下注射，预防深静脉血栓形成。术前减少降压药剂量及合理的静脉输液管理有助于避免低血压发生。

IVIg是重症肌无力危象针对性治疗的另一种选择。一个标准的疗程是静脉注射免疫球蛋白400mg/（kg·d），连用5天[30]。IVIg的效果通常可在首次治疗5天后观察到。有文献报道IVIg与血浆置换术有类似的疗效和并发症发生率[33]。然而，也有报道指出血浆置换治疗的患者与IVIg治疗者相比，在治疗2周时有更好的呼吸状态（指脱管时间），1个月时的呼吸功能预后更佳[34]。此外，还有一些患者可能对IVIg没有反应，但症状在随后的血浆置换术后有所改善[35]。对于血流动力学不稳定、血管通路问题或血浆置换效果不佳的患者，IVIg 可能是一个更好的选择。低于 10％的患者会出现不良反应，其中最常见的是头痛、寒战和发热、容量超负荷及极少的肾衰竭[36, 37]。发生过敏反应可能与 IgA 缺乏症患者的 IgA 组分相关[37]。在治疗前需检测 IgA 水平和基线肾功能水平。

　　具有一般重症肌无力及口咽或呼吸肌无力术前症状的患者，或通过使用胆碱酯酶抑制剂控制症状的患者，提倡术前血浆置换，以防止延迟拔管及重新插管的发生。IVIg 也被用于术前，但应切记其达到最大疗效的可变性（3 ~ 19 天）[2]。

3.5　重症肌无力危象的预后

　　一项研究确定了可能延长机械通气时间的三个主要的独立因素：年龄＞ 50 岁，插管前血清碳酸氢盐≥ 30，以及插管后 1 ~ 6 天峰值肺活量＜ 25ml/kg。有三个以上危险因素的患者，插管时间超过 2 周的比例达 88％，有两个危险因素的为 46％，有一个危险因素的为 21％，无上述危险因素的患者没有出现延迟撤管。相同的研究也表明，肺不张、需要输血治疗的贫血、难辨梭状芽孢杆菌感染、充血性心力衰竭都是长时间插管的并发症[3]。气管切开通常是在插管后 2 周，但需要长时间机械通气的患者建议早期切开气管。气管切开患者比气管插管更舒适些，并且可降低咽喉狭窄的风险、更有效地吸痰及气管分泌物、通过减少无效腔和抵抗气管内管的气流阻力而易于脱离 MV[4, 28]。在一般情况下，25％的患者 1 周左右拔管，50％ 2 周拔管，75％ 1 个月拔管。气管插管和机械通气超过 2 周与住院日增加 3 倍（平均为 63 天）和出院时功能性依赖增加 2 倍有关：有 1/3 的患者在度过第一次危机后会有第二次风险[4]。

　　对于患者和亲属来说，重症肌无力危象是毁灭性、潜在的致死事件，但是优化重症护理和重症肌无力的长期治疗将减少其再次变成"危重"事件的风险。

（叶莉萍 译　张　旭 校）

参 考 文 献

1. Berrouschot J, Baumann I, Kalischewski P, Sterker M, Schneider D. Therapy of myasthenic crisis. Crit Care Med 1997;25:1228–35.
2. Vern JC. Myasthenia gravis: Management of myasthenic crisis and preoperative care. Semin Neurol 2004;24:75–81.
3. Thomas CE, Mayer SA, Gungor Y, Swarup R, Webster EA, Chang I, et al. Myasthenic crisis: Clinical features, mortality, complications, and risk factors for prolonged intubation. Neurology 1997;48:1253–60.
4. Mayer SA. Intensive care of the myasthenic patient. Neurology 1997; 48(Suppl 5):S70–S75.
5. Bedlack RS, Sanders DB. How to handle myasthenic crisis. Postgrad Med 2000;107(4):211–4, 220–2.
6. Weijnen FG, Van Der Bilt A, Wokke JHJ, Wassenberg MWM, Oudenaarde I. Oral functions of patients with myasthenia gravis. Ann NY Acad Sci 1998;841:773–6.
7. Wittbrodt, ET. Drugs and myasthenia gravis. Arch Intern Med 1997;157:399–408.
8. Pascuzzi RM. Medications and myasthenia gravis: a reference for health care professionals. www.myathenia.org/drugs/reference.htm.
9. Perrot X, Bernard N, Vial C, Antoine JC, Laurent H, Vial T, et al. Myasthenia gravis exacerbation or unmasking associated with telithromycin treatment. Neurology 2006;67:1–3.
10. Jennet AM, Bali D, Jasti P, Shah B, Browning LA. Telithromycin and myasthenia crisis. Clin Infect Dis 2006;43:1621–22.

11. Grob D. Natural history of myasthenia gravis. In: Engel AG, ed. Myathenia Gravis and Myasthenic Disorders. New York: Oxford University Press, 1999: 131–45.
12. Borodic G. Myasthenic crisis after botulinum toxin. Lancet 1998;352:1832.
13. Ropper AH. The Guillain-Barré syndrome. N Engl J Med 1992;326:1130–36.
14. Putman MT, Wise RA. Myasthenia gravis and upper airway obstruction. Chest 1996;109:400–04.
15. Cridge PB, Allegra J, Gerhard H. Myasthenic crisis presenting as isolated vocal cord paralysis. Am J Emerg Med 2000;18:232–3.
16. DePippo KL, Holas MA, Reding MJ. Validation of the 3 oz water swallow test for aspiration after stroke. Arch Neurol 1992;49:1259–61.
17. McDonagh DL, Borel CO. Ventilatory management in the neurosciences critical care unit. In: Suarez JI, ed. Critical Care Neurology and Neurosurgery. Totowa: Humana Press, 2004:151–166.
18. Suarez JI, Boonyapisit K, Zaidat OO, Kaminski HJ, Ruff RL. Predictors of mechanical ventilation in patients with myasthenia gravis exacerbation [abstract]. J Neurol Sci 2001;187:S464.
19. Mayer SA, Thomas CE. Therapy of myasthenic crisis. Crit Care Med 1998;26:1136.
20. Maher J, Rutledge F, Remtulla H, Parkes A, Bernardi L, Bolton CF. Neuromuscular disorders associated with failure to wean from the ventilator. Intensive Care Med 1995; 21:737–43.
21. Vita G, Girlanda P, Puglisi RM, Marabello L, Messina C. Cardiovascular-reflex testing and single fiber electromyography in botulism. Arch Neurol 1987 44:202–206.
22. Suarez JI, Cohen ML, Larkins J, Kernich CA, Hricick DE, Daroff RB. Acute intermittent porphyria. Clinicopathologic correlation. Report of a case and review of the literature. Neurology 1997 48:1678–83.
23. Torbey MT, Suarez JI, Geocadin R. Less common causes of quadriparesis and respiratory failure. In: Suarez JI, ed. Critical Care Neurology and Neurosurgery. Totowa: Humana Press, 2004:493–513.
24. Bosch EP, Smith BE. Disorders of peripheral nerves. In: Bradley WG, Daroff RB, Fenichel GM, Marsden CD, eds. Neurology in Clinical Practice, 3rd ed., vol. 2. Boston: Butterworth-Heineman, 2000:2045–2130.
25. Rabinstein A, Wijdicks FM. BiPAP in acute respiratory failure due to myasthenic crisis may prevent intubation. Neurology 2002;59:1647–49.
26. Agarwal R, Reddy C, Gupta D. Noninvasive ventilation in acute neuromuscular respiratory failure due to myasthenic crisis: Case report and review of literature. Emerg Med J 2006:e6.
27. The acute respiratory distress syndrome network. Ventilation with lower tidal volumes as compared with traditional tidal volumes for acute lung injury and the acute respiratory distress syndrome. N Engl J Med 2000;342:1301–08.
28. Wijdicks FM. Management of airway and mechanical ventilation. In: Wijdicks FM, ed. The Clinical Practice of Critical Care Neurology. Philadelphia: Lippincott-Raven, 1997: 25–45.
29. Borel CO, Teitelbaum JS, Hanley DF. Ventilatory drive and carbon dioxide response in ventilatory failure due to myasthenia gravis and Guillain-Barré syndrome. Crit Care Med 1993;21:1717–26.
30. Kokontis L, Gutmann L. Current treatment of neuromuscular diseases. Arch Neurol 2000;57:939–43.
31. Seybold ME. Treatment of myasthenia gravis. In: Engel AG, ed. Myasthenia Gravis and Myasthenic Disorders. New York: Oxford University Press, 1999: 167–91.
32. Batocchi AP, Evoli A, Di Schino C, Tonali P. Therapeutic apheresis in myasthenia gravis. Ther Apher 2000;4:275–79.
33. Gajdos P, Chevret S, Clair B, Tranchant C, Chastang C. Clinical trial of plasma exchange and high-dose intravenous immunoglobulin in myasthenia gravis. Ann Neurol 1997;41:789–96.
34. Qureshi AI, Choudhry MA, Akbar MS, Mohammad Y, Chua HC, Yahia AM, et al. Plasma exchange versus intravenous immunoglobulin treatment in myasthenic crisis. Neurology 1999;52:629–32.
35. Stricker RB, Kwiatkowska BJ, Habis JA, Kiprov DD. Myasthenic crisis. Response to plasmapheresis following failure of intravenous γ-globulin. Arch Neurol 1993;50:837–40.
36. Hamrock DJ. Adverse events associated with intravenous immunoglobulin therapy. Int Immunopharmacol 2006;6:535–542.
37. Dalakas, MC. Intravenous immunoglobulin in the treatment of autoimmune neuromuscular diseases: Present status and practical therapeutic guidelines. Muscle Nerve 1999;22:1479–97.

第**12**章
非胸腺瘤 **MG** 的胸腺切除术

Alfred Jaretzki III and Joshua R.Sonett

1 引言

胸腺切除术对于无胸腺瘤的 MG 患者是否有效，以及什么时候实施手术，什么样的外科技术是符合程序的选择，这一切都一直处于争论中。此外，关键的问题仍然没有解决。包括：患者的选择、术前准备、手术时机和最佳的围术期管理。

这个争辩持续存在的主要原因是缺乏前瞻性对照研究。当然，分析也很复杂，因为失访，直到最近接受的关于疾病严重程度、治疗效果、手术时机、术式、分析结果的方法的客观界定。这些问题不解决，就不可能展开合适的前瞻性对照研究。如此一来，胸腺切除术对患者的预后就不是唯一的决定因素，更无从比较不同手术技术对治疗效果的影响。

基于先前的分析[1]，本章试图阐明一些目前仍未取得的关于非胸腺瘤患者进行胸腺切除术的一致性的问题，并根据目前可得到的最佳证据进行有限的推荐。

2 全胸腺切除术已被定义

在人们了解胸腺在 MG 患者中发挥的作用以前，"全"胸腺切除术已经成为该类患者外科手术的目标。1941 年 Blalock 发表了一篇文章"全胸腺组织切除术能够最佳改变这类疾病的病程"[2]。同样这个观点也被此领域的许多专家反复重申[3～16]。现在已经清楚地证明胸腺在这类自身免疫性疾病如 MG 的致病过程中发挥着中心作用，病理学和免疫学的研究均支持这个观点[17～19]。

全胸腺切除在治疗非胸腺增生的 MG 的概念已经在实验动物模型与临床试验中得到证实。在 MG 的实验动物模型中，在兔子中全胸腺切除可预防实验性自身免疫性重症肌无力，而部分切除不能达到这一目的[20]。在人类，不论是经颈还是经胸的部分胸腺切除术的患者仍长期有相关的症状。但是一旦经过扩大手术术野再次实施手术，将残留的胸腺组织切除后，这些症状都能减轻[21～27]。只要切除残留的仅 2g 的胸腺组织就能达到治疗效果[25]。此外，一些研究对有创手术与微创手术切除胸腺进行了比较，但都是以全胸腺切除为前提[1, 28, 29].

综上所述，尽管全胸腺切除对于非胸腺增生的 MG 患者显示了较好的治疗效果，但是切除的范围、发病率、患者的耐受程度与结局之间的最佳权衡方式仍存在争议。

3 胸腺的解剖结构

既然在非胸腺增生的 MG 患者中实行全胸腺切除术成为公认的胸腺切除方式，那么在患者接受此类治疗，以及分析手术可能的结果时对其解剖结构的认识显得尤为重要。需要注意的是 Blalock 曾描述胸腺并不是"像甲状腺的两叶一样界线分明"[2]。

详细的外科 - 解剖结构的多项研究（图 12-1）已经证明胸腺组织分布在颈部与前纵隔，分成多叶，每一叶都有独立的包膜包裹，而这些叶与叶之间可能并不直接接触。另外，非包裹的胸腺小叶及微观的胸腺组织广泛而不可见地分布于与甲状腺同一水平的支气管前及前纵隔脂肪中，偶尔在隔膜之上并超过膈神经的两侧[30, 31]。偶然之中，人们在隆突下的脂肪组织中也发现了胸腺显微小叶[32]。

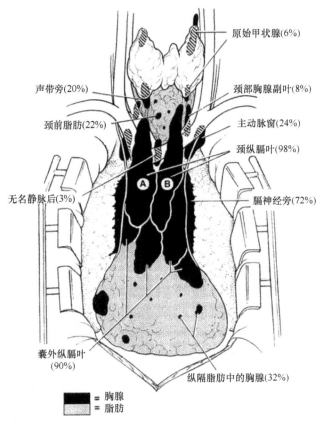

图 12-1　胸腺解剖组成

这个图代表我们目前认可的外科胸腺解剖[31]。各部分所占胸腺的比例（百分比）已经进行了标注。胸腺在外部有界线清楚的两叶，位于颈部，称为颈部纵隔叶（分别是 A 和 B），占标本的 32%，纵隔的 98%（黑色代表胸腺组织，灰色代表脂肪，脂肪中可能含有胸腺岛与微胸腺组织）（引自：Neurology 48-Suppl 5:S52–S63, 1997. Lippincott-Raven Publishers, Philadelphia, PA）

4　外科胸腺切除潜在的手术技巧

当评估了手术的结局，并决定全胸腺手术切除仍然是手术的目的后，了解每一种胸腺切除术切除大体及微观胸腺组织的多少是必要的。

下面是判断各种类型手术的完成情况。这个评估是基于已经发表的报道、图册、临床切除样本的照片，以及可获得的视频，还有我们个人的经验。手术操作的视频和已经切除标本的照片能更大程度、更直观地反映这一点。有一篇综述阐述了哪一种胸腺切除术更具有潜力，它认为所有的切除术在切除广度上都是不同的（图 12-2）[1]。

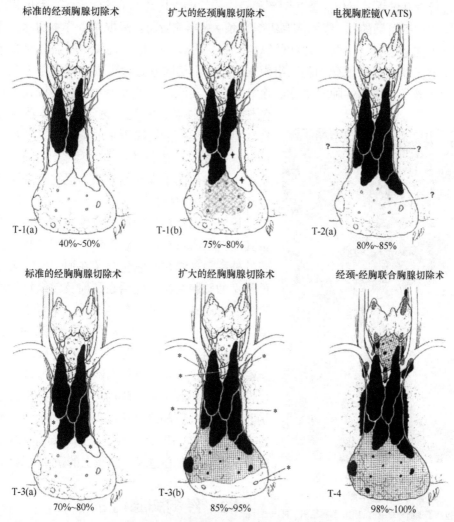

图 12-2　六种胸腺切除术的切除范围比较

详细信息参见文字描述。VATET 的切除方法没有列入其中（黑色代表胸腺；灰色代表脂肪，手术实施前设计切除的胸腺组织，可能包含胸腺岛及微观胸腺；＊指可能切除也可能不切除的胸腺小叶或胸腺脂肪组织；白色代表手术设计中未切除的胸腺组织；？代表在设计初可能切除或不切除的胸腺脂肪组织（改编自：Neurology 48-Suppl 5;S52-S63，1997，Lippincott-Raven Publishers，Philadelphia，PA）

　　然而不论是选择何种手术方式，当我们以完成全胸腺组织切除为目标时，现实中每个个体胸腺切除的范围一部分取决于实施这个手术的外科医生的信念：到底切除多少胸腺组织后是安全的；外科医生将胸腺组织一丝不落的切完花费多长时间；还有就是外科医生的临床经验及所拥有的手术技术。这种情况在使用经颈手术及经胸腔镜切除的手术方式时比较真实，但在开胸手术方式时并不一定如此。

4.1　经颈 - 经胸联合胸腺切除术

　　经颈 - 经胸最大胸腺切除术[31]与我们熟知的扩大范围的颈 - 纵隔胸腺切除术[33]是类似的。进行直观的手术操作需要在颈部和经中线的胸骨切开术下才能提供宽阔的视野。全部胸腺组织包括可疑的颈 - 纵隔胸腺组织、颈 - 纵隔前脂肪。采取单个样本切除的方法，这个切除方法还包括迁出两边片状的纵隔胸膜，沿着这个标本还要用锐器分离心包膜并确定在这些结构上没有细微的胸腺组织残留。这个切除术是大范围地将胸腺组织剜出，就好比"实施了一场恶性肿瘤整体切除术"[34]。实施这个扩大手术时需要极其小心，以免伤及喉返神经、左侧的迷走神经及膈神经。图12-3 是一张典型的切除下来的胸腺标本照片。视频详细地描述了可执行的手术流程[35]。Lennquist 描述了一个类似的手术操作方法，但它经颈及纵隔切除范围要相对缩小[36]。

　　评语：已经描述的最大范围的胸腺切除术是衡量其他胸腺切除术式的基准点[11]。它的描述基于胸腺的外科解剖结构。它包含了在颈部与纵隔的所有可预见的胸腺组织，包括在颈前及前纵隔脂肪中含有的所有肉眼可见的未包裹小叶、胸腺小分叶、微胸腺组织。整体切除术是为了确保胸腺岛的无残留，以防胸腺组织在切口处生长。逐个零碎地切除胸腺组织"可能预示着比整体切除术较差的结局"[37]。锐性分离心包膜（进入胸腺将心包膜分离出来）和切除标本中的纵隔胸膜（确保黏附的微胸腺组织）是完整手术的一部分。已经证明 Blunt 分离法能有效分离出黏附在心包膜与胸膜上的微小胸腺组织。

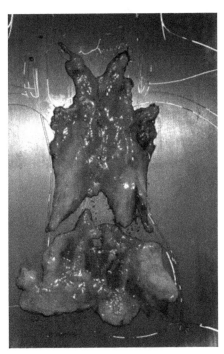

图 12-3　典型的经颈 - 经胸联合"最大化"胸腺切除术标本照片

这个标本包括了颈前和纵隔前的整块胸腺组织，可疑的胸腺组织，以及黏附在两侧纵隔前胸膜、横膈膜和甲状腺峡部的气管纵隔前脂肪。这个来自患者的标本被分成两部分，目的是为了指明大体上可见的胸腺组织与末梢的纵隔前脂肪的区别（引自：General Thoracic Surgery, fifth edition, Lippincott Williams & Wilkins）

4.2　经胸胸腺切除术

　　扩大的经胸胸腺切除术[7, 28, 38~46]就是已经为大家所熟悉的侵袭性经胸胸腺切除术[47]或经胸根治术[48]。纵隔中扩大范围的手术方式采用"最大化"技术可能切除，也可能不切除所有的纵隔组织，但通常情况下以不切除居多。经颈切除术的切除范围为：伴或不伴一些额外颈部组织，但不会切除正常的颈部组织。Mulder 曾详细地描述了一种侵袭性的经纵隔分离手术，类似于"最大化"分离技术[46, 49]。这个视频详细展示了扩大化的经纵隔分离切除术[50]。

　　评语：这些经胸胸腺切除术与"最大化"的经纵隔胸膜切除完全相同，它包括了切除两侧的纵隔胸膜，还切除了一些在所谓的"最大化"技术中被定义的纵隔的其他组织，然而他们也切除了少量的颈部组织。颈部组织含胸腺的量比较少，大概占了胸腺标本的30%。但是，Mulder 阐述了一个观点，他认为经颈 - 经胸联合胸腺切除术进行广泛的颈淋巴组织清扫时喉返神经损伤的风险不能"被小的潜在收益证明"[49]。

　　作为标准的经胸胸腺切除术的先驱者，Bialock、Keynes 和 Clagett[2, 3, 51, 52] 最初将该技术限定为切除界线清楚的颈胸部两叶（这两叶曾被认为是全部的胸腺组织）[53]。不论是实施完全[54] 还是部分[55~57] 胸骨切开术，当前的切除范围都要比原先描述得更广泛，包含了所有可见的胸腺小叶。纵隔脂肪因其变化范围比较大，所以可能被切除，也可能不予切除。颈部胸腺组织的切除是从下往上的，伴或不伴一些邻近的颈部脂肪。这些多样的技术包括视频辅助下完全经中线胸腺切除术，它是通过限制性低位横向胸骨切开[58]。

　　评语：这种手术方法通常出现在外科教科书上，已经不符合全切术的标准。在颈部和纵隔发现的残留的胸腺组织，根据"标准的"经胸胸腺切除术要求需再次实施手术[24~26]。因此，20 世纪 80 年代早期以来的大多数 MG 研究中心[25, 33, 38~44, 47, 48, 63]，除一些特例外[61, 64]，都认为标准的经胸胸腺切除术是不完整的，也未再使用。

4.3　经颈胸腺切除术

　　扩大的经颈胸腺切除术[65~67] 需要采用一种特殊的手动牵开器，从而增加纵隔胸膜的暴露范围。纵隔胸膜的分离是壁胸膜分离，包括可视性纵隔胸腺组织和纵隔脂肪。心包膜的锐性分离可选择进行或不进行。覆盖在纵隔胸膜两侧的胸膜结构在手术中可能会被考虑切除，但通常选择不切除。颈部手术的探索和切除范围的多样化，可能限制，也可能不限制颈 - 纵隔广泛切除。手术过程的多样化，包括纵隔镜的使用[68]、部分胸骨切开术[69, 70]、经颈电视胸腔镜[71, 72]，联合经颈 - 剑突下手术方法也被报道，它切除胸腺的能力和范围可以达到颈胸联合手术的"最大化"效果[73]。

　　评语：正如 Cooper[65] 告诫的一样，扩大化的经颈胸腺切除术比其他的手术方法切除的范围更大。这个观点在教科书阐述此种技术时也得到了支持[74]。尽管这个手术切开的部位在颈部，但是它可能切除，也可能不切除颈部一些特殊部位附属的胸腺小叶、甲状腺后胸腺组织及位于气管前筋膜脂肪中的胸腺组织。基于表 12-1 的结果，虽然增加了纵隔镜的使用，移除了部分胸骨，或者是严密视频直视下进行的经颈电视胸腔镜手术，但它能否增加胸腺的切除广度仍不清楚。一项报道曾报道双侧剑突下切除法，根据作者的描述，使人产生了极大的兴趣[73]。关于此术式的综述及随访结果的比较将会受到关注。

表 12-1　非胸腺瘤 MG 患者胸腺切除后缓解率（寿命表法）：以下为 11 个研究的结果

| 胸腺切除种类 | 人数 | 分类（所占百分比 %） | | | | 术前（病程） | 术后恢复（缓解率 %） | | | | |
		眼肌型	轻度	中度	重度	平均时间（年）	2～3 年	5 年	6 年	7.5 年	10 年
自发											
没有手术 [1]	149	9	16	73	2	—	10	15	—	18	20
经颈胸腺切除术											
T-1a [2]	651	—	—	—	—	—	14	23	—	33	40
T-1b [3]	78	15	32	39	14	—	31	43	—	—	—
T-1c [4]	300	0	27	56	17	2.5	15	33	—	—	—
T-1d [5]	120	11	32	37	20	0.8	—	30	38	55	91
胸腔镜胸腺切除术											
T-2a [6]	36	22	41	14	23	3.0	—	13	20	20	75
T-2b [7]	159	12	31	45	12	2.6	33	51	51	—	—
T-2c [8]	92	7	34	43	16	2.2	—	20	32	32	—
胸骨正中切开胸腺切除术											
T-3b [9]	73	—	—	—	—	5.5	30	40	—	50	52
T-3b [10]	47	18	41	23	11	2.0	20	44	49	—	—
T-3b [11]	98	0	18	52	18	2.3	—	30	—	41	45
经颈胸骨正中切开胸腺切除术											
T-3 [12]	72	0	18	52	30	2.8	30	50	—	81	—

注：这个表格主要分析了 11 项胸腺切除术患者缓解率和一项自发缓解研究的 Kaplan-Meier 生存分析表。这个表的注解部分请参照 6.3 胸腺切除术后结果比较。

　　标准的经颈胸腺切除术是在颈部做一个小的切口，将纵隔处胸腺组织从小切口中剜出，这个方法会因为只切除了囊内的部分颈 - 纵隔中央胸腺小叶而受到限制，而颈部或纵隔中的其他组织不会被切除 [5, 75, 76]。

　　评语：尽管最初将这种标准的经颈胸腺切除术称为"全切术" [5]，但现已经明确证明其只是部分切除，无论是在颈部还是在纵隔都没有达到完全切除。这种术式在技术描述 [75, 76] 时，在 MG [31] 患者胸腺外科解剖学，以及很多已经实施了经颈切除术的患者中再手术发现的残留胸腺组织中都已经产生了明显的局限性 [21～27]。另外，Henze [23] 对 95 例患者实施标准的经颈胸腺切除术，后来有 27% 的 MG 患者因为持续存在或恶化进展的临床表现，实施了再次手术，发现残留了 10～60g 胸腺组织。在一项计算机配对研究中，比较了"标准经颈手术"与"标准经胸手术"，证明经胸手术切除的胸腺组织是经颈切除的 2 倍，尽管经胸手术与真正"标准"的术式也存在很多的局限 [29]。标准的经颈胸腺切除术不仅对常规的颈 - 纵隔处附属的胸腺组织切除效果差，而且对纵隔囊外的胸腺小叶切除效果也不佳。综上所述，我们有理由相信，这种术式应该被淘汰。

4.4　视频辅助胸腺切除术

多样化的视频辅助胸腺切除技术正在飞速地发展。这些技术的切除前景及切除效果仍然处于观察阶段。两种基本的操作技术以及一些额外的方法已经被引进。

电视胸腔镜（video-assisted thoracic surgery，VATS）采用单侧视频暴露技术，暴露左侧或右侧的纵隔组织，切除可识别的胸腺及一定数量的纵隔前脂肪。心包膜可能被锐性分离，也可能不被分离，而纵隔两侧胸膜在临床手术中是不常规切除的。对于手术暴露侧的纵隔前脂肪及隔膜上的脂肪是常规切除的，而颈部扩大手术切除胸腺时是从下面开始切除[16, 77 ~ 81]。这种手术技术及其所切除的临床标本的图解和照片都是可以找到的[16, 80 ~ 82]。

电视辅助胸腔镜扩大胸腺切除术（video-assisted thoracoscopic extended thymectomy，VATET）采用双侧暴露的方式，暴露双侧的纵隔以提高手术视野的可视性。扩大手术切除纵隔胸腺及胸腺周围脂肪组织，而胸腺和脂肪是分开切除的。心包膜的锐性分离并不确定，但是纵隔胸膜通常不予切除。当喉神经复发时通常要切开颈部组织，目的是在直视条件下切除颈部的胸腺小叶和气管前筋膜脂肪[83, 84]。一种较常规的扩大化经颈切除术已经被应用[85]。

机器人电视胸腔镜胸腺切除术可以进行单侧或双侧手术，现在仍处于发展阶段[86 ~ 89]。这个仪器设备通过三维视野和放大 12 倍提高可视能力，而手术臂能够允许更精细、准确的组织分离。因此这个手术技术不论是从安全性还是胸腺组织及纵隔前脂肪切除范围而言都具有较好的潜能。当然双侧手术也存在着与双侧 VATS 一样的缺点。因此，如果进行双侧手术还是建议采用 VATET[87]。尽管这个手术能增加手术的视野，但它是否比胸腔镜手术有更好的临床优点并不确定，但显然它会增加费用，而且手术用时也比较长。

胸骨下胸腺切除术包括电视胸腔镜剑突下胸腺切除术[90]、胸骨下纵隔镜切除术[91]和被描述为"能够达到与经颈联合经胸'最大化'胸腺切除术类似的切除范围"[73]的经颈 - 剑突下联合切除术。

评语：根据目前已经报道的结果，VATS 在手术切除范围上具有多变性。它一般比标准的颈胸手术切除范围要大，但是比扩大化的颈胸手术的切除范围小。它没有尝试切除附属在颈部上的胸腺组织。因为它是单侧的手术切除方式，或者是左侧或者是右侧，那么对侧的纵隔视野肯定不及手术侧那么清楚。而 VATET 从概念上讲，比 VATS 应该能更充分地进行手术切除，因为它有更优的手术视野，进行双侧纵隔暴露还包括颈部组织的分离。它可能可以提供类似于扩大化经胸切除术的临床手术效果。

然而 Mark 提醒，"电视胸腔镜是先进的胸腺切除术，但它必须且只能由外科医生操控完成，熟悉这种简单的 VATS 操作模式需要一定的热情和耐心来追求这种微创技术"[81]。与其他几种电视辅助胸腔镜技术一样，VATET 也得到了类似明确的告诫。

我们缺乏剑突下手术方法的相关经验，也没有获得这种手术的操作视频进行参考。因此，我们必须持保留意见。

5　分析 MG 胸腺切除术时的问题

5.1　数据分析

不恰当的统计分析，包括非相关的统计技术的比较，在许多情况下导致了关于胸腺切除技术优点的不正确结论。下面是以前所审查资料的简要综述，并对其进行了详细分析[1, 92]。

生命表分析使用 Kaplan-Meier 生存分析，被认为是统计分析胸腺切除术后随访病情缓解情况时比较偏爱的统计技术[93]。它提供了比较分析法，将所有随访评估累计天数的信息包含在内，包括失访的患者以及那些还没达到评估时间的患者[69, 94]。这个分析方法需要进行多因素分析来明确和校正显著差异的变量。"危险比（hazard rates，HR）"（是指每 1000 例患者的月缓解人数）校正随访时间的长短并"审核"失访的患者。然而，这些比率取决于恒定的"危险"（单位时间缓解人数）[95]，而这些在 MG 中可能并非如此。

未经校正的比率，缓解的人数被分成手术治疗或有时仅分成随访的患者（潜在的一个非常不同的标准），这是比较评估缓解率和提高随访的胸腺切除术患者数量的最初形式。遗憾的是这个分析方法并没有包括所有随访信息以及累积的评估日期。此外，那些术后很多年的患者的评估结果可能与短期随访患者的效果相似或者更好。因为两个亚组间（实施手术的患者 vs. 随访的患者）的标准不同，不存在可比性，但通常都会不加评论地进行对比。据上所述，未经校正的数据资料在比较胸腺切除术的结果分析时不应该被使用，也正是基于此，这种方法目前已经被省去。

尽管对粗糙的数据资料进行了平均随访时间的校正，能够对未校正资料的缓解率进行粗略的比较，明确未校正数据比较中的错误，但它不应该被当做一种生命分析表的替代者，因此目前也不再使用。

5.2　分析结果中的其他缺陷

可悲的是，除了统计分析问题外，很多报道结果都是错误的，因为"缺乏对患者手术前后状况评估的统一标准方法"[48]。下面就是这些问题的简要汇总[1]。

这些研究主要是一些回顾性研究。它们并不关注 MG 患者的可变性和不可预测性的问题，不同严重程度或不同亚型的 MG 患者对疾病治疗的反应也有所不同，对进行胸腺切除术患者的选择也存在内在偏倚。临床分类通常将患者分层，然后评估结果，但是这些分层常常相互矛盾，而且临床分类系统缺乏量化，不能精确地描述疾病严重程度的改变，甚至有些对治疗的反应缺乏可靠的衡量标准。此外，患者通常没有接受正规的随访检查，而只是通过电话随访。

虽然"缓解"一直被认为是随访胸腺切除术患者治疗效果的衡量标准[96～98]，直到最近对缓解状态的标准仍没有统一的定义。"改善"和"平均等级"改变，广泛用作术后成功的决定因素，这种不可靠的衡量方法缺乏量化和客观标准的评估，目前已经较少应用。此外，当胸腺切除术患者在术前或术后使用免疫抑制也包括在内时，在评估患者胸腺切除术和免疫抑制剂的额外获益时患者就不能与对照组进行比较，也没有遵循原先规定的用药计划，也需要减少药物剂量。因此在这些环境下，我们不可能从回顾性研究中推断手术切除的效果与作用[99]。

在不同技术的比较结果中，其他一些组合因素也通常会被忽略，而恰恰这些可能会隐藏缺点[1]。包括以下几点：①手术前对病程的长短缺乏评估和明确；②没有对术后随访时间进行说明；③分析中包含了多种外科技术以及联合 2～3 个不同定义和标准的系列；④在复合分析中结合了伴或不伴胸腺瘤的患者；⑤在最初分析时包括了很多需要再次胸腺切除的患者常常存在长期持续的严重临床症状，早期胸腺切除术失败而未解决的原因；⑥使用混淆的未对照的数据资料进行荟萃分析；⑦没有报道复发的情况；⑧没有考虑到一些自发缓解的情况。

6　胸腺切除术的结果

6.1　引言

目前还没有一些设计合理、对照良好的前瞻性研究用来比较胸腺切除术患者的医疗管理或不同切除技术的治疗效果。类似这样的研究对判断胸腺切除术是否能给患者带来真正的获益和明确不同的胸腺切除技术各自的优点是很有必要的[100]。当然，要比较分析这些问题，必须基于已经存在的发表的信息，如果这些信息本身就不完全可靠，那么分析时将极具难度。

除了前瞻性的研究之外，对于治疗效果统一定义和分类是必需的。为此，我们坚决支持美国重症肌无力基金会（Myasthenia Gravis Foundation of America，MGFA）专案组的建议，MGFA 是为解决评估标准而成立的[92, 101]（表 12-2）。这个标准对包括了统一的临床分类、评估患者的量化方法、治疗状况的分类、手术切除术的类型和切除范围、干预治疗后的状况、发病率和死亡率，以及临床试验和结果分析进行了推荐。

表 12-2　MGFA 胸腺切除术的分类（修改版）[101]

T-1 经颈胸腺切除术

a- 标准

b- 扩大

c- *胸骨正中切开扩大术*

d- *胸腔镜下的扩大术*

T-2 胸腔镜胸腺切除术

a- 经典电视胸腔镜手术（单侧）

b- 胸腔镜下胸腺扩大切除术（双侧颈部清扫）

c- *胸腔镜与机器人技术（单侧）*

d- *胸腔镜与机器人技术（双侧）*

T-3 胸骨正中切开胸腺切除术

a- 标准

b- 扩大

T-4 经颈胸骨正中切开胸腺切除术

注：对 MGFA 分类的修改是必要的，因为每一个手术技术的变化都会潜在的改变手术切除胸腺组织的数量及手术结果。修改的记录用斜体表示。随着其他微创手术的发展，可能新的定义也会被采纳。

直到前瞻性对照研究已经开展，但医生和患者对于治疗方法没有更好的选择，只能依靠目前可以得到的最好的信息做出恰当的评价。需要进行筛选那些至少报道有意义的数据，以及应用了相对可靠的统计方法的研究，忽略那些不能满足一些可接受的最低标准的研究也是有必要的[1]。

我们相信下面的讨论代表着这样一个分析结果，即胸腺切除术对于治疗非胸腺增生的患者也是有益的，并且支持这样一个概念，即遗留在体内的胸腺组织越少，相应地其预后就越好。

6.2　胸腺切除术 vs. 药物干预治疗

由于外科医生群体对不同胸腺切除技术存在争论与分析，因此这种争论必须是以此作为背景，即胸腺切除术作为一种治疗的形态引入后，其治疗疾病的确切效果仍然是缺乏的。

1976 年 Buckingham 等的一项来自梅欧医学中心的回顾性研究，采用计算机配对的方法研究非胸腺增生的 MG 患者（年龄为 17 ～ 60 岁），发现实施胸腺切除术的患者比单纯用药物治疗的患者有更好的效果[102]。与 459 个药物治疗相匹配的 104 个手术患者中有 80 例患者获得了“满意”的效果。将这些粗略的数据进行随访长度的校正后，与药物组（完全缓解率为 7.5%，平均随访 23 年）相比，外科组的完全缓解率为 35%（平均随访 19.5 年），即使当时只实施了一个明显的限制性“标准”经胸胸腺切除术。缓解的定义是“不需要药物治疗，而且没有重症肌无力的症状，除了一些轻度的非持续性的小症状外”。

一篇基于循证医学证据的综述谈及了 1953 ～ 1998 年开展的关于非胸腺增生的 MG 患者实施胸腺切除术。这个报道包括了 21 项非随机临床对照研究，对粗糙的数据和校正了缓解率的数据都进行了分析。作者发现绝大多数的研究都证明胸腺切术与 MG 的缓解率之间存在正相关，“我们注意到这些阳性相关基本都存在，即使很多胸腺切除技术都没有明确的定义，或者只采用限制性标准经颈胸腺切除术（T-1a）或限制性标准经胸胸腺切除术（T-3a），表明可能只需进行部分切除”。胸腺切除术后，患者达到不服药的缓解状态的可能性是非手术患者的两倍。然而，两组预后重要性的基线特征也具有显著性差异。重要的是，作者对于在非胸腺增生的自身免疫性 MG 患者中实施胸腺切除术的益处没有下最终的结论，还需要进一步的前瞻性研究。

为了明确胸腺切除术在非胸腺增生患者治疗中的角色，“比较使用泼尼松的非胸腺增生 MG 患者的胸腺切除术与非胸腺切除术的多中心、单盲、随机研究”，这个临床试验是 John Newsom-Davis 发起的，得到了 NIH-NINDS 的支持，目前正在进行中[104]。正如这个题目所提及的那样，这个试验设计的目的是明确已经接受泼尼松治疗的 MG 患者胸腺切除术的地位。之所以进行这种类型的评估，是因为无论是单独使用皮质类固醇激素，还是和胸腺切除术一起治疗，有了类固醇激素的使用，使得直接比较胸腺切除术与非胸腺切除术成为困难。扩大化的经胸胸腺切除术作为扩大化手术方式在外科手术时被应用。这个胸腺切除技术选择性地保证了纵隔胸腺组织的完全切除，又避免了暴露中的喉返神经损伤。经颈扩大术是从下面切除胸腺组织，但没有进行正规的颈淋巴结清扫。这种有良好设计及监督的研究应该对明确胸腺切除术在

MG 治疗中的作用有很大的帮助。

6.3　胸腺切除术后结果比较

可用的证据仍然坚持认为胸腺组织包括肺叶外胸腺小叶和胸腺脂肪周围的微观胸腺遗留的越少，那么这些患者的远期预后就越好。然而，这个观察不仅没有被前瞻性研究证实，而且也无精心设计的能够决定选择何种胸腺切除术及切除范围技术的前瞻性研究。

关于表 12-1 的解释，我们首先做出以下几点评论：

（1）我们相信绝大多数已经报道的这种分析形式的可靠数据都是采用 Kaplan-Meier 生存分析表。在表 12-1 中我们可以看到 12 个这样的研究。尽管我们认识到采用 Kaplan-Meier 生存分析的重要性，但是因为种种原因，这些结果都没能进行真正意义上的比较。比如疾病严重程度的显著差异，术前疾病的持续时间，皮质类固醇激素使用的多变性以及其他免疫抑制治疗，疾病缓解的定义多样，术后随访评估的不同方法（包括较常使用的电话随访），缺乏详细的量化评估（QMG）。尽管如此，我们仍认为这些研究代表已经是当时能得到的信息中最好的证据了。

（2）因为我们没有找到成人患者自发缓解率的生存分析比较，所以我们在生命分析表中分析了儿童患者自发缓解率[105]。然而没有将这个结果放在表 12-1 中是因为 17 岁以下的儿童行标准的颈胸胸腺切除术是受限制的，其在随访 7.5 年时的缓解率是 44%[105]。

（3）我们已经限制审核缓解因素的分析，因为如前所述，它们是最可靠的决定因素。缺乏前瞻性的对照研究和量化评估，那么即使症状改善水平的比较评估，实际上也是没有意义的，因此也没有将这些内容包括在这个分析中。

（4）在分析这些非对照的回顾性研究数据时，即使已经通过 Kaplan-Meier 法分析出影响缓解率的各种组成因素，但在临床前状态下已知的各种有利条件和不利条件在进行结果比较时都必须进行考虑。就我们所知，虽然不是设计良好的前瞻性研究的可靠结果，但也能发现术前 MG 临床症状比较轻的患者，其术前疾病所持续的时间也比较短[25, 69, 106~108]，所得到的效果也比较好。

（5）我们已经省略了原始数据和校正后的原始数据，因为正如我们之前讨论的，所用的这种分析形式不是可靠的统计学分析方法，不能比较各种切除技术的治疗效果[109]。值得注意的是，再三重复的声明"结果平等"通常也是基于原始数据的比较分析。

（6）直到全胸腺切除术被证明不是手术的目标，我们才仍然相信，经颈经胸联合"最大化"胸腺切除术仍应作为评价其他胸腺切除术技术的衡量基准（无论选择何种外科切除技术），因为它是手术的常规而且能预见切除所有胸腺解剖变异的可能，也是已被普遍接受的胸腺解剖手术（图 12-1）。需要注意的是，人们已经采用 T-4 方式对连续 50 个患者进行胸腺切除术，以明确这些解剖关系[31]。

（7）由于这种分析包含了一些不可控制的回顾性研究，还存在着一些不清楚的因素，所以我们的分析只能凭主观推断。以此为背景，我们所呈现的对这些数据资料的解释也是通过主观推测的。

　　如果将表 12-1 的信息视为表面价值，则患者 10 年的缓解率可以达到 75%～ 91%，那么那时认为这些新颖的方法显然是胸腺切除术的选择。然而，值得注意的是，在前面的系列中（#6，T-1d，经颈胸腔镜辅助下的扩大化经颈胸腺切除术），只有单纯眼肌受累或术前轻度 MG 表现的 63% 患者，和在之后的系列（#5，T-2a，单侧电视胸腔镜），有单纯眼肌受累或术前轻度 MG 的 43% 患者，他们的平均术前持续时间只有 10 个月（0.8 年）。虽然高缓解率是人们所期望的，但实际上高缓解率的可能原因是选择的患者是比较好的队列，而非手术技术本身。如果这种解释是正确的，那么从治疗的角度看，确定这两件事或者其他的事件仍然是必要的，以为此事负责。2.5 年内患者的缓解率从 20% 升高到 75%，从 55% 升高到 91%，这个增幅看起来很奇怪，但任何情况都是无法解释的。

　　因此，我们认为这更有助于重新审视 5 年的随访数据，因为胸腺切除治疗后 5 年的评价是一个很好的出发点，而且这 12 项报告在这个后续的随访间期都有数据资料。VATET（# 7- 经颈联合双侧视频辅助胸腺切除术）[111] 和最大的胸腺切除术（# 12- 经颈经胸联合胸腺切除术）[25]（在这个随访期间分别有 51% 和 50% 的缓解率）。然而，43% 的 VATET 患者仅有眼部或轻度临床表现，而 T-4 的患者仅有 18%，两者相比考虑 VATET 的队列是一个更有利的队列。同样，扩大化的经颈胸腺切除术（T-1b）[67] 和两种扩大化经胸胸腺切除方法（#9 和 #10）[107, 111] 缓解率都低于 40%，它们术前也有相当高比例的患者有眼部或轻度临床表现。因此，在这个 5 年随访的评估中，T-4 最大化胸腺切除术的缓解率最高，扩大化的经胸胸腺切除术次之。

　　另外值得注意的是，最大范围切除术（"最大的" T-4 胸腺切除术）与一个显然非常有限的切除术（"标准的" T-1a 胸腺切除术）之间的 5 年随访结果是明显不同的。前者的缓解率为 50%，后者则为 23%，这种不同是持续存在的。这一结果有力地支持了残留的胸腺越少，效果越好的观点。

　　无论上面的分析是否有依据，　当然这种分析也是我们推断的，但我们相信这些数据已经清楚地表明，不同的切除技术不会导致相同的结果，以及可能的结论是越少胸腺残留，则治疗效果越好是有根据的。然而，最重要的是，再清楚不过的是，要想解决这场争论，就要进行精心设计的和执行良好的前瞻性研究。

7　胸腺切除术的适应证

　　鉴于缺乏对照性前瞻性研究，可能会限制胸腺切除术的例数和一些可追溯数据的无效分析，所以即使非胸腺增生的 MG 患者已经是胸腺切除术的适应证，神经学专家仍持有不同意见也并不奇怪 [112]。为了更好地理解手术指征，只能等待设计良好的前瞻性研究。

　　基西（Keesey's）算法是治疗中度全身型成年 MG 患者 [113] 时的一个中间派代表："胸腺切除术推荐给那些相对健康但肌无力症状足以干扰他们生活的患者，这足以让他们考虑进行重大开胸手术。虽然胸腺切除术费用昂贵且具有侵入性，但对于药物最终无法缓解的患者而言，提供了一个机会，它是唯一的治疗方法。而且早期手术治疗的效果似乎比晚期手术的效果更好。胸腺切除术的潜在利益也减少了成年患者老化和胸腺组织自然消失的时间。此外，随着年龄的增长，手术的危险性也随之增加。当年龄增加的手术风险大于潜在益处时必须考虑个体化"。基西的研究小组经常实施扩大化经胸胸腺切除术[46]。

虽然我们相信多数证据表明，症状轻且早期进行手术治疗的患者效果更好[69]，但我们认为，在这个时候绝大多数超过轻度全身型的非胸腺增生的成年 MG 患者应该考虑胸腺切除术，而不应该管症状持续时间或患者年龄，可能几乎所有的患者都存在呼吸道或咽部症状，包括那些这类症状较轻的患者（MGFA Ⅱ a 类）[101, 114]，除非存在特殊禁忌证。患者的医疗条件已经符合计划手术的要求，将年龄选定在 65 ～ 70 岁是有选择性的。

虽然对于纯粹只有眼部症状的患者进行胸腺切除术也没有明确的界定，并且有些也不推荐选择胸腺切除[115]，但是对于那些因为眼部症状而影响生活方式和工作的患者以及那些使用免疫抑制剂或其他治疗有禁忌证或治疗无效时[116, 117]，进行胸腺切除术可能比较确切。在成人患重症肌无力的第一年内进行胸腺切除，"早期"胸腺切除已经被推荐，并且是有意义的[108, 118 ~ 120]，但缺乏前瞻性的文献资料。儿童胸腺切除术的指征是一个独立的问题，需要其他研究来解决[105, 121 ~ 124]。

8　胸腺切除技术的选择

在缺乏对照性前瞻性研究的情况下比较各种胸腺切除技术，不可能确定应该选择何种切除技术。因此，神经病学专家就有必要推荐一个可供理解的辩论结果来决定手术过程的选择，并以此作为一个参考。然而，无论选择何种手术方式，都必须具备手术的专业知识和经验。外科医生应该确信完整切除胸腺的重要性，并且愿意投入必要的时间和精力来安全地实现这一目标。由于完全去除所有肉眼可见和镜下胸腺组织的需求尚未被明确证实，通常认为最好只留下少量疑似的胸腺，比起可能伤害喉返神经、左侧迷走神经或膈神经而言，宁愿留下少量的可能胸腺组织。这些神经的损伤对于 MG 患者而言可能是毁灭性的。

基于可用数据的分析，去除可能含有胸腺的组织越彻底，长期结果越好。因此，同理，经颈经胸联合胸腺切除术是这些术式中最符合标准的，但是从现实的立场而言，这个过程应该是由胸外科医生来完成颈部的手术或者有该科外科医生的协助。另外，我们也支持扩大化经胸胸腺切除术，因为有操作经验的外科医生可预见性地将所有胸腺组织切除，但也可能残留颈部少量变异的胸腺，这样喉返神经损伤的风险较小，能产生良好的效果，这在当时可能是最常用的胸腺切除技术。

但是很显然，如果其中一种微创技术可以被证明与中央胸骨切除术有同样的效果，那么这种技术将是我们治疗大多数 MG 患者的选择。因此，对这些技术具有丰富经验的外科医生，扩大化经颈胸腺切除术（如果按 Cooper 所定义的操作[65]）和 VATET 的胸腺切除术（双侧胸腔镜胸腺切除术联合正式的颈部探查）可能提供可接受的选择。虽然也有一部分人热衷于支持单侧 VATS 方法，而且一些经验丰富、受人尊敬的外科医生也有实施这种手术，但当时没有足够的数据来明确其作用。以胸腺的解剖结构为基础，切除的胸腺标本和可获得的结果，标准的经颈切除术（T-1a）和标准的经胸切除术（T-3a）是不完全切除的代表，且临床效果差。

如前所述，假设微创手术的最终效果与更具侵入性的手术技术相当，那么微创外科技术显然是非常理想的。然而，在大多数情况下，胸腺切除技术的选择应该基于长期的效果，且这种选择通常不应该损害治疗目标。因此，如果它是由对照性前瞻性研究结果决定的，那么显然更多传统的切除方法比微创手术的治疗效果更好 [包括更多的缓解率，再住院率下降和（或）长期免疫抑制剂使用的并发症]，而前者的缺点包括青年男子和妇女经历 "选择" 手术时保持沉默，这些缺点将超过其后续的优势。如果不是这种情况，微创手术被证明有效或更有效，或者可能有效，那么这种术式将成为有经验的医生胸腺切除术的选择。

前面提到的观点和建议得到该领域许多专家但显然不是所有专家的支持。因为缺乏明确的前瞻性研究，这些观点是不可能成为教条的。但希望这些建议至少能够在决策过程中能被认真地考虑。除了 Newsom-Davis 前瞻性随机研究正在进行中外 [104]，适当的对照性前瞻性研究也是需要的，以解决被讨论的许多问题，如比较 "侵入性小" 基准点过程的结果。

9　再手术

有必要认识到进行了其中一种限制性胸腺切除术后，而没有得到满意效果的患者 [125] 进行再手术，重复胸腺切除术，可能是合适的也是非常可取的。当患者进行了标准的经颈胸腺切除术（T-1a）或标准的经胸胸腺切除术（T-3a）仍然持续存在肌无力症状或进展成致残和控制不佳的疾病时，尤其是如果已经需要反复住院和 ICU 病房 3 ～ 5 年或以上者，这个建议似乎就简单明了了。

对于症状比较轻或原先手术范围就比较广泛的患者，推荐再手术是比较困难的，但在特定的情况下，可能还是适合的。不幸的是，在胸腺手术前甚至是在手术总检查时，即使有中等量的组织残留，想确定手术的位置也是不可能的。负离子 CT 扫描或是 MRI 检查都不能排除残留的胸腺组织，同样抗体研究对残留组织的定位也没有什么帮助 [27]。然而，在任何情况下，手术记录的回顾和原手术的病理报告都是必需的，它们通常能清楚地反映一个已经执行的不完整的切除术。随着各种技术的开展，希望有一天可以判断出残留组织即便是少量的胸腺组织的位置。再手术时机的选择也给决策者带来了困扰。虽然 3 ～ 5 年的等待看起来是明智的，但早期再次手术可能会更恰当，且等待多年后的患者也不会取消再手术的资格。

如果是因为肌无力症状进行性持续存在或反复发作而实施再次手术，那么无论当初采用的是何种胸腺切除术，都应该像经颈经胸联合 T-4 切除术一样尽可能彻底地将颈部和纵隔组织中的残留组织切除。这个建议得到了采用 "最大化" 再手术技术调查结果的支持（表 12-3）。然而，很显然，再次手术操作是比较困难的，它比最初的手术耗时更长，损伤神经和胸导管的风险也更大。因此，在颈部及纵隔，使用一个"T"形切口增加手术暴露，而不是单独地在颈部与胸骨切开，显得非常可取[31]。如果外科医生没有颈部手术的经验，那么建议有此经验的外科医生进行协助。

我们相信限制再次手术的过程于有些外科医生所做的重复的经颈胸腺切除术[11, 12, 106]、限制性经胸切除法[11, 24]，甚至是没有一个正规颈部淋巴结清扫的扩大化经胸胸腺切除术[21]是不符合逻辑的。胸腔镜手术在再次手术中也是不适用的。再手术中的切除不全大概可解释寻找胸腺组织的偶然失败或缺少获益[12]。

表 12-3　15 位无胸腺瘤的 MG 患者之前行"标准的"经颈和"标准的"经颈经胸联合手术后再手术

患者的特点（病程 1 ～ 30 年）	
中重度	3
重度	7
危象	5
残余胸腺（2 ～ 23 gms）	
先前经过经颈胸腺切除术[9]	颈部（1/4）
	纵隔（9/9）
先前经过胸骨正中劈开胸腺切除术[6]	颈部（6/6）
	纵隔（4/6）
结果（平均随访 3.5 年）	
缓解	1
药物缓解	5
最小的临床表现	3
改善	4
不变	2

注：采用"最大化"胸腺切除术，所有的病例中都发现了残留的胸腺组织。在原先手术中"未打开"的分隔区（颈部或纵隔）100% 的患者都找到了胸腺组织。在原先经颈手术的病例中有 1/4 在颈部找到了残留的组织，而在原先经颈手术的病人中有 2/3 在纵隔中找到了残留的组织。

10　胸腺切除术：时机和技术

虽然气管切开术在围手术期的常规基础管理中不再是必要的，但也有实例表明它是强制性的，或者至少是非常可取的（以使护理更容易、更安全）。然而，重要的是，除非气管切开术和纵隔清扫术之间间隔几个星期，否则气管切开术的切口都应与纵隔进行生物隔离，这是为了防止细菌污染纵隔和发展成纵隔炎。

如果气管切开术在当时任何一种经胸胸腺切除术中执行，则通过口腔进入气管套管进行麻醉，且胸骨伤口从气管切开部位开始密封。要完成经颈经胸联合胸腺切除术的颈部手术部分，如果选择了气管切开术，那么待气管套管被移除后，伤口愈合良好时，必须进行正式的颈淋巴结清扫。如果需要在经颈或经胸胸腺切除术后的第一个 2 ～ 3 周后进行气管造口，那么必须分成两个阶段实施，期间至少间隔 4 ～ 5 天。如果在胸腺切除术后预计需要气管造口术，那么第一阶段可以在初次手术时进行。

11　胸腺瘤手术

由于大概有 10% 的 MG 患者患有胸腺瘤[126]，所以重症肌无力患者在胸腺切除术之前进行胸部 CT 扫描是明确的。胸部 CT 能够在大多数病例中识别出胸腺瘤[127]。抗横纹肌抗原的抗体的存在也可以预测胸腺瘤的存在[15]。然而，小的胸腺瘤可能在第一次手术时才被发现。在胸腺肿瘤切除术中（忽略肿瘤的大小、证据缺乏或对侵袭性操作的怀疑），我们认为无论使用何种方法，绕过一个完整的胸骨进行手术是不恰当的[128, 129]。为了避免肿瘤播散和后期复发，肿瘤的缝合要如同清创缝合一样，密封良好，肿瘤组织需要向实际操作中的良性肿瘤的边缘切除一样广泛地局灶切除，包括去除附着心包，如有必要还要切除黏附的楔状肺叶。虽然膈神经也可能被累及，但始终是比较困难的个体化决定，在大多数情况下，它在 MG 患者中可以且也许应该被保留。此外，除非确实存在特殊禁忌，否则全胸腺切除术应该是不二选择。

12　围手术期管理

接受胸腺切除治疗的 MG 患者需要神经科医师、胸腔科医师、呼吸治疗师、重症监护专家、麻醉师和有照顾这类患者的经验的外科医生这一团队照顾。这种团队合作已经被证明可以改善胸腺切除的 MG 患者的结局[130]，因为此手术量与其他心 - 胸手术的手术量相当[131~133]。不管采用何种手术技术，外科医生都应该是完全熟悉 MG 患者的特殊问题且能够致力于繁杂困难的术后护理工作。为了实现这些目标，这些操作应该在存在这样的团队中心执行。

当然，正如 Kaminski[120] 强调的那样，在胸腺切除术之前必须明确 MG 的诊断是非常重要的，患者及其家属应该对所患疾病、非手术和手术治疗方案、预期术后的复发率，当然还有可能的结果或手术效果不足有一个透彻的了解。

关于这些患者的围手术期护理时的一些特殊问题与 MG 手术当时临床表现的严重程度直接相关。存在的一个最主要问题就是口咽部和呼吸肌无力，可能存在吸入口腔分泌物、术后无法进行有效的咳嗽反射，以及呼吸衰竭风险。然而，如果口咽部与呼吸肌无力在术前经其他药物而非胆碱酯酶药物治疗得以消除，那么其效果可能无法坚持到术后，危险的是那些没有 MG 症状的患者。因此，这些患者的术前准备是决定手术成功的中心环节[134]。患者在手术时应尽可能地使症状缓解，特别是口咽部与呼吸肌无力症状和体征的消失，必要时可以采用血浆置换和免疫抑制剂，尽管这些方法的使用效果还不太明确[33, 49, 135~137]。关于使用类固醇激素会影响伤口愈合和感染是有依据的，但也可能太过于强调，比对术前准备不充分的患者进行手术的影响少得多。另一方面，这些患者术前准备时不应依赖胆碱酯酶抑制剂实现控制口咽部和呼吸肌的无力，因为这些抑制剂只是暂时缓解这些症状，在术后早期护理中可能会出现此类并发症。可以预期这类患者术后呼吸并发症发生率高[138, 139]。

术前评估应包括详细的肺功能评估。肺活量（VC）和呼吸肌力量测定是被推荐的项目，胆碱能抑制剂使用前后（成人肌内注射新斯的明 1.5 ～ 2mg 与阿托品 0.4mg），如果患者正在接受这种药物，并且可以容忍停药间隔 6 ～ 8 小时则有必要进行这种类型的测试。"前"和"后"两次测试可以明确是否缺乏乙酰胆碱，而这种缺乏可能会因为胆碱酯酶药物的使用而被掩盖，也可能说明术前血浆置换或免疫抑制是潜在需要的。最大呼气峰流速（MEF）的测量容易执行，是反映咳嗽有效性的一个很好的措施（一个重要的测定），无论是在术前还是术后早期[140]，在这些患者的评价中它比 VC 评估更灵敏、更可靠。如果 MEF 值小于 40 ～ 50cmH$_2$O，则预示着潜在的术后呼吸道并发症及呼吸衰竭。这些决定也有助于评估那些需要术后通气支持患者的拔管时间[134, 140]。

在手术过程中，许多人认为：如果可能的话，应尽量避免肌肉松弛。然而，它优先面临着术后长时间通气的潜在需要，或许与使用肌肉松弛剂的结果类似，使患者遭受缺氧的后果。因此，气管插管是困难的，无论是在麻醉诱导时还是在其他任何需要插管的时候，立即进行肌肉松弛麻痹可能是强制性地快速实现插管成功的重要一步。10% 的筒箭毒碱可以作为标准剂量使用。关于使用琥珀胆碱仍存在一些争议，常规应避免使用，但在紧急情况下，普通剂量也可以使用。

手术后，这些患者应在重症监护病房由经验丰富的临床医生管理[141, 142]，他们可以对病情进行密切的观察。使用硬膜外麻醉来缓解胸骨正中切开术术后疼痛是非常有用的。一个制度的拟定对于术后 MG 患者的管理也非常有益，可以包括通气支持管理的详细信息、MEF 测定在决定何时拔管中作用的界定、物理疗法和支气管镜检查在维持气道通畅中的作用、疼痛控制技术、免疫抑制视病情而定、胆碱能药物的作用、必要时两阶段气管造口术的选择时机。

如果患者术前准备充分，在未使用胆碱能药物的前提下，术前 MEF 能达到令人满意的效果，那么无论采用何种手术方式，包括经胸切口手术，术后立即拔管可以被接受。然而，如果任何时候出现乏力、进行性无力，或即将出现呼吸衰竭的早期迹象，应立即进行紧急再插管和呼吸支持。在这个时候使用胆碱能药物通常是无效的，而且可能延误插管时间。插管可能随时被需要，甚至可能发生在从一个特殊的监护病房出院后。在这种情况下，一张特殊可用的护理床就极具诱惑性。然而，延迟插管可能是灾难性的；真正紧急情况下可能立即重新插管，即使是在一个理想的床位安排甚至是考虑之前。

13 医院的发病率和死亡率

如果 MG 患者术前准备良好，那么胸腺切除术应该是一个安全的过程，其死亡率应该与无 MG 病史的手术患者类似。最近，已报道的实施胸腺切除术的手术死亡率为 0 ～ 2%。纽约市哥伦比亚长老会医疗中心（Columbia Presbyterian Medical Center in NYC）进行的 250 例"最大化"胸腺切除术 MG 患者中，无一例神经损伤，一人死亡，死亡患者是一名 65 岁的严重患者（0.04%）。

显然，经颈胸腔镜手术方法可以避免术后疼痛和胸骨切开术瘢痕的不适感。然而，现在胸骨正中切口疼痛通常能被控制，而肋间胸腔镜手术的疼痛可能会持续一段时间。在评价治疗方案时，除了疾病症状缓解改善是决定因素外，术后并发症发生率直接关系到每一种治疗形式，生活质量和成本效益评估[92]，以及随后的住院和入住 ICU 的次数和持续时间都需要被考虑在内[101]。

如果前瞻性研究确定经颈经胸联合手术或侵入性经胸切除术术后能够明显改善治疗效果，特别是能使症状缓解完全稳定；如果他们能避免此后多次的再住院治疗和长期免疫抑制治疗的固有风险，那么即使联合手术或侵入性手术存在先前的缺点，也可能会被它们的后发优势所超越。

14　研究成果

设计精心和对照良好的前瞻性研究对解决存在的许多关于胸腺切除术治疗 MG 患者中的一些相互矛盾的陈述和悬而未决的问题是必需的。如果要正确评估患者病情和手术操作技术，这个目标必须实现。在这个以证据为基础的治疗时代，这些步骤不仅是可取的，而且本质上是强制性的。

理想的评价方法是进行一项前瞻性随机临床试验，这种结果在美国神经病学研究院（American Academy of Neurology，AAN）被命名为 I 类证据[143]。然而，由于这样的研究与胸腺切除术的发展相比不仅是不可能而且可能是不必要的。在 AAN 中命名为第 II 类证据，即非随机分配的、校正风险后的前瞻性研究结果[144]，如果这类研究得到恰当控制和仔细监督，那么这是一类可接受的，且可实现的研究方法，并能解决许多悬而未决的问题。为了消除偏倚，采用双中心或多外科中心比较各自的偏好，优选一个团队来执行比较两种类型的胸腺切除术，我们强烈建议进行一个或多个这样的 II 类等级证据的研究。

另外一项前瞻性研究，使用临床研究标准，其中包括定义、临床分型、定量评估疾病严重程度、干预后状态的分级系统、需要批准的分析方法。适当的开发和严格监测[101]资料库的概念，在比较多个机构的各种胸腺切除技术的相对价值时应该特别有益和实用。

比较 MG 患者进行胸腺切除治疗的主要焦点是维持完全稳定缓解。缓解不仅是衡量治疗成功的最可靠措施，从患者的角度来看，也是最理想的结果。"生存"工具是用来分析缓解率最可靠的决定因素。采用 Kaplan-Meier 生存分析表分析是分析技术的选择。对不同等级的临床改善也应该进行定量评估[101, 145]。在这些分析表中使用原始数据并无价值。

生活质量（quality of life，QoL）工具也应该被采用，因为 MG 的治疗通常对身体是有伤害的，经常不能达到完全稳定缓解。生活质量的测量评估影响临床改善和治疗发病率的中间水平，能够为生存和临床症状改善分析提供补充信息。然而，它们不能代替"生存"分析评估。虽然 MG 患者的功能状态工具评定表在评估日常生活活动时已经得到了一定的发展[146]，但是生活质量表对 MG 患者的评定缺乏疾病特异性。它们是必要的，但还需要进一步的开发[147]。

生物统计和结果分析领域的专家应该在所有研究设计、信息收集及数据评估中发挥作用。结果分析指引[92]和它们之间相互关系的附图定义（图 12-4）为可用的分析技术提供了背景资料。

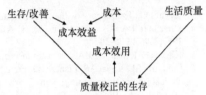

图 12-4 结果分析之间的相互关系

生存改善、生活质量和质量校正生存 - 成本效益之间的相互关系阐释。缓解是生存函数（引自：Neurology55（1）:16–30, 2000. <http:// www.neurology.org> Lippincott Williams & Wilkins）

15 推荐

我们相信，现有的证据都支持胸腺切除术治疗 MG 的作用。这一推荐和实践在现代生产力的带动下其发病率和死亡率均非常低，从而实现了手术患者的基本风险与收益比。鉴于这一建议及实践结果，我们清楚地了解了现有数据及资料的局限性，并支持对使用泼尼松治疗的非胸腺增生的 MG 患者，比较胸腺切除术与非胸腺切除治疗效果的随机研究。

就目前的手术方式而言，我们偏向某种类型的最大化或扩大化胸腺切除术。我们相信最好的手术方式是胸骨切开术或 VATET 术。然而，这种操作方法必须被视为一种范例来进行理解，截至今日的研究报道结果都没有明确支持任何一种特定的方法，而且一些技术高超的胸外科医生也会采用经颈胸腺切除术或单侧胸腔镜（VATS）胸腺切除术。

在最后的分析中，举证责任是在神经科和胸外科界明确证明胸腺切除术对治疗重症肌无力的益处，并确定最合适的手术技术。因此，我们迫切期待即将到来的正在接受糖皮质激素的 MG 患者进行胸腺切除术与非胸腺切除术治疗的效果。此外，我们敦促胸外科和神经科进行设计精心和监督良好的前瞻性研究，正如前面所述，根据实际情况尽可能快地比较各种胸腺切除技术。

16 后记

虽然争辩无疑可以反驳一些这方面的陈述，但我们希望，本章可以使人们更好地理解胸腺切除术治疗 MG 的争论，并提高胸腺切除术术后的效果。我们也希望和期望，有针对性的免疫抑制或其他非手术治疗形式早日到来，它们没有显著的不良反应，且能使自身免疫性非胸腺增生的重症肌无力患者达到长期缓解。到那时，任何形式的胸腺切除术，尤其是经胸手术，都将被视为是原始的。然而，在此之前，适当地进行胸腺切除术，应当被考虑为治疗 MG 不可分割的一部分。

我们同意 26 年以前，Buckingham 等所作的基本相同的评论："治疗 MG 患者无需手术干预，这似乎很可能成为未来的发现；但就目前而言，胸腺切除术对这些不幸患者的治疗益处已经得到清楚地证明"[102]。

（杨德壕 译 张 旭 校）

参 考 文 献

1. Jaretzki A, III. Thymectomy for myasthenia gravis: an analysis of the controversies regarding technique and results. Neurology 1997;48(Suppl. 5)(April):S52–S63.
2. Blalock A, Harvey AM, Ford FF, Lilienthal J, Jr. The treatment of myasthenia gravis by removal of the thymus gland. JAMA 1941;117(18):1529–1533.

3. Keynes G. The surgery of the thymus gland. Brit J Surg 1946;32:201–214.

4. Kirschner PA, Osserman KE, Kark AE. Studies in myasthenia gravis: transcervical total thymectomy. JAMA 1969;209(6):906–10.

5. Kark AE, Kirschner PA. Total thymectomy by the transcervical approach. Br J Surg 1971;56:321–326.

6. Faulkner SL, Ehyai AS, Fisher RD, Fenichel GM, Bender HW. Contemporary management of myasthenia gravis: the clinical role of thymectomy. Ann Thorac Surg 1977;23:348–352.

7. Olanow CW, Wechsler AS, Roses AD. A prospective study of thymectomy and serum acetylcholine receptor antibodies in myasthenia gravis. Ann Surg 1982;196:113–121.

8. Vincent A, Newsom-Davis J, Newton P, Beck N. Acetylcholine receptor antibody and clinical response to thymectomy in myasthenia gravis. Neurology 1983;33:1276–1282.

9. Hankins JR, Mayer RF, Satterfield JR, Turney SZ, Attar A, Sequeira AJ, et al. Thymectomy for myasthenia gravis: 14 year experience. Ann Surg 1985;201:618–625.

10. Otto TJ, Strugalska H. Surgical treatment for myasthenia gravis. Thorax 1987;42:199–204.

11. Cooper J, Jaretzki A, III, Mulder DG, Papatestas AS. Symposium: thymectomy for myasthenia gravis. Contemp Surg 1989;34(June):65–86.

12. Papatestas AE, Cooper J, Jaretzki A, III, Mulder DG. Symposium: thymectomy for myasthenia gravis. Contemp Surg 1989;34(June):65–85.

13. Verma P, Oger J. Treatment of acquired autoimmune myasthenia gravis: a topic review. Can J Neurol Sci 1992;19:360–375.

14. Drachman DB. Myasthenia gravis. N Engl J Med 1994;330(25):1797–1810.

15. Penn AS. Thymectomy for myasthenia gravis. In: Handbook of Myasthenia Gravis and Myasthenic Syndromes. RP Lisak, ed. 1994;Marcel Dekker, Inc, New York:321–339.

16. Mack MJ, Landreneau RD, Yim AP, Hazelrigg SR, Scruggs GR. Results of video-assisted thymectomy in patients with myasthenia gravis. J Thor Cardiovasc Surg 1996;112(5):1352–1360.

17. Penn AS, Jaretzki A, III, Wolff M, Chang HW, Tennyson V. Thymic abnormalities: antigen or antibody? Response to thymectomy in myasthenia gravis. Ann NY Acad Sci 1981;377:786–803.

18. Wekerle H, Muller-Hermelink HK. The thymus in myasthenia gravis. Curr Top Pathol 1986;75:179–206.

19. Younger DS, Worrall BB, Penn AS. Myasthenia gravis: historical perspective and overview. Neurol Suppl 1997;48(Suppl 5):S1–S17.

20. Penn AS, Lovelace RE, Lange DJ, et al. Experimental myasthenia gravis in neonatally thymectomized rabbits. Neurology 1977;27(April):365.

21. Masaoka A, Monden Y, Seike Y, Tanioka T, Kagotani K. Reoperation after transcervical thymectomy for myasthenia gravis. Neurology 1982;32:83–85.

22. Rosenberg M, Jauregui WO, Vega MED, Herrera MR, Roncoroni AJ. Recurrence of thymic hyperplasia after thymectomy in myasthenia gravis: its importance as a cause of failure of surgical treatment. Am J Med 1983;74:78–82.

23. Henze A, Biberfeld P, Christensson B, Matell G, Pirskanen R. Failing transcervical thymectomy in myasthenia gravis, an evaluation of transsternal re-exploration. Scand J Thor Cardiovasc Surg 1984;18:235–238.

24. Rosenberg M, Jauregui WO, Herrera MR, Roncoroni A, Rojas OR, Olmedo GSM. Recurrence of thymic hyperplasia after trans-sternal thymectomy in myasthenia gravis. Chest 1986;89(6):888–891.

25. Jaretzki A, III, Penn AS, Younger DS, Wolff M, Olarte MR, Lovelace RE, et al. "Maximal" thymectomy for myasthenia gravis: results. J Thorac Cardiovasc Surg 1988;95:747–757.

26. Miller RG, Filler-Katz A, Kiprov D, Roan R. Repeat thymectomy in chronic refractory myasthenia gravis. Neurology 1991;41:923–924.

27. Kornfeld P, Merav A, Fox S, Maier K. How reliable are imaging procedures in detecting residual thymus after previous thymectomy. Ann NY Acad Sci 1993;681:575–576.

28. Monden MAY. Comparison of the results of transsternal simple, transcervical simple and extended thymectomy. Ann NY Acad Sci 1981;377:755–764.

29. Matell G, Lebram G, Osterman PO, Pirskanen R. Follow up comparison of suprasternal vs transsternal method for thymectomy in myasthenia gravis. Ann NY Acad Sci 1981;377:844–845.

30. Masaoka A, Nagaoka Y, Kotake Y. Distribution of thymic tissue at the anterior mediastinum: current procedures in thymectomy. J Thorac Cardiovasc Surg 1975;70(4):747–754.

31. Jaretzki A, III, Wolff M. "Maximal" thymectomy for myasthenia gravis: surgical anatomy and operative technique. J Thorac Cardiovasc Surg 1988;96:711–716.

32. Fukai I, Funato Y, Mizuno Y, Hashimoto T, Masaoka A. Distribution of thymic tissue in the mediastinal adipose tissue. J Thorac Cardiovasc Surg 1991;101:1099–1102.

33. Bulkley GB, Bass KN, Stephenson R, Diener-West M, George S, Reilly PA, et al. Extended cervicomediastinal thymectomy in the integrated management of myasthenia gravis. Ann Surg 1997;226(3), Sept:324–335.

34. Clark RE, Marbarger JP, West PN, Sprat JA, Florence JM, Roper CL, et al. Thymectomy for myasthenia gravis in the young adult. J Thorac Cardiovasc 1980;80:696–701.

35. Jaretzki A, III. Transcervical-transsternal "maximal" thymectomy for myasathenia gravis (Video). Society of Thoracic Surgeons' Film Library 1996;P.O. Box 809285, Chicago, IL 60680–9285.

36. Lennquist S, Andaker L, Lindvall B, Smeds S. Combined cervicothoracic approach in thymectomy for myasthenia gravis. Acta Chir Scand 1990;156:53–61.

37. Andersen M, Jorgensen J, Vejlsted H, Clausen PP. Transcervical thymectomy in patients with non-thymomatous myasthenia gravis. Scand J Thorac Cardiovasc Surg 1986;20:233–235.

38. Kagotani K, Monden Y, Nakaha K, Fujii Y, Seike Y, Kitamura S, et al. Anti-acetylcholine receptor antibody titer with extended thymectomy in myasthenia gravis. J Thorac Cardiovasc Surg 1985;90:7–12.

39. Monden Y, Nakahara K, Fujii Y, Hashimoto J, Ohno K, Masaoka A, et al. Myasthenia gravis in elderly patients. Ann Thor Surg 1985;39:433–436.

40. Mulder DG, Graves M, Hermann C, Jr. Thymectomy for myasthenia gravis: recent observations and comparison with past experience. Ann Thorac Surg 1989;48:551–555.

41. Fujii N, Itoyama Y, Machi M, Goto I. Analysis of prognostic factors in thymectomized patients with myasthenia gravis: correlation between thymic lymphoid cell subsets and postoperative clinical course. J Neurol Sci 1991;105(2):143–149.

42. Nussbaum MS, Rosenthal GJ, Samaha FJ, Grinvalsky HT, Quinlan JG, Schmerler M, et al. Management of myasthenia gravis by extended thymectomy with anterior mediastinal dissection. Surgery 1992;112:681–688.

43. Frist WH, Thirumalai S, Doehring CB, Merrill WH, Stewart JR, Fenichel GM, et al. Thymectomy for the myasthenia gravis patient: factors influencing outcome. Ann Thor Surg 1994;57:334–338.

44. Masaoka A, Yamakawa Y, Niwa H, Fukai I, Condo S, Kobayashi M, et al. Extended thymectomy for myasthenia gravis: a 20 year review. Ann Thor Surg 1996;62(Sept):853–859.

45. Detterbeck FC, Scott WW, Howard JF, Egan TM, Keagy BA, Starck PJK, et al. One hundred consecutive thymectomies for myasthenia gravis. Ann Thorac Surg 1996;62:242–245.

46. Mulder DG. Extended transsternal thymectomy. Chest Surg Clin N Am 1996;6(1):95–105.

47. Fischer JE, Grinvalski HT, Nussbaum MS, Sayers HK, Cole RE, Samaha FJ. Aggressive surgical approach for drug-free remission from myasthenia gravis. Ann Surg 1987;205:496–503.

48. Hatton P, Diehl J, Daly BDT, Rheinlander HF, Johnson H, Shrader JB, et al. Transternal radical thymectomy for myasthenia gravis: a 15-year review. Ann Thorac Surg 1989;47:838–840.

49. Mulder DM. Extended Transsternal Thymectomy. General Thoracic Surgery. TW Shields ed.. 5th edition. 2000; Lippincott Williams & Wilkins. Philadelphia, PA (Chapter 171):2233–2237.

50. Steinglass KM. Extended Transsternal Thymectomy for Myasthenia Gravis (Videocassette). The Society of Thoracic Surgeons Chicago, IL. 2002.

51. Blalock A, Mason MF, Morgan HJ, Riven SS. Myasthenia gravis and tumors of the thymus region: report of a case in which the tumor was removed. Am Surg 1939;110(4):544–561.

52. Clagett OT, Eaton LM. Surgical treatment of myasthenia gravis. J Thorac Surg 1947;16:62–80.

53. Blalock A. Thymectomy in the treatment of myasthenia gravis: report of 20 cases. J Thorac Surg 1944;13:1291–1308.

54. Olanow CW. The surgical management in myasthenia gravis. In: Surgery of the Chest. 6th edition. Sabiston DC Jr, Spencer FC, eds. 1995;WB Saunders Co, Philadelphia, PA.

55. LoCicero J, III. The combined cervical and partial sternotomy approach for thymectomy. Chest Surg Clin N Am 1996;6(1):85–93.

56. Trastek VF. Thymectomy. Mastery of Cardiothoracic Surgery. LR Kaiser, IL Krin, TL Spray eds. 1998;Lippincott-Raven, Philadelphia, PA:105–111.

57. deCampos JRM, Filomeno LTB, Marchiori PE, Jatene FB. Partial sternotomy approach to the thymus. In Minimally Access Cardiothoracic Surgery. Yim, AP, Hazelrigg, SR, Izzat, B, Landreneau, RJ, Mack, MJ, Naunheim, KS, eds. 1999;WB Saunders Co, Philadelphia, PA (Chapter 27):205–208.

58. Granone P, Margaritora S, Cesario A, Galetta D. Thymectomy (Transsternal) in myasthenia gravis via video-assisted infra-mammary cosmetic incision. Eur J Cardiothorac Surg 1999;15(6):861–863.

59. Olanow CW, Wechsler AS. The surgical management of myasthenia gravis. In: Gibbon's Surgery of the Chest. 4th edition. DC Sabiston & FC Spencer, ed. 1983;WB Saunders Co, Philadelphis:849–869.

60. Olanow CW, Wechsler AS. The surgical management in myasthenia gravis. In: Textbook of Surgery. 14th edition. D.C. Sabiston Jr., ed. 1991;WB Saunders Co, Philadelphia, PA:1801–1814.

61. Trastek VF, Pairolero PC. Standard thymectomy. In: Mediastinal Surgery. TW Shields, ed. 1991;Lea & Febiger, Philadelphia (Chapter 39):365–368.

62. Trastek VF, Pairolero PC. Surgery of the thymus gland. In: General Thoracic Surgery, 4th Ed. TW Shields, ed. 1994; William & Wilkins Baltimore:1770–1781.

63. Olanow CW, Wechsler AS, Sirotkin-Roses M, Stajich J, Roses AD. Thymectomy as primary therapy in myasthenia gravis. Ann NY Acad Sci 1987;505:595–606.

64. Wilkins EW, Jr. Thymectomy. Modern Techn in Surg 1981;38:1–13.

65. Cooper J, Al-Jilaihawa A, Pearson F, Humphrey J, Humphrey HE. An improved technique to facilitate transcervical thymectomy for myasthenia gravis. Ann Thorac Surg 1988;45:242–247.

66. Bril V, Kojic S, Ilse W, Cooper J. Long-term clinical outcome after transcervical thymectomy for myasthenia gravis. Ann Thorac Surg 1998;65:1520–1522.

67. Shrager JB, Deeb ME, Mick R, Brinster CJ, Childers HE, Marshall MB, et al. Transcervical thymectomy for myasthenia gravis achieves results comparable to thymectomy by sternotomy. Ann Thorac Surg 2002;74:320–327.

68. Klingen G, Johansson L, Westerholm CJ, Sundstroom C. Transcervical thymectomy with the aid of mediastinoscopy for myasthenia gravis: eight years, experience. Ann Thorac Surg 1977;23:342–347.

69. Durelli L, Maggi G, Casadio C, Ferri R, Rendine S, Bergamini L. Actuarial analysis of the occurrence of remission following thymectomy for myasthenia gravis in 400 patients. J Neurol Neurosurg Psychiatry 1991;54(5):406–411.

70. Maggi G, Cristofori RC, Marzio PD, Pernazza F, Turello D, Ruffini E. Transcervical thymectomy with partial sternal split. Osp Ital Chir 2004;10(1):53–60.

71. dePerrot M, Bril V, McRae K, Keshavjee S. Impact of minimally invasive trans-cervical thymectomy on outcome in patients with myasthenia gravis. Eur J Cardiothoracic Surg 2003;24(5):677–683.

72. Bramis J, Diamantis T, Tsigris C, Pikoulis E, Papaconstaninou I, Nikolaou A, et al. Video-assisted transcervical thymectomy. Surg Endosc 2004;18(10):1535–1538.

73. Zielinski M, Kuzdzal J, Szlubowski A, Soja J. Transcervical-subxiphoid-videothoracoscopic "Maximal" thymectomy – Operative Technique and early results. Ann Thorac Surg 2004;78(1):399–403.

74. Kirby TJ, Ginsberg RJ. Transcervical thymectomy. In General Thoracic Surgery, 6th edition. Shields T. MD, LoCicero, J. MD, Ponn, R. MD ed. 2005;Lippincott Williams & Wilkins. Philadelphia, PA. 2(Section XXIX, Chapter 177):2634–2637.

75. Kark AE, Papatestas AE. Some anatomic features of the transcervical approach for thymectomy. Mt Sinai J Med 1971;38:580–584.

76. Papatestas AE, Genkins G, Kornfeld P, Horowitz S, Kark AE. Transcervical thymectomy in myasthenia gravis. Surg Gynecol Obst 1975;140(April):535–540.

77. Sugarbaker DJ. Thoracoscopy in the management of anterior mediastinal masses. Ann Thor Surg 1993;56(3):653–656.

78. Roviaro G, Rebuffat C, Varoli F, Vergani C, Maciocco M, Scalambra SM. Videothoracoscopic excision of mediastinal masses: indications and technique. Ann Thorac Surg 1994;58:1679–1684.

79. Sabbagh MN, Garza JJS, Patten B. Thoracoscopic thymectomy in patients with myasthenia gravis. Muscle and Nerve 1995;18(12):1475–1477.

80. Yim APC, Kay RLC, Ho JKS. Video-assisted thoracoscopic thymectomy for myasthenia gravis. Chest 1995;108(5):1440–1443.

81. Mack MJ, Scruggs GR. Video-assisted thymectomy. In General thoracic surgery. 5th edition. Shields T. MD, LoCicero, J. MD, Ponn, R. MD ed. 2000;Lippincott Williams & Wilkins, Philadelphia, PA 2 (Section XXVIII, Chapter 173):2243–2249.

82. Mineo TC, Pompeo E, Ambrogi V, Sabato AF, Bernardi G, Casciani CU. Adjuvant pneumomediastinum in thoracoscopic thymectomy for myasthenia gravis. Ann Thor Surg 1996;62:1210–1212.

83. Novellino L, Longoni M, Spinelli L, Andretta M, Cozzi M, Faillace G, et al. "Extended" thymectomy, without sternotomy, performed by cervicotomy and thoracoscopic technique in the treatment of myasthenia gravis. Int Surg 1994;79(4):378–381.

84. Scelsi R, Ferro MT, Scelsi L, Novellino L, Mantegazza R, Cornelio F, et al. Detection and morphology of thymic remnants after video-assisted thoracoscopic thymectomy (VATET) in patients with myasthenia gravis. Int Surg 1996;81:14–17.

85. Shigemura N, Shiono H, Inour M, Minami M, Ochta M, Okumura M, et al. Inclusion of the transcervical approach in video-assited thoracoscopic extended thymectomy (VATET) for myasthenia gravis: a prospective trial. Surg Endosc 2006;June 22, prepub.

86. Morgan JA, Ginsburg ME, Sonett JR, Morales DLS, Kohmoto T, Gorenstrin LA, et al. Advanced thoracoscopic procedures are facilitated by computer aided robotic technology. Eur J Cardiothoracic Surg 2003;23:883–887.

87. Ashton RC, McGinnis KM, Connery CP, Swistel DS, Ewing DR, DeRose JJ. Total endoscopic robotic thymectomy for myasthenia gravis (case report). Ann Thorac Surg 2003;75:569–571.

88. Kernstine KH. Robotic Thymectomy for Myasthenia Gravis. Personal Communication 2003.

89. Rea F, Marulli G, Bortolotti L, Feltracco P, Zuin A, Sartori F. Experience with the "Da Vinci" robotic system for thymectomy in patients with myasthenia gravis: report of 33 cases. Ann Thorac Surg 2006;81:455–459.

90. Hsu CP, Chuang CY, Hsu NY, Chen CY. Comparison between the right side and subxiphoid bilateral approaches in performing video-assisted thoracoscopic extended thymectomy for myasthenia gravis. Surg Endosc 2004;18(5):821–824.

91. Uchiyama A, Shimizu S, Murai H, Kuroki S, Okido M, Tanaka M. Infrasternal mediastinoscopy thymectomy in myasthenia gravis: surgical results in 23 patients. Ann Thor Surg 2001;72:1902–1905.

92. Weinberg A, Gelijns A, Moskowitz A, Jaretzki A. Myasthenia gravis: outcomes analysis. <<www.myasthenia.org/research/Clinical_Research_Standards.htm> (Appendix – Outcome Analysis.doc) Reprints: Myasthenia Gravis Foundation of America, Inc. 1821 University Avenue West (Suite S256), St. Paul, MN-55104-2897. 2000.

93. Lawless JF. Life tables, graphs, and related procedures. In: Statistical Models and Methods for Life Table Data. By J F Lawless, ed. John Wiley & Son Inc, New York 1982:52–94.

94. Olak J, Chiu RCJ. A surgeon's guide to biostatistical inferences. Part II. ACS Bull 1993;78(2):27–31.

95. Blackstone EH. Outcome analysis using hazard function methodology. Ann Thorac Surg 1996;61:S2–S7.

96. McQuillen MP, Leone MG. A treatment carol: thymectomy revisited. Neurology 1977;12(77):1103–1106.

97. Viet HR, Schwab RS. Thymectomy for myasthenia gravis. In: Records of Experience of Mass Gen Hosp. Veit HR, ed. 1960; Charles C Thomas, Springfield, IL:597–607.

98. Oosterhuis HJ. Observations of the natural history of myasthenia gravis and the effect of thymectomy. Ann NY Acad Sci 1981;377:678–689.

99. Sanders DB, Kaminski HJ, Jaretzki A, III, Phillips L, H II. Thymectomy for myasthenia gravis in older patients (Letter to Editor). J Am Coll Surg 2001;193(3):340–341.

100. Sonett JR. Thymectomy for Myasthenia Gravis. Difficult Decisions in Thoracic Surgery – An Evidence-Based Approach. MK Freguson, ed. 2007;London, Springer:469–473.

101. TaskForce M, Jaretzki A, III,Chair, Barohn RB, Ernstoff RM, Kaminski HJ, Keesey JC, et al. Myasthenia gravis: recommendations for clinical research standards. Neurology 2000;55:16–23.

102. Buckingham JM, Howard FM, Bernatz PE. The value of thymectomy in myasthenia gravis: a computer-assisted matched study. Ann Surg 1976;184:453–458.

103. Gronseth S, Barohn RJ. Practice parameters: thymectomy for autoimmune myasthenia gravis (an evidence base review). Neurology 2000;55:7–15.

104. Wolfe GI, Kaminski HJ, Jaretzki A, III, Swan A, Newsom-Davis J. Development of a thymectomy trial in nonthymomatous myasthenia gravis patients receiving immunosuppressive therapy. Ann NY Acad Sci 2003;998(Aug):473–480.

105. Rodriguez M, Gomez MR, Howard F, Taylor WF. Myasthenia gravis in children: long term follow-up. Ann Neurol 1983;13:504–510.

106. Papatestas AE, Genkins G, Kornfield P, Eisenkraft JB, Fagerstrom RP, Posner J, et al. Effects of thymectomy in myasthenia gravis. Ann Surg 1987;206(1):79–88.

107. Lindberg C, Andersen O, Larsson S, Oden A. Remission rate after thymectomy in myasthenia gravis when the bias of immunosuppressive therapy is eliminated. Acta Neurol Scand 1992;86(3):323–328.

108. Rubin JW, Ellison RG, Moore HV, Pai GP. Factors affecting response to thymectomy for myasthenia gravis. J Thorac Cardiovasc Surg 1981;82(5):720–728.

109. Jaretzki A, III, Steinglass KM, Sonett JR. Thymectomy in the management of myasthenia gravis. Semin Neurol 2004;24(1):121–134.

110. Manlula A, Lee TW, Wan I, Law CY, Chang C, Garzon JC, et al. Video-assisted thoracic surgery thymectomy for nonthymomatous myasthenia gravis. Chest 2005;128(5):3454–3460.

111. Novellino L, Spinelli L, Albani AP, Cirelli B, Mancin A, Bettonalgi M, et al. Thymectomy by cervicotomy and bilateral thoracoscopy to treat non-thymomatous myasthenia. Osp Ital Chir 2004;10:61–74.

112. Lanska D. Indications for thymectomy in myasthenia gravis. Neurology 1990;40:1828–1829.

113. Keesey JC. A treatment algorithm for autoimmune myasthenia in adults. Ann NY Acad Sci 1998;841:753–768.

114. TaskForce MG. Recommendations for clinical research standards. www.myasthenia.org/clinical/research/standards2002; www.myasthenia.org/research/MGFA_Standards.pdf.

115. Daroff RB. Ocular myasthenia. In Myasthenia Gravis and Related Disorders. Kaminski HJ, ed. 2003;Humana Press, Totowa, NJ:115–128.

116. Schumm F, Wietholter H, Fateh-Mogbadan A, Dichgans J. Thymectomy in myasthenia with pure ocular symptoms. J Neurol Neurosurg Psych 1985;48(4):332–337.

117. Evoli A, Batocchi AP, Minisci C, DiShino C, Tonali P. Therapeutic options in ocular myasthenia gravis. Neuromuscul Disord 2001;11(2):208–216.

118. Monden Y, Nakahara K, Kagotani K, Fujii Y, Nanjo S, Masaoka A, et al. Effects of preoperative duration of symptoms on patients with myasthenia gravis. Ann Thorac Surg 1984;38:287–291.

119. DeFilippi VJ, Richman DP, Ferguson MK. Transcervical thymectomy for myasthenia gravis. Ann Thor Surg 1994;57:194–197.

120. Kaminski HJ. Treatment of myasthenia gravis. In Myasthenia Gravis and Related Disorders. Kaminski HJ, ed. 2003; Humana Press, Totowa, NJ:197–221.

121. Adams C, Theodorescu D, Murphy E, Shandling B. Thymectomy in juvenile myasthenia gravis. J Child Neurol 1990;5:215–218.

122. Andrews PI, Massey JM, Howard JF, Sanders DB. Race, sex, and puberty influence onset, severity, and outcome in juvenile myasthenia gravis. Neurology 1994;44:1208–1214.

123. Andrews PI. A treatment algorithm for autoimmune myasthenia gravis in children. Ann NY Acad Sci 1998;841:789–802.

124. Seybold ME. Thymectomy in childhood myasthenia gravis. Ann NY Acad Sci 1998;841:731–741.

125. Kirschner PA. Reoperation on the thymus. A critique. Chest Surg Clin N Am 2001;11(2):439–445.

126. Wekerle H, Muller-Hermelink H. The thymus in myasthenia gravis. Current Topics in Pathology. The Human Thymus. Hispphysiology and Pathology. Muller-Hermelink, HK, ed. 1986; Springer-Verlag Co, New York:75.

127. Ellis K, Austin JHM, Jaretzki A, III. Radiologic detection of thymoma in patients with myasthenia gravis. Am J Radiol 1988;151:873–881.

128. Lovelace RE, Younger DS. Myasthenia gravis with thymoma. Neurology 1997;48(Suppl. 5):S76–S81.

129. Shields TW. Thymic Tumors. General Thoracic Surgery. 5th Edition. 2000;Lippincott Williams & Wilkins, Philadelphia, PA; 2:2181–2205.

130. Mussi A, Lucchi M, Murri L, Ricciardi R, Luchini L, Angeletti CA. Extended thymectomy in myasthenia gravis: a team-work of neurologist, thoracic surgeon, and anaesthetist may improve the outcome. Eur J Cardio-thorac Surg

2001;19:570–575.

131. Houghton A. Variation in outcome of surgical procedures. Br J Surg 1994;81:653–660.

132. Crawford FA, Anderson RP, Clark RE, Grover FL, Kouchoukos NT, Waldhausen JA, et al. Volume requirements for cardiac surgery credentialing: a critical examination. Ann Thorac Surg 1996;61:12–16.

133. Silvestri GA, Handy J, Lackland D, Corley E, Reed CE. Specialists achieve better outcomes than generalists for lung cancer surgery. Chest 1998;114:675–680.

134. Krucylak PE, Naunheim KS. Preoperative preparation and anesthetic management of patients with myasthenia gravis. Sem in Thorac and Cardiovasc Surg 1999;11:47–53.

135. d'Empaire G, Hoaglin DC, Perlo VP, Pontoppidan H. Effect of prethymectomy plasma exchange on postoperative respiratory function in myasthenia gravis. J Thorac Cardiovasc Surg 1985;89:592–596.

136. Cumming WJK, Hudgson P. The role of plasmapheresis in preparing patients with myasthenia for thymectomy. Muscle Nerve 1986;9:S155–S158.

137. Gotti P, Spinelli A, Marconi G, Duranti R, Gigliotti F, Pizzi A, et al. Comparative effects of plasma exchange and pyridostigmine on expiratory muscle strength and breathing pattern in patients with myasthenia gravis. Thorax 1995;50:1080–1086.

138. Kas J, Kiss D, Simon V, Svastics E, Major L, Szobor A. Decade-long experience with surgical therapy of myasthenia gravis: early complications of 324 transsternal thymectomies. Ann Thorac Surg 2001;72:1691–1697.

139. Jaretzki A, III, Phillips L, II, Aarli J, Kaminski HJ, Sanders DB. Preoperative preparation of patients with myasthenia gravis forstalls postoperative respiratory complications following thymectomy – Letter to Editor. Ann Thor Surg 2003;75:1068–1069.

140. Younger DS, Braun NMT, Jaretzki A, III, Penn AS, Lovelace AE. Myasthenia gravis: determinants for independent ventilation after transsternal thymectomy. Neurology 1984;34:336–340.

141. Mayer SA. Intensive care of the myasthenic patient. Neurology 1997;48(Suppl. 5):S70–S81.

142. Juel VC. Myasthenia gravis: management of myasthenic crisis and perioperative care. Semin Neurol 2004;24:75–81.

143. Miller RG, Rosenberg JA, Force APPT. Care of patients with ALS: report of the Quality Standards Subcommittee of the AAN. Neurol 1999;52:1311–1323.

144. Kirklin JW, Blackstone EH. Clinical studies with non-randomly assigned treatment. In Cardiac Surgery. 2nd edition. Kirklin, JW, Barrett-Boyes, BG eds. 1993;Churchill-Livingstone, New York (Chapter 6):269–270.

145. Heagerty PJ, Zeger SL. Marginal regression models for clustered ordinal measurements. J Am Stat Assoc 1996;91(435):1024–1036.

146. Wolfe GI, Herbelin L, Nations SP, Foster B, Bryan WW, Barohn RJ. Myasthenia gravis activities of daily living profile. Neurology 1999;52:1487–1489.

147. Jaeschke R, Guyatt GH. How to develop and validate a new quality of life instrument. Quality of Life Assessments in Clinical Trials, Spilker B, ed. 1990;Raven Press, Ltd. New York (Chapter 5):47–57.

148. Park IK, Choio SS, Lee JG, Kim DJ, Chung KY. Complete stable remission after extended transsternal thymectomy in myasthenia gravis. Eur J Cardiothoracic Surg 2006;30:525–528.

第 *13* 章
Lambert-Eaton 综合征

Charles M. Harper and Vanda A. Lennon

1 引言

　　Lambert-Eaton 综合征（LES）是一种周围胆碱能突触前膜的自身免疫性疾病，临床以近端肌无力及轻度的自主神经功能紊乱为特征。大约 60% 的 LES 患者伴有小细胞性肺癌（SCLC），而 SCLC 可以出现在 LES 临床特征之前或之后。运动神经末梢上的 P/Q 型电压门控性钙离子通道，从结构和功能上来看，被称为 $Ca_v2.1$[1]，该通道被认为是造成 LES 的假定的抗体靶向目标。而抗原类似的钙离子通道同时表达在 SCLC 的肿瘤细胞表面。当神经元的 $Ca_v2.1$ 通道功能性受损时，神经刺激的 ACh 的量子释放减少，这种减少降低了神经肌接头处突触递质的安全阈，在某些自主神经末梢，导致静息状态下的肌无力，在受刺激情况下可以短暂提升，并且伴随口干、阳痿及少汗等表现。

2 历史

　　有关肌无力综合征伴随肺癌的第一例报道应归功于 Anderson、Churchill-Davidson 和 Richardson，当时是 1953 年 [2]。这三位英国临床医师描述了一位临床表现为全身近端肌力显著性下降、复视且伴吞咽困难的支气管癌患者。但该患者电生理检查未见明显异常。根据依酚氯胺实验阳性以及对新斯的明治疗有反应等证据，临床上给出了肌无力综合征的诊断。虽然既往有关重症肌无力伴发肺癌，无论是小细胞性还是非小细胞性的报道比较少，但该患者可能确实是 MG[3~5]。Lambert 是第一个报道突触前膜性肌无力综合征的学者，因此后来 LES 以他的名字命名。从 1956 年开始，他和梅奥医学中心的同事们连续报道了一种特殊的伴发恶性肿瘤的肌无力综合征的临床表现以及电反应诊断方面的内容 [6~10]。运动或者高频电刺激后肌力以及复合肌肉动作电位（CMAP）的幅度都有相应改善。Elmqvist 和 Lambert[11, 12] 利用微电极研究肋间神经肌肉的活检标本，证实了 LES 的突触前膜起源。他们记录到终板电位振幅和量子含量严重下降，而同时微小终板电位振幅相对保留。

　　自从发现 LES 以来，在过去的半个世纪里，有关 LES 的发病机制以及治疗等方面的研究一直在进行。有关 LES 伴随高频度的自身免疫性疾病及自身抗体的研究最早见于 20

世纪 70 年代以及 80 年代初[13, 14]。1982 年，梅奥医学中心的 Fukunaga、Engel、Osame 和 Lambert 等临床医生共同证明，LES 患者体内神经末梢突触前膜上囊泡释放活性区是紊乱、无序的[15]。这个发现与已有的认识：在 ACh 释放过程中起重要作用的跨膜颗粒是电压门控性钙离子通道[16]相一致。而有关 LES 自身免疫性的特性被牛津大学的 Lang、Newsom-Davis 以及他们的同事再次证实，该团队也是第一个利用 LES 患者的血清 IgG 转移至小鼠，从而记录下其微电极表现的团队[17]。该发现被 Kim[18]证实，而牛津大学以及梅奥医学中心的医师再次扩展了该发现，他们证明，接受 LES 患者血清 IgG 的小鼠，其突触前膜活性区域是丢失的[19]，且部分小鼠发展为肌无力，并且表现出类似 LES 的肌无力综合征的特点[20]。通过证明 LES 患者血清自身抗体与表达在培养的肺癌细胞上的钙离子通道存在关联性，牛津大学的学者们认为，SCLC 与 LES 在病原学上有相关性[21]。Ca_v 通道亚型特异性配体的发展以及放射性免疫分析学敏感性的发展使得我们对 LES 的基础病理生理学的认识也随之提高[22~26]。而 LES 的治疗也随着影像学以及小细胞肺癌的治疗发展、免疫调节性治疗、促进 ACh 量子式释放的药物的发展进一步提升[32~35]。

3 发病机制

3.1 神经肌肉传递的生理学

正常的神经肌肉传递保证了每一个运动神经动作电位以 50Hz 或者更高频率发放时产生相应的一个单独的肌纤维动作电位。神经肌肉传递的安全阈值是达到激活肌肉动作电位水平后超出的那部分终板电压电位（EPP）。影响 EPP 大小的突触后膜因素是位于肌纤维突触后膜褶皱顶部的功能型烟碱型乙酰胆碱受体的数目、基膜上乙酰胆碱酯酶的出现与否以及突触的三维立体结构。而影响 EPP 大小的突触前膜性因素包括神经末梢活性区域中 ACh 囊泡的数目以及神经端膜上功能性 $Ca_v2.1$ 通道的数目。由于即刻可用的 ACh 储备的缺失，在正常以及病态的终板上，EPP 的幅度会随着低频率（2～5Hz）的重复神经电刺激而衰减[37]。当 EPP 的幅度降到阈值以下时，肌纤维动作电位被阻滞。而在正常终板上，神经肌肉传递的安全阈值大到足够预防这种阻滞的出现[37~40]。这种发生在突触前型或突触后型神经肌接头处疾病特征性的异常正在多个终板上阻滞神经传递，这就产生了疲劳性肌无力，并且与增强的震颤发生联系。单纤维肌电图封闭研究显示，运动单位电位振幅随着标准同心圆针型肌电图的变化而变化，低频重复刺激发现，复合肌肉动作电位发生递减[38~40]。

在运动或者高频重复电刺激时，ACh 储备的动员以及 Ca^{2+} 通过 $Ca_v2.1$ 通道进入神经末梢可以暂时改善神经肌肉传递的安全阈值（活化后易化）。随之而来的是安全阈值的数分钟下降，甚至低于基线（活化后衰竭）。低频重复电刺激后 EPP 或 CMAP 递减的现象可以通过短暂的运动或者提高重复电刺激的频率（>10Hz）来修复，但是由于潜在疾病的严重性不同，这种 EPP 或者 CMAP 的递减常常将再次反弹，并且在数分钟内还将上升。在严重神经肌肉传递障碍性疾病患者中，当休息或者单神经刺激时，其大部分肌纤维的 EPP 有时将跌至阈值。这就导致了休息时客观上的肌无力以及 CAMP 振幅降低，低于正常基线。在这些病例中，短暂的运动或者高频刺激可以产生短暂的 EPP 升高，高于阈值，以及 CMAP 短暂的易化。

钙离子促进 ACh 从运动神经末梢释放的机制曾经被部分阐述过[16, 37, 38]。$Ca_v2.1$ 离子通道以双排平行的方式排列在末梢膜上，且该位置与突触后膜的皱襞紧密相连，这就导致了 ACh 囊泡几乎直接释放在突触后膜上，而该区域正是 AChR 密度最大的地方。通过 $Ca_v2.1$ 通道的钙离子的内流是由神经末梢的去极化触发的。延长该去极化的时间（例如：用 3，4- 二氨基吡啶阻滞电压门控性钾离子通道）可以增加钙离子内流的数量。而神经末梢上这种钙离子浓度的异常升高可以被活性区蛋白如突触结合蛋白所"感知"，这种突触结合蛋白是一种液泡膜可溶性 N- 乙基马来酰亚胺敏感因子黏附蛋白受体蛋白（v-SNARE）。突触结合蛋白与突触轴心复合体（由囊泡突触蛋白以及神经末梢蛋白突触融合蛋白 -1 和 SNAP-25 结合而成）的绑定使囊泡与神经末梢膜去稳定化，形成一种"融合微管道"，导致 ACh 的胞吐。而 $Ca_v2.1$ 通道本身也是一种神经末梢定向膜蛋白（t-SNARE），它可以与囊泡轴心复合体以及可溶性细胞质因子包括 NSF 和 a-SNAP[37, 38] 非共价地相互作用。在 ACh 胞吐作用后，囊泡膜还可以通过网络蛋白依赖性和非依赖性过程被细胞质膜循环利用。突触结合蛋白在网络蛋白依赖性过程中可以发挥一定的作用[16, 37, 38]。

神经源性的 $Ca_v2.1$ 通道含有 5 个亚基[41, 42]。其中 α1 亚基是最大且含有电压敏感器和阳离子微管道。它有 4 个近乎完全相同的区域，每个区域含 6 个跨膜束。其中 M4 节段含有电压敏感器，在每一个区域的 M5 和 M6 之间成环形成离子通道，决定着钙离子选择的通透性。同时，α1 亚基也含有通道拮抗物高亲和力结合位点以及 G- 蛋白和 SNARE 蛋白类蛋白的调控位点。α1 亚基的序列决定着钙离子通道复合物的科和亚科（表 13-1）。其他辅助亚基 β、α2-δ 和 γ，影响着 α1 亚基在包膜上的插入位点及稳定性，同时修饰着该通道的电导性和动力。

表 13-1　电压门控钙通道的分类*

分类	亚型	$α_1$ 亚基	拮抗剂	效应物的功能	主要的细胞表达
$Ca_v1.1$	L	S	二氢吡啶	收缩	骨骼肌
$Ca_v1.2$		C	苯烷胺类	收缩	心肌
$Ca_v1.3$		D	地尔硫䓬类	分泌，基因转录	神经元胞体，胰腺，肾，卵巢，耳蜗
$Ca_v1.4$		F		基因转录	视网膜
$Ca_v2.1$	P/Q	A	ω-conotoxin M_{VIIC}，ω-agatoxin $_{IIIA}$ 和 $_{IVA}$	神经递质释放	中枢神经、自主神经和周围神经的运动神经
$Ca_v2.2$	N	B	ω-conotoxin G_{VIA} 和 M_{VIIA}	神经递质释放	中枢感觉、运动神经和自主神经
$Ca_v2.3$	R	E	SNX-482，ω-agatoxin $_{IIIA}$	神经递质释放	中枢神经，耳蜗，视网膜，心脏，垂体
$Ca_v3.1$	T	G	ω-agatoxin $_{IIIA}$，琥珀酰亚胺	起搏活动	中枢神经和周围神经
$Ca_v3.2$		H		神经递质释放	中枢神经，心脏，肾脏，肝脏
$Ca_v3.3$		I		神经递质释放	中枢神经

* 钙通道 Ca_v1 和 Ca_v2 种类的激活需要高电压门控，Ca_v3（T 亚型）的激活需要低电压门控。

3.2 LES 中神经肌肉传递的病理生理学

最初，LES 被认为是一种神经肌肉传递障碍性疾病是因为它的临床表现与 MG 非常相似，包括疲劳性肌无力，而这种无力可以通过胆碱酯酶抑制剂来改善。后来，由 Lambert 及其同事表述的 LES 的电生理表现最终是由标准的电诊断学以及微电极学而确定的[6, 9, 12]。在 LES 中，微电极学发现，LES 的微小终板电位（minature endplate potential，MEPP）的波幅和频率均是正常的，但会有一个继发于一个低的量子含量的神经动作电位的 EPP 波幅的下降[12]。而 EPP 量子含量以及大小会随着高频神经刺激以及细胞外 Ca^{2+} 的增加而提高。来自 LES 患者的神经肌肉接头处的标本研究已经揭示了有关 ACh 释放量的降低以及乙酰胆碱酯酶的正常功能[43]。

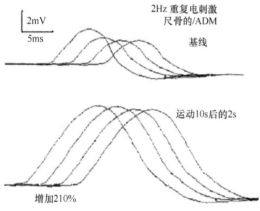

图 13-1 中等严重程度的 LES 肌无力患者的重复电刺激研究

X 轴代表时间（ms）；Y 轴代表 CAMP 波幅（mv）；ADM 为小指展肌

LES 患者中若出现神经肌肉传递的完全缺失，那么其临床表现是非常严重的，且在静息时肌肉中大多数肌纤维的 EPP 的波幅均降低至阈值以下水平。该种患者在休息时仍感无力，CMAP 对最大限度的神经刺激反应在振幅上均是较低的（图 13-1）。短暂的运动练习可以诱导出短暂的临床症状的改善（包括肌力以及腱反射）和 CAMP 波幅在肌电图上的递增。对于该患者来说，如果运动不切实际，那么可以通过 20 ～ 50Hz 的重复神经电刺激来诱导 CAMP 波幅的递增。从该角度来讲，标准的同心圆针形肌电图可以显示 MUP 波幅的变化，而受刺激的单纤维肌电图可以显示肌颤和阻滞的增加，但两者在高频刺激的诱导下均可改善[44]。

早期的 LES 患者可能只有相对较轻的神经肌肉接头处功能障碍，对于这些患者，在休息状态下，安全阈值并没有减少到足够降低 EPP 至阈值以下的水平。而这种情况就确保了在休息状态下肌力强度的相对维持以及 CAMP 波幅的正常（图 13-2）。在 2 ～ 5Hz 的重复电刺激下，CMAP 波幅是降低的，而这种减少或降低可以通过运动或者高频重复电刺激来修复。这样的话，当 LES 症状相对轻微时，神经肌肉接头处电生理检查的结果就与 MG 患者或者其他的神经肌肉接头处突触后膜疾病的电生理结果非常相似[44]。

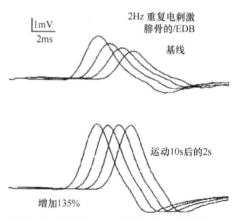

图 13-2 轻度的 LES 肌无力患者的重复电刺激研究

X 轴代表时间（ms）；Y 轴代表 CMAP 波幅（mv）；EDB 为趾短伸肌

3.3　LES 的免疫病理生理学

LES 可以伴随副肿瘤综合征或者特发性器官特异性自身免疫性疾病而出现。甲状腺自身免疫性疾病，包括甲状腺炎、恶性贫血以及 1 型糖尿病以及它们的血清学标志物在 LES 患者身上均较常见，尤其是在那些没有肺癌出现的 LES 患者中[13, 14, 45, 46]。神经肌肉接头处的突触前膜上的 P/Q 型钙离子通道被认为与该病的发生密切相关，但是目前仍不能确切证明它就是病理性自身抗体的攻击目标。同时也有证据表明该离子通道与 LES 的自主神经功能受累相关[47]。在超过 90% 的非免疫抑制性 LES 患者的血清中可以发现这种 P/Q 型钙通道[25]是非常具有说服力的，但也有旁证表明，该离子通道是神经肌肉传递损害的效应器，理由是将 LES 患者血清的多克隆 IgG 转移至小鼠可以诱导出 LES 典型的临床、电生理以及超微神经末梢病损[18, 19, 20]。目前，仍没有报道以 P/Q 型钙离子通道特异性的单克隆抗体或者纯化的高亲和力的抗体诱导出 LES 动物模型。最近，日本有一项以与 $Ca_v2.1$ 通道复合体中 α_{1A} 亚基的细胞外片段相符合的肽段免疫诱导出与 LES 患者电生理学表现相似的动物模型研究，该研究结果有待进一步证实[48]。

SCLC 是副肿瘤相关性 LES 患者最常见的肿瘤，并且该肿瘤多是在神经功能症状出现时很自然地表现出相应症状。神经肌肉接头处的 $Ca_v2.1$ 通道与 SCLC 以及其他的神经内分泌细胞表面的钙离子通道抗原性相关[21, 22, 49]。有关伴发 LES 的 SCLC 患者的预后相对较好以及成功治疗 SCLC 可以带来 LES 的缓解（在 70% 的 LES 患者中）的报道支持了一种假说，即副肿瘤相关的 LES 可以以一种免疫应答的形式发生，而该种免疫应答是由患者体内肿瘤表达的抗原诱发的。目前，在特发性的 LES 患者中诱导以及维持 Ca_v 通道自身免疫性仍未确定。

以 LES 患者血清 IgG 作为效应器可以在小鼠身上复制出与 LES 患者病理生理学几乎完全一样的模型。如前所述，LES 患者的血清 IgG 可以带来同 LES 患者运动神经末梢相似的电生理学以及形态学特征[17～20]。接受个体选择的患者血清 IgG 的小鼠变得相当虚弱，表现出与 LES 患者相似的肌电图特征，最终死于呼吸衰竭[20]。可以产生许多 IgG 的 LES 患者估计是产生了与 $Ca_v2.1$ 通道具有超强亲和力的，并且对人类以及小鼠都具有普遍亲和力的 IgG。$Ca_v2.1$ 功能受损可以独立于补体而出现[20]，可能归因于抗原调节，这是一种 IgG 介导的钙离子通道降解的加速，这种情况通过相连通道的二价交联作用而实现[51, 52]。体外培养 SCLC 细胞以及神经元发现，LES 患者的 IgG 可以降低钙离子内流，并且减少小鼠神经肌肉接头处的神经递质的释放[20, 47, 57]。LES 患者免疫治疗的获益可能是通过清除循环中的抗体而获得的，受血浆置换、静脉滴注丙种球蛋白或者减少抗体的产生（免疫抑制剂的使用）的影响。效应性 T 淋巴细胞并没有参与 LES 的病理生理学，但是由活化的 B 淋巴细胞产生抗原特异性 IgG 仍然需要持续的辅助性 T 细胞活化[59]。

4　流行病学

LES 的发病率以及流行程度要比 MG 低很多。在荷兰，LES 的年发病率（0.48×10^{-6}）比 MG 的年发病率（6.48×10^{-6}）低 14 倍[60]。在同一项研究中，MG 的流行度是 LES 的

46 倍。笔者估计，每年每一百万新诊断的 LES 患者是每年新诊断的 MG 患者的 1/10，在美国，每一百万患者中有 4 ～ 6 个 LES 患者，而每一百万患者中 MG 患者大约有 4060 个。在特发性 LES 患者中，女性占主导地位[31]，而该型发病年龄从 10 岁至老龄。特发性 LES 患者大多是非抽烟者，通常伴有个体或者家族性的器官特异性自身免疫性疾病，同时具有特定的 HLA 基因产物（相比于肿瘤相关性的 LES）[61, 62]。在新诊断的 SCLC 患者中 LES 的发病率大约为 3%[63]。在 LES 的早期研究中，肿瘤相关性 LES 大多好发于男性。这种性别偏倚归因于抽烟习惯。肺癌的流行病学与抽烟的社会学相平行，但是要滞后 20 年左右。1987 年的流行病学调查显示，北美女性的首个癌症死亡病种便是肺癌[64]。然而，在肺癌流行度方面，男性仍高于女性。梅欧医学中心神经免疫试验从 1987 年做的一项调查显示，在 SCLC 相关性 LES 患者中（同时不含有其他自身免疫性神经病变），男性仍然略高于女性（作者未发表的观察结果，患者总数 >150）。与此相反的是，在同一时期，在 SCLC 相关性肿瘤性神经病变中，女性大约占 66%，这种肿瘤性神经性病变以血清学中有无 I 型抗神经元神经核自身抗体（ANNA-1 或抗 -Hu）[65] 来定义。ANNA-1 自身抗体相关的神经病变以侵犯周围或者中枢神经或者两者均有的炎症性病灶为特征，这点与 LES 不同。辅助性 T 淋巴细胞相关的细胞因子环境决定了这种免疫反应的结果是否是炎症性的。可以想象，结果是由性激素以及肿瘤神经性抗原（大多是由坏死性肿瘤细胞释放）共同决定的。炎症性反应可以产生细胞毒性 T 细胞效应物，该种效应物的细胞核及胞质相关性抗体可以作为一种生物标记出现[66]，同时，非炎症性反应更倾向于产生胞质膜上的离子通道抗体。

在同时期诊断为 LES 的患者中，癌症发生率大约为 45%，而 SCLC 在其中约占 90%[45]。总之，无临床证据显示 LES 的 SCLC 患者中有 18% 的患者被证明是 P/Q 型钙离子通道抗体血清阳性[25]。当患者共存多个肿瘤性病变时，尤其是并发周围神经性病变或者亚急性的小脑性共济失调时，LES 的诊断可能会被忽略[67]。报道显示，可以并发 LES 的肿瘤还包括胸腺瘤、淋巴瘤、生殖道肿瘤及肾细胞癌[45, 68 ～ 73]，但是这种情况下患者并发 SCLC 的可能性仍非常大[22, 65, 66]。在这些病例中 SCLC 的预期可以被以下观察结果所支持：LES 的诊断可以较 SCLC 的检测出现早 5 ～ 8 年[45]（V.A.Lennon 和 E.H. Lambert 未发表的观察结果）。肺外的原发性小细胞癌，如皮肤癌、舌癌、喉癌、胰腺癌、乳腺癌、子宫颈癌或者前列腺癌[74]，都应该被想到可能发生在 LES 患者身上，尤其是没有肺癌高危因素存在的患者。

5 临床表现

5.1 症状和体征

亚急性、进展性疲劳感，无力，不可预知的跌倒是 LES 最常见的表现形式。无力会随着用力而加重，但是短暂的休息可以缓解无力。曾经有一段时间认为，短暂的运动可以带来肌力的短暂好转，但是更多的时候，锻炼后肌无力增加占多数。臀部以及大腿后部区域酸痛是肿瘤相关性 LES 的特征表现，除非 LES 伴发其他影响感觉神经系统的病变，否则在 LES 中一般不会有感觉症状的出现。肌萎缩比较少见，肌束震颤以及抽搐基本不会出现。肌无力的分布比较特异，症状几乎总是开始于臀部屈肌以及其他下肢近端肌肉。患者经常抱怨从矮椅子或者蹲位起立困难，或者爬楼梯困难。一项 50 例 LES 患者的调查发现，肌无力开始于下肢的占 65%，而表现为全身性肌无力约为 12%[45]。在肌无力更加广泛时，在大多数患者会出现骨盆带肌不对称性的受累。上肢近端肌肉、脖子以及手上的骨间肌也是 LES 患者优先被侵犯的部位。脑神经支配的肌肉在大约 25% 的患者中出现。眼睑下垂、面肌无力、吞咽困难、构音障碍以及咀嚼肌无力较 MG 患者轻，并且通常发生在肢体肌无力之后[35, 45, 75]。呼吸受累通常也是轻度的，伴有相对受限的功能形式，除非伴发吸烟相关性的肺气肿，在这种情况下呼吸衰竭一般都是在终末期出现，以呼吸衰竭作为 LES 首发症状比较少见[76]。在 LES 患者中，深反射特征性地降低或者消失，但需要注意的是，在病程的早期，反射可能保留。短暂的运动之后腱反射的易化是支持 LES 诊断的一个重要体征，并且短暂运动后反射的易化总是稍早于肌肉强度的易化而出现。

自主神经功能障碍的征兆发生在大约 80% 的 LES 患者中，约 6% 的患者以自主神经功能障碍为首发表现形式[45]。常见的自主神经症状包括男性阳痿以及口干舌燥症。其他常见的异常自主神经检测包括出汗、心 - 迷走神经反射以及流涎症[46]。调节性瞳孔反射减慢、胃肠道运动障碍、直立性低血压以及尿潴留有时也可以被观察到，但是这些体征通常提示患者共存 SCLC 肿瘤相关性自主神经病，并且通常合并有一个或者多个抗神经核抗原或者细胞质抗原的自身抗体标记，尤其是 CRMP-5-IgG、ANNA-1、ANNA-2、ANNA-3、PCA-2、两性蛋白自身抗体[66, 67, 77, 78]（V.A.Lennon 未发表的研究结果）或者是抗胶质细胞 / 神经核抗体，如 AGNA-1/ANNA-1[79, 80]。

在 LES 中，感觉系统被保留，但是如果同时合并副肿瘤性感觉神经元病、周围神经病、脊髓病或者脑病，则感觉症状及体征也可能存在。厌食症及体重减轻等全身症状通常归因于潜在的恶性肿瘤，并提示自身免疫性胃轻瘫，该种自身免疫性胃轻瘫的 ANNA-1、CRMP-5、N- 型钙离子通道和钾离子通道以及神经节 AChR 等的自身抗体的特异性是非常宝贵的血清学标志物[81～84]。肺部本身的症状如咯血或者胸痛等非常少见。但是，如果同时并存器官特异性自身免疫性疾病（如恶性贫血、甲状腺功能亢进或者甲状腺功能减退），那么其特有的一些表现在特发性 LES 中是非常常见的。笔者曾经遇见过两例特发性 LES 患者，两人的体重减轻都归因于同时存在最初并没有被发现的 Graves 病。

5.2　自然病史

伴发肺癌的 LES 患者的临床病程较不伴发肺癌者多变，且临床风险也相对较高。LES 通常发生在癌症诊断前的数月或数年。如果怀疑为伴发 SCLC 的 LES 患者，普通痰液细胞学检查、胸片或者胸部 CT 阴性，那么通过 MRI 检查或者胸部 PET 扫描或许可以增加 SCLC 的检出率，但是如果对于一个肿瘤，影像学检查难以确定时，可以通过支气管镜检和支气管镜取材活检、经食管心脏超声或者胸腔镜检查来协助诊断。当胸部检查阴性时，需要查找肺外小细胞性癌证据。这在皮肤、舌、喉部、胰腺、子宫、前列腺、乳腺和卵巢等均有记载。无论是否并发癌症，LES 的临床病程在第一年一般都是进展性的，与 MG 相比，很少有症状的波动或者自发的缓解。潜在恶性肿瘤的有效治疗可以带来临床肌力的恢复。据报道，伴发 LES 的 SCLC 一般病情相对良好，并且对治疗有一个相对好的反应[50]。这种情况的出现是与副肿瘤综合征的表现导致诊断的相对早期确定有关，还是反映了对肿瘤的一种更有效的免疫应答，目前尚不清楚。在非伴发癌症的 LES 患者中，无力和疲劳可以导致长时期的残障[31]。大多数患者可以从口服胆碱酯酶抑制剂或者 3-4 二氨基吡啶（一种通过诱导神经刺激增加 ACh 释放的物质）[85, 86] 中获益。胍（周围神经系统药 / 自主神经药物 / 拟副交感神经药）在这方面也是有效的，但是由于它的肾毒性以及骨髓造血方面的毒性而应用受限。免疫抑制治疗也是有益的[31]，但是 LES 患者对该种治疗的反应似乎差于 MG 患者。

6 诊断

6.1 临床表现

主诉全身疲劳或者无力，且用力后上述症状更加重的患者应该被怀疑是否患有 LES；另外，在持续很长时间的手术后呼吸暂停者包括使用神经肌接头阻滞药物等患者的鉴别诊断中均需考虑 LES[5, 87]。支持 LES 而非 MG 诊断的一些因素包括：早期且显著的屈髋肌肉受累，口干舌燥，阳痿以及其他自主神经功能障碍的表现，腱反射的减弱或者消失（最初往往在下肢，当疾病确定时，已弥散至全身腱反射），临床检查后腱反射或者肌力的易化，个人吸烟史，暴露于石棉或烟草的烟中，肺癌史或者家族中曾患肺癌史。个体或者家族性自身免疫性疾病史在特发性和肿瘤相关性 LES 及 MG 中均较常见。

另外，当患者以副肿瘤相关感觉运动性或者感觉神经病为首发表现，且出现显著的无力，新发的勃起功能障碍或者 P/Q 型钙离子通道抗体血清阳性，或者有不明病因的呼吸衰竭，或者被诊断是血清阴性的 MG 患者时，均应考虑是否是 LES。

6.2 电生理诊断学研究

为了 LES 电生理诊断的相对准确，患者的一些准备工作是相当重要的，包括充分的休息和保暖，检查前数小时停用影响神经肌接头的相关药物，最后应该选择临床上无力肌肉进行检测。当肌无力是中 - 重度时，电生理检测揭示一种特殊病症性模式（表 13-2）[44]。CMAP 振幅的基线是下降的。可以观察到，在低频神经重复电刺激时波幅是递减的，而在短暂的运动或者高频神经重复电刺激时波幅递增超过 200%（基线波幅的 2 倍）。同心圆针形电极检查显示低波幅变化多样的 MUP。纤颤电位通常不会出现，但是在严重的病例中有时也可以出现。单纤维肌电图显示增加的肌颤和阻滞，而该种情况在更高刺激频率可以暂时改善。电生理诊断学通常在手部固有的小肌肉检查中更容易呈现。

表 13-2　Lambert-Eaton 综合征的电生理诊断学特征

严重程度	CMAP* 波幅的神经传导研究	针检查
中至重度	（1）基线（初始刺激）：低	（1）插入活动：正常
	（2）2～3Hz 的重频刺激：下降	（2）运动单位电位：小振幅变化
	（3）经过短暂的运动或 20～50 Hz 重频刺激后：波幅递增超过 200%	（3）单纤维肌电图：增加颤抖和阻塞
轻度	（1）基线（初始刺激）：正常	（1）插入活动：正常
	（2）2～3Hz 的重频刺激：下降	（2）运动单位电位：正常或小振幅变化
	（3）经过短暂的运动或 20～50 Hz 重频刺激后：波幅递增小于 200%	（3）单纤维肌电图：增加颤抖和阻塞

*CMAP：患者暂时不用神经肌肉活性药，经过充分休息和保暖后，电刺激患侧肌肉所产生的复合肌肉动作电位。

　　当肌无力是轻度时，就像在 LES 的早期病程，CMAP 波幅可能只是轻度下降，或者在正常值的下限。在这种情况下，CMAP 的递减通常也是轻微的，高频刺激时波幅递增一般低于 200%。同心圆针形电极肌电图是正常的或者仅显示轻度的 MUP 波幅变化。轻度的 LES 与 MG 非常难鉴别[44]。临床症状的分布、血清自身抗体的存在以及单纤维肌电图的结果可以帮助鉴别，但是在一些病例中，最终正确的诊断需要持续不断的临床观察以及在疾病进展后再次行电生理检查。

6.3　血清学检查

　　P/Q 型（$Ca_v2.1$）钙离子通道抗体在超过 90% 的无免疫抑制治疗的 LES 患者中可以检测到（表 13-3），无论他们是否伴发各型的癌症[25]。目前仍然不能确定的是，是否存在其他的可以被定义为引起 LES 的运动神经末梢抗体。最近，来自日本的一项报道显示，将两例"血清阴性"的 LES 患者的血清 IgG 通过静脉移植入小鼠，结果发现在静脉移植 48 小时内电子显微镜检查可以发现与 LES 患者表现一致的一些变化[88]。就像有关 MG 的报道一样，个别患者可以在发病初表现为血清阴性，但是在疾病进展后的 1 年后再次评估时发现，这些患者血清学发生了转化现象。N 型（$Ca_v2.2$）钙离子通道抗体可以在大约 75% 的伴发肺癌的 LES 患者以及 40% 不伴发癌症的 LES 患者中检测到[25]，但是它在伴发其他癌症的 LES 患者中出现的频率要低得多[22]。18% 的无临床 LES 征象的 SCLC 患者血清中检测出 P/Q 型钙离子通道抗体，22% 的患者检测出 N 型钙离子通道抗体[25]。烟碱型 AChR 抗体，无论是肌肉型或者神经节型，亦或是纹理型抗体，均可以在大约 13% 的 LES 患者中发现，无论其是否伴发癌症[26, 90, 91]。N 型及 P/Q 型钙离子通道抗体也是有小细胞肺癌、卵巢癌以及乳腺癌背景的影响中枢和周围神经系统的副肿瘤性神经病的血清学标志物[25, 92]。钙离子通道抗体的滴度在这些患者身上要比在未治疗的 LES 患者中低一些。抗神经胶质 / 神经元神经核抗体（AGNA-1/ANNA-4）也是小细胞肺癌相关的自身免疫性神经病的 IgG 标志物，据报道，在 43%～64% 的副肿瘤相关性 LES 患者中可以有阳性检出[79, 80]。它的自身抗原是星形胶质细胞 / 神经元细胞核的转录因子 SOX1，该自身抗原作为一种肿瘤神经蛋白表达在小细胞肺癌的患者身上[93, 94]。其他的小细胞肺癌相关的 IgG 神经元核性和细胞质性自身抗体标志物如 egANNA-1、CRMP-5、amphiphysin、PCA-2 以及 ANNA-3 等[66, 77, 78] 很少在副肿瘤相关性 LES 患者，尤其是在脑脊髓脊神经根病和神经病共存的患者体内出现。

表 13-3　未使用免疫抑制的 Lambert-Eaton 综合征患者、全身型 MG 和对照*的特异性血清抗体

自身抗体	血清抗体所占百分比（%）				
	无癌症的 LES	伴有肺癌的 LES	无胸腺瘤的 MG	伴有胸腺瘤的 MG	非免疫性神经系统疾病
钙通道，P/Q 型抗体	91	99	< 2	< 2	< 2
钙通道，N 型抗体	40		< 2	< 2	< 5
MuSK AChR 抗体	7	7	90	100	< 5
横纹肌抗体	5	5	30	80	< 2
甲状腺相关抗体+	55	20	50‡	30	20
神经节 AChR 抗体	10	10	< 2	8	< 2
CRMP-5 抗体	< 2	0††	< 5¥	18	< 2
抗核胶质抗体（AGNA-1）	0	43	< 2	< 2	< 2
以上一个或多个抗体	96	100	95	100	20

*对照：基于参考文献[27, 78, 111]和笔者未发表的数据。+甲状腺相关抗体：甲状腺过氧化物酶，甲状腺球蛋白，胃壁细胞，内因子阻断或谷氨酸脱羧酶（GAD65）抗体。‡眼肌型 MG 检出率最高。††只有副肿瘤附属物共存时才检出阳性。¥只在胸腺瘤患者预测性自身抗体中阳性[26]，但胸部影像学阴性（常见于晚发型 MG）。

6.4　鉴别诊断

需要与 LES 相鉴别的疾病包括自身免疫性重症肌无力、先天性肌无力综合征以及由药物或者毒物引起的神经肌肉接头处传递障碍性疾病。与 LES 相似的先天性肌无力综合征一般在出生时比较严重[95, 96]。重症肌无力与 LES 的鉴别可以通过临床表现、电生理诊断学以及血清学检测等方面来实现[26]。轻症的 LES 或者严重的重症肌无力往往可以有非常相似的电生理学方面的表现：CMAP 的基线波幅通常低于正常范围，低频重复电刺激时出现递减现象，而活动后或者高频重复电刺激时递增小于 200%[44]。但是肌无力的分布以及血清学自身抗体可以帮助区别两种疾病。有时额外延长观察期以及重复检测也是必要的，因为如果不加以治疗，LES 病情会进行性加重。一般来讲，对于一个主诉为严重无力的患者，与 LES 相比，MG 肌电图表现阴性更多见。尽管有报道显示，有些患者可能同时存在上述两种疾病，但来自肋间肌或者肘间肌的活检标本的体外研究并未发现相关证据。

肉毒中毒通常表现为急性严重性的颅部肌肉、躯干肌及四肢肌肉的无力，往往伴发呼吸功能不全，需要住院治疗。而 LES 的病程更多的是逐渐进展，很少出现呼吸衰竭。肉毒中毒的电生理诊断学检查发现，CMAPs 波幅较低，但是，相对于 LES 而言，其递减

及递增的幅度均偏小。在同性圆针形肌电图检查中发现,肉毒中毒者纤颤电位比较广泛,而此现象在 LES 中比较少见。肉毒中毒的诊断往往基于临床背景,同时由电生理诊断学检查以及大便中检测出毒物来确诊。由毒蛇和蜘蛛咬伤后产生的临床表现大致同肉毒中毒。这如同由镁中毒、神经肌肉阻滞药以及有机磷盐类引起的急性中毒反应的表现,一般很少同 LES 相混淆。

7 治疗

7.1 对症治疗

7.1.1 胆碱酯酶抑制剂

由于 LES 患者 ACh 的量子释放量通常明显减少,因此使用 AChE 抑制剂(cholinesterase inhibitors)治疗受益的效果有限,除非与同时增加 ACh 释放的药物（如 3,4- 二氨基吡啶或亚胺脲）合用。

7.1.2 胍（亚胺脲）

胍（guanidine）治疗的有效性最初由 Lambert 和他的同事描述[8, 10]。胍通过抑制细胞器对钙的摄取,从而增加神经末梢细胞内钙含量[98]。由于其显著抑制造血功能和肾毒性,使其在临床上的应用受到限制[99, 100]。也有报道称,对胍使用剂量严格限制或与吡啶斯的明联合使用仍有效,而且毒性风险小[34, 101]。

7.1.3 3,4- 二氨基吡啶

安慰剂对照的前瞻性试验和长期随访研究肯定了 3,4- 二氨基吡啶（3,4-diaminopyridine,3,4-DAP）治疗 LES 的有效性[30, 102]。该药物能阻滞神经末梢的电压门控性钾离子通道,因此可以延长动作电位作用时间,增加 Ca^{2+} 内流,使肌力客观指标提高,包括呼吸肌的功能。肌电图检查发现,复合肌肉动作电位 CMAP 波幅增加,CMAP 的衰减减少,单纤维肌电图 SFEMG 也显示较少的纤颤和阻滞[103, 104]。单纯口服 3,4-DAP 大约在 1 小时后疗效达到高峰,并能维持 2 ～ 5 小时[103]。通常有效剂量为 10 ～ 20 mg,每日分 4 ～ 5 次口服[85, 86, 102]。不良反应包括口周及肢体末端感觉异常、头晕、头痛、失眠和癫痫。如果 EEG 基线水平正常,每日剂量不超过 100mg,癫痫发生较少。也有患者在服用过量的 3,4-DAP 后出现心律失常[105]。理论上长 QT 间期综合征的患者有心律失常的风险,但有关 3,4-DAP 的毒性在研究中并没有报道。在美国,3,4-DAP 并没有被推荐作为常规用药,因此它的应用需作为调查研究用药申请。如果通过心电图和脑电图初步筛选发现长 QT 间期或者痫样放电,那么此药为禁忌。梅奥医学中心的研究者用 3,4-DAP 治疗,同时监测全血细胞计数、肝功能和血清肌酐,每年 3 次,并没有发现骨髓、肝脏及肾脏毒性。

7.2 相关肿瘤的治疗

当发现肿瘤后，针对肿瘤的治疗可能会改善 LES 的临床症状，甚至缓解症状[50]。对小细胞肺癌进行化疗和放疗充分地证明了这一点。由于神经功能的改善并不常见，因此需注意的是，即使原发肿瘤已治愈，患者的神经肌肉病仍需持续地对症治疗或者免疫治疗。

7.3 免疫治疗

就像重症肌无力以及其他自身免疫性神经疾病一样，免疫治疗对 LES 是常用的治疗方法。对于对症治疗反应较差的患者或在副肿瘤 LES 情况下，当肿瘤治疗不能改善神经功能时，免疫治疗仍被保留。对 LES 患者来说，免疫治疗不能像治疗重症肌无力那样使临床症状显著地改善[31]。然而，血浆置换[106]、静脉丙种球蛋白（IVIg）[107~109]和皮质类固醇[31]的应用被证明仍有获益。被认为有癌症高危风险的患者、有严重的残疾且对症治疗反应差的患者，通常也可以尝试免疫治疗。患者不情愿治疗是由害怕促进可疑肿瘤逃避免疫应答反应及危害生存造成的。此外，数目众多的处于肺癌风险的 LES 患者使用泼尼松和硫唑嘌呤治疗 20 年，并未发现明显的肿瘤转移发生。通过对临床事件的观察发现，依据免疫抑制剂标准用法治疗自身免疫性神经疾病，其固有的有效的肿瘤免疫应答并没有受损。

免疫治疗类别的选择应适合患者个体需求，且取决于获益的大小和持久性。血浆置换对 LES 患者有益，但由于获益的持续时间只有数周，故通常用于严重虚弱的患者，尤其是呼吸功能衰竭的患者。血浆置换偶尔也被用于维持治疗，每 3 ~ 4 个月置换 1 ~ 2 次。通常需要建立中心静脉导管或动静脉短路，但这样也增加了感染、血液凝固和水电解质紊乱的风险。

IVIg 治疗有效性的证据不像血浆置换那样更有说服力。一项小的临床试验显示，接受 IVIg 治疗的 LES 患者在统计学上有肌力好转和有效减少钙离子通道抗体浓度的作用[109, 110]。疗效在 2 ~ 4 周达到高峰，8 周后消失。IVIg 由于价格昂贵和有效作用时间相对较短限制了它在维持治疗 LES 中的应用。使用方法：可每日剂量 400 ~ 500 mg/kg，连续应用 2 ~ 5 天或每 2 ~ 8 周间歇注射 1 ~ 2 次。

口服皮质类固醇治疗对大多数 LES 患者有效，但对增强肌力的作用不像治疗重症肌无力那样达到显著的效果。一项研究报道显示，长期泼尼松治疗每日 20 ~ 30mg 或隔日服用，大多数 LES 患者临床症状有轻微改善[31]。硫唑嘌呤作为一种减少激素用量的药物或者单独使用的免疫抑制剂，也有一定的效果[31]。由于数据资料不足，环孢素（cyclosporine）、环磷酰胺（cyclophosphamide）、霉酚酸酯（mycophenolate）或美罗华（Rituximab）作为可供选择的免疫抑制剂治疗 LES 的有效性不是很确定。原则上，一些对重症肌无力的实验性治疗策略也可适用于 LES 的治疗，包括去除抗原特异性的 B 细胞或 T 细胞及干扰具有永久自身免疫作用的协同刺激分子。

（徐朝伟译 张 旭校）

参 考 文 献

1. Ertel EA, Campbell KP, Harpold MM, et al. Nomenclature of voltage-gated calcium channels. Letter to the Editor. Neuron 2000; 25:533–535.

2. Anderson HJ, Churchill-Davidson HC, Richardson AT. Bronchial neoplasm with myasthenia: prolonged apnoea after administration of succinylcholine. Lancet 1953; 2: 1291–1293.

3. Sciamanna MA, Griesmann GE, Williams CL, Lennon VA. Nicotinic acetylcholine receptors of muscle and neuronal (α7) types coexpressed in a small cell lung carcinoma. J Neurochem 1997; 69: 2302–2311.

4. Griesmann GE, Harper CM, Lennon VA. Paraneoplastic myasthenia gravis and lung carcinoma: distinction from Lambert-Eaton myasthenic syndrome and hypothesis of aberrant muscle acetylcholine receptor expression. Muscle Nerve 1998 7(Suppl. 7): S122–S32.

5. Churchill-Davidson HC. Muscle relaxants. In: Langton Hewer C, ed. Recent Advances in Anesthesia and Analgesia, 9th ed., Chapter 3. London: J and A Churchill, Ltd., 1963: 79–110.

6. Lambert EH, Eaton LM, Rooke ED. Defect of neuromuscular transmission associated with malignant neoplasm. Am J Physiol 1956; 187: 612.

7. Eaton LM, Lambert EH. Electromyography and electrical stimulation of nerves in diseases of the motor unit: observations on myasthenic syndrome associated with malignant tumors. JAMA 1957; 163: 1117–1124.

8. Rooke ED, Lambert ED, Thomas JE. A myasthenic syndrome closely related to several malignant intrathoracic tumors. Dtsch Med Wochenschr 1961;86:1660–1664.

9. Lambert EH, Rooke ED, Eaton LM, Hodgson CH. Myasthenic syndrome occasionally associated with bronchial neoplasm: neurophysiologic studies. In: Viets HR, ed. Myasthenia Gravis. Springfield: Charles C. Thomas, 1961: 362–410.

10. Lambert EH, Rooke ED. Myasthenic state and lung cancer. In: Brain WR, Norris FH, Eds. The Remote Effects of Cancer on the Nervous System (Contemporary Neurology Symposia), vol. 1. New York: Grune & Stratton, 1965: 67–80.

11. Elmqvist D, Lambert EH. Detailed analysis of neuromuscular transmission in a patient with the myasthenic syndrome sometimes associated with bronchogenic carcinoma. Mayo Clin Proc 1968; 43: 689–713.

12. Lambert EH, Elmqvist D. Quantal components of end-plate potentials in the myasthenic syndrome. Ann NY Acad Sci 1971; 183: 183–199.

13. Gutmann L, Crosby TW, Takamori M, Martin JD. The Eaton-Lambert syndrome and autoimmune disorders. Am J Med 1972; 53: 354–356.

14. Lennon VA, Lambert EH, Whittingham S, Fairbanks V. Autoimmunity in the Lambert-Eaton myasthenic syndrome. Muscle Nerve 1982; 5: S21–S25.

15. Fukunaga H, Engel AG, Osame M, Lambert EH. Paucity and disorganization of presynaptic membrane active zones in the Lambert-Eaton myasthenic syndrome. Muscle Nerve 1982; 5: 686–697.

16. Engel AG. Anatomy and molecular architecture of the neuromuscular junction. In: Engel AG, ed. Myasthenia Gravis and Myasthenic Syndromes. New York: Oxford Press, 1999: 3–40.

17. Lang B, Newsom-Davis J, Wray D, Vincent A, Murray N. Autoimmune etiology for myasthenic (Eaton-Lambert) syndrome. Lancet 1981; 2: 224–226.

18. Kim YI. Passively transferred Lambert-Eaton syndrome in mice receiving purified IgG. Muscle Nerve 1986; 9: 523–530.

19. Fukunaga H, Engel AG, Lang B, Newsom- Davis J, Vincent A. Passive transfer of Lambert-Eaton myasthenic syndrome with IgG from man to mouse depletes the presynaptic membrane active zones. Proc Natl Acad Sci 1983; 80: 7636–7640.

20. Lambert EH, Lennon VA. Selected IgG rapidly induces Lambert-Eaton myasthenic syndrome in mice: Complement independence and EMG abnormalities. Muscle Nerve 1988; 11: 1133–1145.

21. Roberts A, Perera S, Lang B, Vincent A, Newsom-Davis J. Paraneoplastic myasthenic syndrome IgG inhibits ^{45}Ca flux in human small cell carcinoma line. Nature 1985; 317: 737–739.

22. Lennon VA, Lambert EH. Autoantibodies bind solubilized calcium channel-omega-conotoxin complexes from small cell lung carcinoma: a diagnostic aid for Lambert-Eaton myasthenic syndrome. Mayo Clin Proc 1989; 64: 1498–1504.

23. Sher E, Canal N, Piccolo G, Gotti C. Scoppetta C, Evoli A, Clementi F. Specificity of calcium channel autoantibodies in Lambert-Eaton myasthenic syndrome. Lancet 1989; ii: 640–643.

24. Leys K, Lang B, Johnston I, Newsom-Davis J. Calcium channel autoantibodies in the Lambert-Eaton myasthenic syndrome. Ann Neurol 1991; 29: 307–314.

25. Lennon VA, Kryzer TJ, Griesmann GE, O'Suilleabhain PE, Windebank AJ, Woppmann A, Miljanich GP, Lambert EH. Calcium-channel antibodies in the Lambert-Eaton syndrome and other paraneoplastic syndromes. N Engl J Med 1995; 332: 1467–1471.

26. Lennon VA. Serologic profile of myasthenia gravis and distinction from Lambert-Eaton myasthenic syndrome. Neurology 1997; 48 (Suppl. 5): S23–S27.

27. Chalk CH, Murray NM, Newsom-Davis J, O'Neill JH, Spiro SG. Response of the Lambert-Eaton myasthenic

syndrome to treatment of associated small-cell lung carcinoma. Neurology 1990; 40: 1552–1556.

28. Streib EW, Rothner AD. Lambert-Eaton myasthenic syndrome: long-term treatment of three patients with prednisone. Ann Neurol 1981; 10: 448–453.

29. Newsom-Davis J, Murray NM. Plasma exchange and immunosuppressive drug treatment in the Lambert-Eaton myasthenic syndrome. Neurology 1984; 34: 480–485.

30. Lundh H, Nilsson O, Rosen I. Current therapy of the Lambert-Eaton myasthenic syndrome. Prog Brain Res 1990; 84:163–170.

31. Maddison P, Lang B, Mills K, Newsom-Davis J. Long-term outcome in Lambert-Eaton myasthenic syndrome without lung cancer. J Neurol Neurosurg Psychiatry 2001; 70: 212–217.

32. Lundh H, Nilsson O, Rosen I. Treatment of Lambert-Eaton syndrome: 3,4-diaminopyridine and pyridostigmine. Neurology 1984; 34:1324–1330.

33. McEvoy KM, Windebank AJ, Daube JR, Low PA. 3,4-Diaminopyridine in the treatment of Lambert-Eaton myasthenic syndrome. N Engl J Med. 1989; 321: 1567–1571.

34. Oh SJ, Kim DS, Head TC, Claussen GC. Low dose guanidine and pyridostigmine: relatively safe and effective long-term symptomatic therapy in Lambert-Eaton myasthenic syndrome. Muscle Nerve 1997; 20: 1146–1152.

35. Tim RW. Massey JM. Sanders DB. Lambert-Eaton myasthenic syndrome: electrodiagnostic findings and response to treatment. Neurology. 2000; 54: 2176–2178.

36. Lambert EH, Okihiro M, Rooke ED. Clinical physiology of the neuromuscular junction. In: Paul WM, Daniel EE, Kay CM, Monckton G, Eds. Muscle. Oxford: Pergamon Press 1965; 487–497.

37. Boonyapisit K, Kaminski HJ, Ruff RL. The molecular basis of neuromuscular transmission disorders. Am J Med 1999; 106: 97–113.

38. Hughes BW, Kusner LL, Kaminski H J. Molecular architecture of the neuromuscular junction. Muscle Nerve 2006; 33: 445–461.

39. Anderson CR, Stevens CF. Voltage clamp analysis of acetylcholine produced end-plate current fluctuation at frog neuromuscular junction. J Physiol (London) 1973; 235: 655–691.

40. Jablecki CK. Electrodiagnostic evaluation of patients with myasthenia gravis and related disorders. Neurol Clin 1985; 3: 557–572.

41. Jones SW. Overview of voltage-dependent calcium channels. J Bioenerg Biomembr 1998; 30: 299–312.

42. Black JL, Lennon VA. Identification and cloning of human neuronal high voltage-gated calcium channel γ-2 and γ-3 subunits: neurological implications. Mayo Clin Proc 1999; 74: 357–361.

43. Molenaar PC, Newsom-Davis J, Polak RL, Vincent A. Eaton-Lambert syndrome: acetylcholine and choline acetyltransferase in skeletal muscle. Neurology 1982; 32: 1061–1065.

44. Harper CM. Electrodiagnosis of endplate disease. In: Engel AG, ed. Myasthenia Gravis and Myasthenic Syndromes. New York: Oxford Press, 1999: 65–86.

45. O'Neill JH, Murray NM, Newsom-Davis J. The Lambert-Eaton myasthenic syndrome. A review of 50 cases. Brain 1988; 111: 577–596.

46. O'Suilleabhain P, Low PA, Lennon VA. Autonomic dysfunction in the Lambert-Eaton myasthenic syndrome: serological and clinical correlates. Neurology 1998; 50: 88–93.

47. Waterman SA, Lang B, Newsom-Davis J. Effect of Lambert-Eaton myasthenic syndrome antibodies on autonomic neurons in the mouse. Ann Neurol 1997; 42: 147–156.

48. Komai K, Jwasa K, Takamori M. Calcium channel peptide can cause an autoimmune-mediated model of Lambert-Eaton myasthenic syndrome in rats. J Neurol Sci 1999; 166: 126–130.

49. Oguro-Okano M, Griesmann GE, Wieben ED, Slaymaker S, Snutch TP, Lennon VA. Molecular diversity of neuronal type calcium channels identified in small cell lung carcinoma. Mayo Clin Proc 1992; 67: 1150–1159.

50. Maddison P, Newsom-Davis J, Mills K R, Souhami RL. Favorable prognosis in Lambert-Eaton myasthenic syndrome and small-cell lung carcinoma. Lancet 1999; 353: 117–118.

51. Prior C, Lang B, Wray D, Newsom-Davis J. Action of Lambert-Eaton myasthenic syndrome IgG at mouse motor nerve terminals. Ann Neurol 1985; 17: 587–592.

52. Fukuoka T, Engel AG, Lang B, Newsom-Davis J, Prior C, Wray DW. Lambert-Eaton myasthenic syndrome: I. Early morphological effects of IgG on the presynaptic membrane active zones. Ann Neurol 1987; 22: 193–199.

53. De Aizpurua HJ, Lambert EH, Griesmann GE, Olivera BM, Lennon VA. Antagonism of voltage-gated calcium channels in small cell carcinomas of patients with and without Lambert-Eaton myasthenic syndrome by autoantibodies, ω-conotoxin and adenosine. Cancer Res 1988; 48: 4719–4724.

54. Lang B, Vincent A, Murray NM, Newsom-Davis J. Lambert-Eaton myasthenic syndrome: immunoglobulin G inhibition of Ca2 + influx in tumor cells correlates with disease severity. Ann Neurol 1989; 25: 265–271.

55. Meriney SD, Hulsizer SC, Lennon VA, Grinnell AD. Lambert-Eaton myasthenic syndrome immunoglobulins react with multiple types of calcium channels in small cell lung carcinoma. Ann Neurol 1996; 40: 739–749.

56. Garcia KD, Beam KG. Reduction of calcium currents by Lambert-Eaton syndrome sera: Motoneurons are preferentially affected, and L-type currents are spared. J Neurosci 1996; 16: 4903–4913.

57. Lang B, Newsom-Davis J, Peers C, Prior C, Wray DW. The effect of myasthenic syndrome antibody on presynaptic calcium channels in the mouse. J Physiol (London) 1987; 390: 257–270.

58. Yu Z, Lennon VA. Mechanism of intravenous immune globulin therapy in antibody-mediated autoimmune diseases. N Engl J Med 1999; 340: 227–228.
59. Giuntoli RL, Lu J, Kobayashi H, Kennedy R, Celis E. Direct costimulation of tumor-reactive CTL by helper T cells potentiate their proliferation, survival and effector function. Clin Cancer Res 2002; 8: 922–931.
60. Wirtz PW, Nijnuis MG, Sotodeh M, Willems LNA, Brahim JJ, Putter H, Wintzen AR, Verschuuren JJ. J Neurology 2003; 250: 698–701.
61. Willcox N, Demaine AG, Newsom-Davis J, Welsh KI, Robb SA, Spiro SG. Increased frequency of IgG heavy chain marker Glm(2) and of HLA-B8 in Lambert-Eaton myasthenic syndrome with and without associated lung carcinoma. Hum Immunol 1985; 14: 29–36.
62. Parsons KT, Kwok WW, Gaur LK, Nepom GT. Increased frequency of HLA class II alleles DRB1*0301 and DQB1*0201 in Lambert-Eaton myasthenic syndrome without associated cancer. Hum Immunol 2000; 61: 828–833.
63. Elrington GM, Murray NME, Spiro SG, Newsom-Davis J. Neurological paraneoplastic syndromes in patients with small cell lung cancer: a prospective survey of 150 patients. J Neurol Neurosurg Psychiatry 1991; 54: 764–767.
64. Seltzer V. Cancer in women: prevention and early detection. J Womens Health Gender Based Med 2000; 9: 483–488.
65. Lucchinetti CF, Kimmel DW, Lennon VA. Paraneoplastic and oncological profiles of patients seropositive for type 1 anti-neuronal nuclear autoantibodies. Neurology 1998; 50: 652–657.
66. Yu Z, Kryzer TJ, Griesmann GE, Kim K-K, Benarroch E, Lennon VA. CRMP-5 neuronal autoantibody: marker of lung cancer and thymoma-related autoimmunity. Ann Neurol 2001; 49: 146–154.
67. Pittock SJ, Kryzer TJ, Lennon VA. Paraneoplastic antibodies coexist and predict cancer, not neurological syndrome. Ann Neurol 2004; 56: 715–719.
68. Gutmann L, Phillips LH, Gutmann L. Trends in the association of Lambert-Eaton myasthenic syndrome with carcinoma. Neurology 1992; 42: 848–850.
69. Argov Z, Shapira Y, Averbuch-Heller L, Wirguin I. Lambert-Eaton myasthenic syndrome (LES) in association with lymphoproliferative disorders. Muscle Nerve 1995; 18: 715–719.
70. Burns TM, Juel VC, Sanders DB, Phillips LH. Neuroendocrine lung tumors and disorders of the neuromuscular junction. Neurology 1999; 52: 1490–1491.
71. Collins DR, Connolly S, Burns M, Offiah L, Grainger R, Walsh JB. Lambert-Eaton myasthenic syndrome in association with transitional cell carcinoma: a previously unrecognized association. Urology 1999; 54: 162.
72. Dalmau J, Gultekin HS, Posner JB. Paraneoplastic neurologic syndromes: pathogenesis and physiopathology. Brain Pathol 1999; 9: 275–284.
73. Oyaizu T, Okada Y, Sagawa, Yamakawa K, Kuroda H, Fujihara K, Itoyama Y, Tanita T, Motomura M, Kondo T. Lambert-Eaton myasthenic syndrome associated with an anterior mediastinal small cell carcinoma. J Thoracic Cardiovasc Surg 2001; 121: 1005–1006.
74. Kennelly KD, Dodick DW, Pascuzzi RM, Albain KS, Lennon VA. Neuronal autoantibodies and paraneoplastic neurological syndromes associated with extrapulmonary small cell carcinoma. Neurology 1997; 48 (Suppl. 2): A31.
75. Burns TM, Russell JA, Lachance DH, Jones, HR. Oculobulbar involvement is typical with Lambert-Eaton Myasthenic Syndrome. Ann Neurol 2003; 53: 270–273.
76. Barr CW, Claussen G, Thomas D, Fesenmeier JT, Pearlman RL, Oh SJ. Primary respiratory failure as the presenting symptom in Lambert-Eaton myasthenic syndrome. Muscle Nerve 1993; 6: 712–715.
77. Vernino S, Lennon VA. New Purkinje cell antibody (PCA-2): marker of lung cancer-related neurological autoimmunity. Ann Neurol 2000; 47: 297–305.
78. Chan KH, Vernino S, Lennon VA. ANNA-3 anti-neuronal nuclear antibody: Marker of lung cancer-related autoimmunity. Ann Neurol 2001; 50: 301–311.
79. Graus F, Vincent A, Pozo-Rosich P, Sabater L, Saiz A, Lang B, Dalmau J. Anti-glial nuclear antibody: marker of lung cancer-related paraneoplastic neurological syndromes. J Neuroimmunol 2005; 165: 166–171.
80. Lachance D, Pittock, SJ, Kryzer TJ, Lennon V, Chan KH. Anti-neuronal nuclear antibody type 4 (ANNA-4), a novel paraneoplastic marker of small cell lung carcinoma (SCLC). Neurology 2006; 66 (Suppl. 2): A340.
81. Lee H-R, Lennon VA, Camilleri M, Prather CM. Paraneoplastic gastrointestinal motor dysfunction: clinical and laboratory characteristics. Am J Gastroenterol 2001; 96: 373–379.
82. Vernino S, Low PA, Fealey RD, Stewart JD, Farrugia G, Lennon VA. Autoantibodies to ganglionic acetylcholine receptors in autoimmune autonomic neuropathies. N Engl J Med 2000; 343: 847–855.
83. Pasha SF, Lunsford TN, Lennon VA. Autoimmune gastrointestinal dysmotility treated successfully with pyridostigmine – A Case Report. Gastroenterology 2006; 131: 1592–1596.
84. Knowles CH, Lang B, Clover L, Scott SM, Gotti C, Vincent A, Martin JE. A role for autoantibodies in some cases of acquired non-paraneoplastic gut dysmotility. Scand J Gastroenterol 2002; 37: 166–170.
85. Lundh H, Nilsson O, Rosen I, Johansson S. Practical aspects of 3,4-diaminopyridine treatment of the Lambert-Eaton myasthenic syndrome. Acta Neurologica Scand 1993; 88: 136–140.
86. Sanders DB. 3,4-Diaminopyridine (DAP) in the treatment of Lambert-Eaton myasthenic syndrome (LES). Ann NY Acad Sci 1998; 841: 811–816.
87. Small S, Ali HH, Lennon VA, Brown RH, Carr DB, de Armendi A. Anesthesia for unsuspected Lambert-Eaton myasthenic syndrome with autoantibodies and occult small cell lung carcinoma. Anesthesiology 1992; 76:

142–145.

88. Nakao YK, Motomura M, Fukudome T, Fukuda T, Shiraishi H, Yoshimura T, Tsujihata M, Eguchi K. Seronegative Lambert-Eaton myasthenic syndrome: study of 110 Japanese patients. Neurology 2002; 59: 1773–1775.

89. Chan KH, Lachance DH, Harper CM, Lennon VA. Frequency of seronegativity in adult-acquired generalized myasthenia gravis. Muscle Nerve 2006; 36: 651–658.

90. Lennon VA. Serological diagnosis of myasthenia gravis and the Lambert-Eaton myasthenic syndrome. In: Lisak R, ed. Handbook of Myasthenia Gravis, Chapter 7. New York: Marcel Dekker, 1994; 149–164.

91. Vernino S, Adamski J, Kryzer TJ. Lennon VA. Neuronal nicotinic AChR antibody in subacute autonomic neuropathy and cancer-related syndromes. Neurology 1998; 50: 1806–1813.

92. Lennon VA, Kryzer TJ. Correspondence: Neuronal calcium channel autoantibodies coexisting with type 1 Purkinje cell cytoplasmic autoantibodies (PCA-1 or "anti-Yo"). Neurology 1998; 51: 327–328.

93. Sabater L, Titulaer M, Saiz A, Verschurren J, Gure AO, Graus F. SOX1 antibodies are markers of paraneoplastic Lambert-Eaton myasthenic syndrome. Neurology 2008; 70: 924–928.

94. Gure AO, Stockert E, Scanlan MJ, et al. Serological identification of embryonic neural proteins as highly immunogenic tumor antigens in small cell lung cancer. Proc Natl Acad Sci USA; 2000; 97: 4198–4203.

95. Albers JW, Faulkner JA, Dorovini-Zis K. Abnormal neuromuscular transmission in an infantile myasthenic syndrome. Ann Neurol 1984, 16: 28–34.

96. Bady B, Chauplannaz G, Carrier H, Congenital Lambert-Eaton myasthenic syndrome. J Neurol Neurosurg Psychiatr 1987; 50: 476–478.

97. Katz JS, Wolfe GI, Bryan WW, Tintner R, Barohn RJ. Acetylcholine receptor antibodies in the Lambert-Eaton myasthenic syndrome. Neurology 1998; 50: 470–475.

98. Kamenskaya MA, Elmqvist D, Thesleff S. Guanidine and neuromuscular transmission. IL Effect on transmitter release in response to repetitive nerve stimulation. Arch Neurol 1975; 32: 510–518.

99. Cherington M. Guanidine and germine in Eaton-Lambert syndrome. Neurology. 1976; 26: 944–946.

100. Blumhardt LD, Joekes AM, Marshall J, Philalithis PE. Guanidine treatment and impaired renal function in the Eaton-Lambert syndrome. Br Med J 1977; 1:946–947.

101. Silbert PL, Hankey GJ, Barr AL. Successful alternate day guanidine therapy following guanidine-induced neutropenia in the Lambert-Eaton myasthenic syndrome. Muscle Nerve 1990; 13: 360–361.

102. McEvoy KM, Windebank AJ, Daube JR, Low PA. 3,4-Diaminopyridine in the treatment of Lambert-Eaton myasthenic syndrome. N Engl J Med 1989; 321: 1567–1571.

103. Harper CM, McEvoy KM, Windebank AJ, Daube JR. Effect of 3,4-Diaminopyridine on neuromuscular transmission in patients with Lambert-Eaton myasthenic syndrome. Electroencephalogr Clin Neurophysiol 1990; 75: 557.

104. Kim DS, Claussen GC, Oh SJ. Single-fiber electromyography improvement with 3,4-diaminopyridine in Lambert-Eaton myasthenic syndrome. Muscle Nerve 1998; 21: 1107–1108.

105. Boerma CE, Rommes JH, van Leeuwen RB, Bakker J. Cardiac arrest following an iatrogenic 3,4-diaminopyridine intoxication in a patient with Lambert-Eaton myasthenic syndrome. Clin Toxicol 1995; 33: 249–251.

106. Dau PC, Denys EH. Plasmapheresis and immunosuppressive drug therapy in the Eaton-Lambert syndrome. Ann Neurol 1982; 11: 570–575.

107. Bird SJ. Clinical and electrophysiologic improvement in Lambert-Eaton syndrome with intravenous immunoglobulin therapy. Neurology 1992; 42: 1422–1423.

108. Motomura M, Tsujihata M, Takeo G, Matsuo H, Kinoshita I, Nakamura T, Yoshimura T, Nagataki S. The effect of high-dose gamma-globulin in Lambert-Eaton myasthenic syndrome. Neurol Ther 1994; 11: 377–383.

109. Takano H, Tanaka M, Koike R, Nagai H, Arakawa M, Tsuji S. Effect of intravenous immunoglobulin in Lambert-Eaton myasthenic syndrome with small-cell lung cancer: correlation with the titer of anti-voltage-gated calcium channel antibody. Muscle Nerve 1994; 17: 1074–1075.

110. Bain PG, Motomura M, Newsom-Davis J, Misbah SA, Chapel HM, Lee ML, Vincent A, Lang, B. Effects of intravenous immunoglobulin (IVIg) treatment on muscle weakness and calcium channel autoantibodies in the Lambert-Eaton myasthenic syndrome. Neurology 1996; 47: 678–683.

111. Vernino S, Lennon VA. Autoantibody profiles and neurological correlations of thymoma. Clinical Cancer Research 2004; 10: 7270–7275.

Angela Vincent and Ian Hart

第 *14* 章

获得性神经性肌强直

1 引言

神经性肌强直（neuromyotonia，NMT；Isaacs 综合征）是一种神经过度兴奋综合征，通常表现为骨骼肌持续性过度活化的临床和电生理学特性。尽管其他不同的致病机制也可以导致这类综合征，但这里我们主要指获得性自身免疫性神经性肌强直。在此，我们回顾了该病的临床特征（包括中枢神经系统特征、免疫和肿瘤相关性）及电压门控离子通道抗体的作用。

2 NMT 和相关综合征的临床特征

2.1 临床表现

NMT 的典型特征为肌纤维颤搐（肌颤搐）和痉挛[1~5]，该特征和肌强直、假性肌强直（肌肉收缩后松弛延迟）、假性手足抽搦（如 Chvostek 综合征和 Trousseau 综合征）及肌无力相关。尽管面肌、延髓肌和呼吸肌都可以受累，但四肢和躯干肌肉最易受影响。NMT 患者通常会出现出汗增加，肌肉收缩通常会激发或者加重其症状。NMT 的反射通常是正常的，但伴随神经病变时可以出现反射减弱或者消失。慢性病例可以发展成肌肉肥大。

一些 NMT 患者可以出现感觉症状，如可以在无周围神经受累情况下出现感觉异常和麻木，提示感觉神经可能像运动神经一样过度兴奋[6]。更为有趣的是，鉴于抗体介导的病理学机制，NMT 患者可以出现人格改变、失眠到伴随错觉和幻觉等精神病样的中枢神经系统症状，通常将此并发症称为 chorée fibrillaire 或 Morvan 综合征[7, 8]，同时也包括自主神经功能异常[9, 10]。尽管完全的 Morvan 综合征很罕见，但伴随轻度甚至缺乏周围神经特征的相关中枢神经系统疾病也有一定的频率出现（见下文）。

神经性肌强直可以发生于任何年龄，由于其临床特征的严重性可以从生活不便到无能，故该病的发病情况具体如何不是很清楚。NMT 的病程通常都是进展性的，尽管其可能会自发缓解或者一些形式可能只是单相病程。这可能和一些病例本身已存在的感染或者之前的感染性休克相关[13]。检测 12 位患者未发现和 HLA 存在相关性（Hart 未发表的数据）。

　　一则 NMT 的临床特征的评论显示其和痉挛 - 肌束颤动综合征（cramp-fasciculation syndrome，CFS）[14] 患者所出现的临床特征非常相似，部分 CFS 患者也会有 VGKC 抗体（表 14-1）[14]。这一评论加上其他 CFS 患者表现出的自身免疫证据，高度表明 CFS 和 NMT 应该是同一系列自身免疫性周围神经过度兴奋性疾病的不同部分。此推测机制学同样适用于肌纤维颤搐 / 痉挛综合征[15]、其他肌肉过度兴奋性疾病和多汗症的相关性分析[16, 17]。Gutmann 等[18] 讨论分析了电神经肌强直、肌纤维放电和临床疾病之间的相关性并得出了类似的结论。在此，我们仅讨论 NMT，因为大部分实验研究是针对满足这一诊断的患者进行的。

表 14-1　神经性肌强直和痉挛 - 肌束颤动综合征的异同

特征	症状阳性百分比（%）	
	神经性肌强直（42 例）	痉挛 - 肌束颤动综合征（18 例）
抽筋	88	100
肌肉抽搐	100	94
假性肌强直	36	22
感觉异常	33	39
中枢神经系统症状	29	22
其他自身免疫性疾病	59	28
胸腺瘤	19	11
肺部肿瘤	10	6
其他自身抗体	50	17
VGKC 抗体	38	28

注：数据来源于参考文献 [14]。

2.2　电生理学特征

　　NMT 的典型电生理学特征是单一运动单位作为双联体、三联体和多联体的自发放电（图 14-1）。这些神经性肌强直放电在 1 ～ 30 秒的不规则间隔时间内发生，内部爆发频率为 40 ～ 400Hz。它们的出现可能不伴随肉眼可见的肌肉抽搐。此外，自发或在相似的频率下的电激活可能可以触发放电后延时，也可能会出现肌束颤动电位和纤维性颤动电位。最近已对这些 NMT 的不同电生理学现象做出总结[19]（表 14-2）。

表 14-2　NMT 的不同电生理检查结果

电生理结果	11 例患者的阳性率（%）
自发的神经性肌强直	11（100）
刺激引起的神经性肌强直	7（65）
纤颤电位	2（18）
肌束震颤	11（100）
强直性神经放电	
双峰	11（100）
三重态	10（90）

续表

电生理结果	11 例患者的阳性率（%）
多重态	8（73）
最大内部爆发频率（Hz）	50 ～ 220

注：数据来源于 Maddison et al。

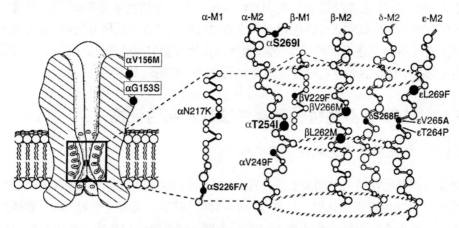

图 14-1　神经性肌强直患者右侧指总伸肌肌电图记录

在一些非规则间隔的双联和单联放电（肌束颤动）后出现了内部爆发频率为 150Hz 的多联放电，它们均来自于单一运动电位

自发而重复的肌肉活动起源于周围运动神经而不是肌肉本身[4, 20]。Isaacs[20] 显示用箭毒阻断神经肌肉传递后可以出现放电的消除，但无论是近心端还是远心端，神经阻断后放电仍然持续存在。一项巨大的 EMG 研究也提示自发性放电产生于远心端[21]。

这些观察和最近用肉毒杆菌毒素做的研究提示，活化产生于运动轴突的末梢分枝[21, 22]。尽管其他研究表明过度活化的邻近激发常伴随着邻近神经阻断[23~25] 和硬脑膜下麻醉[26] 所致的下调。这些数据的最简单解释是在一些病例中这些激发可以来源于不同的位点，包括下位运动神经胞体。一些患者在肌肉过度活化和痉挛的同时也可以出现僵人综合征。非 NMT 的僵人综合征患者睡眠或全身麻醉可以阻断肌肉活化，这也是这两种疾病的重要临床区分点。

尽管通常都认为 NMT 由运动神经功能性失调所致，而不是神经和髓鞘结构损害所致的继发现象，但电生理学证据显示仍有 5% ～ 10% 的患者有亚临床自发的轴突或脱髓鞘性多神经病。

3　血清和脑脊液检测

尽管到目前为止大部分 NMT 患者并无明显的 CNS 特征，但通常 NMT 患者脑脊液中总 IgG 和寡克隆带会有所升高[1]，同时奇怪的是，脑脊液中通常并未发现 VGKC 抗体（见下文），可能是因为血清水平相对比较低，相应的脑脊液水平未探测到。

4　NMT 患者运动轴突兴奋性的生理基础

兴奋运动神经所需的亚阈值刺激和阈值刺激强度可能可以被检测到 [27, 28]。强度持续时间常数（strength-duration time constant，SDTC）就是一种这样的检测技术，它是郎飞结膜的一种特性，由作用在神经阈值的离子电导系数及被动性膜时间常数决定。一项研究显示，一些 NMT 患者的运动轴突 SDTC 延长，而感觉轴突未见延长 [29]。尽管如此，随后更多应用感觉测试对正中神经运动和感觉轴突兴奋性所做的研究发现，8 位受检者所检测的兴奋性指数都是正常的 [30]。这些患者并未出现轴突膜通透性的改变，这和之前的研究预测结果一致，提示这些患者可能存在远心端的病理改变（见上文）。

4.1　NMT 自身免疫性基础的临床和实验证据

4.1.1　相关的自身免疫综合征

就像认识其他神经肌肉接头疾病一样，NMT 最初被提示有自身免疫性基础是由于对其相关自身免疫性疾病的认识。这些情况包括伴随或不伴随胸腺瘤的 MG、类风湿关节炎、系统性红斑狼疮及糖尿病（表 14-1）。个别伴随系统性硬化或者特发性血小板减少的 NMT 患者，或者骨髓移植后出现 NMT 的患者也有报道 [31～39]。一些患者可能有炎症性神经病，尽管有人可能会质疑这些病例的神经病是其首要症状 [40]。

最强烈的相关性肿瘤是胸腺瘤。胸腺瘤出现于 MG 或非 MG 患者，MG 患者可以在出现胸腺瘤的几年后出现神经性肌强直。胸腺瘤治疗后 NMT 的发生发展通常可以作为肿瘤复发的标志。在一些患者中也发现了小细胞性肺癌（见表 14-1）[25]，但在这些病例中，NMT 通常先于肿瘤出现，从 NMT 出现到 SCLC 的诊断，潜伏期可长达 4 年 [1]。也有伴随霍奇金（Hodgkin）淋巴瘤 [41] 或者浆细胞瘤和病变蛋白血症的 NMT 的相关报道 [42]。

4.1.2　免疫治疗反应

一位 NMT 患者接受血浆置换后其潜在自发运动电位频率减少，提示 NMT 的自身免疫性病因学 [43]。即使没有免疫治疗的前期尝试，仍有无对照的血浆置换、注射免疫球蛋白及皮质醇治疗后得到改善的报道 [1]。大部分患者血浆置换后 2～8 天可以得到临床改善，并持续大约 1 个月。

4.1.3　被动转移免疫球蛋白至小鼠

被动转移 NMT 患者的血清 IgG 至小鼠，诱发出与 NMT 患者相似特征的发病小鼠，为 NMT 是自身免疫性基础疾病提供了更为充足的证据。腹腔内注射纯化的 IgG 后 10～12 天，小鼠偏侧膈神经标本出现神经肌肉传递增加，如同浸润于箭毒所表现出来的抵抗 [43]。注射 NMT IgG 的小鼠运动神经末端释放更多乙酰胆碱小泡，此与神经肌肉传递效应增加相一致 [44]。尽管如此，其并不存在人类疾病中所观察到的自发运动单位动作电位或单一刺激的双应答 [43]。用 NMT IgG 孵育的背根部神经节细胞表现出重复活化的潜能 [44]。这些研究均提示 IgG 自身抗体在神经性肌强直中发挥了作用，至少也是一部分特征表现。此外，鼠标本表现出的差异和使用小剂量 VGKC 拮抗剂、3，4 - 二氨基吡啶、4 氨基吡啶后所发现的改变极其相似，这似乎表明抗体的靶目标是 VGKC[44]。神经元 VGKC 的主要功能是在每次动作电位后修复膜电位，防止电压钙通道的再开放。因此，VGKC 数量的减少或功能的降低都可能导致伴随递质释放增加的运动神经去极化的延长。来自于窄头树眼镜蛇（*Dendroaspis mambas*）的树突毒素[45]确实可以阻断 Kv1 家族的一些 VGKC 的功能，产生运动神经末端重复或自发的活化，这和 NMT 所表现的不同。

　　VGKCs 的功能如同延迟整流器或 A 型快速灭活剂，其在神经去极化中也发挥作用[45]。多项研究显示它们主要受限于结节对侧或邻近区及周围运动神经末梢，而且它们在中枢神经系统和周围感觉神经中也有大量表达。至少有 9 个 VGKC 基因，命名为 Kv1.1～1.9[46]。在结节处，Kv1.1 和 Kv1.2 都表达并集中结合 NMT IgG[47]。运动神经末梢 VGKCs 的密度并不清楚，但 Kv1.2 和 Kv1.6 如同其他类型钾通道都会出现（K. Kleopa，私人通讯）。

5　VGKC 抗体

　　可以应用同在 MG 中应用的检测方法对 VGKCs 抗体进行检测（第 8 章）。从人类或哺乳动物大脑中提取 VGKCs，结合 ^{125}I-α- 树突毒素[44, 48]，标记复合物再被用于放射免疫沉淀分析。结果显示大约 40% 的 NMT 患者出现显著的 VGKC 抗体水平（图 14-2）。一项更为敏感但更有难度的技术是检测结合于非洲蟾蜍属（*Xenopus*）卵母细胞的抗体，该物种会表达多种 VGKC 基因。Hart 等应用敏感的分子免疫组化分析显示 80%～90% 患者的抗体结合于不同的 VGKC Kv1 亚单位[48]（未发表的结果）。但是，到目前为止此技术尚未普遍有效。

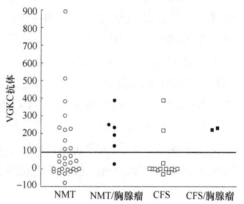

图 14-2　伴或不伴胸腺瘤的神经性肌强直患者的 VGKC 抗体

数据来自于 Hart et al[14]

　　功能性 VGKCs 包含 4 个 α 亚单位，每个亚单位都包含 6 个跨膜区域（S_1～S_6）[46]。α 亚单位的 S_5 和 S_6 区域共同构成中央离子孔隙。VGKC Kv1s 是基因产物的表达，需要结合为同型多聚体或者异型多聚体四聚物并和胞内 β 亚单位相联系[49a]。在免疫沉淀分析中，只有那些包含结合树突毒素（Kv1.1，1.2 和 1.6）的亚型的复合物可以被标记。表明同型多聚物中针对和树突毒素结合亚单位相关的其他亚型的抗体可以被检测到，但和树突毒素结合亚单位不相关的抗体并不能被检测到。在实际应用中，这项分析还受限于目前所用的大脑提取物中的不同通道亚型的浓度。比如在兔大脑提取物中 Kv1.2 亚型占优势，很多 NMT 自身抗体表现为与其结合（Watanabe，Clover and Vincent. 未发表的结论），但也可能存在在大脑提取物中不表现出来的其他亚型或其组合，它们也可能是潜在的抗体靶目标。通过使用不同的神经毒素如北非蝎毒素、蜜蜂神经毒素、玛格斑蝎毒素来改善分析敏感度的尝试获得了成功。事实上，结合 Kv1.3 和 Kv1.2 亚型的玛格斑蝎毒素所产生的结果和树突毒素在本质上是相同的（Clover et al. 未发表的观察结果）。

免疫组化分析显示不同血清所包含的抗体结合不同的 VGKC 亚单位，提示抗体反应的多相性[48]，类似 MG 中发现的乙酰胆碱受体抗体。尽管如此，这些研究需要更为系统地被延伸到所有已知的 VGKC 亚型。其中一个方法是，哺乳动物细胞株内各自表达的每个 VGKC 基因，用免疫荧光去检测与表达的 VGKCs 相结合的抗体。使用类似的方法改善重症肌无力抗体观测敏感性（Leite et al. 2008）[49b]。此方法的优势是，它只可以检测与细胞外决定簇相结合的致病性抗体，并且该方法经过改良可以提供精确的定量分析。尽管如此，个别 VGKC Kv1 亚单位的细胞表面表达效率是多变的，并且此方法对于 NMT 抗体的发现并无帮助。

大部分 NMT 患者的抗 VGKC 抗体是 IgG，但是，一位患有浆细胞瘤和 IgM 单克隆丙种球蛋白病的患者发展成了 NMT，从另一位 NMT 患者体内纯化的 IgM 通过蛋白质印迹法可以结合于 α- 树突毒素标记的蛋白，还可以与 PC12 细胞和人类体内的神经轴突发生免疫反应[50, 51]。这些发现提示一些患者的 NMT 是 IgM 抗体介导的。

NMT 自身抗体活化的机制可能是调节功能性 VGKC 的数量，而不是补体介导所导致的运动神经末梢的破坏，也不是直接封闭离子通道。PC12、NB-1 细胞株及转染 VGKC Kv1.1 或 1.6 的非神经元细胞株的膜片钳研究提示 NMT-IgG 抑制电压依赖性钾电流[51 ~ 53]。此效应无法在几小时内发现，但在过夜孵育后可以发现。另外还排除了补体介导的破坏作用，因为此作用依赖于二价抗体或 F（ab'）$_2$，在单价 Fabs 或 Fc 并未发现此作用[53]（图 14-3）。Lambert–Eaton 肌无力综合征和 NMT 中补体介导的破坏作用的缺失现象是有趣的，因为之前针对 Miller–Fisher 综合征的研究发现有 IgG 抗体直接针对运动神经末梢的神经节苷脂 GQ1b，提示补体对于运动终板的破坏是有效的[54]。一个可能的解释是 LEMS 和 NMT 患者体内的抗体是并不能有效结合补体的 IgG$_2$ 或 IgG$_4$ 亚类。事实上，对于大部分 VGKC 抗体似乎也是 IgG$_4$ 亚类占优势，尽管尚未做大量的研究（Clover，Vincent. 未发表的观察）。

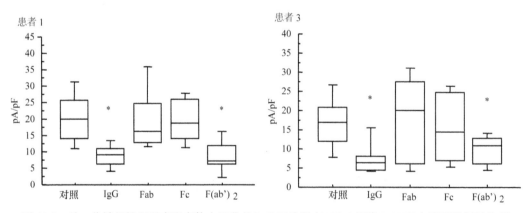

图 14-3　从一位神经性肌强直患者体内纯化的 IgG 亚片段在 NB-1 细胞 VGKC 电流所发挥的作用
所有 IgG 和 F（ab'）$_2$ 都使得电流减弱，但单价 Fab 和 Fc 不能使电流减弱。引自：Tomimitsu et al.[53] 已经许可

直接封闭作用可以在 1 ~ 2 小时内观察到。将 NMT IgG 作用于背根神经节细胞时，可以在 24 小时后观察到反复的放电，起初 2 小时并无此现象[44]。类似的，在 PC12 细胞的膜片钳研究中，短时间使用 NMT IgG 并无发现任何作用，阳性结果只在一天或更长时间后发现[51~53]。因此，自身抗体减弱 VGKC 功能是通过下调有效的通道数量而不是

直接影响通道功能发挥作用。

5.1 NMT 中其他可能的自身抗体

来自于腰鞭毛虫、蝎子、蜗牛、海葵等不同物种的多种神经毒素，可以改变电压门控钠通道的关闭，以延长钠电流及产生轴突的重复放电。因此，针对钠通道的抗体如果可以延长其活化，则可能也可以导致 NMT 的产生。尽管如此，NB-1 细胞膜片钳研究并未发现 NMT IgG 作用于钠电流的显著效应 [52]。

自身免疫过程所针对的其他可能抗原为表达于运动神经末梢的调节受体。调节受体结合运动神经所释放的多种物质，如乙酰胆碱、三磷腺苷、腺苷、降钙素基因相关肽及肾上腺素等循环物质。目前认为，这些物质的出现是为了调节乙酰胆碱的释放，并阻止过量乙酰胆碱所引起的运动终板的过度激活。因此它们表达的下调可能导致肌肉过度活化并表现为 NMT。

用 ^{125}I 标记的地棘蛙素（特殊的兴奋性药物）进行的放射免疫分析从 6 位 NMT 患者中鉴定出 3 位的血清含有神经元（非肌肉）烟碱型乙酰胆碱受体抗体 [55]。尽管如此，这些抗体在运动神经末梢的活化方面发挥的作用仍不清楚，因为在哺乳动物或两栖动物肌肉所进行的大部分研究表明，这些突触前受体的作用是很微妙的，并且只有在相对严格的条件下才能被描述。

一些患者的自身抗体可能直接针对髓鞘抗原。NMT 肌电图特点已经在 P0 或 Pmp22 靶基因敲除鼠和 Pmp22 点突变的 Trembler 鼠的研究中得以描述 [56, 57]。它和 NMT 的相似性非常显著 [58]，提示神经性肌强直现象可以由人类髓鞘抗体导致。

6 其他疾病中的 VGKC 抗体

一项针对 42 位 NMT 患者和 18 位 CFS 患者进行的研究显示它们之间有很多的重叠性，见表 14-1。事实上，2 位 CFS 患者体内的免疫球蛋白阻止膜片钳 NB-1 细胞外的钾通道，其方式类似于 NMT Ig。除此之外，在神经肌肉过度兴奋的患者体内也发现了 VGKC 抗体，类似于之前引起肌肉疾病的原因 [59]。这些患者都同时伴有 MG，因此推测其为自身免疫性疾病。

GBS 是一种急性炎症性脱髓鞘性多发性神经疾病，NMT 可以发生于患有 GBS 的患者 [40]，至少有一位此类患者体内含有 VGKC 抗体（Ebers，Vincent. 未发表的观察）。其自身髓鞘的缺失可以导致神经过度兴奋，推测其是由沿轴突长轴的离子通道局部表达所引起的不良反应。2 位 GBS 患者纯化的 Ig 可以减少 NB-1 细胞的 VGKV 电流 [52]，但没有证据可以表明这些抗体可以使 VGKCs 免疫沉淀，并且其意义也尚未明确。

7 NMT 的中枢神经系统异常

7.1 莫旺（Morvan's）综合征

神经性肌强直和幻觉、妄想、失眠及人格改变的临床相关性是莫旺首先发现的，并将其命名为 chorée fibrillare[7, 8]。尽管他比较详尽地描述了这一相关性，但只有 1/10 的患者记录到了他所描述的 NMT 的主要症状和体征。经过特殊的筛选后，患者 NMT 中枢神经系统临床表现的发生率约为 20%（表 14-1）[14]。

值得注意的一个问题是，自身抗体如何弥散到中枢神经系统？通过弱化的血脑屏障还是鞘内自身抗体的合成？ NMT 患者通常可以出现寡克隆带或 CSF 总 IgG 增加，提示存在鞘内 IgG 的合成[1]。初步免疫组化研究表明，抗 VGKC 抗体阳性的 NMT 患者体内的 CSF 和 IgG 都可以和人类小脑的齿状核神经相结合[60, 61]，其模式类似于多克隆兔抗血清和 Kv1.1 亚型肽段的结合。尽管如此，即使有明显的中枢神经系统表现（Vincent 和 Clover，未发表的发现），患者脑脊液中的 VGKC 抗体水平通常也是很低的。因此，VGKC 抗体和中枢神经系统异常的关系尚不清楚。

针对一位典型莫旺综合征患者的研究强调了这一点[10]（图 14-4）。该患者 76 岁发病，虽然在尸检时发现了肺内的一个小腺瘤，但死前未发现肿瘤。其在几个月内发展为严重的失眠症、记忆缺失、意识模糊和幻觉，并伴随显著的流汗、流涎和严重的便秘。脑电图显示非 REM 睡眠的完全缺失，并存在亚睡眠和 REM 睡眠波动的趋势。多导睡眠描记研究显示强烈的神经性肌强直放电和心律失常。血浆置换后周围神经、自主神经和中枢神经的主要特征都得到了明显的改善。尽管如此，除 VGKC 抗体之外，受中枢神经系统控制的多种激素的血清水平的昼夜节律也发生了显著的改变，如皮质醇和褪黑激素。这些改变可以是中枢神经系统自身抗体的不良反应，反之，周围自身抗体的作用可能可以改变中枢神经系统功能激素水平的不良反应[10]。

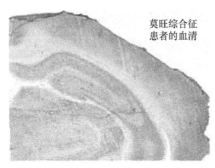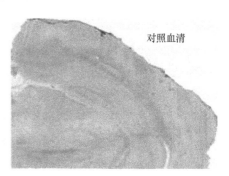

莫旺综合征
患者的血清

对照血清

图 14-4　VGKC 抗体可以结合患有神经性肌强直、自主神经功能失调和中枢神经系统疾病患者的 CNS 神经元（莫旺综合征[10]）

该患者的血清 IgG 抗体（左侧，粉红染色）结合于丘脑神经元和不同的海马层，通常不结合于白质。其分布类似于针对 Kv1.1 和 Kv1.2 亚型的抗体。对照血清 IgG（右侧）未发现结合。图片由 Ms Linda Clover 惠赠

过去几年内，关于莫旺综合征不同表现的病例报告和短篇研究的数量有所上升，包括周围神经、自主神经和中枢神经的表现。两个近期的病例描述了神经生理学及其临床特征[62]。有这些病史的患者，其 VGKC 抗体出现率大概为 50%（A.Vincent. 未发表的结果），其他抗体可能会在类似临床病例中出现[63]。约半数患者（不仅仅是 VGKC 抗体阳性患者）伴有胸腺瘤。尽管对这一疾病的认识在不断增加，但对此病患者的临床发病率和抗体范围仍需要进一步的研究，它仍属于一类罕见疾病。

7.2　无明显神经性肌强直的边缘症状

另两位和莫旺综合征相对比的患者也有报道[64]。这两位患者的 MRI 显示海马异常，并出现基于记忆缺失、意识模糊和焦虑的边缘症状，由此做出诊断。报道显示，两位均不存在神经性肌强直及同时或相继出现的睡眠障碍，但都存在过度分泌：一位流汗，另一位流涎。一项回顾性研究显示，边缘症状发生时两位患者都有高水平的 VGKC 抗体存在，一位患者进行血浆置换后其 VGKC 抗体水平下降，症状也得以改善，而另一位患者是自发的。有趣的是，其中一位患者是女性，其有伴胸腺瘤的重症肌无力病史，她的以上边缘症状产生于胸腺瘤切除 13 年后复发时。此时，重症肌无力很难被控制，波动广泛的乙酰胆碱受体抗体水平和与边缘异常重叠的 VGKC 抗体单峰存在强烈的相关性。血浆置换可以有效减少中枢神经系统的症状[64]。

这些观察资料提示我们去寻找那些存在认知障碍、精神病或睡眠障碍的患者体内的 VGKC 抗体，类似于之前提及的副肿瘤相关性边缘性脑炎。VGKC 抗体阳性病例的研究显示对免疫抑制治疗反应良好的非副肿瘤相关性边缘性脑炎患者增多。这些患者的抗体水平通常都很高（经常会 >1000pM），免疫抑制后抗体水平明显下降。在很多病例中，即使免疫治疗终止，抗体也不会复现。在过去的 5 个 5 年内，UK 鉴定了约 200 例此类患者（Vincent，Clover. 未发表的观察），更为详尽的研究正在进行。这一情况及其他离子通道病在其他地方表述得更为详尽[67]。

8　NMT 的治疗

抗癫痫药物如卡马西平和苯妥英通过减少钠的通透性来稳定神经细胞膜以减弱其兴奋性。很多患者仅单独或联合应用这些药物。巴氯芬、苯二氮䓬类、碳酸酐酶抑制剂和奎宁通常是无效的。

血浆置换可以获得短期的缓解[1, 43]，并且血浆置换试验有助于不伴 VGKC 抗体的可疑自身免疫性 NMT 诊断的建立。没有证据表明，含有 VGKC 抗体和不含 VGKC 抗体的患者血浆置换疗效存在不同。然而，血浆置换有效有助于预示这些患者进行长期免疫抑制治疗是有效的。也有应用静脉输注免疫球蛋白进行治疗的患者，虽然有报道显示一些患者的效果不好[68]或相比血浆置换更好[69]。泼尼松龙和硫唑嘌呤或甲氨蝶呤的联合使用对一些患者有帮助[1]。一篇来自于欧洲的近期评论总结了治疗 NMT 的主要途径，但需要随机对照试验以更全面地评价这些治疗方法。

（徐朝伟译　张　旭校）

参 考 文 献

1. Newsom-Davis J, Mills KR. Immunological associations of acquired neuromyotonia (Isaacs' syndrome). Report of five cases and literature review. Brain 1993;116:453–469.
2. Denny-Brown D, Foley DM. Myokymia and the benign fasciculation of muscular cramps. Trans Assoc Am Physicians 1948;61:88–96.
3. Gamstorp I, Wohlfart G. A syndrome characterized by myokymia, myotonia, muscular wasting and increased

perspiration. Acta Psychiatr Scand 1959; 34:181–194.

4. Isaacs H. A syndrome of continuous muscle-fibre activity. J Neurol Neurosurg Psychiatry 1961;24: 319–325.
5. Mertens HG, Zschoke S. Neuromyotonie. Klin Wocehenscher 1965;43:917–925.
6. Lance JW, Burke D, Pollard J. Hyperexcitability of motor and sensory neurons in neuromyotonia. Ann Neurol 1979;5:523–532.
7. Morvan A, De la chorée fibrillaire. Gaz Hebdon de Med Chirurg 1890;27:173–200.
8. Serratrice G, Azulay JP. Que reste-t-il de la choreé fibrillaire de Morvan? Rev Neurol 1994;150:257–265.
9. Halbach M, Homberg V, Freund HJ. Neuromuscular, autonomic and central cholinergic hyperactivity associated with thymoma and acetylcholine receptor–binding antibody. J Neurol (Berlin) 1987;234:433–436.
10. Liguori R, Vincent A, Clover L, et al. Morvan's syndrome: peripheral and central nervous system and cardiac involvement with antibodies to voltage-gated potassium channels. Brain 2001;124:2417–2426.
11. Maddison P, Lawn N, Mills KR, Vincent A, Donaghy M. Acquired neuromyotonia in a patient with spinal epidural abscess. Muscle Nerve 1998;21:672–674.
12. Tahmouch AJ, Alonso RJ, Tahmouch GP, et al. Cramp-fasciculation syndrome: a treatable hyperexcitable peripheral nerve disorder. Neurology 1991;41:1021–1024.
13. Turner MR, Madkhana A, Ebers GC, Clover L, Vincent A, McGavin G, Sarrigiannis P, Kennett R, Warrell DA. Wasp sting induced autoimmune neuromyotonia J Neurol Neurosurg Psychiatry. 2006;77:704–705.
14. Hart IK, Maddison P, Vincent A, Mills K, Newsom-Davis J. Phenotypic variants of autoimmune peripheral nerve hyperexcitability. Brain 2002; 125:1887–1895.
15. Smith KKE, Claussen GY, Fesenmeier JT, Oh SJ. Myokymia-cramp syndrome: evidence of hyperexcitable peripheral nerve. Muscle Nerve 1994;17:1065–1067.
16. Wakayama Y, Ohbu S, Machida H. Myasthenia gravis, muscle twitch, hyperhidrosis, and limb pain associated with thymoma: proposal of a possible new myasthenic syndrome. Tohoku J Exp Med 1991;164:285–291.
17. Ho WKH, Wilson JD. Hypothermia, hyperhidrosis, myokymia and increased urinary excretion of catecholamines associated with a thymoma. Med J Aust 1993;158:787–788.
18. Gutmann L, Libell D, Gutmann L. When is myokymia neuromyotonia? Muscle Nerve 2001;24:151–153.
19. Maddison P, Mills KR, Newsom-Davis J. Clinical, electrophysiological characterization of the acquired neuromyotonia phenotype of autoimmune peripheral nerve hyperexcitability. Muscle Nerve 2006;33:801–808.
20. Isaacs H. Continuous muscle fibre activity in an Indian male with additional evidence of terminal motor fibre abnormality. J Neurol Neurosurg Psychiatry 1967;30:126–133.
21. Arimura K, Arimura Y, Ng A, et al. The origin of spontaneous discharges in acquired neuromyotonia. A macro EMG study. Muscle Nerve 2005;116:1835–1839.
22. Deymeer F, Oge AE, Serdaroglu P, et al. The use of botulinum toxin in localizing neuromyotonia to the terminal branches of the peripheral nerve. Muscle Nerve 1998;21:643–646.
23. García-Merino A, Cabella A, Mora JS, Liaño H. Continuous muscle fiber activity, peripheral neuropathy, and thymoma. Ann Neurol 1991;29:215–218.
24. Irani PF, Purohit AV, Wadia HH. The syndrome of continuous muscle fiber activity. Acta Neurol Scand 1977;55:273–288.
25. Partanen VSJ, Soininen H, Saksa M, Riekkinen P. Electromyographic and nerve conduction findings in a patient with neuromyotonia, normocalcemic tetany and small-cell lung cancer. Acta Neurol Scand 1980;61:216–226.
26. Hosokawa S, Shinoda H, Sakai T, Kato M, Kuroiwa Y. Electrophysiological study on limb myokymia in three women. J Neurol Neurosurg Psychiatry 1987;50:877–881.
27. Bostock H, Cikurel K, Burke D. Threshold tracking techniques in the study of human peripheral nerve. Muscle Nerve 1998;21:137–158.
28. Burke D. Excitability of motor axons in neuromyotonia. Muscle Nerve 1999;22:797–799.
29. Maddison P, Newsom-Davis J, Mills KR. Strength-duration properties of peripheral nerve in acquired neuromyotonia. Muscle Nerve 1999;22: 823–830.
30. Kiernan MC, Hart IK, Bostock H. Excitability of motor axons in patients with spontaneous motor unit activity. J Neurol Neurosurg Psychiatry 2001;70:56–64.
31. Harman JB, Richardson AT. Generalized myokymia in thyrotoxicosis: report of a case. Lancet 1954;2:473–474.
32. Reeback J, Benton S, Swash M, Schwartz MS. Penicillamine-induced neuromyotonia. Brit Med J 1979;279:1464–1465.
33. Vilchez JJ, Cabello A, Benedito J, Villarroya T. Hyperkalaemic paralysis, neuropathy and persistent motor unit discharges at rest in Addison's disease. J Neurol Neurosurg Psychiatry 1980;43:818–822.
34. Benito-Leon J, Martin E, Vincent A, Fernandez-Lorente J, de Blas G. Neuromyotonia in association with essential thrombocythemia. J Neurol Sci 2000:173:78–79.
35. Gutmann L, Gutmann L, Schochet SS. Neuromyotonia and type 1 myofiber predominance in amyloidosis. Muscle Nerve 1996;19:1338–1341.
36. Hadjivassiliou M, Chattopadhyay AK, Davies-Jones GA, et al. Neuromuscular disorder as a presenting feature of coeliac disease. J Neurol Neurosurg Psychiatry 1997;63:770–775.
37. Le Gars L, Clerc D, Cariou D, et al. Systemic juvenile rheumatoid arthritis and associated Isaacs' syndrome. J Rheumatol 1997;24:178–180.

38. Benito-Leon J, Miguelez R, Vincent A, et al. Neuromyotonia in association with systemic sclerosis. J Neurol 1999;246:976–977.
39. Liguori R, Vincent A, Avoni P, et al. Acquired neuromyotonia after bone marrow transplantation. Neurology 2000;54:1390–1931
40. Vasilescu C, Alexianu M, Dan A. Muscle hypertrophy and a syndrome of continuous motor unit activity in prednisone-responsive Guillain–Barré polyneuropathy. J Neurol (Berlin) 1984;231:276–279.
41. Caress JB, Abend WK, Preston DC, Logigian EL. A case of Hodgkin's lymphoma producing neuromyotonia. Neurology, 1997;49:258–259.
42. Zifko U, Drlicek M, Machacek E, et al. Syndrome of continuous muscle fiber activity and plasmacytoma with IgM paraproteinemia. Neurology 1994;44:560–561.
43. Sinha S, Newsom-Davis J, Mills K, et al. Autoimmune aetiology for acquired neuromyotonia (Isaacs' syndrome). Lancet 1991;338: 75–77.
44. Shillito P, Molenaar PC, Vincent A, et al. Acquired neuromyotonia: Evidence for autoantibodies directed against K$^+$ channels of peripheral nerves. Ann Neurol 1995;38:714–722.
45. Harvey AL, Rowan EG, Vatanpour H, Fatehi M, Castaneda O, Karlsson E. Potassium channel toxins and transmitter release. Ann NY Acad Sci 1994;710:1–10.
46. Ramaswami R, Gautam, M, Kamb A, et al. Human potassium channel genes: molecular cloning and functional expression. Mol Cell Neurosci 1990;1:214–223.
47. Kleopa KA, Elman LB, Lang B, Vincent A, Scherer SS. Neuromyotonia and limbic encephalitis sera target mature Shaker-type K+ channels: subunit specificity correlates with clinical manifestations. Brain. 2006 Jun;129 (Part 6):1570–1584. Epub 2006 Apr 13.
48. Hart IK, Waters C, Vincent A, et al. Autoantibodies detected to expressed K$^+$ channels are implicated in neuromyotonia. Ann Neurol 1997;41:238–46
49a. Rettig J, Heinemann SH, Wunder F, et al. Inactivation properties of voltage-gated potassium channels altered by presence of β-subunit. Nature 1994;369:289–294.
49b. Leite MI, Jacob S, Viegas S, Cossins J, Clover L, Morgan BP, Beeson D, Willcox N, Vincent A. IgG1 antibodies to acetylcholine receptors in "seronegative" MG. Brain 2008;131:1940–1952.
50. Arimura K, Watanabe O, Kitajima I, et al. Antibodies to potassium channels of PC12 in serum of Isaacs' syndrome: western blot and immunohistochemical studies. Muscle Nerve 1997;20:299–305
51. Sonoda Y, Arimura K, Kurono A, et al. Serum of Isaacs' syndrome suppresses potassium channels in PC-12 cell lines. Muscle Nerve 1996;19:1439–1446.
52. Nagado T, Arimura K, Sonoda Y, et al. Potassium current suppression in patients with peripheral nerve hyperexcitability. Brain 1999;122:2057–2066.
53. Tomimitsu H, Arimura K, Nagado T, et al. Mechanism of action of voltage-gated K + channel antibodies in acquired neuromyotonia. Annals Neurol 2004;56:440–444.
54. O'Hanlon GM, Plomp JJ, Chakrabarti M, et al. Anti-GQ1b ganglioside antibodies mediate complement-dependent destruction of the motor nerve terminal. Brain 2001;124:893–906
55. Verino S, Adamski J, Kryzer TJ, et al. Neuronal nicotinic ACh receptor antibody in subacute autonomic neuropathy and cancer-related syndromes. Neurology 1998;50:1806–1813.
56. Toyka KV, Zielasek J, Ricker K, et al. Hereditary neuromyotonia: a mouse model associated with deficiency or increased gene dosage of the PMP22 gene. J Neurol Neurosurg Psychiatry 1997;63:812–813.
57. Zielasek J, Martini R, Suter U, Toyka KV. Neuromyotonia in mice with hereditary myelinopathies. Muscle Nerve 2000;23:696–701.
58. Vincent A. Understanding neuromyotonia. Muscle Nerve 2000;23:655–657.
59. Verino S, Auger RG, Emslie-Smith AM, et al. Myasthenia, thymoma, presynaptic antibodies, and a continuum of neuromuscular hyperexcitability. Neurology 1999;53:1233–1239.
60. Hart IK, Leys K, Vincent A, et al. Autoantibodies to voltage-gated potassium channels in acquired neuromyotonia. Neuromusc Disord 1994;4:535(Abstr.).
61. Hart IK, Waters C, Newsom-Davis J. Cerebrospinal fluid and serum from acquired neuromyotonia patients seropositive for anti-potassium channel antibodies label dentate nucleus neurones. Ann Neurol 1996;40:554–555.
62. Josephs KA, Silber MH, Fealey RD, et al. Neurophysiologic studies in Morvan 2004;21:440–445.
63. Batocchi AP, Marca GD, Mirabella, M, et al. Relapsing-remitting autoimmune agrypnia. Ann Neurol 2001;50:668–671.
64. Buckley C, Oger J, Clover L, et al. Potassium channel antibodies in two patients with reversible limbic encephalitis. Ann Neurol 2001;50:74–79
65. Vincent A, Buckley C, Schott JM, Baker I, Dewar BK, Detert N, Clover L, Parkinson A, Bien CG, Omer S, Lang B, Rossor MN, Palace J. Potassium channel antibody-associated encephalopathy: a potentially immunotherapy-responsive form of limbic encephalitis. Brain. 2004 Mar;127(Part 3):701–12. Epub 2004 Feb 11.
66. Thieben MJ, Lennon VA, Boeve BF, Aksamit AJ, Keegan M, Vernino S. Potentially reversible autoimmune limbic encephalitis with neuronal potassium channel antibody. Neurology 2004 Apr 13;62(7):1177–1182.
67. Vincent A, Lang B, Kleopa KA. Autoimmune channelopathies and related neurological disorders. Neuron 2006 Oct 5;52(1):123–138.

68. Ishii A, Hayashi A, Ohkoshi N, et al. Clinical evaluation of plasma exchange and high dose intravenous immunoglobulin in a patient with Isaacs' syndrome. J Neurol Neurosurg Psychiatry 1994;57:840–842.

69. Van den Berg JS, van Engelen BG, Boerman RH, de Baets MH. Acquired neuromyotonia: superiority of plasma exchange over high-dose intravenous human immunoglobulin. J Neurol 1999;246:623–625.

70. Skeie GO, Apostolski S, Evoli A, Gilhus NE, Hart IK, Harms L, Hilton-Jones D, Melms A, Verschuuren J, Horge HW. Guidelines for the treatment of autoimmune neuromuscular transmission disorders. Eur J Neurol 2006 Jul;13(7):691–699.

David Beeson

第 **15** 章
先天性肌无力综合征

1 引言

先天性肌无力综合征（congenital myasthenic syndromes，CMS）是一种以肌肉易疲劳无力为特点的罕见遗传性神经肌肉传递障碍性疾病[1]。此病的整体患病率是不确定的，在英国大约是 1 /20 万。它是由遗传决定的非自身免疫性疾病（通常是常染色体隐性遗传——患者常有家族遗传史）。主要临床特征包括：婴儿期发病，肌肉易疲劳无力，对重复神经电刺激的反应逐渐递减，无肌肉乙酰胆碱受体（AChR）抗体和肌肉特异性酪氨酸激酶（MuSK）抗体的存在。尽管同一个家族中的基因突变是相同的，但是各成员之间症状的严重程度存在着显著差异。神经肌肉传导系统的受损可以引起相同的临床症状，但是经电生理学、显微技术和生化技术全面分析之后发现，其发病的分子机制和细胞机制是不同的。我们能够根据神经肌肉传导系统受损的具体位点对该综合征进行分类，但这种技术只能被很少的研究中心采用，而且结果并不完全准确。随着不同的发病分子机制被证实，可能会发展出一个全新的分类方法。以后对这类疾病的诊断将倾向于综合运用电生理检测、终板区的形态学研究及其特异缺陷基因的鉴定[2]。

2 分子遗传分类

根据神经肌肉接头处缺陷蛋白的位置，先天性肌无力综合征可大致分为突触前型、突触型和突触后型[3]（表 15-1）。不同基因的缺陷可以导致不同的发病形式。到目前为止，通过基因诊断技术共发现了 11 个基因位点的突变，这些变异可以导致先天性肌无力综合征，当然还有很多的亚群及其特异性的变异位点未被鉴定。

出现发作性呼吸暂停的 CMS 是目前唯一探明的由神经肌接头处突触前膜型病变引起的先天性肌无力综合征，其编码胆碱乙酰转移酶的基因发生了变异[5, 6]。其他已经被证实的突触前型缺陷有突触小泡缺乏、量子释放减少和类似于自身免疫性 Lambert-Eaton 综合征。然而，至今仍未能精确地找出它们的基因变异位点[7]。乙酰胆碱酯酶（AChE）缺陷是唯一由突触病变引起的先天性肌无力综合征，由 *COLQ* 基因突变所致，该基因编码乙酰胆碱酯酶相关胶原的末端，在突触间隙对乙酰胆碱酯酶的锚定和聚集有重要作用[8,9]。相比之下，目前发现了一系列不同的基因异常可以导致突触后型CMS。编码AChR亚基的基因突变首先被鉴别出。这些变异可能导致AChR功能动力学异常或AChR缺乏，亦可能两种改变都有发生[9~13]。当然，越来越多的证据表明一些编码突触后膜蛋白的基因变异会对突触的功能、AChR的簇集或突触结构的发育成熟产生影响，通常是CMS形成的基础。在与CMS相关的基因变异中，*MUSK*[14]和*SCN4A*[15]的变异比较少见，但*RAPSN*[16]和*DOK-7*[17]变异却比较常见。

表 15-1　先天性肌无力综合征（CMS）的分类及其特异的基因位点 *

综合征	基因位点
突触前型 CMS	
伴随发作性呼吸暂停的 CMS	CHAT
突触型 CMS	
先天性终板乙酰胆碱酯酶缺乏症	COLQ
突触后型 CMS	
AChR 缺乏综合征	CHRNA，CHRNB，CHRND 和 CHRNE
AChR γ 亚基突变导致的多发性翼状胬肉综合征	CHRNG
rapsyn 突变导致的 AChR 缺乏综合征	RAPSN
慢通道型 CMS	CHRNA，CHRNB，CHRND 和 CHRNE
快通道型 CMS	CHRNA，CHRND 和 CHRNE
电压门控钠离子通道基因突变导致的 CMS	SCN4A
MuSK 突变导致的 CMS	MUSK
DOK-7 突变导致的 CMS	DOK-7

* 许多突触前和突触后膜型 CMS 的遗传起源尚未被定义。
AChR，乙酰胆碱受体；MuSK，肌肉酪氨酸特异性激酶；DOK-7，酪氨酸激酶下游蛋白 7。

3　诊断方法

婴儿期及幼儿期出现肌肉易疲劳无力的患者，均应考虑先天性肌无力综合征存在的可能。根据临床特征的不同，可以精确地推断出与之相关的目的基因及其发病的分子机制。因此，通过肌电图检查、临床表型分析及肌肉活检，可以获得重要的诊断依据。

正常肌电图通常能够发现神经肌肉接头传导受损，尤其是对于那些已经发生病变的肌肉。低频重复神经电刺激（2～3Hz）引起复合肌肉动作电位（CMAP）波幅递减，有助于诊断神经肌肉接头信号传递功能障碍，但该方法的敏感性比单纤维肌电图差，复合肌肉动作电位波幅递减也可以见于其他疾病，而单纤维肌电图呈异常颤动和阻滞常表明神经肌肉接头信号传递缺陷。

我们可以收集先天性肌无力综合征患者的临床表现，这有利于进行针对性的目的基因的筛选。在本章后面，我们将会描述更多的临床细节，但特征性的临床表现是单次刺激后出现重复的复合肌肉动作电位，在慢通道型先天性肌无力综合征患者或 AChE 缺乏综合征患者中常见，但与先天性多重关节轻度挛缩患者相比，AChR 缺乏综合征患者的 *RAPSN* 变异更典型，并可出现其他少数基因变异。

在专科治疗中心，当与疾病发生有关的基因不明时，进行肌肉活检是明确诊断所必需的。终板的电生理学决定量子的数目、微终板电位波幅和电流、终板电位波幅和电流。它们的大小及半衰期反映了终板乙酰胆碱受体的数量和动力学性质。电子显微镜可以清楚地显示突触超微结构，为明确疾病是突触前型还是突触后型提供了证据。碘或荧光素标记的神经毒素，如银环蛇毒素 α-BuTx，与 AChE 结合后便可显示出 AChE 的分布情况及数量。同样，免疫组织化学可以用来研究终板处 AChE 的存在或缺乏情况[3]。

对治疗的反应情况可作为疾病诊断的佐证，但即使注射腾喜龙后患者出现一个短暂的好转，也可能出现误诊。对于所有先天性肌无力综合征，我们应该通过检测 AChR 或 MuSK 抗体的方法来排除由自身免疫因素导致的重症肌无力。如果父母或家族中其他成员有发病情况，那么我们首先应该考虑是遗传因素，而不是免疫因素引起的。重症肌无力发生于出生后 1 年以内是非常罕见的。尽管大多数先天性肌无力患者在婴儿期及幼儿期首次发病，并呈现隐性遗传，但其中一个显著的例外是慢通道肌无力综合征，可以分别在婴儿和成人发病，且通常是常染色体显性遗传。另外，先天性肌无力综合征中的迟发型与 RAPSN 和 DOK-7 的变异有关。

4　突触前型先天性肌无力综合征

该型疾病是肌无力疾病中最不具有特征性的一类。电生理学和神经肌肉突触超微结构研究都证实该型患者的突触前结构存在明显的缺陷，但具体缺陷基因却不清楚。此型病例包括电生理学表现上类似 Lambert-Eaton 综合征的患者，以及突触前终板上突触囊泡缺乏及量子释放减少的患者。目前已经阐明的突触前型病变发生的分子机制是乙酰胆碱的合成功能受到损害。

4.1　伴阵发性呼吸困难的先天性肌无力综合征

4.1.1　临床特征

这是一种常染色体隐性遗传疾病，曾经被称为家族性婴儿重症肌无力综合征。然而，这个新的学术名称并不是很合理，因为类似严重的间断性呼吸暂停发作也可见于其他先天性肌无力综合征患者。出生后就出现典型的临床症状：肌张力减退、延髓性麻痹、呼吸肌麻痹、上睑下垂及眼外肌麻痹。呼吸功能不全伴反复呼吸暂停是该病的重要特点。感染、发热、应激和过度用力均可诱发呼吸暂停，尤其是在年少时发作可有致命性危害，但随着年龄的增长，危象发作频率下降。这些患者往往对抗胆碱酯酶药物的治疗有较好的反应，该药可以用于预防危象的发生。

患者的肌电图特征对该病的诊断具有重要意义。在肌肉休息状态下，用 3Hz 重复刺激引出 CMAP，并且 SFEMG 可能是正常的。然而，在锻炼或以 10Hz 重复电刺激 5 分钟后，可以看到波幅递减和不正常颤动波。在体外试验中，用 10Hz 刺激静息状态的肌肉后，EPP 和 MEPP 波幅下降[3]，其终板乙酰胆碱数量和分布是正常的。

4.1.2 分子机制

胆碱乙酰转移酶（ChAT）基因发生变异与该病有关。在突触部位，ChAT 催化乙酰辅酶 A（CoA）和胆碱反应生成乙酰胆碱，该反应是可逆性的。该基因变异主要是由错义造成的，可能引起酶的表达减少或活性下降，也可能两种情况皆有[5, 6, 20]。ACh 快速合成的能力受损，引起突触前膜小泡内 ACh 减少，造成活动后易麻痹。另外，持续 10Hz 刺激后造成 MEPP 波幅逐渐下降（图 15-1）。

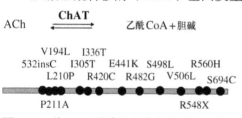

图 15-1 从 ChAT 鉴定出的突变线型图表明突变定位沿着编码区的长度

5 突触型先天性肌无力综合征

5.1 终板乙酰胆碱酯酶缺乏症

5.1.1 临床特征

终板乙酰胆碱酯酶缺乏症（endplate acetylcholinesterase deficiency，EAD）是一种常染色体隐性遗传疾病，出生时或幼儿早期便可发病。面部、颈部轴向和肢体肌肉麻痹往往非常严重，可导致脊柱前凸和后侧凸。喂食困难、呼吸费力和肢体功能发育延迟常见。在某些病例中，出现了瞳孔对光反射迟钝，该现象可以用于 EAD 和其他类型 CMS 的鉴别。抗胆碱酯酶药物治疗对改善症状无效，对 AChR 开放式通道阻滞剂如硫酸奎尼丁或氟西汀的反应亦很差，这些药物曾经被用于慢通道型综合征患者。据报道，麻黄碱可能对少数患者有效[21]。

肌电图显示的特征与神经肌肉传导缺陷有关，伴有重复刺激后复合肌肉动作电位波幅递减、纤颤波及单纤维肌电阻滞。单次刺激引起一个重复的 CMAP，同样也是一个重要的诊断依据，这只见于 EAD 或慢通道型综合征患者。在肌肉活组织检查中，微电极研究显示 MEPPs 和 EPPs 衰退延迟，可能与 AChE 缺乏造成 AChR 离子通道激活延长有关，神经肌肉接头处免疫组化研究显示终板 AChE 有缺失或严重减少。有关终板的进一步研究证实神经终端出现代偿性减小，施万细胞伸展进入突触间隙。

5.1.2 分子机制

COLG 基因编码的胶原样尾（collagen-like tail，ColQ）使极性的 AChE 黏附于神经肌肉接头处的基底层。*COLG* 基因而不是 *AChE* 基因的变异与终板乙酰胆碱酯酶缺乏症（EAD）密切相关。COLG 蛋白：N 端是一个富含脯氨酸的结构域，能够使 AChE 形成四聚体；中间有重复 63 Gxy 结构的胶原区域；C 端主要负责与基底层的黏附，并且与胶原蛋白的三螺旋结构的形成有关。*COLQ* 的多种突变形式已经被证实[9, 21~23]。所有推断

的功能区域都可以发生突变，并且有证据表明 C 端变异产生疾病的患者病情相对较轻。突变造成突触间隙不对称形式的 AChE 丢失，从而使 ACh 能够与 AChR 相结合的时间延长。暴露于 ACh 时间延长后，将会使 AChR 的敏感性降低，终板的持续去极化将使突触后膜电压门控钠通道钝化，并因此阻止信号的传导。另外，终板刺激延长会导致终板钙离子通道超载和"终板肌病"。

6　突触后型先天性肌无力综合征

绝大多数先天性肌无力综合征由编码突触后蛋白的基因突变所致。最初的研究证实，编码 AChR 亚基的基因突变损害了离子通道的调控能力或者导致终板受体数量减少，也可能两者皆有发生，从而引发"慢通道"、"快速通道"或乙酰胆碱受体缺陷综合征。当然，先天性肌无力综合征也可以由 rapsyn、MuSK 或 DOK-7 等蛋白的基因突变引起，这些蛋白参与神经肌肉接头的形成及维持。

6.1　乙酰胆碱受体遗传性疾病

肌肉组织的乙酰胆碱受体是糖基化的跨膜分子，介导突触的传递。它们具有变构效应（有几种不同的构象），两分子的 ACh 与一个受体结合后最容易引起受体构象改变，导致短暂的离子通道开放及阳离子内流。每个 AChR 由 5 个亚单位构成，围绕着中央离子通道形成五聚体结构。在哺乳动物中有两种类型的 AChR：胎儿肌肉组织的 $\alpha_2\beta\gamma\delta$ 和成人肌肉组织的 $\alpha_2\beta\delta\varepsilon$。这些亚基具有同质性，由 437～495 个氨基酸构成，由 10～12 外显子之间单独的基因编码。在胚胎肌肉拥有神经支配之前，AChR 沿着肌纤维走向分布。在发生神经支配的过程中，AChR 成簇地出现在突触后膜，突触外的 AChR 逐渐消失。与此同时，γ 亚基的表达被抑制，并逐渐被 ε 亚基所取代。在人类，γ 亚基于孕 31 周的胚胎肌肉组织中容易被测出，在成年以后表达就非常低了。

6.2　AChR 亚基突变导致的 AChR 缺乏

6.2.1　临床特征

遗传性 AChR 缺乏是一种最常见的先天性肌无力综合征[4]。它是一种常染色体隐性遗传疾病，AChR 的亚基发生突变，造成终板 AChR 数目减少。所表现的临床症状的严重程度各不相同。大多数患者在出生以后就出现乏力的症状，有的在出生后的第一年内出现临床症状，主要表现为：喂食困难、上睑下垂、眼球运动功能受损和运动功能发育延迟。有些患者于青春期症状有所改善，病情不再进展。一般来讲，抗胆碱酯酶药物或 3，4- 二氨基可以改善患者症状。典型的肌电图表现为：3Hz 刺激后复合肌肉动作电位逐渐减弱，单纤维肌电图表现为颤动和阻滞增加。用微电极记录终板区细胞的 MEPPs 和 MEPCs，比正常值分别下降了 8%～6% 和 20%～42%。与此同时，用 ^{125}I-α-BuTx 或荧光素结合的 α-BuTx 标记，发现数量减少的 AChR 经常沿着肌纤维异常分布[30]。另外，电子显微镜下可见突触后膜的皱襞严重减少（表 15-2）。

表 15-2　由于 *CHRNE* 和 *RAPSN* 基因突变导致 AChR 缺乏的临床特征区别

临床特征	早发型 rapsyn 突变	AChR ε 亚基突变
关节挛缩	常见	缺少
发作性危象	常见	稀少
眼肌麻痹	缺少	常见
自发改善	常见	稀少

6.2.2　分子机制

AChR 任何一个亚基的基因（*CHRNA*、*CHRNB*、*CHRND* 和 *CHRNE*）发生突变都可能引起 AChR 缺乏综合征[4]。然而，绝大多数突变发生于 *CHRNE* 基因。已经证实，ε 亚基至少有 70 多种不同的突变类型，可以造成翻译提前终止，影响启动子[31~33]或信号肽的功能，也可以影响 AChR 五聚体的组装[4]。许多突变形式是无效[34]。很多学者猜想：在这些病例中，残存表达的 γ 或胚胎亚基能够参与正常受体的组装，虽然它们的表达水平很低，但是这种受体也能够介导突触的传递，从而部分代偿成年患者的 AChR 不足[13]。支持这个推理的证据有：活检发现胚胎型 AChR 具有成年型一样的功能性质；另外，用胚胎型 AChR 基因取代成年型 AChR 基因的动物，它能和正常动物一样存活[35]。通过残存 γ 亚基的表达部分代偿突变后 AChR 缺乏，这样突变的动物就能够存活，这个现象可以解释为什么绝大多数突变是发生在 ε 亚基的。*CHRNE* 突变往往只存在于少数家族中，除此之外，一般欧洲人群中报道比较少。然而，ε1267delG 位点[36, 37]的变异常见于欧洲东南部，特别是吉普赛人群，可以引起较弱的临床表现[38]。*CHRNA*、*CHRNB* 和 *CHRND* 突变引起的临床症状比较严重，可能是因为不能通过替代亚基的表达而获得补偿的缘故。在这些病例中，基因突变影响了 AChR 五聚体的组装。

7　乙酰胆碱受体动力学异常

乙酰胆碱受体基因的突变不仅可以造成其表达数量的减少，还会造成受体动力学和功能方面的改变。也就是说，AChR 数量下降在发病中起主要作用，而受体动力学功能的改变使疾病进一步加重。当终板 AChR 数量下降不明显时，临床症状的严重程度由离子门控通道的功能状态决定。

7.1　慢通道型先天性肌无力综合征

7.1.1　临床特征

Andrew Engel 和他的同事首次描述该综合征[40]。这是一种以常染色体遗传为主的疾病，可以在新生儿期、青少年期、成年期或怀孕期首次出现临床症状。这些患者症状的严重程度相差很大，其中一些患者症状的波动性较大[41]。颈肩部肌肉和手指伸肌的乏力及萎缩通常是最早出现的临床症状。通常这些患者眼睑下垂不明显，眼球活动轻微受限。与其他先天性肌无力综合征不同，该病通常进展缓慢，逐渐影响呼吸肌、肢体肌肉及球肌的功能。

肌电图检查显示，3Hz 频率刺激引起 CMAPs 下降只能见于受累的肌肉。同终板AChE 缺乏综合征一样，特征性的单次诱发后重复性 CMAP 常见，但不一定总存在。体外微电极研究发现 EPPs、EPCs 和 MEPPs 的时程延长。终板部位单通道研究显示，AChR激活状态的不正常延迟，这可能是 EPPs、EPCs 时程延长的主要原因。超微结构研究显示终板肌病样改变：突触间隙变宽、区域性接头皱襞退化、线粒体退化及肿胀、凋亡小体、钙盐沉积和空泡形成[39]。

7.1.2　分子机制

目前，已知至少 18 个不同位点的突变可以引起慢通道型先天性肌无力综合征[4]。M_2通道孔区的突变最常见[42-44]，但突变还可以发生在 AChR 的几个不同亚基，也可以发生在同一亚基不同的结构域。它们都是单个氨基酸发生改变，从而影响 AChR 的功能。

AChR 有多种构象，已证实至少有三种可以相互转化的功能状态：在没有 ACh 存在时呈静息状态，绝大多数离子通道处于关闭状态；当有 ACh 存在时受体被激活，大多数通道呈开放状态；当受体暴露于高浓度的 ACh 较长时间后，受体敏感性下降，呈关闭状态。具体机制见图 15-2。

$$A + R \underset{k_{-1}}{\overset{k_{+1}}{\rightleftharpoons}} A + AR \underset{k_{-2}}{\overset{k_{+2}}{\rightleftharpoons}} A_2R \underset{\alpha}{\overset{\beta}{\rightleftharpoons}} A_2R^*$$

图 15-2　分析 AChR 活性的基本动力学框架
A, ACh；R, AChR；A_2R^* 表示离子通道处于开放状态

在这里，我们假定两个 ACh 结合单个受体的效力是相同，并且图 15-2 没有描述在没有配体与之结合、单个配体与之结合状态下的通道开放情况，也没有描述敏感性下降以后的通道开放情况。在神经肌肉接头处，可以形成瞬间高浓度的 ACh，从而使两个 ACh迅速与受体结合（A_2R，此时受体与配体结合，但通道仍然处于关闭状态），通过快速调控 β 亚基，使通道迅速打开（A_2R^*）。然后，AChE 迅速降解突触间隙的 ACh，使其浓度迅速下降，因此，ACh 一旦从受体脱落，就没有机会再次与受体结合了。因为通道开放调控亚基 β 和解离调控亚基 k_2 非常相像，所以，在 ACh 最终与受体分开之前，受体通道波动于开放和关闭状态之间。离子通道的状态主要取决于 β 亚基（开放控件）、α 亚基（关闭控件）、k_2 亚基（解离控件）。AChR 突变引起离子通道动力学发生改变，这可能与三个控件发生改变有关[44]。

用单通道技术记录 AChR 变异后的慢通道，发现在 HEK 239 细胞、爪蟾卵母细胞或肌肉组织中，离子通道的活化时间均延长。αG153S 位于 ACh 结合位点附近，该基因突变后造成 ACh 与受体解离减慢，从而使通道的活化时间延长，增加了突触间隙离

子通道开放的次数[10, 44]。因此，αG153S 变异主要是通过改变配体与受体的结合能力，从而影响突触传递功能。然而，绝大多数慢通道综合征的变异发生在 M2 跨膜区域。M2 跨膜区域的基因，如 εL264P 突变[25]，减慢了通道关闭的速度，从而增加了单通道开放的时间。患者病情的严重程度相差很大，通常 M2 区域变异的患者病情往往较重。离子通道活化时间的延长，引起慢通道综合征患者 EPPs 和 MEPPs 衰竭相延长。

离子通道活化时程的延长，可以导致钙离子大量内流并超载，激活细胞内的各种酶原，引起突触后膜的退化。终板疾病减少了终板 AChR 的数量，引起神经肌肉传导障碍，也可以通过增宽突触间隙及减少突触后皱襞影响传导效率。神经肌肉传导能力也受其他因素影响：变异后的受体容易发生钝化，引起电压门控钠离子通道去极化阻滞[46]。

奎尼丁和氟西汀可以阻滞已经开放的 AChR 通道，已被成功运用于部分患者并有改善症状的作用[47~49]。然而，这两种药物都有较强的不良反应，在服用过程中需要检测。

7.2　快通道型先天性肌无力综合征

7.2.1　临床特征

快通道型先天性肌无力综合征和 AChR 缺乏综合征有很多相似之处。快通道型综合征呈隐性遗传[11]，除了一个报道的病例外[50]，快通道突变通常会合并一个低表达子或无效等位基因。无力可以出现在出生时或生后第 1 个月，表现为喂食困难、上睑下垂、眼球运动障碍、运动功能发育延迟。快通道型综合征患者往往比 AChR 缺陷综合征患者症状严重，这可能与 ε 亚基的变异有关，曾有一个出生时就有关节挛缩的病例报道[51]。肌电图检查呈典型的 3Hz 低频重复刺激后波幅递减，单纤维肌电图显示颤动增加和传导阻滞。终板处胞内微电极检查显示为小 MEPPs 和 MEPCs。然而，在生化学和形态学方面的改变具有明显的差异；快通道型综合征患者的终板处受体减少不明显，皱襞和其他形态改变亦不明显，这与 AChR 缺乏综合征不同。胆碱酯酶抑制剂或 3，4 - 二氨基吡啶对快通道型综合征患者有益。

7.2.2　分子机制

已经证实，与慢通道型综合征发病机制不同的是，该病患者有一系列不同的突变导致 AChR 通道性质改变，从而引起通道被不正常地短暂激活。突变可以发生在 AChR 的不同亚基[11, 50~52]，导致患者对 ACh 的反应丧失，故呈隐性遗传。当一个快通道位点与一个无效突变或另一个快通道位点紧邻时，该快通道突变的表现型就无法凸显出来。突变可以引起 AChR 的黏附能力下降，也能够改变门控通道的性质。例如，εP121L 与 εS143I、εg-8r、Y15H 有密切关系。在每种情况下，第二个等位基因低表达使得 εP121L 对通道的影响加重。εP121L 减少通道开放频率（β），但在配体与受体的解离方面影响不大（κ_{-2}）。因此通道的开放与 β/κ_{-2} 密切相关，εP121L 减少通道的再开放能力，并导致通道活化状态的时间缩短，最终影响信号传导。

8　影响 AChR 聚集和突触结构的基因突变

突触间有效的信息传递依赖于神经末端和突触后膜的完整性，以及所有关键功能成分的准确定位[53]。就像存在于快通道型和慢通道型综合征的突变研究能够使我们更好地理解 AChR 的作用一样，目前有关先天性肌无力综合征的大量研究为我们理解突触形成和神经肌肉突触的维持提供了新视野。

8.1　*RAPSN* 突变引起的 AChR 缺乏

8.1.1　临床特征

rapsyn 蛋白在 AChR 聚集方面起重要作用，*RAPSN* 基因突变后可以引起 AChR 的缺乏[16]。临床症状通常在出生后就表现出来，偶尔有迟发型的报道，发病年龄从青壮年到中年不等[18]。早发型患者通常有肌张力减低，显著的延髓性麻痹而无法饮食，可能需要辅助通气。经常可以看到患者手部和踝关节挛缩。在儿童时期，病情通常会加重，导致致命性呼吸衰竭。随着年龄的增长，患者的症状有逐渐缓解的趋势，6 岁以后就很少有呼吸暂停发作，很多病例成年后很少发生功能障碍。迟发型容易被误诊为血清抗体阴性的重症肌无力，没有延髓麻痹及讲话和呼吸方面的问题。踝背曲乏力在重症肌无力中不常见，而在 *RAPSN* 基因突变的患者中常见[18]。早发型和迟发型患者中都有肌电图波幅递减和单纤维肌电图颤动，但这些通常不容易被观察到。*RAPSN* 基因突变的患者通常对胆碱酯酶反应较好，有些患者增用了二氨基吡啶治疗，从而获得了更多的益处。

在对肌肉进行活检的研究中发现，无论是因为 ε 亚基突变还是 *RAPSN* 突变引起的 AChR 缺乏，形态学是没有区别的；然而，两者临床表现是不同的，我们可以根据这个特点对这两种患者进行目标基因检查[54]。引起临床特征不一样的具体机制目前还不清楚。然而，ε 亚基突变的患者能够存活，可能是因为有低水平亚基（γ）基因表达，而 *RAPSN* 基因突变的患者有低水平的 ε 基因表达，从而能够合成病态 AChR。因此，两种患者之间的显著区别是 AChR 的类型不一样，两种不同的受体都可以介导突触间隙的信息传递功能[55]。

8.1.2　分子机制

大约有 1/3 的 AChR 缺乏患者没有 AChR 亚基突变，其中很多患者可能是因为 AChR 簇蛋白 *RAPSN* 基因发生了隐性遗传突变，呈隐性遗传，rapsyn 蛋白在受体聚集过程中发挥重要作用[55~57]。目前已经发现 rapsyn 蛋白的几个功能结构域：N-端豆蔻酰化结构域与细胞间信号传递有关，一串四肽重复序列与 rapsyn 自身的重叠组装有关，一个锌指/卷曲螺旋结构域在 rapsyn 与 AChR 相互作用过程中起重要作用，一个 RING-H$_2$ 结构域可能参与和细胞骨架的结合。突变可以发生在 rapsyn 蛋白的各个区域。目前已经证实的有 30 多种变异形式，但是每个位点的具体功能还不是很清楚。然而，绝大多数患者都包含至少一个 N88K 等位基因的错义突变，目前认为这是发生最早的突变[58]。rapsyn-N88K 突变后至少保留了部分功能，而其他很多是无效的突变。细胞实验证实，很多位点突变后导致 rapsyn 蛋白的功能受到严重抑制，而 rapsyn-N88K 突变后，rapsyn 蛋白聚集受体的能力仍然存在，但比正常的减弱[59]。所以，N88K 发生突变后，rapsyn 蛋白聚集 AChR 的能力下降，最终造成 AChR 的缺乏。

并不是所有 AChR 缺乏的患者都含有 N88K 基因。突变发生在其他编码区域，从而导致 rapsyn 蛋白功能部分缺失的情况很少有报道。另外，很多患者 rapsyn 基因的启动子发生了突变。有些启动子的突变引起 rapsyn 表达的显著下降，但是 –38A>G 突变后对转录的影响很小，这个基因在伊朗犹太血统的患者中为纯合子，这些患者通常有面部畸形[60]。患者出现面部畸形、高拱形的上颚和关节挛缩，可能是因为胚胎发育关键时期母体宫缩乏力造成的。因此，rapsyn 突变后不仅影响了成年型 AChR 的功能，而且还可以对胚胎型 AChR 的功能造成影响。

最近发现了一种新的 δ 亚基变异，δE381K 不会影响 AChR 的功能，但是影响 rapsyn 诱导的 AChR 聚集的过程，可能是因为其与 rapsyn 蛋白交联的能力受损所致[61]。这些患者表现出类似于 rapsyn 缺乏患者的症状，却与 ε 亚基突变患者引起的症状不同。这个新发现对研究困扰我们很多年的 AChR 与 rapsyn 之间作用的机制这一问题有重要意义。

8.2 DOK-7 突变引起的近端肌无力综合征

8.2.1 临床特征

先天性肌无力综合征患者可以出现不同肌群受累。大量的病例研究证实，近端肌群受累往往比远端肌群严重[17]，我们称之为肢带型先天性肌无力[62]。然而，这种命名方式容易与其他非重症肌无力的肢带肌肉疾病混淆，它们也是以近端肌肉受损为特征的，并且症状更为典型。

这些患者的首次临床症状往往出现于运动功能发育完成以后。偶尔有患者早期出现上睑下垂、发音低沉、延髓性麻痹和呼吸麻痹，通常也合并存在行走困难。行走和奔跑困难于儿童期逐渐加重，上肢的功能亦逐渐受影响，最终有些患者不能离开床面。近端和躯干肌肉乏力造成患者行走时呈蹒跚前倾步态。

上睑下垂往往于早期出现，也可以在儿童期发生并逐渐进展。眼球运动功能往往正常，但面部、下巴和颈部无力比较常见，大概 50% 的患者有舌肌萎缩。延髓性麻痹往往比肢体无力出现较晚。在这些患者中，没有先天性关节畸形和踝关节背屈乏力的报道。然而，常见症状波动现象。在对很多病例的分析研究中，某些重症肌无力的诊断被否定了，它们应该是肌肉萎缩症和先天性肌病[63, 64]。

8.2.2 分子机制

神经肌肉突触是如何产生的，经典的答案源于动物实验，而这些实验运用了基因敲除技术[65~68]。它们强调了聚集蛋白在发病过程中的重要性，运动神经末端可以释放这些蛋白，然后激活 MuSK（一种受体酪氨酸激酶），它反过来通过激酶途径使 β 亚基磷酸化，通过这样的方式 rapsyn 蛋白使 AChR

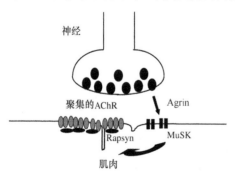

图 15-3　被认为负责神经肌肉接头形成和维持的经典途径说明图

在突触后膜聚集和稳定[69]（图 15-3 ）。

　　然而，AChR 在没有聚集蛋白存在的情况下也可以集聚，所以，我们推测有一个肌源性因子也可以与 MuSK 结合，并在 AChR 聚集过程中起重要作用。最近，Yuji Yamanashi 实验室的一个研究证实了这个观点[70]。胞质蛋白中的 DOK 家族蛋白可以结合受体磷酸酪氨酸激酶并增强其信号传导功能。其中，DOK-7 可以特异性地与 MuSK 结合，当它在 C2C12 细胞系肌管表达后，即使在没有聚集蛋白存在的情况下，也能够诱导大量 AChR 集聚。当小鼠 DOK-7 基因被敲除后，就无法形成正常神经肌肉接头，子代出生之前就已死亡[70]。DOK-7 蛋白的三维结构有待进一步确定，其由 504 个氨基酸残基组成，N 端是血小板 - 白细胞 C 激酶底物同源区（pleckstrin homology domain，PH），中间有一个磷酸酪氨酸结合域，C 端含有数个酪氨酸残基组成的结构域。

　　DOK-7 的变异类型包括位点剪切、错义突变和框移突变（图 15-4 ），呈隐性遗传，引起以近端肌肉乏力或肢体带状乏力为特征的肌无力综合征[17]。大多数突变发生在 3′端的外显区域，这个区域为编码 DOK-7 蛋白 C 端的基因序列。1124_1127dupTGCC 突变常见，最近有一个报道，一个家族中的 20/24 成员至少有一个该等位基因发生突变[63]。DOK-7 通过其磷酸酪氨酸结合区与 MuSK 的近膜磷酸酪氨酸结合序列交联，从而激活 MuSK，即使 C 端长度缩短了，结合依旧可以进行。与此相同的是，几乎所有患者的 DOK-7 基因的 3′端外显子区域至少有一个等位基因发生了突变，相反，目前还没用发现有患者在 PH 和磷酸酪氨酸结合区（phosphotyrosine-binding domain，PTB）发生了异位等位基因突变，推测这些区域的突变可能是致命的[17, 63, 64]。如前所述，这种疾病为隐性遗传；然而，通过对大量患者分析，没有发现 DOK-7 编码区有第二种突变形式。推测可能是这个基因的非编码区域也有多种突变形式。

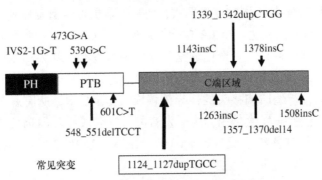

图 15-4　DOK-7 和已鉴定突变位点图示
PH，白细胞 C 激酶底物同源区；PTB，磷酸酪氨酸结合区

　　对含有 DOK-7 突变基因的患者的终板的研究发现，神经肌肉接头处组件的密度及功能均正常，但是突触前后结构的体积减小了[71]。研究综合分析这个结论和突变的 DOK-7 的功能，得出的结论是：DOK-7 的突变影响了神经肌肉接头功能结构的成熟及稳定[17]。

　　并不是所有四肢呈带状乏力的先天性肌无力综合征患者都有 DOK-7 的突变。活检存在管状聚集物的四肢带状乏力的患者，没有发现 DOK-7 突变的存在[63, 64]。DOK-7 突变患者在长期抗胆碱酯酶治疗过程中，效果逐渐变差，而含有管状聚集物的患者对治疗的反应良好。有趣的是，对这些患者的终板进行研究，发现他们的突触后膜皱襞和乙酰胆碱受体的数量和密度均减少了[71]。这个研究发现，这些患者发病是因为乙酰胆碱受体数量缺乏，这可以解释他们对抗胆碱酯酶药物呈阳性反应。这些患者的眼球运动功能很少受累，主要以躯干肌群受累为主。目前认为以肢体带状乏力为特征的患者，可以存在多种不同位点基因突变，而目前已经证实的是 *DOK-7*。

8.3 *CHRNG* 突变导致产前发作的遗传性肌无力

正常成人神经肌肉接头的传导功能几乎都是由 $\alpha_2\beta\delta\varepsilon$ 型乙酰胆碱受体介导的。然而，在子宫内胚胎发育的关键时期，神经肌肉接头的传导是由 $\alpha_2\beta\delta\gamma$ 型的乙酰胆碱受体介导的[72]。若胚胎在发育过程中的运动功能受损，则产生严重的发育异常。

8.3.1 临床特征

多翼状胬肉综合征（multiple pterygium syndromes）或埃斯科瓦尔氏综合征（Escobar's syndrom）以常染色体隐性遗传为特征，表现为体态和颅脑发育异常。其特征性的表现为身材矮小、多重先天性关节挛缩、颈部翼状胬肉、耳朵低垂、眼睑下垂、下巴尖退缩及上腭高拱[73]。常见宫内死胎和产后死亡。

8.3.2 分子机制

AChR 的 γ 亚基基因（*CHRNG*）突变是很多埃斯科巴尔综合征的发病基础[74, 75]。目前，已经证实至少有 18 种不同的变异形式，包括位点剪切、重复序列、错义或无意义突变，导致 γ 亚基断裂或低表达。AChR 功能的缺失合并 *CHRNG* 突变导致胚胎运动不能，引起相关的多个器官发育异常。奇怪的是，很多患者没有 γ 基因却能够生存，可能是早期 ε 亚基的表达起到部分代偿作用。与此相一致的是，该基因变异的患者的严重程度差异较大。出生以后，神经肌肉接头的传导依赖成人型 AChR，所有患者的病情几乎不再可能恶化。考虑到该疾病发生是因为生长发育的关键阶段神经肌肉传导障碍，我们推测如果神经肌肉接头处其他组成成分（rapsyn，MuSK，DOK-7）发生变异，亦可造成胚胎运动不能。

8.4 罕见的突触后膜型先天性肌无力综合征

已经有少量的报道称 *MuSK* 含有异质等位基因的突变[14]，突触后膜电压门控钠离子通道亦含有异质等位基因的突变 *SCN4A*[15]。*MuSK* 突变的患者病程呈波动性，在儿童早期可有严重的呼吸抑制发作。肌活检显示终板 AChR 数目减少；然而，患者对抗胆碱酯酶的疗效较差，但当吡啶斯的明与二氨基吡啶联合应用时，显示出较好的效果。确切的发病机制目前尚不清楚，但可能与 V790M 的变异减少了 MuSK 的表达并影响其稳定性有关。

最近，很多学者推测这个变异可以改变 MuSk 的构象，从而影响 MuSK 和 DOK-7 的相互交联，并进一步影响 MuSK/DOK-7 的信号通路[70]。

在对因 *SCN4A* 突变造成严重症状的一位患者的研究中发现，该患者终板电位的正常波幅无法激活突触后膜的电压门控钠离子通道。这主要是因为出现了 V1442E 变异，引起 Nav1.4 通道的快速失活。这种变异可能呈显性遗传，目前发现有一位患者，即使其含一个静止型 S246L 变异，也产生微小的生物物理学变化。

（滕银燕 译 张 旭 校）

参 考 文 献

1. Engel AG, Sine SM. Current understanding of congenital myasthenic syndromes. Curr Opin Pharmacol 2005;5:308–321.
2. Engel AG, Ohno K, Sine SM. Sleuthing molecular targets for neurological diseases at the neuromuscular junction. Nat Rev Neurosci 2003;4:339–352.
3. Beeson D, Hantai D, Lochmuller H, Engel AG. 126th International Workshop: Congenital Myasthenic Syndromes, 24–26 September 2004, Naaden, the Netheralnds. Neuromuscul Disord 2005;15:498–512.
4. Ohno K, Engel AG. Congenital myasthenic syndromes: gene mutations. Neuromuscul Disord. 2004;14:117–22.
5. Ohno K, Tsujino A, Brengman JM, et al. Choline acetyltransferase mutations cause myasthenic syndrome associated with episodic apnea in humans. Proc Natl Acad Sci U S A. 2001;98:2017–22.
6. Maselli RA, Chen D, Mo D, Bowe C, Fenton G, Wollmann RL. Choline acetyltransferase mutations in myasthenic syndrome due to deficient acetylcholine resynthesis. Muscle Nerve. 2003;27:180–187.
7. Milone M, Fukuda T, Shen XM, Tsujino A, Brengman J, Engel AG. Novel congenital myasthenic syndromes associated with defects in quantal release. Neurology 2006;66:1223–1229.
8. Donger C, Krejci E, Serradell AP, et al. Mutation in the human acetylcholinesterase-associated collagen gene, COLQ, is responsible for congenital myasthenic syndrome with endplate acetylcholinesterase deficiency (Type 1c). Am J Hum Genet 1998;63:967–975.
9. Ohno K, Brengman J, Tsujino, A, Engel, AG. Human endplate acetylcholinesterase deficiency caused by mutations in the collagen-like tail subunit (ColQ) of the asymmetric enzyme. Proc Natl Acad Sci USA 1998;95:9654–9659.
10. Sine SM, Ohno K, Bouzat C, et al. Mutation of the acetylcholine receptor alpha subunit causes a slow-channel myasthenic syndrome by enhancing agonist binding affinity. Neuron.1995;15:229–239.
11. Ohno K, Wang HL, Milone M, et al. Congenital myasthenic syndrome caused by decreased agonist binding affinity due to a mutation in the acetylcholine receptor epsilon subunit. Neuron. 1996;17:157–170.
12. Engel AG, Ohno K, Bouzat C, Sine SM, Griggs RC. End-plate acetylcholine receptor deficiency due to nonsense mutations in the epsilon subunit. Ann Neurol. 1996;40:810–817.
13. Ohno K, Quiram PA, Milone M, et al. Congenital myasthenic syndromes due to heteroallelic nonsense/missense mutations in the acetylcholine receptor epsilon subunit gene: identification and functional characterization of six new mutations. Hum Mol Genet.1997;6:753–766.
14. Chevessier F, Faraut B, Ravel-Chapuis A, et al. MuSK, a new target for mutations causing congenital myasthenic syndrome. Hum Mol Genet 2004;13:3229–3240.
15. Tsujino A, Maertens C, Ohno K, et al. Myasthenic syndrome caused by mutation of the SCN4A sodium channel. Proc Natl Acad Sci USA 2003;100:7377–7382.
16. Ohno K, Engel AG, Shen XM, et al. Rapsyn mutations in humans cause endplate acetylcholine-receptor deficiency and myasthenic syndrome. Am J Hum Genet 2002;70:875–885.
17. Beeson D, Higuchi O, Palace J, et al. Dok-7 mutations underlie a neuromuscular junction synaptopathy. Science 2006;313:1975–1978.
18. Burke G, Cossins J, Maxwell S, et al. Rapsyn mutations in hereditary myasthenia; distinct early- and late-onset phenotypes. Neurology 2003;61:826–828.
19. Muller JS, Herczegfalvi A, Vilchez J, et al. Phenotypical spectrum of DOK7 mutations in congenital myasthenic syndromes. Brain 2007;130:1497–1506.
20. Barisic N, Muller JS, Paucic-Kirincic E, et al. Clinical variability of CMS-EA (congenital myasthenic syndrome with episodic apnea) due to identical CHAT mutations in two infants. Eur J Paediatr Neurol 2005;9:7–12.
21. Bestue-Cardiel M, Saenz de Cabezon-Alvarez A, et al. Congenital endplate acetylcholinesterase deficiency responsive to ephedrine. Neurology 2005;65:144–146.
22. Ohno K, Engel AG, Brengman JM, et al. The spectrum of mutations causing end-plate acetylcholinesterase deficiency. Ann Neurol 2000;47:162–170.
23. Muller JS, Petrova S, Kiefer R, et al. Synaptic congenital myasthenic syndrome in three patients due to a novel missense mutation (T441A) of the COLQ gene. Neuropediatrics 2004;35:183–189.

24. Kimbell LM, Ohno K, Engel AG, Rotundo RL. C-terminal and heparin-binding domains of collagenic tail subunit are both essential for anchoring acetylcholinesterase at the synapse. J Biol Chem 2004;279:10997–11005.

25. Ohno K, Hutchinson DO, Milone M, et al. Congenital myasthenic syndrome caused by prolonged acetylcholine receptor channel openings due to a mutation in the M2 domain of the epsilon subunit. Proc Natl Acad Sci U S A 1995; 92:758–762.

26. Muller JS, Mildner G, Muller-Felber W, et al. Rapsyn N88K is a frequent cause of congenital myasthenic syndromes in European patients. Neurology 2003;60:1805–1810.

27. Croxen R, Young C, Slater C, et al. End-plate gamma- and epsilon-subunit mRNA levels in AChR deficiency syndrome due to epsilon-subunit null mutations. Brain 2001;124:1362–1372.

28. Hesselmans LF, Jennekens FG, Van den Oord CJ, Veldman H, Vincent A. Development of innervation of skeletal muscle fibers in man: relation to acetylcholine receptors. Anat Rec 1993;236:553–562.

29. MacLennan C, Beeson D, Buijs AM, Vincent A, Newsom-Davis J. Acetylcholine receptor expression in human extraocular muscles and their susceptibility to myasthenia gravis. Ann Neurol 1997;41:423–431.

30. Vincent A, Cull-Candy SG, Newsom-Davis J, Trautmann A, Molenaar PC, Polak RL. Congenital myasthenia: end-plate acetylcholine receptors and electrophysiology in five cases. Muscle Nerve 1981;4:306–318.

31. Nichols P, Croxen R, Vincent A, et al. Mutation of the acetylcholine receptor ε-subunit promoter in congenital myasthenic syndrome. Ann Neurol 1999;45:439–443.

32. Ohno K, Anlar B, Engel AG. Congenital myasthenic syndrome caused by a mutation in the Ets-binding site of the promoter region of the acetylcholine receptor epsilon subunit gene. Neuromuscul Disord 1999;9:131–135.

33. Abicht A, Stucka R, Schmidt C, et al. A newly identified chromosomal microdeletion and an N-box mutation of the AChR epsilon gene cause a congenital myasthenic syndrome. Brain 2002;125:1005–1013.

34. Cossins J, Webster R, Maxwell S, Burke G, Vincent A, Beeson D. A mouse model of AChR deficiency syndrome with a phenotype reflecting the human condition. Hum Mol Genet. 2004;13:2947–2957.

35. Ealing J, Webster R, Brownlow S, et al. Mutations in congenital myasthenic syndromes reveal an ε-subunit C-terminal cysteine, C470, crucial for maturation and surface expression of adult AChR. Hum Mol Genet 2002;11:3087–3096.

36. Croxen R, Newland C, Betty M, Vincent A, Newsom-Davis J, Beeson D. Novel functional epsilon-subunit polypeptide generated by a single nucleotide deletion in acetylcholine receptor deficiency congenital myasthenic syndrome. Ann Neurol 1999;46:639–647.

37. Abicht A, Stucka R, Karcagi V, et al. A common mutation (epsilon1267delG) in congenital myasthenic patients of Gypsy ethnic origin. Neurology 1999;53:1564–1569.

38. Morar B, Gresham D, Angelicheva D, et al. Mutation history of the roma gypsies. Am J Hum Genet 2004;75:596–609.

39. Quiram PA, Ohno K, Milone M, et al. Mutation causing congenital myasthenia reveals acetylcholine receptor beta/delta subunit interaction essential for assembly. J Clin Invest 1999;104:1403–1410.

40. Engel AG, Lambert EH, Mulder DM, et al. A newly recognized congenital myasthenic syndrome attributed to a prolonged open time of the acetylcholine-induced ion channel. Ann Neurol 1982;11:553–569.

41. Croxen R, Hatton C, Shelley C, et al. Recessive inheritance and variable penetrance of slow-channel congenital myasthenic syndromes. Neurology 2002;59:162–168.

42. Gomez CM, Maselli R, Gammack J, et al. A beta-subunit mutation in the acetylcholine receptor channel gate causes severe slow-channel syndrome. Ann Neurol. 1996;39:712–723.

43. Gomez CM, Maselli RA, Vohra BP, et al. Novel delta subunit mutation in slow-channel syndrome causes severe weakness by novel mechanisms. Ann Neurol. 2002;51:102–112.

44. Hatton CJ, Shelley C, Brydson M, Beeson D, Colquhoun D. Properties of the human muscle nicotinic receptor, and of the slow-channel myasthenic syndrome mutant epsilonL221F, inferred from maximum likelihood fits. J Physiol 2003;547:729–760.

45. Croxen R, Newland C, Beeson D, et al. Mutations in different functional domains of the human muscle acetylcholine receptor alpha subunit in patients with the slow-channel congenital myasthenic syndrome. Hum Mol Genet 1997;6:767–774.

46. Engel AG, Ohno K, Milone M, et al. New mutations in acetylcholine receptor subunit genes reveal heterogeneity in the slow channel congenital myasthenic syndrome. Hum Mol Genet 1996;5:1217–1227.

47. Harper CM, Engel AG. Quinidine sulfate therapy for the slow-channel congenital myasthenic syndrome. Ann Neurol 1998;43:480–484.

48. Harper CM, Fukodome T, Engel AG. Treatment of slow-channel congenital myasthenic syndrome with fluoxetine. Neurology 2003;60:1710–1713.

49. Colomer J, Muller JS, Vernet A, et al. Long-term improvement of slow-channel congenital myasthenic syndrome with fluoxetine. Neuromuscul Disord 2006;16:329–333.

50. Webster R, Brydson M, Croxen R, Newsom-Davis J, Vincent A, Beeson D. Mutation in the AChR ion channel gate underlies a fast channel congenital myasthenic syndrome. Neurology 2004;62:1090–1096.

51. Wang HL, Milone M, Ohno K, et al. Acetylcholine receptor M3 domain: stereochemical and volume contributions to channel gating. Nat Neurosci 1999;2:226–233.

52. Brownlow S, Webster R, Croxen R, et al. Acetylcholine receptor delta subunit mutations underlie a fast-channel myasthenic syndrome and arthrogryposis multiplex congenita. J Clin Invest 2001;108:125–130.

53. Sanes JR, Lichtman JW. Induction, assembly, maturation and maintenance of a postsynaptic apparatus. Nat Rev

Neurosci 2001;2:791–805.

54. Burke G, Cossins J, Maxwell S, et al. Distinct phenotypes of congenital acetylcholine receptor deficiency. Neuromuscul Disord 2004;14:356–364.

55. Muller JS, Mildner G, Muller-Felber W, et al. Rapsyn N88K is a frequent cause of congenital myasthenic syndromes in European patients. Neurology 2003;60:1805–1810.

56. Dunne V, Maselli RA. Identification of pathogenic mutations in the human rapsyn gene. J Hum Genet 2003;48:204–207.

57. Maselli RA, Dunne V, Pascual-Pascual SI, Rapsyn mutations in myasthenic syndrome due to impaired receptor clustering. Muscle Nerve 2003;28:293–301.

58. Muller JS, Abicht A, Burke G, et al. The congenital myasthenic syndrome mutation RAPSN N88K derives from an ancient Indo-European founder J Med Genet 2004;41:e104.

59. Cossins J, Burke G, Maxwell S, et al. Diverse molecular mechanisms involved in AChR deficiency due to rapsyn mutations. Brain 2006;129:2773–2783.

60. Ohno K, Sadeh M, Blatt I, Brengman JM, Engel AG. E-box mutations in the RAPSN promoter region in eight cases with congenital myasthenic syndrome. Hum Mol Genet 2003;12:739–748.

61. Muller JS, Baumeister SK, Schara U, et al. CHRND mutation causes a congenital myasthenic syndrome by impairing co-clustering of the acetylcholine receptor with rapsyn. Brain 2006;129:2784–2793.

62. McQuillen MP. Familial limb-girdle myasthenia. Brain 1966;89:121–132.

63. Palace J, Lashley D, Newsom-Davis J, et al. Clinical features of the DOK7 neuromuscular junction synaptopathy. Brain 2007;130:1507–1515.

64. Muller JS, Herczegfalvi A, Vilchez JJ, et al. Phenotypical spectrum of DOK7 mutations in congenital myasthenic syndromes. Brain. 2007;130:1497–1506.

65. Missias AC, Mudd J, Cunningham JM, Steinbach JH, Merlie JP, Sanes JR. Deficient development and maintenance of postsynaptic specializations in mutant mice lacking an 'adult' acetylcholine receptor subunit. Development 1997;124:5075–5086.

66. Gautam M, Noakes PG, Mudd J, et al. Failure of postsynaptic specialization to develop at neuromuscular junctions of rapsyn-deficient mice. Nature 1995;377:232–236.

67. Gautam M, Noakes PG, Moscoso L, et al. Defective neuromuscular synaptogenesis in agrin-deficient mutant mice. Cell 1996;85:525–535.

68. DeChiara TM, Bowen DC, Valenzuela DM, et al. The receptor tyrosine kinase MuSK is required for neuromuscular junction formation in vivo. Cell 1996;85:501–512.

69. Willmann R, Fuhrer C. Neuromuscular synaptogenesis: clustering of acetylcholine receptors revisited. Cell Mol Life Sci 2002;59:1296–1316.

70. Okada K, Inoue A, Okada A, et al. The muscle protein Dok-7 is essential for neuromuscular synaptogenesis. Science 2006;312:1802–1805.

71. Slater CR, Fawcett PR, Walls TJ, et al. Pre- and post-synaptic abnormalities associated with impaired neuromuscular transmission in a group of patients with 'limb-girdle' myasthenia. Brain 2006;129:2061–2076.

72. Mishina M, Takai T, Imoto K, et al. Molecular distinction between fetal and adult forms of muscle acetylcholine receptor. Nature 1986;321:406–411.

73. Escobar V, Bixler D, Gleiser S, Weaver DD, Gibbs T. Multiple pterygium syndrome. Am J Dis Child 1978;132:609–611.

74. Morgan NV, Brueton LA, Cox P, et al. Mutations in the embryonal subunit of the acetylcholine receptor (CHRNG) cause lethal and Escobar variants of multiple pterygium syndrome. Am J Hum Genet 2006;79:390–395.

75. Hoffmann K, Muller JS, Stricker S, et al. Escobar syndrome is a prenatal myasthenia caused by disruption of the acetylcholine receptor fetal gamma subunit. Am J Hum Genet 2006;79:303–312.

第16章
中毒性神经肌肉传递障碍性疾病

James F. Howard，Jr

1 引言

神经肌肉接头（NMJ）对神经毒性影响尤其敏感。与血脑屏障（保护脑和脊髓）和血神经屏障（保护周围神经）不同，NMJ 无任何屏障可以使其免受毒性物质的破坏。多种神经毒性物质针对性地损害 NMJ。这些神经毒性物质包括自然界的植物、动物、广泛的处方药品及一些环境危害等。在几乎所有影响神经肌肉接头的神经毒性物质中，若干机制之一是降低神经肌肉接头传递的安全系数。这些神经毒素或者影响神经肌肉接头处突触前元素或者影响突触后元素。这些神经毒素的临床特点是千变万化的，因为许多毒素与中枢神经系统其他部分或者周围神经系统或者其他自主神经系统等相关联。很多神经毒素还对机体整个系统有影响。虽然我们担心神经毒素造成的发病率和病死率，但是需要承认的是，我们对神经毒素相关的药理学、生理学及相关疾病的分子机制的理解有了更深入的认识。例如，如果不是认识到 α- 银环蛇毒素结合乙酰胆碱受体（AChR），我们对重症肌无力（MG）的诊断和治疗仍将被推迟[1]。在全世界范围内，最常见的神经肌肉接头的神经毒性来自于毒蛇咬伤。临床神经病学家关注更多的是那些在医学实践中经常使用的各种药物制剂在易感个体产生重大偏差的神经肌肉传递的后果。在联邦和国际监管机构的严厉调控下环境中毒的可能性已经非常有限。

引起我们关注的神经毒素大致分为三类：生物、环境和药物。本章重点介绍神经毒素对神经肌肉接头传递的直接影响，但这并不意味着这是关于神经肌肉神经毒理学广泛话题的内容。阐述所有关于特定毒素对 NMJ 的药理和生理影响是不可能。同样，也不可能详细讨论这些神经毒素在动物或实验样本中的神经肌肉阻断作用。

所有的神经肌肉接头处神经毒性造成疾病的特点通常都是渐进性的、对称性的肌肉无力。眼球运动的肌肉或眼睑以及颈部前屈肌肉和胸肌、骨盆带肌肉最常受累。根据所涉及的毒素、剂量及暴露于毒素的时间，球部肌肉和呼吸肌也有可能受到影响。通常认知和感觉不受影响，除非中枢神经系统的其他部分也牵涉在内。肌肉牵张反射往往保留或只有最低限度减少，特别是在疾病的早期阶段，但是如果肌无力比较严重，那么肌肉牵张反射可能也会消失。

2　神经毒性的药理学

药物对突触传递的不良反应可以归纳为：影响突触前，同时伴有 ACh 释放的减少、改变或者损害 Ca^{2+} 内流入神经末梢或者一种密胆碱（减少胆碱重摄取）效应；或者影响突触后，伴随 AChR 抗体的阻断、箭毒样效应或者在不同程度上增强非去极化或去极化神经肌肉阻断抗体；或者上述两种影响机制都参与在内。上述每一种药理性的相互作用都能带来临床症状的出现。自从 Barrons、Howard 和 Kaeser 总结出版以来，很多文献开始报道由于药物不良反应所致的神经肌肉传递障碍性疾病，并且开始增列一些可能的"危险药物"[2~6]。这些可能的危险药物的最新清单保存在美国重症肌无力协会网站（http://www.myasthenia.org/docs/MGFA_MedicationsandMG.pdf）。遗憾的是，很多文献都是传闻，只有少数几个体外研究项目研究药物对神经肌肉传递的影响，试用在动物或人体的神经肌肉标本中比较全面。但在决定哪些药物用于治疗突触传递疾病时，这些药物可能的不良反应也需要考虑到。

除了 D- 青霉胺、α- 干扰素和肉毒杆菌毒素是可能的例外外，MG 和 LES 患者没有绝对禁忌的药物。然而还是有许多药物干扰神经肌肉传递，使这些患者的肌无力加重或者延长接受肌肉松弛剂治疗患者的神经肌肉阻滞的持续时间。药物引起的突触传递障碍与 MG 很相似，也有不同程度的上睑下垂、眼肌、面肌、延髓、呼吸肌及全身四肢骨骼肌的无力。治疗包括停用相关药物，并在必要时静脉注射钙、钾或胆碱酯酶抑制剂逆转神经肌肉阻滞。在极少数情况下，这些药物（D- 青霉胺和 α- 干扰素）可能会诱发一种自身免疫性形式的 MG。在这些情况下，主治医生必须利用通常用于其他形式的自身免疫性 MG 的治疗方法。

最好的办法是避免使用这些可能会对神经肌肉传递造成影响的药物，但是，在某种情况下需要使用这些药物治疗其他疾病时也是别无选择的。在这种情况下，全面了解药物的不良反应是最大限度减少损害的方法。如果可能，使用已被证明是影响神经肌肉接头传递药物中影响度最小的一种药物。不幸的是，允许这样比较的实验研究几乎不存在。最常遇到的问题是抗生素（氨基糖苷类和大环内酯类）和 β- 肾上腺素受体阻滞剂这些可以急剧加重 MG 患者肌无力症状的药物的使用方法问题。其他经常遇到的问题还包括神经肌肉传递障碍性患者长期的肌无力以及术后的呼吸窘迫。

2.1　抗生素

氨基糖苷类抗生素无论用哪种给药方式都可能会产生神经肌肉无力[7]。这种肌无力可能与药物的血清浓度有关，并且症状可能因为胆碱酯酶抑制剂、钙输注或氨基吡啶的使用而部分地可逆[8]。这些药物有突触前或突触后效应，或者两种机制都有。神经肌肉毒性数据库中存在一些抗生素，包括阿米卡星、庆大霉素、卡那霉素、新霉素、奈替米星、链霉素、妥布霉素[9]。在本组药物中，新霉素毒性最强，妥布霉素毒性最小。在临床上，庆大霉素、卡那霉素、新霉素、妥布霉素、链霉素已经被证明在非重症肌无力的患者中产生肌肉无力[4]。有神经肌肉阻滞作用的抗生素并不限于氨基糖苷类抗生素。有报道称，给予重症肌无力患者大环内酯类抗生素、红霉素或阿奇霉素治疗时，有症状加重的可能[10, 11]。新确认的酮内酯类 —— 泰利霉素可以使 MG 患者突发严重的恶化或者在确诊 MG 前暴露（Howard JF，私人通讯）[12]。氨基酸的多肽和一元氨基酸抗生素类、青霉素类、磺胺类、四环素类、氟喹诺酮类可以导致重症肌无力患者的症状一过性的恶化，或者使神经肌肉阻滞剂所致的肌无力成为可能，或者为阻断突触传递提供一些理论依据[13]。林可霉素和克林霉素引起的神经肌肉阻断不易被胆碱酯酶抑制剂逆转。另据报道：多黏菌素 B、甲磺酸黏菌素和黏菌素也可以产生神经肌肉无力，特别是在有肾病或者患者同时使用其他抗生素或神经肌肉阻断剂时[7, 16]。氨苄西林、四环素类似物、土霉素、吡甲四环素、环丙沙星[17] 这些药物都可以加重 MG 病情，虽然每种药物的机制尚不完全清楚[18, 19]。

2.2　心血管药物

很多心血管药物被揭示在 MG 及 LES 患者中使用时有负性肌力的影响，它们（及抗生素）是造成神经肌肉疾病患者不良药物反应的主要部分。β- 肾上腺素受体阻滞剂可能引起 MG 症状的加重恶化，或者它们的使用可诱发 MG 的首次发病[20, 21]。即使这些药物只是在角膜局部外用，也有可能造成肌无力[22, 23]。硝苯地平、阿替洛尔、美托洛尔、纳多洛尔、普萘洛尔、噻吗洛尔可以在正常大鼠骨骼肌以及人类肌无力患者肋间肌肉活检标本上引起剂量相关性的神经肌肉传递效能的下降[21]。不同的 β- 受体阻滞剂具有可重复的、不同的突触前和突触后神经肌肉传递的影响。在这一组药物中，普萘洛尔的神经肌肉阻滞效应最强，硝苯地平的阻滞效应最低。钙通道阻滞剂对骨骼肌的影响还不是很明确，不同的研究给出的结果不同。有些研究表明神经肌肉阻滞是通过突触后箭毒样作用，突触前抑制 ACh 的释放或突触前、后均有参与[24～26]。单纤维肌电图（SF-EMG）检测没有神经肌肉疾病的心血管病患者口服钙通道阻滞剂，结果并没有发现任何的神经肌肉传递的异常改变[27]。在 LES 和小细胞肺癌的患者中，急性呼吸衰竭可能与口服一定剂量的维拉帕米有短暂相关[27]。一位中等严重程度的全身型 MG 患者在服用维拉帕米后出现了急性呼吸衰竭。低剂量的维拉帕米和其控释剂已被成功用于接受环孢素治疗的 MG 患者的高血压治疗（作者的观察）。

普鲁卡因可能会造成 MG 患者肌无力的急性加重[29]。神经肌肉阻滞的快速发生以及停药后症状的快速缓解提示该药物对突触传递有直接的毒性作用而不是诱导产生一种针对神经肌肉接头处的自身免疫反应。推测其作用机制可能是在突触前膜损害 ACh 的形成或释放，尽管我们知道它也有突触后作用。两例病例报道表明，抗心律失常 P- 糖蛋白抑制剂普罗帕酮，可能会导致重症肌无力患者肌无力症状的急性加重[30, 31]。与普鲁卡因的作用机制相似，其症状加重的快速发生以及停药后症状的快速缓解揭示其对神经肌肉传递有直接毒性作用。

最早报道奎尼丁加重 MG 症状的是 Weisman[32]。有几个报道显示，在奎尼丁治疗后发现几例先前并未确定的 MG 病例[33, 34]。神经肌肉的阻滞包括在突触前损害 ACh 的合成或释放，大剂量时，以箭毒样方式影响突触后[35]。摄入很小剂量的奎宁，例如，杜松子酒和滋补品中的奎宁，有可能急性加重 MG 患者的肌无力，尽管这与一些客观报道并不能完全吻合。

2.3　降胆固醇药物

一些发表的工作表明，他汀类降胆固醇药物可能造成重症肌无力无力的加重[36~40]。加重的具体机制还不明确，但是提出了几种假设。已经被广为人知的是 HMG-CoA 还原酶治疗可以产生肌病[41~44]。有没有可能肌无力的加重是由于共同存在的肌膜的病变造成的？他汀具有免疫调节的特点，可以诱导产生 Th2 细胞因子 IL-4、IL-5、IL-10[45]。动物实验及人类研究都表明这些 Th2 细胞因子在 MG 的发生发展中起重要作用[46]。因此，有可能这些 Th2 细胞因子产生的上调导致了 MG 肌无力的加重。已经假定他汀类药物可通过消耗内源性辅酶 Q10 引起线粒体功能障碍[47]。考虑到神经末梢高浓度的线粒体，他汀诱导的神经末梢处线粒体衰竭已经被提出是一种引起神经肌肉传递损伤的机制[36]。尚没有证据表明 HMG-CoA 还原酶直接干扰神经肌肉传递[48]。

2.4　镁

由于使用含镁药物造成的高镁血症是一种罕见的临床综合征[49]，肾衰竭患者易患高镁血症，因此该类患者应避免使用含镁的抗酸剂及止泻药[50,51]。过度使用含镁（Mg^{2+}）的灌肠药物会产生高镁血症，但是这通常在有相关胃肠道疾病的患者身上发生[52,53]。高镁血症通常是由于肠外使用高剂量的 $MgSO_4$ 治疗子痫而引起，这种情况下有时会给母亲或新生儿带来严重的不良反应[54~56]。高镁血症的临床表现与 Mg^{2+} 的血清浓度有关[53,57,58]。Mg^{2+} 的血清浓度超过 5 mEq/L，肌肉牵张反射会降低；Mg^{2+} 的血清浓度为 9～10 mEq/L 时，肌肉牵张反射可能会消失，出现肌无力。在先兆子痫治疗过程中，需要监测肌肉牵张反射，如果反射消失，Mg^{2+} 相关给药需要停止[56]。当血镁浓度超过 10 mEq/L 时，新生儿呼吸衰竭可能会发生[54,56]。当血清浓度大于 14mEq/L 时可诱发急性心律失常，包括心脏传导阻滞和脱落。高镁血症时自主神经功能紊乱的症状包括口干、瞳孔散大、尿潴留、低血压和潮红，这些症状的发生考虑与自主神经节突触前被阻滞有关[59]。眼球运动肌肉往往得以幸免，高镁血症引起的临床症状多与 LES 而非 MG 相似[60]。镁离子通过完全阻止钙离子进入运动神经末梢而抑制 ACh 的释放[61]。并且它还有一个微弱的突触后作用。镁也可以加强神经肌肉阻滞剂的作用，因此在先前接受 Mg^{2+} 治疗先兆子痫的患者计划行剖宫产时需要考虑到这一点[62,63]。有神经肌肉接头处障碍的患者对 Mg^{2+} 诱导的肌无力更加敏感。当接受 Mg^{2+} 治疗后 MG 和 LES 患者会变得更加无力，即使 Mg^{2+} 浓度处于正常水平或者稍高出正常水平[64~67]。有报道称，先前未确认 MG 的存在，当使用 Mg^{2+} 治疗先兆子痫后，MG 诊断明确（Howard JF，未发表的观察）[68]。MG 肌无力症状的加重通常发生在肠外给药（Mg^{2+}），但偶尔也有口服 Mg^{2+} 制剂后出现 MG 症状的加重[67]。因此在那些已知具有神经肌肉传递障碍疾病的患者中，如 MG、LES 及肉毒中毒，应该避免肠外给予 Mg^{2+} 治疗，口服 Mg^{2+} 治疗时也需要提高警惕。患有 MG 或 LES 的患者对钙离子的反应极差，可能比对胆碱酯酶抑制剂反应良好[64]。

2.5 娱乐性药物

因娱乐需求使用可卡因造成 MG 症状加重的情况已有报道[69~71]。这些情况下通常有需要机械辅助通气的呼吸功能不全[70, 71]，并且需要提高治疗技术或高剂量的静脉丙种球蛋白治疗[71]。在一些患者中，MG 症状的加重与血清肌酸激酶的升高有关[70]。可卡因通过减少肌肉、神经的兴奋性而降低小鼠骨骼肌对重复神经电刺激的反应，但是它对 NMT 没有明显影响[71]。在培养的肌肉细胞中，可卡因抑制烟碱型 AChR[72]。

2.6 风湿性药物

D- 青霉胺（D-penicillamine，D-P）用于治疗类风湿关节炎（rheumatoid arthritis，RA）、威尔逊病（Wilson's disease）和胱氨酸血症。很多接受 D-P 治疗的患者都可以出现自身免疫性疾病，其中 MG 是最常见的[73~75]。由 D-P 诱发的 MG 通常症状比较轻微，且往往局限于眼肌。在许多患者中，该组症状很多未被确认，因为有严重的关节炎存在时，发现轻度的四肢无力是有些困难。有一点可以明确的是，D-P 不可能对神经肌肉传递有直接的影响，因为 MG 的发生，往往是在较长时间的 D-P 治疗后出现的，并且相比于接受 D-P 治疗的 RA 患者出现 MG 的概率而言，MG 在接受 D-P 治疗的威尔逊病患者中出现的概率相对较小[76]。很有可能 D-P 通过刺激或增强神经肌肉接头处的免疫反应而诱导 MG 的发生。如果接受 D-P 治疗的患者出现 MG，大约 70% 的患者在停止使用该药 1 年内症状会缓解[77]。在有些患者中，即使停止使用 D-P，患者 MG 症状仍持续存在，提示该患者在使用 D-P 之前已经存在 MG 的亚临床情况。

氯喹主要作为抗疟药被使用，但在较高剂量时，它也可用于一些胶原血管疾病的治疗，包括类风湿关节炎、盘状红斑狼疮、皮肤卟啉症。它可以产生很多神经系统不良反应，其中一类为神经肌肉传递障碍性疾病。关于上述情况出现的机制，目前报道的有两种，包括突触前和突触后机制，但是也可以改变免疫调节，产生一种 MG 的临床综合征，这一点与 D-P 的情况相似。一位 RA 患者和一位 SLE 患者在长时间氯喹治疗后出现了 MG 典型的临床、生理学及药理学特点，乙酰胆碱受体抗体被检测出，并随后慢慢消失，且临床表现和电生理的异常也随着氯喹的停止而逐渐消失[38, 39]。一位患者在使用氯喹后 1 周出现了短暂的突触后神经肌肉传递障碍表现，该种表现考虑是氯喹对 NMJ 的直接毒性影响而不是免疫功能紊乱[78]。

2.7 其他

2.7.1 α 干扰素

α 干扰素开始治疗白血病之后，以及 α-2b 干扰素治疗恶性肿瘤和慢性活动性肝炎 C 的治疗过程中，全身型 MG 都有可能发生[79~83]。在 α 干扰素治疗中，肌无力危象也有可能发生[84]。干扰素诱导 MG 的机制还不清楚。在转基因小鼠运动终板上 γ 干扰素的表达可以导致全身的无力及 NMJ 功能的异常，而这些经胆碱酯酶抑制剂治疗后可改善。免疫沉淀研究确定了一个 87 kD 的靶抗原，它可以被来自于这些转基因小鼠的血清以及人类 MG 患者的血清所识别。这些研究表明，表达在运动终板上的 γ 干扰素，激起了一种类似于发生在 MG 患者体内的自身体液免疫反应[85]。

2.7.2　肉毒杆菌神经毒素

肉毒杆菌神经毒素，用于治疗局限性肌张力障碍时，有可能激发亚临床的 LES 事件临床化。在肉毒杆菌毒素注射治疗后，关于 MG 患者症状的加重或危象的出现均有见报道[87～90]。如果已知患者有 NMT 缺陷，那么此时肉毒杆菌毒素的使用被认为是相对禁忌的，虽然也有报道称，在 MG 患者身上已成功使用该毒素[91, 92]。

还有很多其他药物干扰神经肌肉的传递。许多局部麻醉剂，某些抗惊厥药，镁、碘造影剂染料，当然，在手术过程中所使用的神经肌肉阻断麻醉剂也包含在内。新报道的药物 - 疾病不良的相互作用影响也经常见到。本章不可能全部详细地讨论，读者可以参阅有关该主题的全面的综述[20]或者到美国 MG 基金会的网站上查询。

3　生物神经毒素

3.1　肉毒中毒

肉毒中毒是一种由梭状芽孢杆菌神经毒素产生，可以阻止 ACh 从运动神经末梢释放的临床症状 *[93]。这是一种长久的、严重肌无力瘫痪的临床症状。肉毒中毒，根据表 16-1 中表现可进行临床分类。在美国，8 种不同类型的肉毒毒素中，A 型和 B 型是最多的致病种类。E 型在海鲜中传播，A 型被认为可以产生最严重的临床表现。疾病经典的形式发生在食用了未经充分消毒的食物后。并不是所有进食污染食物的患者均有症状。恶心和呕吐是首发症状，神经肌肉症状一般发生在进食 12 ～ 36 小时后。临床表现基本上是一致的：眼睑下垂、视物模糊、吞咽困难、构音障碍等。学生之间可能会扩展，但是不良反应相对比较轻。肌无力会在 4 ～ 5 天内进展，然后达峰。呼吸肌无力可能很快发生。很多患者都有自主神经功能紊乱，如口干、便秘、尿潴留、心血管功能不稳定等。

表 16-1　肉毒中毒的临床分类

经典形式	滥用药物
婴儿形式	鼻内
伤口肉毒中毒	静脉
创伤或外科	隐匿形式

婴儿肉毒中毒是由于慢性肉毒梭状芽孢杆菌毒素的慢性吸收造成的，而这种梭状芽孢肉毒杆菌存在于婴儿的胃肠道内[94]。蜂蜜是一种常见的污染源。发病时的症状有便秘、嗜睡、吸吮力弱，大都发生在出生后 1 周至 12 个月内，通常是 2 ～ 8 月龄。报道的病例

---

* 虽然破伤风毒素也与神经肌肉接头有关联，但它们的作用机制是完全不同的。这种毒素被转运到神经末梢，然后移动到 α 运动神经元和抑制性神经元之间的一个复古轴突形式的突触间隙中。在那里，它可以抑制胞吐作用引起瘫痪。因为它不直接涉及运动神经终端，因此在此将不进一步讨论。

主要是 A 型或 B 型毒素中毒，患者会逐渐出现肌无力，可能会产生广泛的脑神经和四肢肌肉受累。小学生的反应一般不是很好，腱反射减退，婴儿通常需要机械通气支持。

伤口肉毒中毒的发生是由于肉毒梭状芽孢杆菌污染伤口造成的。它的罕见性可能与孢子在伤口环境中萌发有难度有关。伤口肉毒中毒的临床表现与经典形式的肉毒中毒相似。它也可能是鼻内或者非肠道使用可卡因的一种并发症[95]。

隐匿性肉毒中毒是指那些肉毒毒素没有来源可供识别，并且在这些患者身上没有明显的污染源或暴露源[96, 97]。有人认为，这些病例代表婴儿肉毒杆菌中毒的成年形式[98]。这也被结肠转移性疾病形式所证实，这些患者多有克罗恩病、胃酸缺乏或最近在进行抗生素治疗[99]。

对抗毒素治疗的反应普遍不佳，可能是因为一旦毒素与神经末梢结合，便不再与抗毒素结合而发生作用。除非肉毒中毒是婴儿或隐藏形式的疾病，否则抗生素治疗是无效的。除此之外，必要时需要呼吸支持治疗。胆碱酯酶抑制剂通常是无益的，胍基或 3，4 - 二氨基吡啶（3，4-DAP）可以改善肌力，但是对呼吸功能的改善无作用。一般需要几个月的时间恢复，但恢复大都是比较完全的。

EMG 的异常随疾病的进展而发展，但在症状发生之初可能并没有什么异常表现。在受影响的肌肉中，CMAP 波幅降低，但运动和感觉神经传导是正常的。一些患者表现出递减的形式，在低频刺激肌肉一段时间后，大多数人 30% ～ 100% 的肌肉会有强直后异化的情况。这些发现与 LES 很相似，但是分布相对局限。SF-EMG 显示明显增加的抖动和阻滞。若机体是由受感染的婴儿的粪便发病或者是隐匿形式的发病形式，多可以恢复。

3.2　环境

大多数动物源性的生物毒素可影响胆碱能系统，或者易化突触递质从突触前释放，或者阻断 AChR。大体上，夏季被蛇、蝎子和蜱叮咬是比较常见的，因为这些生物在夏季比较常见。相反，暴露于海洋毒素可以发生在任何时间，因为它们主要是通过摄入，很少通过注射或渗透而被获得。特定的地理位置可以证明这些情况的发生。例如，蜱毒蛇咬伤在落基山脉的西部国家、加拿大西部省份和澳大利亚占主导地位。蛇毒素的地理种属也是有特异性的。眼镜蛇在亚洲和非洲被发现，东南亚有金环蛇，非洲有曼巴蛇，银环蛇在北美，在澳大利亚和新几内亚附近的太平洋水域有海蛇。

3.2.1　节肢动物

古老的观察发现节肢动物门的毒液被用于抵抗捕食或防御天敌[100]。产生针对 NMJ 毒素的节肢动物并不多。但是如果存在，一般的作用机制有 3 种（表 16-2）。第一种机制：有一个初步的 ACh 释放的增强，随后是突触前神经递质的耗竭。第二种机制：在没有后续突触前神经递质耗竭的情况下，产生 ACh 释放的增强。第三种机制：在没有后续突触前神经递质耗竭的情况下，造成 ACh 释放的耗竭。

表 16-2　节肢动物阻断突触传递的机制

ACh 释放的增强，伴随突触前神经递质的耗竭
ACh 释放的增强，不伴随突触前神经递质的耗竭
ACh 释放的耗竭，伴随突触前神经递质的耗竭

3.2.2　蜘蛛咬伤

只有一部分蜘蛛的毒液影响神经肌肉传递。漏斗网蜘蛛和澳洲红背蜘蛛是其中最危险的蜘蛛。在北美，只有黑寡妇蜘蛛的咬伤才受人关注。黑寡妇蜘蛛咬伤的受害者通常多见于小男孩，也许是因为他们对角落和缝隙有好奇心的结果。

从黑寡妇蜘蛛的毒液中发现的 Lathrotoxins 可以造成全身系统性的 lathrodectism。这些毒素可以使神经递质释放明显增强，通过去极化突触前神经末梢和增加所有神经内分泌突触包括神经肌肉接头处的 Ca^{2+} 的内流入神经末梢[101～103]。会有一个来自神经末梢处的神经递质后续的耗尽，导致突触传递的阻断。这种毒素通过几种机制发挥其在突触前神经末梢的影响。毒素与轴突蛋白（neurexin）相结合，并激活轴突蛋白突触前蛋白复合物，即轴突蛋白、突触融合蛋白（syntaxin）、突触结合蛋白以及 N 型钙离子通道，从而大大地促进了 ACh 的释放[104]。在神经肌肉标本中神经递质的释放是以 MEPP 频率来测量的，在数分钟内可以增加数百倍[105]。这里会有一个后续的突触囊泡的耗竭，突触前神经末梢上高度组织化的活性区域的破坏抑制了突触囊泡对终端膜的对接及终端膜有效的循环利用[106～111]。

被黑寡妇蜘蛛咬伤的症状在咬伤后的数分钟就可以出现，这也反映了周围神经、自主神经及中枢神经中突触大量释放神经递质[112]。由于神经肌肉去极化的阻滞，在全身肌无力之前，会有严重的肌强直和痉挛。黑寡妇蜘蛛咬伤很少是致命的，但心血管衰竭可能会发生于老年人或幼儿，对其治疗主要是支持治疗。注射葡萄糖酸钙可能有助于减轻肌肉痉挛和强直[113]。镁盐通过减少神经递质的释放可能是有益的[112]。抗蛇毒马血清的注射是有效的，并可迅速逆转神经毒性作用[114]。

3.2.3　蜱咬伤所致瘫痪

蜱咬伤所致瘫痪（麻痹）是一种世界性疾病，尽管在 19 世纪初曾有过模糊的记载，但 20 世纪之交在北美和澳大利亚第一次被描述[115～118]，它是数种由于暴露于蜱毒液后所致的神经肌肉疾病中的一种。这种瘫痪是由于一种神经毒素的侵入，这种神经毒素可以来自于 60 多种蜱中的一种[119, 120]。在北美，安氏矩头蜱、变异矩头蜱、太平洋岸矩头蜱、美洲钝眼蜱和斑点钝眼蜱是有毒的。在欧洲和太平洋海域，蓖子硬蜱和带角硬蜱是有毒的。在澳洲，全环硬蜱是有毒的。从地理位置来看，蜱麻痹多见于落基山脉西部国家和不列颠哥伦比亚省及阿尔伯塔省[121]。

临床症状是比较固定的。在接触后的 5～6 天内，往往会有感觉异常、头痛、全身乏力、恶心和呕吐的前驱症状。前驱期与蜱的饲养模式相平行。在接下来的 24～48 小时，会产生一个上升性的麻痹。它一般以双下肢对称的麻痹开始，然后进展到躯干和上肢。在大多数病例中，如果发现蜱，它往往都是充血的（吃饱后）。与在北美洲发现的一般的蜱（革蜱和蜱种）咬伤病例不同，澳大利亚蜱咬伤所致的肌无力往往症状更加严重，而且恢复相对缓慢。在这些患者中，往往在移除蜱之后的 24 ～ 48 小时会有临床症状的加重[122]。感觉多保留，但肌腱反射往往减弱或消失，似乎提示可能是 GBS（表 16-3），这是最常见的一种误诊[123]。该病患者对胆碱酯酶抑制剂没有明显反应[124, 125]。有一些迹象表明，咬伤的部分与大脑的接近程度与疾病的严重程度有关。抗毒素在某些情况下可能是有用的，但是由于其急性过敏反应的高发性，使得其广泛使用受到限制[126]。临床表现的缓解部分依赖于如何快速去除蜱，表明肌无力的数量与蜱咬伤是一种剂量依赖性的过程。通常，在去除蜱的数小时内症状即开始出现改善。但如果是革蜱（北美洲常见）咬伤所致的瘫痪，往往在蜱去除后，还要进展几天。当然，持续无力的病例也有报道[127]。严重的球部肌肉及呼吸肌的无力所致的呼吸衰竭可能导致死亡，这时，会有一些使疾病看上去有中枢神经系统受累的假象临床表现[128, 121]。

表 16-3　上升性瘫痪的特点比较

临床和实验室特点	蜱咬伤瘫痪	GBS
进展速度	数小时至几天	数天至 1 ～ 2 周
感觉缺失	没有	轻度
肌腱反射	减弱或消失	减弱或消失
开始恢复的时间	蜱去除后 24 小时内	几周至几月
CSF 白细胞个数	$< 10/mm^2$	$< 10/mm^2$
CSF 蛋白含量	正常	升高

毒蜱咬伤曾导致 12% ～ 25% 的死亡率，因此在 20 世纪后半期环境卫生的明显改善，使得这些中毒很少再致命[129, 115]。儿童比成人更容易染病。其中部分原因可能是由于他们爱玩的习惯以及接触到的毒素的量相对于他们的体重来说比较大。尽管全身各处都有可能被咬伤，但是头部和颈部是最常见的部位。一些研究表明相对于男孩，女孩的头发比较长，使得蜱被发现的时间相对较晚、存在人身体上的时间相对比较长，因此女孩的症状往往更严重[123, 130]。蜱咬伤的鉴定往往会被耽搁，因此会带来一些误诊。蜱咬伤所致的瘫痪往往容易与 GBS、MG、脊髓疾病、周期性瘫痪症、白喉、重金属中毒、农药中毒、卟啉症等混淆[123, 131]。在许多情况下，蜱的查找是由护士、海关人员、殡仪业者或尸检人员完成[132, 129, 123]。用一个细齿的梳子仔细、系统地检查头皮、颈部及会阴部，对查找蜱是非常必要的。

蜱咬伤致瘫痪的机制目前仍有争议。最有可能的毒素来于于澳大利亚蜱——全环硬蜱。从雌蜱的唾液腺中分离出的全环硬蜱毒素可以产生一种对神经诱发的 ACh 释放的温度依赖性阻滞[133]。有人认为它是一种神经肌肉传递的突触后阻滞[134]。由矩头蜱种属的蜱咬伤所致的瘫痪目前了解的还很少。没有直接的突触传递异常发生。然而，异常可能是由于受损的神经末端的去极化，也由此带来了 ACh 的释放减少[135, 136]。远端运动潜伏期的延长、神经传导速度的下降、复合肌肉动作电位（CMAP）振幅的下降都有被描述[120, 137~140]。

3.2.4 蝎子咬伤

蝎神经毒素中含有的肽段可以对很多神经造成影响，其中最明显的是影响调节 Na^+ 和 K^+ 通道的功能。然而，也有一些可以影响神经肌肉功能，产生一种增强性的突触后去极化作用，导致神经递质的释放[141]。儿茶酚胺排泄的增加在蝎子叮咬后便可显现出来，这可能与毒液的主要影响或者肾上腺素的一种次要的激增有关。治疗没有什么特异性，重点是维持正常的呼吸、心跳及凝血功能。抗蛇毒血清似乎没什么效果[142, 143]。

3.2.5 蛇咬伤

蛇咬伤所致的中毒主要来源于以下 4 种蛇：蝰蛇科（真正的毒蛇）、响尾蛇科（响尾蛇和蝮蛇）、眼镜蛇科（美国银环蛇、眼镜蛇、金环蛇、曼巴眼镜蛇）、海蛇科（海蛇）。神经肌肉阻滞主要发生于眼镜蛇科的种和海蛇科的种咬伤[144~146]。一种响尾蛇科的种，*Croatuslus durissus terrificus*，是一种南美洲响尾蛇，它有一个非常强大的神经肌肉阻滞毒液。其他的响尾蛇和蝮蛇通过血液和心血管机制发挥作用。毒液的产生和储存在唾液腺中完成，然后通过獠牙或修饰前颌骨的牙齿进行接种[144]。

蛇毒可能通过突触前或突触后发挥作用。突触前毒素——β- 神经毒素（β- 银环毒、黑牙蛇毒素和泰攀蛇毒素），通过抑制 ACh 从突触前囊泡中释放而发挥致病作用。通常在 ACh 释放初始增加之后会紧跟着突触前递质的耗竭。它们似乎比突触后毒素致病能力更强。突触后神经毒素 ——α- 神经毒素，产生类似箭毒样的非去极化的神经阻滞作用，并且阻滞的可逆程度在不同实验中是不同的。

大多数毒液都是两种不同类型的神经毒素的混合物，但是在一种毒液中一般都是以其中一种类型的神经毒素为主。例如，泰国眼镜蛇的毒液主要是由一个单一的突触后神经毒素组成的。相反，银环蛇的毒液含有 β- 银环毒以及四种其他的突触前毒素、α- 银环毒和其他两种突触后毒素[148]。海蛇属的毒液毒性要比陆地蛇属的毒液更强，虽然一般射入人体的毒液中海蛇属射入较少[149, 150]。α- 神经毒素（突触后毒素），与箭毒相似，与肌肉烟碱型 AChR 相结合。它们起病的速度相对比较慢，有一个比较长的潜伏期，但其毒素能力是 α- 银环毒的 15 ~ 40 倍[151]。β- 银环毒（突触前毒素）有多种亚型。大多数都有磷脂成分，这对突触前毒素发挥作用非常有必要。所有的这些亚型都是通过抑制 ACh 从神经末梢中释放而发挥作用，但其中更精确的机制相互之间又有所不同。在实验标本研究中，不同毒素之间可以互相增强毒素效应，提示它们与神经肌肉接头结合部位不同[152]。澳大利亚和巴布亚新几内亚的大班蛇是独特的，除了强大的突触前突触传递阻滞作用外，它还有直接的肌肉毒性成分，这将产生快速的肌肉坏死和变性。当然也存在毒素暴露的易感性的物种变化情况。澳大利亚刺槐蛇的毒液对人类来说是致命的，在猴子身上可以产生眼睑下垂，但其对兔子不会产生任何神经肌肉阻滞作用[153, 154]。

毒蛇咬伤后的临床过程是一个特殊的模式。在被坑毒蛇或眼镜蛇咬伤后，局部会有疼痛，但这种局部的疼痛在其他眼镜蛇（曼巴、金环蛇、银环蛇）和海蛇咬伤后不会出现。肿胀通常会在蝰蛇科、响尾蛇科或眼镜蛇叮咬的一个小时内出现，但在其他眼镜蛇和海蛇咬伤中不常见到。然后会有一个准备阶段发展为头痛、呕吐、意识丧失、感觉异常、血尿或咯血 [155]。但这些现象在眼镜蛇和曼巴咬伤后不常见。蛇咬伤与瘫痪发生的时间为 0.5 ~ 19 小时。神经肌肉毒性的最初体征往往是眼睑下垂和其他眼外肌的瘫痪。但这些在南美洲响尾蛇咬伤中不出现。在眼外肌受累的数小时左右，面肌和球部肌肉受累情况开始出现 [157]。2 ~ 3 天，四肢、膈肌和肋间肌的无力相继出现，并可能继续发展 [144, 158]。如果没有合适的治疗，心血管衰竭、抽搐和昏迷将接踵而至。除了咬伤伤口疼痛外，没有感觉异常。神经系统其他的系统性影响主要与凝血障碍相关。被很多种属的蛇咬伤后脑出血和蛛网膜下隙出血也有发生，甚至是世界上某些地区被蛇咬伤后死亡的主要原因 [159, 160]。

治疗主要是采用不含大量的磷脂酶的抗蛇毒血清 [157, 161, 162]，它是一种突触前神经毒素。如果蛇的类型已知，那么可以使用高滴度的单价抗蛇毒血清，但很多时候蛇毒类型未知，因此需要使用多价抗蛇毒血清。使用抗蛇毒血清的目的是缩短肌无力的时间，另外，一般的呼吸、心血管及血液学支持也是有必要的。支持治疗是大多数银环蛇咬伤患者治疗中的支柱。重症监护治疗和呼吸道维护与重症肌无力患者相似。有些专家建议，对以突触后异常为主要病因的患者可以使用胆碱酯酶抑制剂治疗，并且可以通过电生理学检查以判定其有效性 [163, 164]。

3.2.6 海洋毒素

海洋污染的迅速崛起，已经引发学术界对海洋毒素的新兴趣。此前，只有利用海洋毒素进行生物系统学调查的生理学家和药理学家对其感兴趣。海洋神经毒理学的例子遍布整个文学史，最早可以追溯到圣经时代的文学（*Exodus* 7:20–21）[165]。影响神经肌肉接头处的海洋神经毒素很少，主要发生在有毒的鱼、一些软体动物，可能还有甲藻。与节肢动物和蛇毒中毒不同，多数海洋毒素中毒是由于摄食相关生物所致。海洋毒素比较独特的是，随着食物链的向上递增，毒素的浓度亦递增。

双鞭毛藻是单细胞的双鞭海藻类生物。硅藻，类似于双鞭毛藻，没有鞭毛，且由二氧化硅壳包裹。这些生物体的毒素可以产生各种系统性和神经系统影响，但是对神经肌肉接头的影响比较小，且是间接的。目前已知的甲藻和硅藻 2000 ~ 3000 种中只有不足 1% 的种属产生的神经毒素可以产生麻痹性的贝类中毒现象 [166]。毒素经胃肠道时会很快被吸收，并且在摄食后的 30 分钟内症状就可发生。比较特征性的表现是，一般会有面部烧灼感或感觉异常，这种表现很快扩展到颈部和四肢。这种感觉异常很快减弱或被麻木，有些是被共济失调代替。在一些严重的病例中，很快发展为全身的无力和呼吸衰竭。总之，死亡率在 10% 左右。大多数来自于甲藻和硅藻的毒素都是离子通道阻滞剂（石房蛤毒素和河鲀毒素）。短裸甲藻毒素是一种温和的神经毒素，能造成非致命性的神经性贝类中毒、去极化胆碱能系统，致病机制大致是通过开放离子通道，间接地影响神经肌肉接头传递。来自于 *Gambierdiscus toxicus* 的雪卡毒素，通常在加勒比和南太平洋地区被发现。这种热稳定的脂质提高了乙酰胆碱从神经肌肉接头处的释放，致病机制大致是通过延长钠离子通道的开放。症状一般在摄食后的数小时内发生，很快发生呼吸肌无力。一般在几周后开始恢复。

芋螺毒素是含多种毒素，毒液通过一个小鱼叉状镖注射入体内[167]。这是对人类有危险的软体动物中鱼捕食的物种[168~170]。不同种属间毒素的影响是不同，同一种属内，有几种毒素是对神经肌肉接头有直接影响的。α-芋螺毒素阻止 ACh 与配体结合位点的结合[171~173]。这些毒液的功能与上述蛇毒中的 α-神经毒素相似。ω-芋螺毒素阻滞突触前神经末梢上的门控钙离子通道[174]。ω-芋螺毒素对正确理解 LES 的发病机制起到重要的作用，并且为当前使用的抗体测定提供了理论基础[175, 176]。在毒素摄入后会有一种局部强烈的疼痛，然后是全身乏力、头痛，半小时后进展为全身的无力。呼吸衰竭经常发生在 1～2 小时内。大多数锥壳叮咬是可以预防的。对于这些壳应当用钳子和厚手套谨慎处理。长鼻从壳的小端伸出，但是它是有弹性的，足可以叮咬到另一端的持物手。不要把活的贝壳放在口袋里，因为镖可以穿透布[165]。治疗方法主要是针对呼吸和心血管的支持治疗。目前没有文献讨论胆碱酯酶抑制剂对毒素中毒的可能有效性。60%多的叮咬是致命性的[177, 170]。

最毒的鱼是石鱼，毒鲉属（*Synanceja horrida*），*S. traacynis*，*S. verrucosa* 在印度洋-太平洋和红海被发现，而鬼鲉属在日本外海[178]。当受害者踩到埋在海滩里的小鱼时，石头鱼毒素通过 13 个背刺将毒液注射入受害者体内。以 ACh 储备的耗竭诱导神经肌肉传递的异常而导致神经肌肉的阻滞，与其他突触前毒素类似[179, 180]。这种毒素中毒将导致立刻的、难以忍受的疼痛，并且往往持续 1～2 天。由于透明质酸的作用，会发生严重的水肿，这将促进毒液在组织间传播，由此可能导致组织坏死[165]。除了胃肠道、自主神经以及认知的影响外，中毒者还将经历全身的无力。多由于心脏问题死亡。治疗方面主要是支持治疗，对某些患者来说特异性的抗毒素可能有用。

3.2.7 植物毒素

植物神经毒素很少影响人类 NMJ，但是在动物身上却时有发生。其神经毒性影响依赖于毒素的毒性强度、浓度、与其他毒素的相互作用或受害者的自身因素。很多都是生物碱。毒芹碱、来自于草本植物的神经毒素、毒铁杉都可以产生一种快速地上升性的麻痹而经常导致死亡。感觉异常很常见且突出[181]。苏格拉底之死就是由于毒铁杉[182]。这种哌啶生物碱毒素的作用机制还不清楚。有证据表明这种毒素类似箭毒样作用[183]。

4 职业神经毒素

4.1 重金属

大量的多价阳离子包括钡、铒、镉、钴、镧、钆、锰、镍、镨、三乙基锡、锌[184~196]。影响神经肌肉传递，并经常用于研究突触传递的基本机制。几乎所有这些毒物对突触传递都有多重效应，但它们主要是阻断乙酰胆碱的释放，同时促进神经递质的自发量子释放。它们通过电压门控钙离子通道阻止钙离子的内流，破坏细胞内钙离子的储备[197]。

　　重金属中毒是临床神经肌肉接头毒性的一种罕见原因。对这个问题的兴趣产生于1971 年在伊拉克甲基汞杀菌剂污染的粮食事件。尽管已给出警告，但这些有毒的谷物仍被用于喂养动物、制作面粉和面包[198]。症状开始于进食有毒谷物后的 1 个月内，并最终影响到 6500 余人，其中 8% 死亡[199]。患者表现为共济失调、疲劳、全身肌无力，偶见视神经萎缩。虽然汞中毒后的预期异常之一是周围神经病变（基于 Minamata 的经验），但汞中毒者大量的电生理检查并未揭示这一点[200, 201]。重复神经电刺激显示一个递减效应，并且这种改变随着胆碱酯酶抑制剂的使用可以部分逆转[202]。相似的异常现象在动物实验中也有发现[203]。

4.2　有机磷和氨基甲酸酯类农药中毒

　　最早使用胆碱酯酶抑制剂作为一种神经毒素要归功于非洲部落男子，他们使用卡拉巴尔豆作为检测药效的通行证或"检验毒药"[17]。有机磷（organophosphates, OP）是一类不可逆地抑制胆碱酯酶（包括 AChE）的化合物，品种超过 20 000 种[204]。它们被广泛用于农业、制造业、医药行业及大规模杀伤性武器等行业[205, 206]。暴露于 OP 的事件主要发生于工作场所、食物、饮用水及环境等情况。OP 中毒在美国是罕见的，因为含 OP 的杀虫剂不容易获得。但是，在其他一些国家，OP 中毒很常见，因为有人尝试服用含 OP 的杀虫剂自杀，或者一些对 OP 毒性知识不了解的工人错误地处理和储存相关药物时导致中毒[207~210]。

　　这些化合物的物理化学性质是不同的。它们可能是固体、液体或气体，溶于不同的介质。有些有腐蚀性，有些则没有。有些挥发性很高，有些则没有挥发性。皮肤接触、呼吸吸入以及胃肠道吸收都有可能出现 OP 的吸收。这些化合物不同的生化特点使得它们有如上述的广泛应用，但同时也决定了它们固有的危险性[211]。

　　OP 中毒后有 4 种神经肌肉毒性症状：一种为急性的胆碱能危象（1 型和 2 型）；一种是中间综合征；一种是肌病；还有一种就是毒性诱导的延迟性神经病变（表 16-4）[212]。其中只有 2 型胆碱能危象和中间综合征是 NMJ 毒性。OP 化合物通过不可逆地抑制 AChE 达到发挥 NMJ 毒性的作用。这就导致了在 NMJ 以及中枢、周围、自主神经系统的胆碱能突触处 ACh 的过度堆积[213]。NMJ 处 ACh 的过度堆积产生了一种去极化的神经肌肉阻滞，随之而来的是 AChR 的失活[214~216]。电生理研究证明为正常的神经传导研究，CMAP 波幅降低，对重复神经电刺激的反应减慢，以及无刺激后 CMAP 转化为一个单神经刺激[209, 217]。

表 16-4　有机磷农药中毒的神经肌肉综合征

急性胆碱能危象
中间综合征
肌病
毒性诱导的延迟的神经病变

　　主要用作杀虫剂的氨基甲酸酯的盐和酯，是生物碱毒扁豆碱的合成类似物。它们可以直接或间接影响 NMJ。与 OP 化合物相似，氨基甲酸酯也抑制胆碱能突触处 AChE 的

作用。因为它们类脂质的可溶性特点，所以很容易被中枢神经系统吸收。与 OP 化合物不同的是，氨基甲酸酯类毒物的影响是可逆的。然而，氨基甲酸酯类中毒的表现与 OP 化合物中毒的表现很难区分。当受害者暴露于上述两种化合物时，神经毒性症状很快就会发生。死亡率比较高，而大多数患者死于呼吸无力，这种呼吸无力可以发生在 40% 的中毒患者中 [218]。

4.2.1　农药

OP 化合物起源于 1820 年，那时 Lassainge 合成磷酸三乙酯，但是直到世纪之交它们才作为杀虫剂而被普遍应用。OP 类杀虫剂都是磷酸衍生物。在这一组化合物中还分为很多亚类，它们不同的组成部分（如硫、酰胺）赋予各自不同的毒性作用。尽管对这些农药的毒性有所认识和了解，但是对它们的使用仍持续上升，尤其在发展中国家，有预测显示，在 20 世纪 90 年代，这些国家对这些农药的需求量将增加至两倍多 [219]。大多数致命性的中毒多源于自杀性地服用农药 [207～210, 220～223]。有关氨基甲酸酯的 NMJ 毒性报道比较少见 [224]。最大型的氨基甲酸酯中毒事件发生在 1985 年，那时涕灭威被非法用作西瓜种植中的杀虫剂 [225]。1376 位暴露于该毒物的人群中有 77% 的人中毒，每一个人都表现出剂量相关的烟碱样和毒蕈碱样胆碱能受体的毒性特征。死亡是罕见的，只出现在高浓度的暴露水平 [226～229]。症状出现的很快，通常在数小时内，2～3 小时达峰，72 小时内完全缓解 [230]。

4.2.2　战争和恐怖主义相关毒物

1932 年对 OP 化合物高危险毒性的认识导致一系列 G- 相关化合物 [G-agents，G=German（德国）] 突飞猛进的发展。这些化合物：GA（乙基 -N，N- 二甲基磷甲酸钠氰化物；塔崩）于 1936 年，GB（O- 异丙基甲基沙林）1938 年，GD（O- 甲基磷酸片呐酯；梭曼）在 1944 年和 CF（环己基甲基磷梭基氟化物；环丝氨酸）专门被开发成战争药物 [231]。V 系列 [V =venomous（有毒的）] 接踵而来，其中包括四种化合物：VE、VG、VM 和 VX 均在 1952 年出现。基本不被人知晓的还有一种俄罗斯毒物，编码为 VR-55[232]。大不列颠在 1959 年停止神经毒气武器的研究，美国也在 1969～1981 年快速停止他们在这方面的努力 [233]。其他国家仍继续他们在战争武器方面的研究。据推测，GA 在 20 世纪 80 年代期间的伊拉克和伊朗的冲突中使用过，造成无数人死亡 [232]。G 系列有很多相似的特点，它们在室内空气中极易挥发。因此中毒可能来自呼吸吸入或者皮肤接触。这些化合物都可以溶解于脂肪或水。这就使得它们可以通过皮肤、眼睛和黏膜被吸收。蒸汽剂最初是通过眼睛吸收，产生局部刺激，然后再通过气管、支气管侵入呼吸系统。液态的毒物可以穿透皮肤的接触点，并能产生更严重的和全身的症状。

V 系列毒素是毒性最高的化学战争毒剂。这些战争毒剂被称为"持久代理商"，因为在接触它们很长一段时间后其仍然活跃在皮肤、衣服和其他表面。VX 是英国在 1957 年合成的。关于其他 V 系列的毒剂相关知识知晓甚少，因为几乎没有相关报道。

局部的效应（出汗、黏膜刺激）发生在几秒内，而瘫痪和呼吸暂停可能会出现在暴露后的 1～2 分钟。吸入性毒物的比较见表 16-5。吸收的途径包括吸入、摄食及皮肤接触。VX 毒性最大，而 GA 毒性最小。发生在日本的恐怖袭击事件使当地居民暴露于 GB 和 VX[234~238]。

表 16-5　神经性毒剂的人类 LCt_{50} 和 LD_{50} 比较

神经毒剂	雾化（LCt_{50}）	经皮肤（LD_{50}）
VX 蒸汽	10 mg·min/m³	6～10mg
梭曼蒸汽	50 mg·min/m³	350mg
沙林蒸汽	100 mg·min/m³	1700mg
塔崩蒸汽	400 mg·min/m³	1000mg

注：LCt_{50}：导致死亡的 50% 剂量的蒸汽，其中 C 是浓度，t 为时间；LD_{50}：导致死亡的必要的 50% 的皮肤暴露剂量。

4.2.3　病理生理学

G 系列和 V 系列神经毒剂通过结合和磷酸化乙酰胆碱酯酶活性部位而抑制乙酰胆碱的水解，由此产生的去极化的神经肌肉阻滞导致了快速而明显的肌肉无力，患者由于呼吸衰竭而死亡。被这些药物抑制的乙酰胆碱酯酶变得不可逆，这种现象被称为"老化"。老化的半衰期是不同的，GD 是 2 分钟，而 VX 是 48 小时[239]。老化是一种不可逆的现象。在该反应之前，可以通过使用肟再激活酶，而肟是从 AChE 中去除了神经毒素的一种物质。肟分解来自乙酰胆碱酯酶位点的有毒的磷酸基团，这样就可以再激活酶并恢复正常的神经肌肉传递（NMT）[240]。在神经毒剂与 AChE 结合后，神经毒剂的一部分叫做离去基团，从结合分子上裂解下来，接下来是另外一个反应，烷基离开神经毒剂。这将产生一个老化的复合物，对于这个化合物，肟类没有任何效果[241]。

4.2.4　治疗

通过合适的衣物和及时去除受害者的污物是最针对性的预防和治疗[242]。侵入性的心肺复苏技术支持也是有必要的。在有机磷和氨基甲酸酯类中毒中，阿托品是一种有效的解毒剂，它可以阻止过多的胆碱毒蕈碱受体活性。乙酰胆碱酯酶活化剂（肟类，如 2 - PAM）和抗胆碱能药物对急性 OP 中毒往往是有帮助的，但是对中间综合征引起的肌无力似乎收效甚微。肟分解来自乙酰胆碱酯酶位点的有毒的磷酸基团，这样就可以再激活酶并恢复正常的神经肌肉传递[243]。索曼是对肟治疗反应最差的一种神经毒剂，因为这种毒剂 - 酶复合物会迅速"老化"。这就说明这种化合物在进行着一种时间依赖性的构象变化，而这种构象变化对再激活剂无反应[244]。与 OP 中毒相反，氨基甲酸酯类中毒时肟再激活剂是禁忌的，因为肟增强氨基甲酸酯的毒性，造成更严重的中毒事件[245]。在不知道中毒为何种化合物时，可以通过检测体内乙酰胆碱酯酶的活性来帮助判断，并可能区分 OP 和氨基甲酸酯类中毒[246]。因使用箭毒类（curariform）药物产生的神经肌肉阻滞是阻滞神经的重复放电，但是目前还不清楚使用后是否有任何临床受益[247]。在海湾战争中，氨基甲酸酯和溴吡斯的明被用作"预处理"有机磷中毒，但关于它们的使用仍存在很大争议。有研究显示通过使用毒扁豆碱，暴露于梭曼毒剂后产生急性胆碱能毒性反应的实验动物的 AChE 活性 40% 得以保护，但是对于溴吡斯的明来说，这样的调查结果还没有被最终证实[248]。

（任王芳译　张　旭校）

参 考 文 献

1. Fambrough DM, Drachman DB, Satymurti S. Neuromuscular function in myasthenia gravis: decreased acetycholine receptors. Science 1973;182:293–295.
2. Barrons RW. Drug-induced neuromuscular blockade and myasthenia gravis. Pharmacotherapy 1977;17:1220–1232.
3. Howard JF. Adverse drug effects on neuromuscular transmission. Semin Neurol 1990;10:89–102.
4. Kaeser HE. Drug-induced myasthenic syndromes. Acta Neurologica Scandinavica 1984;70:39–37.
5. Swift TR. Disorders of neuromuscular transmission other than myasthenia gravis. Muscle & Nerve 1981;4:334–353.
6. Argov Z, Mastaglia FL. Disorders of neuromuscular transmission caused by drugs. N Engl J Med 1979;301:409–413.
7. Pittinger C, Adamson R. Antibiotic blockade of neuromuscular function. Annu Rev Pharmacol 1972;12:109–184.
8. Singh YN, Marshall IG, Harvey AL. Reversal of antibiotic-induced muscle paralysis by 3, 4- diaminopyridine. J Pharm Pharmacol 1978;30:249.
9. Caputy AJ, Kim YI, Sanders DB. The neuromuscular blocking effects of therapeutic concentrations of various antibiotics on normal rat skeletal muscle: a quantitative comparison. J Pharmacol Exp Therapeut 1981;217:369–378.
10. Snavely SR, Hodges GR. The neurotoxicity of antibacterial agents. [Review] [293 refs]. Ann Intern Med 1984;101:92–104.
11. Cadisch R, Streit E, Hartmann K. [Exacerbation of pseudoparalytic myasthenia gravis following azithromycin (Zithromax)]. [German]. Schweizerische Medizinische Wochenschrift 1996;Journal Suisse de Medecine. 126:308–310.
12. Perrot X, Bernard N, Vial C, Antoine JC, Laurent H, Vial T, Confavreux C, Vukusic S. Myasthenia gravis exacerbation or unmasking associated with telithromycin treatment. Neurology 2006;67:2256–2258.
13. Roquer J, Cano A, Seoane JL, Pou Serradell A. Myasthenia gravis and ciprofloxacin [letter]. Acta Neurologica Scandinavica 1996;94:419–420.
14. Samuelson RJ, Giesecke AH Jr, Kallus FT, Stanley VF. Lincomycin-curare interaction. Anesth Analg 1975;54:103–105.
15. Fogdall RP, Miller RD. Prolongation of a pancuronium-induced neuromuscular blockade by clindamycin. Anesthesiology 1974;41:407–408.
16. McQuillen MP, Engbaek L. Mechanism of colistin-induced neuromuscular depression. Arch Neurol 1975;32:235–238.
17. Moore B, Safani M, Keesey J. Possible exacerbation of myasthenia gravis by ciprofloxacin [letter]. Lancet 1988;1:882.
18. Decker DA, Fincham RW. Respiratory arrest in myasthenia gravis with colistimethate therapy. Arch Neurol 1971;25:141–144.
19. Argov Z, Brenner T, Abramsky O. Ampicillin may aggravate clinical and experimental myasthenia gravis. Arch Neurol 1986;43:255–256.
20. Howard JF Jr. Adverse drug effects on neuromuscular transmission. [Review] [202 refs]. Semin Neurol 1990;10:89–102.
21. Howard JF, Johnson BR, Quint SR. The effects of beta-adrenergic antagonists on neuromuscular transmission in rat skeletal muscle. Society for Neuroscience abstracts 1987;13:147.
22. Coppeto JR. Timolol-associated myasthenia gravis. Am J Ophthalmol 1984;98:244–245.
23. Verkijk, A. Worsening of myasthenia gravis with timolol maleate eyedrops. Ann Neurol 1985;17:211–212.
24. Bikhazi GB, Leung I, Foldes FF. Interaction of neuromuscular blocking agents with calcium channel blockers. Anesthesiology 1982;57:A268.
25. Van der Kloot W, Kita H. The effects of verapamil on muscle action potentials in the frog and crayfish and on neuromuscular transmission in the crayfish. Comp Biochem Physiolo 1975;50C:121–125.
26. Ribera AB, Nastuk WL. The actions of verapamil at the neuromuscular junction. Comp Biochem Physiol C: Comp Pharmacol Toxicol 1989;93C:137–141.
27. Adams RJ, Rivner MH, Salazar J, Swift TR. Effects of oral calcium antagonists on neuromuscular transmission. Neurology 1984;34:132–133.
28. Krendel DA, Hopkins LC. Adverse effect of verapamil in a patient with the Lambert-Eaton syndrome. Muscle & Nerve 1986;9:519–522.
29. Kornfeld P, Horowitz SH, Genkins G, Papatestas AE. Myasthenia gravis unmasked by antiarrhythmic agents. Mt Sinai J Med 1976;43:10–14.
30. Lecky BR, Weir D, Chong E. Exacerbation of myasthenia by propafenone [letter]. J Neurol, Neurosurg Psychiatry 1991;54:377
31. Fierro B Castiglione MG, Salemi G, Savettieri G. Myasthenia-like syndrome induced by cardiovascular agents. Report of a case. Ital J Neurol Sci 1987;8:167–169.
32. Weisman SJ. Masked myasthenia gravis. JAMA 1949;141:917–918.
33. Shy ME, Lange DJ, Howard JF, Gold AP, Lovelace RE, Penn AS. Quinidine exacerbating myasthenia gravis: a case report and intracellular recordings. Ann Neurol 1985;18:120.
34. Stoffer SS, Chandler JH. Quinidine-induced exacerbation of myasthenia gravis in patient with myasthenia gravis. Arch Intern Med 1980;140:283–284.
35. Miller RD, Way WL, Katzung BG. The neuromuscular effects of quinidine. Proc Soc Exp Biol Med 1968;129:215–218.

36. Cartwright MS, Jeffery DR, Nuss GR, Donofrio PD. Statin-associated exacerbation of myasthenia gravis. Neurology 2004;63:2188.
37. Engel WK. Reversible ocular myasthenia gravis or mitochondrial myopathy from statins? Lancet 2003;361:85–86.
38. O'Riordan J, Javed M, Doherty C, Hutchinson M. Worsening of myasthenia gravis on treatment with imipenem/ cilastatin [letter]. J Neurol Neurosurg Psychiatry 1994;57:383
39. Parmar B, Francis PJ, Ragge NK. Statins, fibrates, and ocular myasthenia. Lancet 2002;360:717
40. Purvin V, Kawasaki A, Smith KH, Kesler A. Statin-associated myasthenia gravis: report of 4 cases and review of the literature. Medicine (Baltimore) 2006;85:82–85.
41. Law M, Rudnicka AR. Statin safety: a systematic review. Am J Cardiol 2006;97:S52–S60.
42. Jacobson TA. Statin safety: lessons from new drug applications for marketed statins. Am J Cardiol 2006;97:S44–S51.
43. Huynh T, Cordato D, Yang F, Choy T, Johnstone K, Bagnall F, Hitchens N, Dunn R. HMG CoA reductase-inhibitor-related myopathy and the influence of drug interactions. Intern Med J 2002;32:486–490.
44. Evans M, Rees A. Effects of HMG-CoA reductase inhibitors on skeletal muscle: are all statins the same? Drug Saf 2002;25:649–663.
45. Youssef S, Stuve O, Patarroyo JC, Ruiz PJ, Radosevich JL, Hur EM, Bravo M, Mitchell DJ, Sobel RA, Steinman L, Zamvil SS. The HMG-CoA reductase inhibitor, atorvastatin, promotes a Th2 bias and reverses paralysis in central nervous system autoimmune disease. Nature 2002;420:78–84.
46. Milani M, Ostlie N, Wang W, Conti-Fine BM. T cells and cytokines in the pathogenesis of acquired myasthenia gravis. Ann NY Acad Sci 2003;998:284–307.
47. Hargreaves IP, Heales S. Statins and myopathy. Lancet 2002;359:711–712.
48. Wierzbicki AS, Poston R, Ferro A. The lipid and non-lipid effects of statins. Pharmacol Ther 2003;99:95–112.
49. Krendel DA. Hypermagnesemia and neuromuscular transmission. Semin Neurol 1990;10:42–45.
50. Castlebaum AR, Donofrio PD, Walker FO, Troost BT. Laxative abuse causing hypermagnesemia quadriparesis and neuromuscular junction defect. Neurology 1989;39:746–747.
51. Randall RE, Cohen MD, Spray CC, Rossmeise EC. Hypermagnesemia in renal failure. Ann Intern Med 1964;61:73–88.
52. Collins EN, Russell PW. Fatal magnesium poisoning. Cleve Clin Q 2002;16:162–166.
53. Mordes JP, Wacker WEC. Excess magnesium. Pharmacol Rev 1978;29:273–300.
54. Flowers CJ. Magnesium in obstetrics. Am J Obstet Gynecol 1965;91:763–776.
55. Lipsitz PJ. The clinical and biochemical effects of excess magnesium in the newborn. Pediatrics 1971;47:501–509.
56. Pritchard JA. The use of magnesium sulfate in preeclampsia/eclampsia. J Reprod Med 1979;23:107–114.
57. Fishman RA. Neurological aspects of magnesium metabolism. Arch Neurol 1965;12:562–596.
58. Somjen G, Hilmy M, Stephen CR. Failure to anesthetize human subjects by intravenous administration of magnesium sulfate. J Pharmacol Exp Ther 1966;154:652–659.
59. Hutter OF, Kostial K. Effect of magnesium ions upon the release of acetylcholine. J Physiol 1953;120:53P
60. Swift TR. Weakness from magnesium containing cathartics. Muscle Nerve 1979;2:295–298.
61. Del Castillo J, Engback L. The nature of the neuromuscular block produced by magnesium. J Physiol 1954;124:370–384.
62. De Silva AJC. Magnesium intoxication: an uncommon cause of prolonged curarization. Br J Anaesth 1973;45:1228–1229.
63. Ghoneim MM, Long JP. The interaction between magnesium and other neuromuscular blocking agents. Anesthesiology 1970;32:23–27.
64. Cohen BA, London RS, Goldstein PJ. Myasthenia gravis and preeclampsia. Obstet Gynecol 1976;48:35S–37S.
65. George WK, Han CL. Calcium and magnesium administration in myasthenia gravis. Lancet 1962;ii:561.
66. Gutmann L, Takamori M. Effect of Mg^{++} on neuromuscular transmission in the Eaton-Lambert syndrome. Neurology 1973;23:977–980.
67. Strieb EW. Adverse effects of magnesium salt cathartics in a patient with the myasthenic syndrome. Ann Neurol 1973;2:175–176.
68. Bashuk RG, Krendel DA. Myasthenia gravis presenting as weakness after magnesium administration. Muscle Nerve 1990;13:708–712.
69. Berciano J, Oterino A, Rebollo M, Pascual J. Myasthenia gravis unmasked by cocaine abuse. N Engl J Med 1991;325:892.
70. Daras M, Samkoff LM, Koppel BS. Exacerbation of myasthenia gravis associated with cocaine use. Neurology 1996;46:271–272.
71. Venkatesh S, Rao A, Gupta R. Exacerbation of myasthenia gravis with cocaine use [letter]. Muscle Nerve 1996;19:1364
72. Krivoshein AV, Hess GP. Mechanism-based approach to the successful prevention of cocaine inhibition of the neuronal (alpha3beta4) nicotinic acetylcholine receptor. Biochemistry 2004;43:481–489.
73. Balint G, Szobor A, Temesvari P, Zahumenszky Z, Bozsoky S. Myasthenia gravis developed under d-penicillamine treatment. Scan J Rheumatol 1975;12–21.
74. Bucknall RC, Dixon A, Glick EN, Woodland J, Zutshi DW. Myasthenia gravis associated with penicillamine treatment for rheumatoid arthritis. Br Med J 1975;1:600–602.

75. Czlonskowska A. Myasthenia syndrome during penicillamine treatment. Br Med J 1975;2:726–727.

76. Masters CL, Dawkins RL, Zilko PJ, Simpson JA, Leedman RJ Penicillamine-associated myasthenia gravis, anti-acetylcholine receptor and antistriational antibodies. Am J Med 1977;63:689–694.

77. Albers JW, Beals CA, Levine SP. Neuromuscular transmission in rheumatoid arthritis, with and without penicillamine treatment. Neurology 1981;31:1562–1564.

78. Robberecht W, Bednarik J, Bourgeois P, Van Hees J, Carton H. Myasthenic syndrome caused by direct effect of chloroquine on neuromuscular junction. Arch Neurol 1989;46:464–468.

79. Perez A, Perella M, Pastor E, Cano M, Escudero J. Myasthenia gravis induced by alpha-interferon therapy. Am J Hematol 1995;49:365–366.

80. Batocchi AP, Evoli A, Servidei S, Palmisani MT, Apollo F, Tonali P. Myasthenia gravis during interferon alfa therapy. Neurology 1995;45:382–383.

81. Lensch E, Faust J, Nix WA, Wandel E. Myasthenia gravis after interferon alpha treatment. Muscle Nerve 1996;19:927–928.

82. Piccolo G, Franciotta D, Versino M, Alfonsi E, Lombardi M, Poma G. Myasthenia gravis in a patient with chronic active hepatitis C during interferon-alpha treatment [letter]. J Neurol, Neurosurg Psychiatry 1996;60:348

83. Mase G, Zorzon M, Biasutti E, Vitrani B, Cazzato G, Urban F, Frezza M. Development of myasthenia gravis during interferon-alpha treatment for anti-HCV positive chronic hepatitis [letter]. J Neurol Neurosurg Psychiatry 1996;60:348–349.

84. Konishi, T. [A case of myasthenia gravis which developed myasthenic crisis after alpha-interferon therapy for chronic hepatitis C]. [Review] [14 refs] [Japanese]. Rinsho Shinkeigaku – Clinical Neurology 1996;36:980–985.

85. Gu D, Wogensen L, Calcutt N, Zhu S, Merlie JP, Fox HS, Lindstrom JM, Powell HC, Sarvetnick N. Myasthenia gravis-like syndrome induced by expression of interferon in the neuromuscular junction. J Exp Med 1995;18:547–557.

86. Erbguth F, Claus D, Engelhardt A, Dressler D. Systemic effect of local botulinum toxin injections unmasks subclinical Lambert-Eaton myasthenic syndrome. J Neurol Neurosurg Psychiatry 1993;56:1235–1236.

87. Borodic G. Myasthenic crisis after botulinum toxin. Lancet 1998;352:1832

88. Emmerson J. Botulinum toxin for spasmodic torticollis in a patient with myasthenia gravis. Mov Disord 1994;9:367

89. Tarsy D, Bhattacharyya N, Borodic G. Myasthenia gravis after botulinum toxin A for Meige syndrome. Mov Disord 2000;15:736–738.

90. Martinez-Matos JA, Gascon J, Calopa M, Montero J. [Myastenia gravis unmasked by botulinum toxin]. Neurologia 2003;18:234–235.

91. Goncalves MR, Barbosa ER, Zambon AA, Marchiori PE. Treatment of cervical dystonia with botulinum toxin in a patient with myasthenia gravis. Arq Neuropsiquiatr 1999;57:683–685.

92. Fasano A, Bentivoglio AR, Ialongo T, Soleti F, Evoli A. Treatment with botulinum toxin in a patient with myasthenia gravis and cervical dystonia. Neurology 2005;64:2155–2156.

93. Cherington M. Clinical spectrum of botulism. Muscle Nerve 1998;21:701–710.

94. Pickett J, Berg B, Chaplin E, Brunstetter-Shafer, M. Syndrome of botulism in infancy: clinical and electrophysiologic study. N Engl J Med 1976;295:770–792.

95. MacDonald KL, Rutherford SM, Friedman SM, Dieter JA, Kaye BR, McKinley GF, Tenney JH, Cohen ML. Botulism and botulism-like illness in chronic drug users. Ann Intern Med 1985;102:616–618.

96. Chia JK, Clark JB, Ryan CA, Pollack M. Botulism in an adult associated with food-borne intestinal infection with Clostridium botulinum. N Engl J Med 1986;315:239–241.

97. Dowell VR Jr, McCroskey LM, Hatheway CL, Lombard GL, Hughes JM, Merson MH. Coproexamination for botulinal toxin and clostridium botulinum. A new procedure for laboratory diagnosis of botulism. JAMA 1977;238:1829–1832.

98. McCroskey LM, Hatheway CL, Woodruff BA, Greenberg JA, Jurgenson P. Type F botulism due to neurotoxigenic Clostridium baratii from an unknown source in an adult. J Clin Microbiol 1991;29:2618–2620.

99. Griffin PM, Hatheway CL, Rosenbaum RB, Sokolow R. Endogenous antibody production to botulinum toxin in an adult with intestinal colonization botulism and underlying Crohn's disease. J Infect Dis 1997;175:633–637.

100. Maretic, Z. Venoms of Theridiidae, genus Latrodectus. B. Epidemiology of envenomation, symptomatology, pathology and treatment. In Arthropod Venoms. Handbuch der experimentellen Pharmakologie. Volume 48 (S. Bettini, ed.) Springer Verlan, Berlin. 1978 pp. 185–207.

101. Rosenthal L. Alpah-lathrotoxin and related toxins. Pharmacolo Ther 1989;42:115–134.

102. Hurlbut WP, Iezzi N, Fesce R, Ceccarelli B. Correlation between quantal secretion and vesicle loss at the frog neuromuscular junction. J Physiol 1990;424:501–526.

103. Henkel AW, Sankaranarayanan S. Mechanisms of α-latrotoxin action. Cess Tissue Res 1999;296:229–233.

104. Ushkaryov YA, Petrenko AG, Geppert M, Sudhof TC. Neurexins: Synaptic cell surface proteins related to the α-lathrotoxin receptor and laminin. Science 1992;257:50–56.

105. Longenecker HE, Hurlbut WP, Mauro A, Clark AW. Effects of black widow spider venom on the frog neuromuscular junction. Effects on end-plate potential, miniature end-plate potential and nerve terminal spike. Nature

1970;225:701–703.

106. Clark AW, Hurlbut WP, Mauro A. Changes in the fine structure of the neuromuscular junction of the frog caused by black widow spider venom. J Cell Biol 1972;52:1–14.

107. Clark AW, Mauro A, Longenecker HE, Hurlbut WP. Effects of black widow spider venom on the frog neuromuscular junction. Effects on the fine structure of the frog neuromuscular junction. Nature 1970;225:703–705.

108. Ceccarelli B, Grohovaz F, Hurlbut WP. Freeze-fracture studies of frog neuromuscular junctions during intense release of neurotransmitter. I. Effects of black widow spider venom and Ca2 + -free solutions on the structure of the active zone. J Cell Biol 1979;81:163–177.

109. Pumplin DW, Reese TS. Action of brown widow spider venom and botulinum toxin on the frog neuromuscular junction examined with the freeze-fracture technique. J Physiol 1977;273:443–457.

110. Gorio A, Rubin LL, Mauro A. Double mode of action of black widow spider venom on frog neuromuscular junction. J Neurocytol 1978;7:193–202.

111. Howard BD. Effects and mechanisms of polypeptide neurotoxins that act presynaptically. Ann Rev Pharmacol Toxicol 1980;20:307–336.

112. Gilbert WW, Stewart CM. Effective treatment of arachiodism by calcium salts. Am J Med Sci 1935;189:532–536.

113. Miller TA. Bite of the black widow spider. Am Fam Physician 1992;45:181–187.

114. D'Amour EF, Becker FE, Van Riper W. The black widow spider. Q Rev Biol 1936;11:123–160.

115. Temple IU. Acute ascending paralysis, or tick paralysis. Med Sentinel 1912;20:507–514.

116. Todd JL. Tick bite in British Columbia. CMAJ 1912;2:1118–1119.

117. Cleland JB. Injuries and diseases of man in Australia attributable to animals (except insects). Australas Med Gaz 1912;32:295–299.

118. Gregson, JD. Tick paralysis: an appraisal of natural and experimental data. Monograph Canadian Department of Agriculture 973;9:4–109.

119. Tick paralysis – Washington, 1995. From the Centers for Disease Control and Prevention. JAMA 1996;275:1470

120. Gothe R, Kunze K, Hoogstraal H. The mechanisms of pathogenicity in the tick paralyses. J Med Entomol 1979;16:357–369.

121. Weingart JL. Tick paralysis. Minn Med 1967;50:383–386.

122. Brown AF, Hamilton DL. Tick bite anaphylaxis in Australia. J Accid Emerg Med 1998;15:111–113.

123. Felz MW, Smith CD, Swift TR. A six-year-old girl with tick paralysis [see comments]. N Engl J Med 2000;342:90–94.

124. Cherington M, Synder RD. Tick paralysis. Neurophysiologic studies. N Engl J Med 1968;278:95–97.

125. Swift TR, Ignacio OJ. Tick paralysis: electrophysiologic studies. Neurology 1975;25:1130–1133.

126. Grattan-Smith PJ, Morris JG, Johnston HM, Yiannikas C, Malik R, Russell R, Ouvrier RA. Clinical and neurophysiological features of tick paralysis. Brain 1997;120:1975–1987.

127. Donat JR, Donat JF. Tick paralysis with persistent weakness and electromyographic abnormalities. Arch Neurol 1981;38:59–61.

128. Lagos JC, Thies RE. Tick paralysis without muscle weakness. Arch Neurol 1969;21:471–474.

129. Rose I. A review of tick paralysis. Can Med Assoc J 1954;70:175–176.

130. Dworkin MS, Shoemaker PC, Anderson DE. Tick paralysis: 33 human cases in Washington State, 1946–1996. Clin Infect Dis 1999;29:1435–1439.

131. Jones HR, Jr. Guillain-Barre syndrome in children. Curr Opin Pediatr 1995;7:663–668.

132. Stanbury JB, Huyck JH. Tick paralysis: critical review. Medicine 1945;24:219–242.

133. Stone BF, Aylward JH. Holocyclotoxin – the paralysing toxin of the austrlian paralsys tick Ixodus holocyclus; chemical and immunological characterization. Toxicon 1992;30:552–553.

134. Rose I, Gregson JD. Evidence of neuromuscular block in tick paralysis. Nature 1959;178:95–96.

135. Gothe R, Neitz AWH. Tick paralyses: Pathogensis and etiology. Adv Dis Vector Res 1991;8:177–204.

136. Stone BF. Tick paralysis, particularly involving Ixodes holocyclus and other *Ixodes* species. Adv Dis Vector Res 1988;5:61–85.

137. Esplin DW, Phillip CB, Hughes LE. Impairment of muscle stretch reflexes in tick paralysis. Science 1960;132:958–959.

138. Cherington M, Snyder RD. Tick paralysis: neurophysiological studies. N Engl J Med 1968;278:95–97.

139. DeBusk FL, O'Connor S. Tick toxicosis. Pediatrics 1972;50:329–329.

140. Haller JS, Fabara JA. Tick paralysis. Case report with emphasis on neurological toxicity. Am J Dis Child 1972;124:915–917.

141. Warnick JE, Albuquerque EX, Diniz CR. Electrophysiological observations on the action of the purified scorpion venom, Tityus-toxin, on nerve and skeletal muscle of the rat. J Pharmacol Exp Ther 1976;198:155–167.

142. Belghith M, Boussarsar M, Haguiga H, Besbes L, Elatrous S, Touzi N, Boujdaria R, Bchir A, Nouira S, Bouchoucha S, Abroug F. Efficacy of serotherapy in scorpion sting: a matched-pair study. J Toxicol Clin Toxicol 1999;37:51–57.

143. Sofer S, Shahak E, Gueron M. Scorpion envenomation and antivenom therapy. Pediatrics 1994;124:973–978.

144. Campbell CH. The effects of snake venoms and their neurotoxins on the nervous system of man and animals. Contemp Neurol Ser 1975;12:259–293.

145. Vital Brazil O. Venoms: their inhibitory action on neuromuscular transmission. In: Cheymol, J., Editor, Neuromuscular Blocking and Stimulating Agents, Pergamon Press, New York, 1972 pp. 145–167.

146. Lee CY. Elapid neurotoxins and their mode of action. Clin Toxicol 1970;3:457–472.

147. Karlsson E, Arnberg H, Eaker D. Isolation of the principal neurotoxin of tow *Naja naja* subspecies. Eur J Biochem 1971;21:1–16.

148. Lee CY, Chang SL, Kau ST, Luh SH. Chromatographic separation of the venon of *Bungarus multicinctus* and characteristics of its components. J Chromatogr 1972;72:71–82.

149. Tu AT, Tu T. Sea snakes from southeast Asia and the Far East and their venoms. In: Halstead, B.W., Editor, Poisonous and Venomous Marine Animals of the World Vol. 3, U.S. Government Printing Office, Washington, DC, 1970 pp. 885–903..

150. Barme M. Venomous sea snakes of Viet Nam and their venoms. In Venomous and Poisonous Animals and Noxious Plants of the Pacific Region, ed. by H. L. Keegan and W. V. McFarlane. The Macmillan Co., New York, 1963 pp. 373–378.

151. Karlsson E. Chemistry of protein toxins in snake venoms. In: Lee, C.Y., Editor, Snake Venoms, Handbook of Experimental Pharmacology vol. 52, Springer, Berlin, 1979 pp. 159–212.

152. Chang CC, Su MJ. Mutual potentiation a nerve terminals, between toxins from snake venoms that contain phospholipase A activity: β–bungarotoxin, crotoxin, taipoxin. Toxicon 1980;18:641–648.

153. Rowlands JB, Mastaglia FL, Kakulas BA, Hainsworth D. Clinical and pathological aspects of a fatal case of mulga (Pseudechis australis) snakebite. Med J Aust 1969;1:226–230.

154. Kellaway CH. The peripheral action of the Australian snake venoms. 2. The curari-like action in mammals. Aust J Exp Biol Med Sci 1932;10:181–194.

155. Bouquier JJ, Guibert J, Dupont C, Umdenstock R. Les piqures de vipere chez l'enfant. Archives Francaises de Pediatrie 1974;31:285–296.

156. Mitrakul C, Dhamkrong-At A, Futrakul P, Thisyakorn C, Vongsrisart K, Varavithya C, Phancharoen S. Clinical features of neurotoxic snake bite and response to antivenom in 47 children. Am J Trop Med Hyg 1984;33:1258–1266.

157. Reid HA. Cobra-bites. Br Med J 1964;2:540–545.

158. Warrell DA, Barnes HJ, Piburn MF. Neurotoxic effects of bites by the Egyptian cobra (Naja haje) in Nigeria. Trans R Soc Trop Med Hyg 1976;70:78–79.

159. Kerrigan KR. Venomous snake bites in Eastern Ecuador. Am J Trop Med Hyg 1991;44:93–99.

160. Ouyang C, Teng C-M, Huang T-F. Characterization of snake venom components acting on blood coagulation and platelet function. Toxicon 1992;30:945–966.

161. Reid HA. Antivenom in sea-snake bite poisoning. Lancet 1975;i:622–623.

162. Theakston RDG, Phillips RE, Warrell DA, Galagedera Y, Abeysekera DTDJ, Dissanayaka P, De Silva A, Aloysius DJ. Envenoming by the common krait (*Bungarus caeruleus*) and Sri Lankan cobra (*Naja naja naja*): efficacy and complications with Haffkine antivenom. Trans R Soc Trop Med Hyg 1990;84:301–308.

163. Kumar S, Usgaonkar RS. Myasthema gravis like picture resulting from snake bite. J Indian Med Assoc 1968;50:428–429.

164. Pettigrew LC, Glass JP. Neurologic complications of coral snake bite. Neurology 1985;35:589–592.

165. Southcott RV. The neurologic effects of noxious marine creatures. Contemp Neurol Ser 1975;165–258.

166. Steidinger KA, Steinfield HJ. Toxic marine dinoflagellates. In: Spector DL, ed. Dinoflagellates. New York, Academic. 1984;201–206.

167. Olivera BM, Gray WR, Zeikus R, McIntosh JM, Varga J, Rivier J, de Santos V, Cruz LJ. Peptide neruotoxins from fish-hunting cone snails. Science 1985;230:1338–1343.

168. Kohn AJ. Venomous marine snails of the genus Conus. In Venomous and Poisonous Animals and Noxious Plants of the Pacific Region, ed. by H. L. Keegan and W. V. McFarlane. Permagon Press, The Macmillan Co., New York, 1963 pp. 83.

169. Kohn AJ. Recent cases of human injury due to venomous marine snails of the genus *Conus*. Hawaii Med J Inter-Island Nurses' Bulletin 1958;17:528–532.

170. Cruz LJ, White J. Clinical toxicology of Conus snail stings. In: Clinical Toxicology of Animal Venoms, ed. J. Meier, and J. White, Boca Raton FL: CRC Press, 1995 pp. 117–127.

171. Gray WR, Luque A, Olivera BM, Barrett J, Cruz LJ. Peptide toxins from *Conus geographus* venom. J Biol Chem 1981;256:4734–4740.

172. Hopkins C, Grilley M, Miller C, Shon KJ, Cruz LJ, Gray WR, Dykert J, Rivier J, Yoshikami D, Olivera BM. A new family of Conus peptides targeted tothe nicotinic acetylcholine receptor. J Biol Chem 1995;270:22361–22367.

173. McIntosh M, Cruz LJ, Hunkapiller MW, Gray WR, Olivera BM. Isolation and structure of a peptide toxin from the marine snail *Conus magnus*. Arch Biochem Biophys 1982;218:329–334.

174. McCleskey EW, Fox AP, Feldman D, Cruz LJ, Olivera BM, Tsien RW, Yoshikami D. Calcium channel blockade by a peptide from *Conus*: specificity and mechanism. Proc Natl Acad Sci U S A 1987;84:4327–4331.

175. Adams DJ, Alewood PF, Craik DJ, Drinkwater RD, Lewis RJ. Conotoxins and their potential pharmaceutical applications. Drug Dev Res 1999;46:219–234.

176. De Aizpurua HJ, Lambert EH, Griesmann GE, Olivera M, Lennon VA. Antagonism of voltage-gated calcium channels in small cell carcinomas of patients with and without Lambert-Eaton myasthenic syndrome by autoanti-bodies omega-conotoxin and adenosine. Cancer Res 1988;48:4719–4724.

177. Yoshiba S. [An estimation of the most dangerous species of cone shell, Conus (Gastridium) geographus Linne, 1758, venom's lethal dose in humans]. Japanese J Hyg 1984;39:565–572.

178. Halstead BW. Poisonous and venomous marine animals (U.S.Govt.Print.Office, Wash.DC, vol 2, 1967, vol 3 1970.

179. Gwee MC, Gopalakrishnakone P, Yuen R, Khoo HE, Low KS. A review of **stonefish** venoms and toxins. Pharmacol Ther 1994;64:509–528.

180. Kreger AS, Molgo J, Comella JX, Hansson B, Thesleff S. Effects of stonefish (*Synanceia trachynis*) venom on murine and frog neruomuscular junctions. Toxicon 1993;31:307–317.

181. Hardin JW, Arena JM. Human Poisoning from Native and Cultivated Plants. 2nd edition, Duke University Press, Durham, NC. 1974.

182. Davies ML, Davies TA. Hemlock: murder before the lord. Med Sci Law 1994;34:331–333.

183. Panter K E, Keeler RF. Piperidine alkaloids of poison hemlock (Conium maculatum). In Cheeke, PR., ed. Toxicants of plant origin. Vol. I. Alkaloids. CRC Press, Inc., Boca Raton, 1989. pp. 109–132.

184. Silinsky EM. On the role of barium in supporting the asynchronous release of acetylcholine quanta by moter nerve impulses. J Physiol (Lond) 1978;274:157–171.

185. Silinsky EM. Can barium support the release of acetylcholine by nerve impulses? Br J Pharmacol 1977;59:215–217.

186. Metral S, Bonneton C, Hort-Legrand C, Reynes J. Dual action of erbium on transmitter release at the from neuromuscular synapse. Nature 1978;271:773–775.

187. Cooper GP, Manalis RS. Cadmium: effects on transmitter release a the frog neuromuscular junction. Eur J Pharmacol 1984;99:251–256.

188. Forshaw PJ. The inhibitory effect of cadmium on neuromuscular transmission in the rat. Eur J Pharmacol 1977;42:371–377.

189. Weakly JN. the action of cobalt ions on neruomusculal transmission in the frog. J Physiol (Lond) 1973;234:597–612.

190. Molgo J, del Pozo E, Banos JE, Angaut-Petit D. Changes in quantal transmitter release caused by gadolinium ions at the frog neuromuscular junction. Br J Pharmacol 1991;104:133–138.

191. Kajimoto N, Kirpekar SM. Effects of manganese and lanthanum on spontaneous release of acetylcholine at frog motor nerve terminals. Nature 1972;235:29–30.

192. Balnave RJ, Gage PW. The inhibitory effect of manganese on transmitter release at the neuromuscular junction of the toad. Br J Pharmacol 1973;47:339–352.

193. Kita H, Van der Kloot W. Action of Co and Ni at the frog neuromuscular junction. Nature 1973;245:52–53.

194. Alnaes E, Rahaminoff R. Dual action of praseodymium (Pr3 +) on transmitter release at the frog neuromuscular synapse. Nature 1975;247:479

195. Allen JE, Gage PW, Leaver DD, Leow ACT. Triethyltin decreases evoked transmitter release at the mouse neuromuscular junction. Chem Biol Interact 1980;31:227–231.

196. Benoit PR, Mambrini J. Modification of transmitter release by ions which prolong the presynaptic action potential. J Physiol (Lond) 1970;210:681–695.

197. Cooper GP, Manalis RS. Influence of heavy metals on synaptic transmission. Neurotoxicology 2001;4:69–84.

198. Rustam H, Hamdi T. Methylmercury poisoning n Iraq; a neurological study. Brain 1974;97:499–510.

199. Bakir F, Damluji SF, Amin-Saki L, Murthada M, Khalida A, Al-Rawi NY, Tikriti S, Dhahir HJ, Clarkson T, Smith JC, Doherty RA. Methylmercury poisoning in Iraq. Science 1973;181:230–241.

200. Igata A. Neurological aspects of methylmercury poisoning in Minamata. In: Tsubaki T, Takahashi H (eds) Recent advances in Minamata disease studies. Kodansha, Tokyo, 1986 pp 41–57.

201. LeQuense P, Damluji SF, Berlin M. Electrophysiological studies of peripheral nerves in patients with organic mrcury poisoning. J Neurol Neurosurg Psychiatry 1974;37:333–339.

202. Rustam H, von Burg R, Amin-Saki L, Elhassani S. Evidence of a neuromuscular disorder in methymercury poisoning. Arch Environ Health 1975;30:190–195.

203. Atchinson WD, Narahashi T. Methylmercury induced depression of neuromuscular transmission in the rat. Neurotoxicology 1982;3:37–50.

204. Taylor P. Anticholinesterase agents. In: Gilman, AG, Goodman, LS, Rall, T.W. and Murad, F., Editors, The Pharmacological Basis of Therapeutics, Macmillan, New York, 1985 pp. 110–129.

205. Edmundson RS. Dictionary of organphosphorous compounds [electronic resource]. 1988

206. Gunderson CH, Lehmann CR, Sidell FR, Jabari B. Nerve effects: a review. Neurology 1992;42:946–950.

207. Fernando, R. Pesticides in Sri Lanka, Documentation of selected literature and legal aspects. Friedrich-Ebert Press-Colombo. 1989 pp. 27–34.

208. Besser R, Gutmann L, Dilimann U, Weilemann LS, Hopf HC. End plate dysfunction in acute organophosphate intoxication. Neurology 1989;39:561–567.

209. Gutmann L, Besser R. Organophosphate intoxication: pharmacologic, neurophysiologic, clinical, and therapeutic considerations. Semin Neurol 1990;10:46–51.

210. Jeyaratnam J. Acute pesticide poisoning: a major health problem. World Health Stat Q 1990;43:139–145.

211. Aldridge WN, Reiner E. Enzyme Inhibitors as Substrates. Interactions of Esterases with Esters of Organophosphorus and Carbamic Acids, North Holland, Amsterdam 1972 pp. 1–328.

212. Marrs TC. Organophosphate poisoning. Pharmacol Ther 1993;58:51–66.

213. Namba T, Nolte CT, Jackrel J, Grob D. Poisoning due to organophosphorous insecticides. Am J Med 2001;50:475–492.

214. Karalliedde L, Senanayake N. Organophosphorous insecticide poisoning. Br J Anaesth 1989;63:736–750.

215. De Wilde V, Vogblaers D, Colarddyn F, Vanderstraeten G, Van Den Neucker K, De Bleecker J, De Reuck J, Van den Neede M. Postsynaptic neuromuscular dysfunction in orgaophosphate induced intermediate syndrome. Klinische Wochenschrift 1991;69:177–183.

216. Good JL, Khurana RK, Mayer RF, Cintra WM, Albuquerque EX. Pathophysiological studies of neuromuscular function in subacute organophosphate poisoning induced by phosmet. J Neurol, Neurosurg Psychiatry 1993;56:290–294.

217. Maselli RA, Soliven BC. Analysis of the organophosphate-induced electromyographic response to repetitive nerve stimulation: paradoxical response to edrophonium and D-tubocurarine. Muscle Nerve 1991;14:1182–1188.

218. Tsao TC, Juang Y, Lan R, Shieh W, Lee C. Respiratory failure of acute organophosphate and carbamate poisoning. Chest 1990;98:631–636.

219. Anonymous. Public Health Impact of Pesticides Used in Agriculture, World Health Organization/UNEP, 1990 pp. 1–128.

220. Haddad LM. Organophosphate poisoning – Intermediate syndrome. J Toxicol:Clin Toxicol 1992;30:331–332.

221. De Bleecker J, Willems J, Van Den Neucker K, De Reuck J, Vogelaers D. Prolonged toxicity with intermediate syndrome after combined parathion and methyl parathion poisoning. Clin Toxicol 1992;30:333–345.

222. Güler K, Taşçioglu C, Özbey N. Organophosphate poisoning. Isr J Med Sci 1996;32:791–792.

223. Chaudhry R, Lall SB, Mishra B, Dhawan B. Lesson of the week – a foodborne outbreak of organophosphate poisoning. Br Med J 1998;317:268–269.

224. Cranmer MF. Carbaryl. A toxicological review and risk analysis. Neurotoxicology 1986;7:247–328.

225. Goldman LR, Smith DF, Neutra RR, Saunders LD, Pond EM, Stratton J, Waller K, Jackson J, Kizer KW. Pesticide food poisoning from contaminated watermelons in California. Arch Environ Health 1990;45:229–236.

226. Freslew KE, Hagardorn AN, McCormick WF. Poisoning from oral ingestion of carbofuran (Furandan 4F), a cholinesterase-inhibiting carbamate insecticide, and its effects on cholinesterase activity in various biological fluids. J Forensic Sci 1992;37:337–344.

227. Jenis EH, Payne RJ, Goldbaum LR. Acute meprobamate poisoning: a fatal case following a lucid interval. J Am Med Assoc 1969;207:361–362.

228. Klys M, Kosún J, Pach J, Kamenczak A. Carbofuran poisoning of pregnant women and fetus per injestion. J Forensic Sci 1989;34:1413–1416.

229. Maddock RK, Bloomer HA. Meprobamate overdosage. Evaluation of its severity and methods of treatment. J Am Med Assoc 1967;201:123–127.

230. Ecobichon DJ. Carbamate Insecticides. Ch. 52. In Handbook of Pesticide Toxicology, R. Krieger (Ed.), Academic Press, 2001 pp. 1087–1106.

231. Maynard RL, Ballantyne B, Marrs T, Turner P. Toxicology of chemical warfare agents Stockton Press, New York, NY (USA). 1993.

232. Spencer PS, Wilson BW, Albuquerque EX. Sarin other nerve agents, and their antidotes. In Experimental and Clinical Neurotoxicology, 2nd Ed., P.S. Spencer, and H.H. Schaumburg, eds. New York: Oxford University Press. 2000 pp. 1073–1093.

233. Meselson M, Perry Robinson J. Chemical warfare and disarmament. Sci Am 1980;242:34–47.

234. Nozaki H, Aikawa N, Fujishima S, Suzuki M, Shinozawa Y, Hori S, Nogawa S. A case of VX poisoning and the difference from sarin. Lancet 1995;346:698–699.

235. Nozaki H, Aikawa N, Shinozawa Y, Hori S, Fujishima S, Takuma K, Sagoh M. Sarin poisoning in Tokyo subway. Lancet 1995;345:980–981.

236. Morita H, Yanagisawa N, Nakajima T, Shimizu M, Hirabayashi H, Okudera H, Nohara M, Midorikawa Y, Mimura S. Sarin poisoning in Matsumoto, Japan. Lancet 1995;346:290–293.

237. Nakajima T, Saro S, Morita H, Yanagisawa N. Sarin poisoning of a rescue team in the Matsumoto sarin incident in Japan. Occup Environ Med 1997;54:697–701.

238. Woodall J. Tokyo subway gas attack. Lancet 1997;350:296.

239. Dunn MA, Hackley BE, Sidell FR. Pretreatment for nerve agent exposure. In Sidell FR, Takafuji ET, Franz DR, eds. Textbook of Military Medicine: Medical Aspects of Chemical and Biological Warfare. Washington, DC: Borden Institute, Walter Reed Army Medical Center; 1997:pp. 181–196.

240. Dawson RM. Review of oximes available for treatment of nerve agent poisoning. J Appl Toxicol 1994;14:317–331.

241. Worek F, Szinicz L, Eyer P, Thiermann H. Evaluation of oxime efficacy in nerve agent poisoning: development of a kinetic-based dynamic model. Toxicol Appl Pharmacol 2005;209:193–202.

242. Holstege CP, Kirk M, Sidell FR. Chemical warfare. Nerve agent poisoning. Criti Care Med 1997;13:923–942.

243. Dawson RM. Review of oximes available for treatment of nerve agent poisoning. J Appl Toxicol 1994;14:317–331.

244. Becker G, Kawan A, Szinicz L. Direct reaction of oximes with sarin, soman or tabun in vitro. Arch Toxicol 1997;71:714–718.

245. Ecobichon DJ. Carbamic acid ester insecticides. In: D.J. Ecobichon and R.M. Joy, Editors, Pesticides and Neuro-biological Diseases (2nd Edition ed.),, CRC, Boca Raton, FL 1994 pp. 313–351.

246. Rotenberg M, Shefi M, Dany S, Dore I, Tirosh M, Almog S. Differentiation between organophosphate and carbamate poisoning. Clinica Chimica Acta 1995;234:11–21.
247. Besser R, Vogt T, Gutmann L. High pancuronium sensitivity of axonal nicotinic-acetylcholine receptors in humans during organophosphate intoxication. Muscle Nerve 1991;14:1197–1201.
248. Miller SA, Blick DW, Kerenyi SZ, Murphy MR. Efficacy of physostigmine as a pretreatment for organophosphate poisoning. Pharmacol Biochem Behav 1993;44:343–347.

第 **17** 章

重症肌无力对情绪、认知功能和生活质量的影响

Robert H. Paul，Larry L. Mullins and James M. Gilchrist

1 引言

在本书第一版的此章中，我们写到，大部分重症肌无力（MG）领域的临床和基础科学研究主要集中在了解疾病的病因、临床后遗症和治疗上，对有关该病的心理学方面的关注甚少。不幸的是，这种状况至今也没有改善。尽管有证据显示 MG 的患病率在过去十年有所增加[1]，但很少有研究探讨该病患者的心理状况。正如我们前面提到的，因为 MG 治愈性低，所以这种监督的重要性一直被强调，并且事实上，该病患者需要生活在一种慢性病治疗条件下。我们从一群 MG 患者身上获得的有限数据显示，当然，也有其他一些内科疾病患者的大量文献数据表明：生活在慢性病相应治疗条件下，其照顾者和亲人经历的心理困扰程度有所下降。既然患者对疾病的功能反应以及整体素质代表着临床看护的一个重要方面，那么关注这些因素，无论是心理挑战还是心理支持，对患者来说都是非常重要的。

广义上来说，MG 患者的心理方面大致可分为两部分：①患者心理健康状况对疾病的影响；②疾病对患者心理健康状况的影响。在本章中，我们将逐步研究上述内容，并以比较具有争议性的心理功能是否直接影响疾病的发生和进展为开始；接着讲述 MG 患者之间的心理结果评论；然后讨论由疾病造成的认知异常这个有争议的话题，以及自感乏力和记忆功能之间的关系；最后，为了让大家进一步重视 MG，我们将综述慢性疾病中支持性心理健康的因素。

2 心理健康状况对疾病的影响

心理健康可以直接影响疾病的理论前提是心理压力可以导致免疫失调。心理和免疫系统之间的这种相互作用开始于情绪激动期间的交感神经系统的激活。在应激反应时，下丘脑分泌一系列激素，最终引发肾上腺皮质释放皮质醇。皮质醇的主要生理作用是刺激糖类的合成、蛋白质降解和脂肪分解，其中产生能源供应以支持感知应激的阻力[1]。皮质醇释放的第二个作用是暂时的免疫失调，机制是皮质醇与位于免疫细胞

上的受体相结合[2~4]。

中枢神经系统和免疫系统之间的生物作用，为心理因素在某些情况下可以直接影响疾病的发生或进展提供了理论基础。在感染 HIV 患者中，有个例子是非常显而易见的。例如，使用一个纵向的设计，Ironson 等[5] 观察到，抑郁和绝望的发病率的基线预测免疫系统的健康和对疾病的病毒承载量的变化，即使在用药方案启动以后，以及坚持服药情况下均有影响。相似地，曾经存在一些关于心理因素是否影响 MG 的发病或进程的观点。但是就像接下来将描述的一样，到目前为止，还没有实证可以支持这种观点。

一些早期病例报告和病例系列描述了心理疾病和 MG 之间的关系[6~9]。但是没有对照性的研究验证这种关系。而且，也没有发现检测 MG 患者病前性格特征的研究，性格类型与 MG 的发病有明显有意义的相关性。作为个案，MacKenzie 等在 1969 年报道了[10]25例 MG 患者中有 8 例"来自于明显异常的家庭背景"，当然，这个结论带有主观性（可能有些病例在今天看来并没有什么异常），但是临床有限术语"异常"的使用限制了对数据的利用度。该研究有趣的一点是，在近一半的明尼苏达多相人格调查表（MMPI）研究队列中，这份"异常"报道也在其中。但是 MMPI 评分没有报道，不过需要注意三个分量：测量抑郁症，对疾病的担忧以及具体的躯体疾病的躯体症状。很明显，这些量表对具体的医疗疾病的症状都很敏感[11]，因此，MG 患者获得比较高的评分也就不足为奇了。不幸的是，由于未提供实际分数，因此想确定评分升高是否有临床意义是不可能的。而且，量表评分比病前性格特征检测没有更敏感的发现（例如，强迫行为或精神症状），也反对病前或无活动性"肌无力个性"概念的存在。

Schwartz 和 Cahill 进行的另一项研究报道了几乎相同的结果[12]。在该项研究中，17位参与 MG 心理治疗干预研究的志愿者进行了 MMPI 评分，并且在抑郁症、疾病担心度、疾病和躯体症状等方面也予以评定。作者解释，这些量表结果是慢性疾病患者一般反应窘迫的典型反应。在一项测量精神病行为特征的量表中发现这些志愿者的评分有升高，作者解释，这说明 MG 患者会遭遇尴尬和社会的倾向隔离，而不是"公开精神病"。虽然在这些研究发现中存在一些有效性，但是我们需要认识到，在这些研究中存在一些研究偏倚。参与者是心理干预研究的志愿者，寻求心理健康治疗的 MG 患者报道性的发起了这项研究。事实是，研究中的参与者自我选择性的心理治疗增加了这种可能性：该组患者不能充分代表广大的 MG 患者。这一点尤其重要，因为大多数 MG 患者不会遇到严重的临床抑郁症、遭遇足够的情绪困扰，寻求心理咨询的 MG 个体可能无法准确反映大多数 MG 患者的状况。

有些报道显示，心理健康状况通过诱导疾病的加重可以影响 MG 的病程。这些报道都是非常过时和描述性的研究[6, 10, 13]。没有对照性的研究表明心理困扰可以影响 AChR 抗体的水平或者改变在抗体存在的情况下受体的特征。在唯一的一项前瞻性研究中，Magni 等[14] 表明，在一年的观察期内，没有发现明显生活事件类型或者明显生活事件的数量与疾病的严重性有相关性。这项研究中共纳入 51 名不同严重程度的 MG 患者，在随后的 1 年内，若经历正面（如结婚、晋升、孩子出生）和负面（亲人去世、失业等）的生活事件，则立即进入前瞻性的研究。疾病的状况及生活事件的类型和数量在 1 年后评估。在随后的评估中，那些在研究期间症状改善的 MG 患者与症状无变化或者加重的患者相比，在生活事件的数量或类型上无差别。这些结果并不是说生病期间急性的变化与紧张的心理困扰没有相关性，但是，至少说明总体的临床状态不会受心理事件的影响。

　　然而仍有有限的证据表明，心理状况可以直接影响疾病，但是需要认识到的一点是，一位患者在情绪焦虑期间其疾病的严重程度可能会增加，尽管在疾病活动度方面并没有什么变化。这一点代表了医生对疾病严重性的评估和患者如何解释、体验症状之间的关键区别。之前的研究将前者解释为"disease"，后者解释为"illness"[15]。这是健康共变的两种评定方法，但是它们并不是完全重叠的。"illness"严重程度的最高级可能只是"disease"的中间档次。心理健康是决定"illness"严重程度的一个很重要的因素。这种效应源自患者的认知框架（如图解）。在压力或抑郁情绪期间，慢性病的患者会认为自己出现了更严重的症状。患者经常会认为是"disease"加重，尽管往往他们只是"illness"的加重。这些情况反映了在慢性疾病中，主要情绪对"disease"和"illness"的重要性。一个明显的变量就是疾病以何种方式影响患者的心理。

3　MG 对患者心理和社会健康的影响

　　对于许多疾病，先进的医疗技术已经提高了诊断的准确性，并推出了有效的药物治疗，但彻底治愈有待理解。结果，慢性疾病患者的数量在逐渐增加，从而导致了人们对其在心理影响方面关注度的升高。这种演变在 MG 领域已经发生，因为寿命缩短只是 30 年前的事情，而现在，得益于健全的医疗和实施有效的治疗方法，许多患者活得更长。但是如果没有治愈，活得长久只是意味着更多地关心慢性病的医疗管理问题。

　　不同的是，有关 MG 如何影响患者的心理健康或者患者该以何种方式对应这种病变，目前知道的还很少。很不幸的是，与 MG 有关的疲劳有可能显著挑战心理健康问题。MG 患者报道，由疾病产生的疲劳对其进行体育活动产生中度影响，对其社会活动产生轻 - 中度的影响[16]。这些情况在下列患者中很严重或者明显：在交流过程中，讲话退化到不可理解的程度；或者有些患者因为面肌疲劳，想改变面部表情而无能为力，描述为在社交场合感到尴尬；或者患者因为咀嚼肌无力，进食困难，在公共场合不自在[17]。很明显，MG 对患者的生活质量的潜在影响，突出了研究心理健康的重要性。

3.1　MG 患者的心理健康

　　在本章的开始我们就指出，针对 MG 患者心理健康的研究几乎没有，并且这种状况在本书第一版出版至今都没改变。出现这种状况的一个可能的直接原因是 MG 这种慢性病的低发病率（相对于其他慢性病而言）。因此，相应地在科学界就很少被人关注。以发表的文献为依据，研究 MG 心理健康方面的资料很稀少，因为专门研究 MG 患者情绪干扰方面的内容只有为数不多的几个。两项已发表的研究主要集中在 MG 患者焦虑症的发病情况[18, 19]，而另外两项研究集中在这类人群的抑郁情况研究[20, 21]。每项研究都研究一小队列的患者，但它们都没有一贯地设计健康对照组。因此，当这些研究提出一些关于 MG 患者心理健康方面的观点时，在理解这类人群的精神病并发症的发病率和患病率方面仍然会存在显著的差距。

Paradis 等[18] 研究了 20 例 MG 患者和 15 例多发性肌炎／皮肌炎（PMD）患者。整个样本中 43% 的患者被定义为有严重症状，24% 的 MG 患者在病程中需要呼吸机辅助呼吸。这些研究结果显示，采用自我报告和临床评估方法可以看到这类患者中存在很高的焦虑症发生率。但是正常对照没有，而且结果没有被其他的评定方法再细分。例如，43% 的患者有焦虑，那么是两个神经肌肉组中的其中之一对 43% 贡献大于另外一组，还是这个比例在两组间均匀存在，现在这些已不得而知。

Paradis 等报道，在两组患者（MG 和 PMD）中，被诊断为恐慌症者的数目，MG 患者要比 PMD 患者高得多。以贝克抑郁量表（BDI）评定，两组都呈现"广泛的"抑郁症的症状，虽然两组以 BDI 评定，平均分都在正常范围（MG = 6.75，PMD = 7.33）。当与帕金森病患者的样本相比时，明显更多的 MG 患者符合标准的焦虑症。然而，两组之间最引人注目的差异是关于抑郁症的患病率，帕金森病患者多于 MG 患者 3 倍。

相反，在另一项研究中，MG 患者的恐慌症并没有那么高。Magni 等[14] 用一个心理医生使用的半结构化面试的形式检验了 78 名患者。51% 的患者符合精神障碍的诊断标准（Axis Ⅰ或Ⅱ），而其中适应障碍最常见（22%）。个性（18%）和情感性（14%）精神障碍也有被观察到，而焦虑和躯体形式障碍（5.5%）不常被确定。相比中等程度的患者而言，患较严重疾病的患者更可能符合精神疾病病理学的诊断标准，但与使用药物或行胸腺切除术之间没有联系。

上述研究结果形成鲜明对比。Paradis 等认为存在一个升高趋势的恐慌症的患病率，而 Magni 等则认为焦虑症的患病率比较低，但适应障碍的患病率较高。这种差异可能反映了方法学上的不同。Paradis 等研究了一小队列的 MG 患者，他们都是症状比较严重的患者，有些人甚至呼吸窘迫，而这些患者是特别焦虑的。相反，Magni 等研究的对象是各种严重程度的 MG 患者，并且对象数目相对比较大。Magni 等还进行了精神病学的调查访问以确定精神病理学。更大的样本量和使用临床评估代表着比较重要的优势，因此很容易让人得出结论：越来越多的适应障碍可以最好地反映重症肌无力患者心理状况的特点。然而在这些研究中患者心理障碍量化结果的缺失限制了这些研究结果在临床中的应用。

我们的研究组进行了两次调查，涉及 MG 患者精神病症状的严重程度的量化[20, 21]。MG 患者抑郁症状患病率的检查使用的是自我报告的形式，这种检查方法独立于被检查时的情绪症状（如感到伤心）和抑郁症的自主神经症状（如感觉疲倦）[22]。分别评估这些症状的重要性的前提是假设抑郁症的自主神经症状（如感觉疲倦）和神经免疫疾病的症状（如疲劳）是重叠的[21]。我们检测的对象是具有相似人口统计学的两组样本，一组 29 例 MG 患者，一组 34 例健康对照者。MG 患者是从当地支持团体和全国重症肌无力基金会地区分会中招募的。两组在情绪量表评分上没有显著性差异（MG 平均分为 20.9，对照组平均分为 18.6）。但是，两组在自主神经量表评分上有显著性差异（MG 平均分为 41%，对照组平均分为 8%），反映了 MG 患者躯体症状的显著不同。而且，泼尼松的平均日用量与情绪评分间无明显相关性，而与自主神经症状间存在一定关联。后一项观察结果是值得注意的，因为泼尼松的使用可以干扰、影响调控，其中包括改变抑郁症、躁狂症、精神病[23]。因此需要注意的是，MG 患者在使用激素治疗过程中有出现情绪障碍的风险。但是，如前所述，我们并没有观察到 MG 患者泼尼松的使用与情绪障碍之间的关联性，估计上述症状可能是一种激素剂量依赖性的，对 MG 患者来说，每天相对低剂量的泼尼松服用量出现情绪障碍不常见。

上述研究结果在第二个研究中被继续观察，该研究是研究同一队列的 MG 患者的生活质量和幸福度等[21]。上一研究中的大部分患者[20]都被执行一般研究调查中医疗研究结果的短期形式（SF-36）。这种自我报告形式检测了生理和心理健康两方面，并且也检测了疾病对这两方面的影响。有关测量的措施有 8 个量表规格：躯体功能，社会功能，生理角色中断，情感角色中断，心理健康，活力，身体疼痛，一般健康。这项措施的一个特定的强度是评估疾病如何干扰完成活动和个人角色。

表 17-1 中列举了 SF-36 的评分。与健康对照组相比，除了心理健康测量外，其他评分MG组均低于健康对照组（评分越高代表功能越好）。在这个量表中，两组评分基本一样。当临床标准低于对照组的平均值 1.5 个标准差时用来确定两组之间存在显著差异，只有生理角色中断的评分差超过了这个标准。重要的是，关于生活质量和幸福度的综合得分两组之间没有差异。在这项研究中，我们还对从关节炎、高血压、充血性心力衰竭的个体中得到的 SF-36 结果进行了比较，再一次得出了类似的结果，这些群体之间最大的区别在躯体功能和生理角色中断两方面，而其中最大的差值产生于 MG 组患者与其他组患者之间。但是 MG 患者组与其他疾病患者组之间生活质量和幸福度之间无差异。

表17-1　MG 患者组和健康对照组SF-36量表生活质量评分: 平均值(标准差)（数据来源于Paul团队的研究[21]）

SF-36 量表	MG 患者组	健康对照组
生理功能	52.7（24.9）	84.5（22.9）
社会功能	72.2（22.2）	83.6（22.4）
生理上的角色中断	25.9（35.0）	81.2（33.8）
情感上的角色中断	70.3（39.5）	81.3（33.0）
心理健康	74.2（14.5）	74.8（18.0）
活力	45.1（22.8）	61.1（20.9）
身体疼痛	70.5（27.9）	75.5（23.6）
一般健康情况	56.4（20.4）	72.2（20.2）
生活质量	58.4（25.9）	73.0（24.3）

有关 MG 患者生活质量的最近研究已经由 Padua 及其同事实施，就我们所知，这个代表该临床群体领域唯一的演变。由 Padua 等发表的两项研究都代表着我们实验室先前工作的扩展延伸。在第一个研究中，作者研究了 MG 患者生活质量报告、Osserman 分型、抗乙酰胆碱受体抗体的水平、肌肉疾病的检测方法（如临床检查、重复神经电刺激、单纤维肌电图）等之间的关系。这些疾病严重程度的检测方法在我们之前有关 MG 患者生活质量的研究报道中是没有的。Padua 的研究结果揭示在 SF-36 量表的躯体综合评分之间以及实际的、最低的 Osserman 分型与 RNS 幅度之间存在显著相关性。有趣的是，生活

质量与面部或眼部损伤之间，或与抗乙酰胆碱受体抗体水平之间无明显相关性，而且不同胸腺切除术或者药物治疗之间并没有什么不同。

也许与当前章节最相关的是，无论 MG 患者的 Osserman 分型是什么，在 MG 患者中心理综合评分均较低。这与躯体综合评分明显不同，躯体综合评分与 Osserman 状态呈线性相关。而且心理综合评分与其他临床疾病监测方法也没有很明确的相关性。就如作者所报道的那样，患者的心理健康并不依赖于 MG 疾病的严重程度（例如，轻中度的 MG 患者可能在心理健康方面都会有严重的退化）。这个研究很重要的一个方面是参与者都是从一个神经疾病的服务中心招募的，而在我们的一系列研究中，患者是从区域支持团体招募的。很有可能疾病状态程度对心理健康的影响在各个队列中明显不同。

另外，由 Padua 及其同事实施的最近研究正在检测局部疾病严重程度（全身型、延髓型、眼肌型）与健康相关生活质量之间的相关性。45 位瑞典患者从乌普萨拉医院神经内科招募而来，所有参与者都完成了单独衡量疾病严重程度的评估，包括全身型肌无力、延髓无力和眼肌无力等。这项研究的结果显示，三类易疲劳中，只有延髓受累与患者心理健康的下降率有显著相关性。除此之外，眼睑下垂与活力和社会功能异常的等级相关，但复视与任何 SF-36 的检测项目均没有相关性。这些发现表明，延髓无力和上睑下垂是 MG 患者心理健康重要的身体决定因素。这两个最近的研究表明，在医院接受治疗的患者中，生活质量可能主要由于延髓受累和上睑下垂而受到影响，而心理健康，即使在疾病严重程度相对较轻的患者中，也可能会显著被影响。

4　重症肌无力患者的认知和心理疲劳

十几年前就已开始探讨重症肌无力是否可以累及中枢神经系统。乙酰胆碱受体位于中枢神经和外周神经，不少学者认为周围神经抗体和中枢神经抗体存在交叉反应[26]。虽然如此，仍然没有证据可以证明重症肌无力患者中有中枢乙酰胆碱受体的受累。Whiting 等报道重症肌无力抗体不会结合于大脑乙酰胆碱受体。尽管曾经使用阿尔兹海默病患者大脑组织样本来分析，但仍然没有证据可以证明该疾病可以影响受体的结合。事实上，重症肌无力抗体不结合于中枢受体并不奇怪，因为该抗体同样不结合于自主神经节受体。尽管抗体并不结合于中枢受体，但值得注意的是，中枢神经系统内的抗体浓度可能并不足以干扰中枢功能[28]。

尽管缺乏重症肌无力中枢直接参与的证据，但约 60% 的患者存在进行性的记忆减退[29]。比年龄、教育相匹配的健康对照组中所报道的比例要高，提示重症肌无力可能会影响患者的记忆。我们最近在评论重症肌无力与认知相关的文献，发现有超过半数的文章报道：相较于对照组而言，重症肌无力患者至少在认知功能的某一方面表现较差[26]。尽管如此，这些研究中的重要方法论有一定的局限性。该方法论的问题包括：不同的疾病类型（如全身型和眼肌型）没有做好足够的控制、合并情绪干扰、给药方法和疲劳程度。此外，对照组和患者组之间的人口因素不一致，如在某些研究中并未解决年龄和教育的不同问题，而一些研究中则未能排除视觉缺陷。在一些研究中，这些因素的影响在认知测定中可能会人为地增加组间差异，而在其他研究中则可能会减小这种差异[26]。

4.1　重症肌无力患者的神经心理功能

我们使用参与之前研究的研究对象来试图解决之前研究中方法论的局限性[30]。所有研究对象均筛选严重的眼肌麻痹和复视。并且对抑郁感进行评价，只研究抑郁症的情绪症状（如感到悲伤），从而避免疲劳分化及抑郁的其他自主神经症状。

神经心理测试主要进行五个认知领域的检测，包括注意力、反应的灵敏度（生成特定字母开头的单词和能代表一个类别的典型单词）、信息处理速度（口头标志数字）、语言学习和保留、视觉学习和保留。当与年龄和教育相似的健康对照组相比时，在注意力、口头信息的学习和保留、视觉信息的学习保留这些方面并不存在显著差异。相反，重症肌无力患者在反应灵敏度、信息处理速度、口头信息视觉信息的学习方面则表现明显较差。回归分析显示认知表现和情绪干扰或者每日药物剂量之间并不存在相关性。

该研究为患者担心该疾病影响记忆功能这一问题提供了一定的支持。值得注意的是，重症肌无力患者和健康对照组在信息保留方面不存在差异。该模式和在影响中枢胆碱能系统的退行性疾病（阿尔兹海默病）中所观察到的现象显著不同。后者支持重症肌无力患者的认知并不受中枢受体障碍的影响这一假设。认知功能障碍的病因替代包括：大脑神经因子活化相关的神经功能障碍、呼吸窘迫相关的睡眠呼吸暂停、疲劳[26]。迄今为止，只有疲劳与其相关。

4.2　重症肌无力患者的疲劳

重症肌无力的主要症状是横纹肌疲劳。在生理学上，其主要表现为维持肌肉活动的能力下降，而行为学上则表现为患者身体疲劳感增加[17, 31]。重要的是，患者在身体疲劳症状的同时还出现心理上的疲劳感。考虑到身体和心理疲劳共存的感知水平，一方面感知水平的增加会伴随其他方面的增加。而且，健康对照组和神经病患者组的研究提示精神和身体效应可以自主使精神和身体疲劳增加[32, 33]。我们曾经在重症肌无力患者中报道过该现象[34]。

4.3　重症肌无力患者疲劳和认知的关系

重症肌无力患者精神和身体疲劳的认知水平提高，而且这两种疲劳共存，我们感兴趣的是重症肌无力的主观疲劳是否与认知困难相关。为了检验该相关性，在认知之前或认知完成之后评定精神和身体疲劳[34]，包括对注意力、记忆、视觉空间功能和信息处理速度的严格检测。疲劳评定用的是多组分疲劳调查表（MFI）[30]，它是分别评定疲劳的精神和身体组分的自我报告。MFI用于检测认知和身体疲劳的改变（如测试前后的改变）。MFI项目的例子包括："你的注意力比平时少吗？""你现在觉得疲劳吗？"。在完成认知测定之前，用从1（一点都不疲劳）～5（非常疲劳）的评分对患者疲劳水平进行评定。之后对其认知进行管理，测定过程中有一定的休息时间。认知测定大概 1.5 小时后，对其自觉乏力水平和之前的评定等级进行对比。

　　相比健康对照组而言，实验组的精神和身体疲劳的基线评级有所提升。此外，测试后的疲劳等级可以提示重症肌无力患者精神和身体疲劳显著增加，而健康对照组则没有增加。因此，认知测定之后患者感觉更加疲劳，而健康对照组完成测试后疲劳水平并未改变。在对认知检测和疲劳等级相关性进行计算后，我们发现精神疲劳改变和反应灵敏度测试（$r = -0.50$）、信息处理速度（$r = 0.51$）、语言学习（$r = -0.39$）和视觉保留（$r = -0.46$）之间有显著相关性。在每种情况下，认知表现下降而自觉乏力的严重程度增加。身体疲劳等级和认知表现之间没有显著相关性。

　　该结果为疲劳影响认知表现的相关因素提供了强有力的证据。显然，因果关系并不能从相关性分析进行推断。事实上，精神疲劳的改变与可以很好地将肌无力患者区别于健康对照组的认知测定显著相关，也就是说所观察的现象并非偶然事件。在今后的研究中明确随着肌无力患者疲劳程度的加重其认知性能是否也会随之下降是重要的。近期已在多发性硬化患者中证明此观点[35]，因为多发性硬化患者的疲劳是由于中枢神经系统受累所致，那么来自于周围神经（如重症肌无力）所致的疲劳是否也会影响认知功能[36]，这将是一个有趣的研究。

　　总之，重症肌无力患者的认知功能状态仍未得到解决。由于其需要对信息做出快速处理，一些个体似乎难以应对严苛的认知测定。我们近期的研究显示明显的人口学和治疗因素（如药物）并不能解释该表现。自身免疫性疾病中枢神经系统的直接受累似乎也并不能用来解释其对认知的影响。至少基于当前的可用数据，认知效应所引起的精神疲劳感是决定认知调查测试中能否获得最佳表现的重要因素。

5　重症肌无力患者中支持心理健康的因素

　　我们关注重症肌无力患者心理障碍的发生频率及关于该疾病认知的争议。本章所描述的心理挑战都和重症肌无力相关。在下一章中，我们将关注促进或者调节有效心理调整的变量。还没有直接针对重症肌无力该主题的研究，不过在其他患者群中已经有广泛的信息，而且我们有很好的理由相信，很多这些发现都将延伸至重症肌无力。四个因素确定了预测成人慢性疾病心理调适的重要结构，包括知觉控制、对疾病的不确定性、疾病侵入感和足够的社会支持。在最后一章中，我们将回顾这些变量的影响，尤其侧重于其和重症肌无力的相关性。

5.1　感知控制

　　个体感知控制水平可以显著影响个体危机状态下的反应。个体在其所在环境中寻找控制感，若缺乏感知控制，则会出现生理和心理上的痛苦[37]。疾病将挑战个体的控制感或掌控感。在急性疾病情况下，临时状况下控制可能并不那么重要。而在慢性疾病中，疾病经历深入个体，周边控制显得尤为重要。

　　对于很多重症肌无力患者，疾病的初始控制感是重要的考虑因素。疾病症状的初始认识经常和病因相关的急性痛苦相关，可能担心疾病恶化的延伸。很多神经免疫疾病如重症肌无力、多发性硬化、系统性红斑狼疮的初始症状模糊不清，而且有波动性，使患者难以描述，甚至很难和特定疾病相联系，因此，很多患者在获得重症肌无力诊断之前进行过不止一次的评估就不足为奇了[38]。一些患者确诊所需的时间可能会很长（3 年或更长[38]），约 1/3 的患者伴随精神症状而被误诊[16, 38]。大部分患者并不经历这些困难，但对于那些情感控制不足、情绪困扰的患者则很重要。有些患者在确诊后会经历焦虑和恐惧[7]，这并不奇怪。

重症肌无力的不可预测性和波动性代表了另一个领域，在该领域患者的控制感将被挑战。神经免疫疾病表现为缓解和加重的波动症状。该疾病模式使患者产生对个人健康和幸福的不确定感。在很难预测自己健康时他们会觉得很难掌控自己的生活。规划家庭事件、工作责任和个人活动等在个人健康不确定的情况下变得复杂。一些患者有发生急性呼吸窘迫的可能，这将引起关注。这对于经常独自旅游或不居住在医疗护理附近的患者而言更加正确。我们知道一个患者，该患者采取了必要的措施以确保其当地的救护服务接受重症肌无力医疗方面的教育，包括呼吸危机的可能性。

最后，患者在疾病治疗过程中控制的缺乏很难从心理健康角度进行管理。事实上，非患者本人的个体对治疗进行管理是必要的，但也存在潜在的痛苦。即使患者认识到经治医生具备了专业知识，他们也渴望参与决策过程，基于该理由很多患者很感激在疾病的整个治疗过程中与其分享治疗方案相关信息。因为重症肌无力并非常见疾病，与神经肌肉临床工作者相比，非专业护士和其他重症支持工作者可能并不熟悉重症肌无力，这也是一些患者所关注的。

5.2　疾病的不确定性

认知经验的不确定性是慢性疾病的标志性特征。很多慢性疾病的不可预测性和可变性，结合其复杂性，且常具有侵入性和痛苦的治疗方案，结合以上内容创建了这样一个评价体系。疾病的不确定性被定义为在疾病相关事件的定义尚不清楚和结果无法预期的状况下引发的认知经验[39]。Mishel[39]对疾病不确定性的总体结构进行了概念化，其包含四个不同的子成分，包括疾病信号和状态的模糊性、疾病过程和结果的不可预知性、疾病治疗和卫生保健制度的复杂性、缺乏（或不一致）疾病和治疗相关信息。大量文献描述了对很多成人疾病，包括心肌梗死[42]、多发性硬化[43]、癌症[44, 45]和其他疾病的不确定性和疾病诊断、治疗、稳定[40, 41]过程中心理困扰的相关看法。总之，这些发现提示，疾病的不确定性可能是认知的关键因素，使得个体对于其所患慢性疾病适应不良的风险增加，或者经历显著的临床心理困扰。重要的是，不确定性同样表现了潜在的干预目标。心理干预以成人癌症的不确定性为目标说明疾病干预后的适应性改善[46~50]。值得肯定的是该构想和重症肌无力也有一定的相关性；但是，在这个群体中，目前还没有进行针对疾病不确定性或尝试对不确定性进行处理的研究。

5.3　疾病侵扰

正如前面所述，重症肌无力患者的生活质量受到疲劳的潜在损害，随后相关活动受限。Devin 等[51]将疾病诱导的生活方式的破坏称作疾病侵扰。疾病侵扰被明确地定义为：疾病主体和所感知的侵扰都来源于疾病所引起的障碍，其可能会限制主体参与活动和主体的价值利益。可以想象，侵扰通过两种方式影响生活质量并对其结果进行调整。首先，获得强化的结果的机会减少，无法参与渴望的、有意义的活动。再次，由于个体取得积极成果或者抵御消极成果的能力受限[52]，其个人控制能力下降。而且，假设疾病和治疗因素通过直接影响疾病侵扰而加强对生活质量的影响，而反过来又直接影响结果调适。从概念上讲，疾病侵扰和知觉控制具有一定的相关性，但又具有独特的结构，这在终末期肾脏疾病患者的研究中得以证实[51]。

一个大型的研究机构对成人和小儿慢性疾病进行了研究，为疾病侵扰模式提供了实质性的支持。疾病（如疾病的严重程度、疲劳）和质量变量（如治疗方式和治疗所需时间）都和疾病侵扰息息相关[53, 54]。而且，疾病侵扰水平的提升和多种特异的横跨多种慢性健康状况和疾病[55]的全球结果调适（如抑郁症状、自尊、婚姻满意度）相关。许多因素也可以减轻疾病侵扰——结果调整关系。这些变量包括作为疾病本身特征[57]的年龄、个体生活周期的不同阶段[56]。

疾病侵扰的构想和重症肌无力患者的个体经验相关。有价值的活动在一定程度上会受到疲劳或呼吸困难的限制，这些个体在各种调整问题和生活质量下降问题方面的风险增加。

5.4　社会支持

第四个影响心理健康的主要因素是社会支持，由家人、朋友和同事组成的社会网可以为压力相关性心理挑战提供重要的缓冲[58～61]。一系列研究说明社会支持水平较高的个体在面对压力时可以做出更好的处理和调整。这种效应是由于处理方式的社会支持影响。足够的社会支持有助于"适应"涉及制订减少个人抑郁的计划的应对策略。相反，社会支持和回避应对策略相关，其代表了不太有效的处理反应[62]。

研究显示社会支持影响着患者的个人控制感和整体幸福指数。类风湿关节炎患者如果社会支持不足会表现出控制感和应对病情的能力受限。反之，这些患者表现出更大程度的抑郁水平且生活满意度下降[63]。Blixen 和 Kippes[64]表示社会支持满意度与骨关节炎患者更好的整体生活质量相关，尽管其抑郁症、疼痛和不适感提升。这些结果显示社会支持可以改善厌恶症状的严重程度，反过来又可以维持生活满意度。

与很多慢性疾病一样，重症肌无力患者的社会支持也主要来自于家庭、朋友，还可以从国家组织获取额外的服务。这些组织每年都会发起一些区域性赞助活动，包括定期组织供患者讨论的论坛会议、分享有关经验和有效的改善策略。其他资源包括为患者提供了解研究、临床护理问题和区域社会功能最新知识的机会。社会支持的第三个机会是提供在线服务。MG 网"聊天室"为远在千里之外的患者提供了交流和分享经验的机会。互联网的明显优势是患者可以立即访问有类似疾病经历的其他个体，无需旅行便可进行交流。因此，通过 MG 聊天室所建立的社会关系可以为有严重疾病和残障的个体提供特别重要的功能。

6　总结

　　本章我们回顾了重症肌无力相关的心理挑战，以及在相应条件下支持有效调整的因素。所得出的结论中还没有经验证据支持心理困扰影响 MG 的发病和发展过程这一假设。同时我们也发现尽管进行了 40 年的研究，但对 MG 患者精神病并发症的患病率的理解尚不完善。目前的数据表明大部分重症肌无力患者可以较好地适应该疾病，心理健康水平整体良好，且可以保持较好的生活质量。尽管如此，这些结论的获得是基于数量有限的自愿参与非医学研究的患者。更大的心理困扰可能出现在其他没有参与这些类型研究的临床患者。显然，如果想更好地描述 MG 患者个体心理健康，则要进行更全面的研究。

　　我们回顾了尚存在争议的重症肌无力认知障碍问题。超过半数的重症肌无力患者抱怨记忆力减退，他们相信这和其所患的疾病相关，然而并没有证据表明重症肌无力影响中枢神经系统。绝大多数研究包含了太多方法论问题而不能充分解决重症肌无力患者的认知问题。然而，一些初步数据提示部分患者在信息处理和信息学习时表现出轻度困难。情绪、药物和视觉障碍并不能解释这些效应，不过心理疲劳的影响显得很重要。为了更好地阐明疲劳对这一人群认知表现的影响，需要进一步研究。

　　最后，我们对被认为能培养 MG 患者良好的心理调整的因素进行了检测。有关其他慢性疾病的文献揭示个人身体状况控制感、对疾病固有的不确定性和基本侵扰的管理、足够的社会支持网都将使慢性疾病患者产生心理健康问题。对于重症肌无力患者，在症状最初被确认之后首先开始关注周围的知觉控制，如果他们在诊断和开始治疗之前体检延迟其将持续。由于重症肌无力的波动特性和依赖于医学界的必要性，在疾病的整个过程中控制感的持续是很重要的。

　　在一定程度上患者可以学习对相应的状况加强控制，而这些状况又确实是可控的，应对这些状况又可以提高生活质量。此外，学习对疾病不确定性观念的积极管理同样可以提高生活质量。除知觉控制外，社会支持是心理健康的重要决定因素。足够的社会支持可以培养适合的应对方法，该方法反过来又可以促进心理幸福感并保存生活质量。

　　临床医生在对重症肌无力患者心理健康产生积极影响方面处于特殊的地位。协作关系包括诊断方法的审查、治疗方案的选择、科学认识 MG 的进步，而这些可以让患者感觉自己参与了自己的医疗保健。在进一步发展患者的社会支持网方面医生同样处于一个理想的位置。可以通过非正式地在等候区张贴传单来宣布针对患者的会议和事情，或者较正式地通过参与 MG 的慈善组织连接患者和可用资源。这些努力可以有效地辅助患者护理，其主要关注点是维持患者的心理健康。初步证据表明很多重症肌无力患者可以很好地处理所患疾病，可以获得很好的生活质量，这预示着这些努力的重要性。将这些研究拓展到基于诊断的人群代表着未来研究的重要方向。

（李　佳译　张　旭校）

参 考 文 献

1. Phillips LH. The epidemiology of myasthenia gravis. Ann NY Acad Sci 2003;998, 407–412.
2. Sherwood L. Human Physiology: From Cells to Systems. Second Edition. West Publishing Company: New York, 1993.
3. Blalock JE, Smith EM. A complete regulatory loop between the immune and neuroendocrine systems. Fed Proc 1985;44:108–111.
4. Maes M, Bosmans E, Meltzer HY. Immunoendocrine aspects of major depression. Relationships between plasma interleukin-6 and soluble interleukin-2 receptor, prolactin and cortisol. Eur Arch Psychiatry Clin Neurosci 1995;245:172–178.
5. Psychosocial factors predict CD and viral load change in men and women with human immunodeficiency virus in the era of highly active antiretroviral treatment. Ironson G, O'Cleirigh C, Fletcher MA, Laurenceau JP, Balbin E, Klimas N, Schneiderman N, Solomon G. Psychosom Med 2005;1013–1021.
6. Meyer E. Psychological disturbances in myasthenia gravis: A predictive study. Ann NY Acad Sci 1966;135:417–423.
7. Martin RD, Flegenheimer WV. Psychiatric aspects of the management of the myasthenic patient. Mt Sinai J Med 1971;38:594–601.
8. Shinkai K, Ohmori O, Ueda N, Nakamura J, Amano T, Tsuji S. A case of myasthenia gravis preceded by major depression. JNeuropsychiatry Clin Neurosci 2001;13:116–117.
9. Chafetz ME. Psychological disturbances in myasthenia gravis. Ann NY Acad Sci 1966;135:424–427.
10. MacKenzie KR, Martin MH, Howard FM. Myasthenia gravis: psychiatric concomitants. Canad Med Assn J 1969;100:988–991.
11. Graham JR. MMPI-2. Assessing Personality and Psychopathology. Second Edition. Oxford University Press: New York, 1993.
12. Schwartz ML, Cahill R. Psychopathology associated with myasthenia gravis and its treatment by psychotherapeutically oriented group counseling. JChron Dis 1971;24:543–552.
13. Santy PA. Underdiagnosed myasthenia gravis in emergency psychiatric referrals. Ann Emerg Med 1983;12:397–398.
14. Magni G, Micaglio G, Ceccato MB, Lalli R, Bejato L, Angelini C. The role of life events in the myasthenia gravis outcome: a one-year longitudinal study. Acta Neurol Scand 1989;79:288–291.
15. Kleinman A. The Illness Narratives. Basic Books: New York, NY, 1988.
16. Paul RH, Cohen RA, Gilchrist J, Goldstein J. Fatigue and its impact on patients with myasthenia gravis. Muscle Nerve 2000;23:1402–1406.
17. Sneddon J. Myasthenia gravis: a study of social, medical, and emotional problems in 26 patients. Lancet 1980;1:526–528.
18. Paradis CM, Friedman S, Lazar RM, Kula RW. Anxiety disorders in a neuromuscular clinic. Am J Psychiatry 1993;150:1102–1104.
19. Magni G, Micaglio GF, Lalli R, Bejato L, Candeago MR, Merskey H, Angelini C. Psychiatric disturbances associated with myasthenia gravis. Acta Psychiatr Scand 1988;77:443–445.
20. Paul RH, Cohen RA, Goldstein J, Gilchrist J. Severity of mood, self-evaluative and vegetative symptoms in myasthenia gravis. JNeuropsych Clin Neurosci 2000;12:499–501.
21. Paul RH, Nash JM, Cohen RA, Gilchrist JM, Goldstein JM. Quality of life and well-being of patients with myasthenia gravis. Muscle Nerve 2001;24:512–516.
22. Nyenhuis DL, Rao SM, Zajecka JM, Luchetta T, Bernardin L, Garron DC. Mood disturbance versus other symptoms of depression in multiple sclerosis. JINS 1995;1:291–296.
23. Brown ES, Suppes T. Mood symptoms during corticosteroid therapy: a review. Harv Rev Psychiatry 1998;5:239–246.
24. Padua L, Evoli A, Aprile I, Caliandro P, Mazza S, Padua R, Tonali P. Health-related quality of life in patients with myasthenia gravis and the relationship between patient-oriented assessment and conventional measurements. Neurol Sci 2001;22:363–369.
25. Rostedt A, Padua L, Stalberg EV. Correlation between regional myasthenic weakness and mental aspects of quality of life. Europ J Neurol 2006;13:191–193.
26. Paul RH, Cohen RA, Zawacki T, Gilchrist JM, Aloia MS. What have we learned about cognition in myasthenia gravis? A review of methods and results. Neurosci Bio Behavior Rev 2001;25:75–81.
27. Whiting J, Cooper J, Lindstrom JM. Antibodies in sera from patients with myasthenia gravis do not bind to nicotinic acetylcholine receptors from human brain. JNeuroimmunol 1987;16:205–213.
28. Keesey JC. Does myasthenia affect the brain? J Neurol Sci 1999;170: 77–89.
29. Ochs C, Bradley J, Katholi C et al. Symptoms of patients with myasthenia gravis receiving treatment. J Medicine 1988;29:1–12.
30. Paul RH, Cohen RA, Gilchrist J, Aloia MS, Goldstein JM. Cognitive dysfunction in individuals with myasthenia gravis. JNeurol Sci 2000;179:59–64.
31. Grohar-Murray ME, Becker A, Reilly S, Ricci M. Self-care actions to manage fatigue among myasthenia gravis patients. JNeurosci Nurs 1998;30:191–199.
32. Steptoe A, Bolton J. The short-term influence of high and low intensity physical exercise on mood. Psychol Health 1988; 2:91–106.

33. Fiske AD, Schneider W. Controlled and automatic processing during tasks requiring sustained attention: a new approach to vigilance. Human Factors 1981;23:737–750.

34. Paul RH, Cohen RA, Gilchrist J. Ratings of subjective mental fatigue relates to cognitive performance in patients with myasthenia gravis. JClin Neurosci 2002;9:243–246..

35. Paul R, Beatty WW, Schneider R, Blanco CR, Hames KA. Cognitive and physical fatigue in multiple sclerosis: relations between self-report and objective performance. Applied Neuropsychology 1998;5:143–148.

36. Krupp LB, Elkins LE. Fatigue and declines in cognitive functioning in multiple sclerosis. Neurology 2000;10:934–939.

37. House JS, Landis KR, Umberson D. Social relationships and health. Science 1988;241:540–544.

38. Nicholson GA, Wilby J, Tennant C. Myasthenia gravis: the problem of a "psychiatric" misdiagnosis. Med J Australia 1986;144:632–638.

39. Mishel MH. Reconceptualization of the uncertainty in illness theory. JNurs Sch, 1990;22:256–262.

40. Mishel MH. Perceived uncertainty and stress in illness. Res Nurs Health 1984;7:163–171.

41. Mishel MH, Braden CJ. Uncertainty: a mediator between support and adjustment. West J Nurs Res 1987;9:43–57.

42. Bennett SJ. Relationships among selected antecedent variables and coping effectiveness in postmyocardial infarction patients. Res Nurs Health 1993;16:131–139.

43. Mullins LL, Cote MP, Fuemmeler BF, Jean VM, Beatty WW, Paul RH. Illness intrusiveness, uncertainty, and distress in individuals with multiple sclerosis. Rehabil Psychol 2001;46:139–153.

44. Mishel MH, Sorenson DS. Uncertainty in gynecological cancer: a test of the mediating functions of mastery and coping. Nurs Res 1991;40:167–171.

45. Mast ME. Adult uncertainty in illness: a critical review of research. Sch Inq Nurs Pract: Int J 1995;9:3–23.

46. Braden CJ, Mishel MH, Longman AJ, Burns LR. Self-help intervention project: women receiving treatment for breast cancer. Cancer Pract 1998;6:87–98.

47. Badger TA, Braden C, Mishel MH. Depression burden, self-help interventions, and side effect experience in women receiving treatment for breast cancer. Oncol Forum 2001;28:567–574.

48. Mishel M, Belyea M, Germino BB, Stewart JL, Bailey DE, Robertson, Mohler JLC. Helping patients with localized prostate cancer manage uncertainty and treatment side effects: nurse delivered psycho-educational intervention via telephone. Cancer 2002;94(6): 1854–1866.

49. Mishel MH, Germino BB, Belyea M, Stewart JL, Bailey DE, Mohler J, Robertson C. Moderators of outcomes from an uncertainty management intervention for men with localized prostate cancer. Nurs Res 2003;52(2): 89–97.

50. Mishel MH, Germino BB, Gil KM, Belyea M, LaNey IC, Stewart J, Porter L, Clayton M. Benefits from an uncertainty management intervention for African-American and Caucasian older long-term breast cancer survivors. Psychooncology 2005;14:962–978.

51. Devins GM, Binik YM, Hutchinson TA, Hollomby DJ, Barre PE, Guttmann RD. The emotional impact of end-stage renal disease: importance of patients' perceptions of intrusiveness and control. Int J Psychiatry Med 1983–1984;13:327–343.

52. Devins GM. Illness intrusiveness and the psychosocial impact of lifestyle disruptions in chronic life-threatening disease. Adv Ren Replace Ther 1994;1:251–263.

53. Devins GM, Seland TP, Klein GM, Edworthy SM, Saary MJ. Stability and determinants of psychosocial well-being in multiple sclerosis. Rehabil Psycho 1993;38:11–26.

54. Devins GM. Illness intrusiveness and the psychosocial impact of end-stage renal disease. In MA Hadry, J Kiernan, AH Kutscher, L Cahill, AI Bevenitsky eds. Psychosocial Aspects of End-Stage Renal Disease: Issues of Our Times. Haworth Press: New York, 1991, 83–102

55. Devins GM, Shnek ZM. Multiple sclerosis. In: RG Frank, TR Elliott eds. Handbook of Rehabilitation Psychology. American Psychological Association: Washington DC, 2000, 163–184.

56. Devins GM, Beanlands H, Mandin H, Paul LC. Psychological impact of illness intrusiveness moderated by self-concept and age in end-stage renal disease. Health Psycho 1997;16:529–538.

57. Devins GM, Stam HJ, Koopmans JP. Psychosocial impact of laryngectomy mediated by perceived stigma and illness intrusiveness. Can J Psychiatry 1994;39:608–616.

58. Hough ES, Brumitt GA, Templin TN. Social support, demands of illness, and depression in chronically ill urban women. Health Care Women Int 2000;20:349–362.

59. Cott CA, Gignac MAM, Badley EM. Determinants of self-rated health for Canadians with chronic disease and disability. JEpidemiol Community Health 1999;53:731–736.

60. Brown GW, Andrews B, Harris T, Adler Z, Bridge L. Social support, self esteem and depression. Psychol Med 1986;6:238–247.

61. Holahan CK, Holahan CJ. Self-efficacy, social support, and depression in aging: a longitudinal analysis. JGerontol: Psychol Sci 1987;42:65–68.

62. Schreurs KMG, de Ridder DT. Integration of coping and social support perspectives: implications for the study of adaptation to chronic diseases. Clin Psychol Rev 1997;17:89–112.

63. Smith CA, Dobbins CJ, Wallston KA. The mediational role of perceived competence in psychological adjustment to rheumatoid arthritis. JAppl Soc Psychol 1991;21:1218–1247.

64. Blixen CE, Kippes C. Depression, social support, and quality of life in older adults with osteoarthritis. Image J Nurs Sch 1999;31:221–226.

第 *18* 章

重症肌无力：分类和检测标准

Gil I. Wolfe and Richard J. Barohn

1　引言

重症肌无力是了解得最清楚、描述得最详尽的神经系统自身免疫性疾病[1]。在神经诊疗中，其是最常见的神经肌肉传递功能障碍性疾病。然而，重症肌无力的分类、分级标准及检测标准直到近十年才发展起来，并且有待进一步细化。1997 年，美国重症肌无力基金会（MGFA）医疗科学顾问委员会（MSAB）成立了专案组来设计重症肌无力的分类标准和检测标准[2]。专案组主要负责建立一个统一记录和报告临床数据及研究成果的系统。心胸外科医生 Alfred Jaretzki III 主持该项目，他及其同事在哥伦比亚长老会医疗中心发表了多篇有关胸腺切除治疗重症肌无力的相关文献[3, 4]。他提出胸腺切除后的结果不能和其他学科进行对比，因为胸腺切除术的接受度普遍缺乏。实际上所有重症肌无力的临床研究都处于两难的境地。

重症肌无力专家经过 3 年的定期会议、文献评论及其投入，在 2000 年发布了重症肌无力临床研究标准的共识文件[5]。专案组所建议的基本要素将在本章中概述，辅以近期研究中发展和利用的 MG 的其他临床标准。

2　重症肌无力的临床分类

半个世纪以来临床医生都在努力研究重症肌无力的分类。1958 年，Osserman 及其同事[6, 7]提出将 MG 分为 5 类：Ⅰ，眼肌型；Ⅱ，全身型（轻度或中度）；Ⅲ，急性暴发型；Ⅳ，迟发重症型；Ⅴ，肌萎缩型。并且建立了独立的新生儿和少年重症肌无力分型。后来 Osserman 和 Genkins[8] 将Ⅱ类分为 A 型（轻度型）和 B 型（中度型），并去掉了肌萎缩型。随后几年出现了多种改良 Osserman 分类法，并且发展了一些新的分类计划[4, 9～13]。使用最广泛的改良 Osserman 原始分类法见表 18-1。然而，历年来由于存在的一些缺陷 Osserman 法而备受争议，包括对术语的描述比较模糊，有些患者可能同时满足不止一种分类，而对某些无症状患者无法进行分类。

表 18-1　重症肌无力改良的 Osserman 分型

1 类：眼肌型
2 类：轻度全身型
3 类：中度至重度全身型
4 类：急性、严重，进展超过几周至几个月
5 类：迟发、明显延髓受累

　　显然，早期 MGFA 专案组需要面对 MG 分类的严峻话题，尽管其可能不需要直接承受对检测标准的研究。"分类"这个词被用于疾病的 5 个亚型分类，"轻度、中度和重度"的术语描述则借助于对疾病特性充分了解之前的分类方法（表 18-2）[5]。例如，两个经验丰富的 MG 临床医生可能在患者归类于轻度重症肌无力患者还是中度重症肌无力患者而有分歧（分类Ⅱ或Ⅲ）。MGFA 临床分型小结如下：单纯眼肌型重症肌无力归类于Ⅰ型，其表现出眼轮匝肌无力，但一旦出现躯干、肢体、口咽等的其他无力表现都将其归类于Ⅱ～Ⅴ型。专案组认为一些重症肌无力患者有选择性延髓肌肉无力表现；因此，对Ⅱ～Ⅳ类进行了独立的分型，a 表示主要累及肢体 / 躯干的无力，b 代表累及口咽部 / 呼吸肌的无力。需要气管插管的患者则属于Ⅴ类。需要鼻饲而无需插管的患者属于Ⅳb 类。受累最严重的肌群将指导其分型，"最严重的标志"意味着要对其进行预处理分类，其可以作为参考依据。不能预期临床分型可以被用来作为检测标准，其最主要的目的是能将具有相同临床特征的不同亚群的重症肌无力患者进行分类。该分类已被用于一些进行中的临床试验，包括在非胸腺瘤重症肌无力患者中进行的胸腺切除术的联邦基金研究[14]，并被用于日本 19 中心疾病转归的研究[15]。

表 18-2　MGFA 临床分类（5）

Ⅰ 类	任何眼肌型肌无力；可能存在眼睑闭合无力。其他肌力均正常
Ⅱ 类	除外眼肌的其他肌肉受累的轻度肌无力；可能也包括任何程度的眼肌受累
Ⅱ a.	主要累及肢体、躯干肌肉或者两者累及；也可能有轻度的口咽部肌群受累
Ⅱ b.	主要累及口咽部肌群、呼吸肌或者两者都累及；也可能有轻度或者同等程度的肢体、躯干肌肉受累
Ⅲ 类	除外眼肌的其他肌肉受累的中度肌无力；可能同时也包括任何程度的眼肌受累
Ⅲ a.	主要累及肢体、躯干肌肉或者两者都累及；可能同时有口咽肌肉的受累
Ⅲ b.	主要累及口咽部肌肉、呼吸肌或者两者都累及；可能同时有轻度或者同等程度的肢体、躯干肌肉的受累
Ⅳ 类	除外眼肌的其他肌肉严重受累；可能同时伴有任何程度的眼肌无力
Ⅳ a.	主要累及肢体、躯干肌肉或者两者都累及；可能同时有口咽部肌肉的受累
Ⅳ b.	主要累及口咽部、呼吸肌或者两者都累及；可能同时伴有轻度或同等程度的肢体、躯干肌肉受累
Ⅴ 类	插管，进行或者不进行机械通气，除外常规术后管理所需。使用鼻饲管而无需插管的患者属于Ⅳb 类

3　重症肌无力的定量评分

　　重症肌无力的定量评分（quantitative MG score，QMG）是重症肌无力转归评定中最为客观的研究项目。当前的 QMG 是对首先由 Bessinger 及其同事在 20 世纪 80 年代初期提出的评分量表进行的延伸和改良[10,16]。最初的 QMG 包含 8 个项目，每项评分为 0～3 分，3 分是最严重的。Tindall 等将其扩展到了 13 个项目，并将该版本 QMG 用作确定环孢多肽有效治疗 MG 的两项测试的主要疗效测量[17,18]。Barohn 等[19] 将 Tindall 中主观描述面肌、咀嚼肌、吞咽肌的 3 个项目进行了替换，从而使 QMG 中的每个项目评分都更具客观性（表

18-3）。重症肌无力患者静脉注射免疫球蛋白的随机安慰剂对照研究中应用改良 QMG 作为主要检测标准，并对该项目进行大规模的评分者间信度测试[20]。在 95％的置信水平，超过 2.63 单位的 QMG 评分不存在显著差异，在安慰剂对照试验中每个治疗组需 17 个样本量，以在 0.80 水平检测出其显著差异[19]。

表 18-3　MG 的定量评分

肌无力测试项目	项目得分（0，1，2，3）			
	正常（0）	轻度（1）	中度（2）	重度（3）
1. 左眼或右眼的水平复视（一个循环），秒	61	11～16	1～10	自发的
2. 上睑下垂（向上凝视时），秒	61	11～60	1～10	自发的
3. 面部肌肉	正常闭合	完成、无力、有阻力地完成	完成、没有阻力	不能完成
4. 吞咽 4oz.*/120ml 水	正常	轻度咳嗽或清嗓	剧烈咳嗽 / 窒息或鼻反流	不能吞咽（测试没通过）
5. 1～50 发音计数（构音障碍型）	未出现构音障碍 #50	出现构音障碍 #30～49	出现构音障碍 #10～29	出现构音障碍 #9
6. 右手臂伸展（90°），秒	240	90～230	10～89	0～9
7. 左手臂伸展（90°），秒	240	90～230	10～89	0～9
8. 肺活量（% 预测）口罩或面罩（一个循环，最好是 3）	≥80%	65%～79%	50%～64%	＜50%
9. 右手握力（最好 2 个循环）男性 [体重（kg）]	≥45	15～44	5～14	0～4
女性	≥30	10～29	5～9	0～4
10. 左手握力（最好 2 个循环）男性 [体重（kg）]	≥35	15～34	5～14	0～4
女性	≥25	10～24	5～9	0～4
11. 头部，抬高（45° 后旋），秒	120	30～119	1～29	0
12. 右腿伸展（45° 后旋），秒	100	31～99	1～30	0
13. 左腿伸展（45° 后旋），秒	100	31～99	1～30	0
	QMG 总分（0～39）			

* 1oz=28.349523g。

　　Tindall 的 QMG 版本存在同时效度，也就是说 QMG 在一个单一的测试中，人为肌肉测试、功能评分、患者自身评价显示出良好的一致性[21]。近期对 QMG 的最新版本进行了反应度测试，临床改变引起的 QMG 的敏感度即"噪声"，其与纵向结构的有效性一样，在临床不变的主题中可以预期，这意味着评分改变与临床相关变化相一致[22]。响应性的计算指数 1.45 被认为可以很好地用于评价临床检测标准。QMG 改变的方向性可以有效地反映患者的状态（改善、不变或恶化），并且和人工肌肉测试评分密切相关

（$P < 0.0001$）。

　　MGFA 专案组推荐将 QMG 用于所有 MG 治疗的前瞻性研究[5]。而且，鼓励大家改善 QMG，包括来自于总分的附加分的"加权"，用来反映很多 MG 患者的区域衰减，其他作者已经开始强调这一点[22]。QMG 近期已被用于吗替麦考酚酯、他克莫司和依那西普的研究[23~26]。可以从 MGFA 获得 QMG 的教学培训视频和指南[27]，QMG 可以在 20～30 分钟内完成。肺活量测量仪和手持式测力计是唯一所需的设备。

4　重症肌无力的徒手肌力测试

　　杜克大学医学中心的研究者发明了一项疾病特异性徒手肌肉测试，该测试可以在不需要特殊仪器的情况下完成（表 18-4）[28]。30 个由重症肌无力引起的肌肉群（6 个脑神经 /24 个躯干肢体），对其进行 0～4 分的评分（0 分：正常；1 分：25% 无力 / 轻度障碍；2 分：50% 无力 / 中度障碍；3 分：75% 无力 / 重度障碍；4 分：瘫痪 / 无法行动）。重症肌无力的徒手肌力测试（MG manual muscle test，MG-MMT）显示出了良好的可信度，其平均差为 1.3～1.8 分，和 QMG 有很好的相关性[22, 28]。MG-MMT 的应用价值在全身疾病的分类中也有很广泛的应用，QMG 也是如此（Wolfe 等，未发表的数据）。MG-MMT 优于 QMG 的优点是可以在普通诊所中由医生完成、花费时间少、不需要特殊的设备。不同于 QMG，MG-MMT 并不直接进行吞咽、言语、呼吸功能的评估。MG-MMT 可以用于重症肌无力中吗替麦考酚酯和依那西普的非盲或回顾性研究[23, 26, 29]，并且期待其在未来的临床研究中得到更广泛的应用。

表 18-4　重症肌无力肌肉测试手册

	右	左	总
眼睑下垂	—	—	—
复视	—	—	—
眼睛闭合			—
面颊吹气			—
伸舌			—
腭闭合			—
颈部前屈			—
颈部伸展			—
肩外展（三角肌）	—	—	—
屈肘（肱二头肌）	—	—	—
伸肘（肱三头肌）	—	—	—
紧握	—	—	—
髋关节屈曲（髂腰肌）	—	—	—

续表

	右	左	总
伸膝（股四头肌）	—	—	—
屈膝（腘绳肌腱）	—	—	—
踝关节背屈	—	—	—
踝关节跖屈	—	—	—
总分	—	—	—

注：每项评分如下：0，正常；1，25% 无力 / 轻度受损；2，50% 无力 / 中度受损；3，75% 无力 / 重度受损；4，瘫痪 / 无法行动。此外，记录任一肌肉中除重症肌无力以外引起的任何肌无力。

5　肌无力的肌肉评分

肌无力的肌肉评分（myasthenic muscle score，MMS）系统由 Gajdos 及其同事于 1983 年研发而来，并被法国研究者应用[30]。MMS 总结了 9 个独立的功能，包括头颅、颈部、躯干和四肢肌力（表 18-5）。其总分为 0 ~ 100 分不等。不同于之前所描述的评分，MMS 越高意味着肌力和功能越好。MMS 并不进行肺功能的评价。MMS 具有很高的可信度，并且在一项研究中认为其在观察者之间比 QMG 具有更高的一致性[31]。该研究同时也确定高度一致性且不依赖于任何单相的显著一致性，也就是说 MMS 和 QMG 在个体中具有很好的可靠性。MMS、QMG 与 5 级功能疾病分类有很好的相关性。但其与患者自我评估工具的相关性并不高[21, 31]。

表 18-5　重症肌无力肌肉评分

项目	评分
上肢水平伸展并保持住：每 10 秒得 1 分	0 ~ 15
仰卧位下肢抬至床面以上：每 10 秒得 1 分	0 ~ 15
仰卧位抬头高于床面	
抗阻力	10
无阻力	5
无法完成	0
从卧位坐起	
无需双手帮助	10
不能完成	0
眼外肌	
正常	10
上睑下垂	5
复视	0
眼睑闭合	
完成	10
轻度无力	7
角膜覆盖，不能完成	5
角膜不能覆盖，不能完成	0

续表

项目	评分
咀嚼	
正常	10
无力	5
无法完成	0
吞咽	
正常	10
受损无发音抽吸	5
受损伴随发音抽吸	0
言语	
正常	10
鼻音	5
含糊不清	0
	总分

6　重症肌无力的日常生活评定

重症肌无力的日常生活评定（MG activity of daily living profile，MG-ADL）是简单的 8 点问卷，其着重于重症肌无力患者的常见症状（表 18-6）[32]。MG-ADL 是德克萨斯大学西南医学中心对 QMG 进行的补充。每项为 0（正常）～3 分（最严重）。护士、技师或医生询问患者问卷上的 8 个问题并记录其反应。MG-ADL 和 QMG 具有很好的相关性，并且在临床试验中可以作为次要疗效测量[32]。该问卷的进行不需要进行专业培训，并且可以在 10 分钟内完成。过去几年，MG-ADL 在回顾性和前瞻性的临床研究中得以广泛应用[14, 20, 33, 34]。值得注意的是，MG-ADL 并不用于生活质量（QQL）的评价，MGFA 专案组推荐疾病特异性 QQL 仪器用于 MG 的评价[5]。

表 18-6　重症肌无力的日常生活评定（MG-ADL）

项目	分数（0, 1, 2, 3）			
	0	1	2	3
1. 说话	正常	间歇性含糊或鼻音	持续含糊或鼻音，但可以被理解	难以理解
2. 咀嚼	正常	固体食物引起的疲劳	软食引起的疲劳	胃管
3. 吞咽	正常	罕见的窒息	经常呛咳，饮食习惯改变	胃管
4. 呼吸	正常	用力时气短	休息时气短	依赖呼吸机
5. 刷牙、梳头障碍	正常	需要更多的努力，但不需要额外的休息	需要额外休息	不能完成其中之一
6. 坐位起立障碍	正常	轻度，有时需要借助手臂的力量	中度，总是需要借助手臂的力量	重度，需要协助
7. 复视	正常	存在，但不是每天都存在	每天都存在，但非持续性	持续性
8. 眼睑下垂	正常	存在，但不是每天都存在	每天都存在，但非持续性	持续性
			MG-ADL 总分（项目 1～8）	

7　疲劳试验

等长肌力测试中静态疲劳的量化在多发性硬化和肌萎缩性侧索硬化症等疾病中得到研究，但在 MG 中并未得到关注。近期我们对 77 名重症肌无力患者进行了静态疲劳试验（static fatigue testing，SFT），对最初 2 ～ 7 秒时和 25 ～ 30 秒时的最大力进行对比。初步结果提示在重复刺激的递减反应中，SFT 相较于 QMG 和 MG-ADL 有很好的相关性。尽管如此，在应用于临床前对该试验进行进一步研究是必要的。

8　MGFA 的治疗状况

MGFA 专案组开发了一个描述参加临床研究的 MG 患者治疗方案的系统（表 18-7）。各种缩写被单独应用或在总结时被结合应用。此外，需要记录治疗持续时间、相关用药的当前和既往剂量、血浆置换时间表、静脉输注丙种球蛋白等。

表 18-7　MGFA 重症肌无力治疗现状

NT	未治疗
SPT	胸腺切除术后状态（切除记录类型）
CH	胆碱酯酶抑制剂
PR	泼尼松龙
IM	泼尼松龙以外的免疫抑制治疗
PE（a）	血浆置换疗法，急性（病情加重或术前病情加重）
PE（c）	血浆置换治疗，慢性（定期）
IG（a）	免疫球蛋白治疗，急性（病情加重或术前病情加重）
IG（c）	免疫球蛋白治疗，慢性（定期）
OT	其他形式的治疗

9　MGFA 介入后状态

介入后状态（postintervention status，PIS）的评估将重症肌无力患者治疗开始后的任何时间下的临床状态进行定义[5]。其可被用于常规随访或正式临床试验（表 18-8）。PIS 是由对重症肌无力患者具有评估经验的临床医生确定的，也就是说其是基于考虑到症状和体征的谨慎的临床评估。值得注意的是，MGFA 专案组推断单纯眼睑闭合无力并不是疾病活跃的必须表现，因此，这一发现并不能将完全稳定缓解或药理学缓解的患者排除在外。接受胆碱酯酶抑制剂治疗的患者将被排除在药理学缓解范畴之外，因为这些制剂可能会掩盖肌无力的症状和体征。

对于前瞻性研究，肌无力类别（改善、不变或恶化）的 PIS 改变和 QMG 分数预先决定的改变相关联。在该研究中，PIS 是结果鉴定最为重要的元素。在吗替麦考酚酯和经胸骨胸腺切除术的前瞻性研究中 PIS 分类曾被用于指导皮质类固醇的剂量调整[20]，并且在他克莫司开放试验研究的长期结果评估中被使用[25, 36]。

表 18-8　MGFA 干预后状态

完全稳定的缓解（CSR）	患者没有 MG 的任何症状至少持续 1 年，且在此期间未进行 MG 的任何治疗。同时经经验丰富的神经肌肉学专家检查没有发现任何肌肉的无力。孤立的闭眼无力被接受
药物性缓解（PR）	除了患者需要接受一些形式的 MG 治疗外，这个评定标准与 CSR 一样。服用胆碱酯酶抑制剂的患者是不符合该项标准的，因为服用胆碱酯酶抑制剂表明仍然存在肌无力
最小形式的表现（MM）	患者没有 MG 的任何症状或功能受限，但是在体格检查时可以发现一些肌肉的无力。在这个分级中一些患者可能可以满足 CSR 或 PR 的定义，但在严格的体检中可以发现一些肌无力
MM-0：	患者没有接受任何 MG 的治疗至少 1 年
MM-1：	患者持续接受一些免疫抑制剂的治疗，但没有胆碱酯酶抑制剂或其他症状性的治疗
MM-2：	患者仅仅接受低剂量的胆碱酯酶抑制剂的治疗（＜ 120mg/ 天）至少 1 年
MM-3：	患者在过去的一年里接受胆碱酯酶抑制剂或其他症状性的治疗，以及其他一些免疫抑制剂的治疗
状态的变化	
改善（I）	预处理的临床表现实质性改善或持续的实质性的 MG 发作次数减少，就像在方案中定义的一样。在前瞻性研究中，这应该被定义为在 QMG 评分的特定下降
没变化（U）	没有实质性的改变在预处理的临床表现上或 MG 药物治疗的下降，就像在方案中定义的一样。在前瞻性研究中，这应该用 QMG 评分的最大变化来定义
加重（W）	预处理的临床表现实质性的增加或 MG 药物治疗的实质性增加就像在方案中定义的一样。在前瞻性研究中，这应该被定义为在 QMG 评分的特定上升
恶化（E）	符合 CSR、PR 或 MM 的患者随后出现了一些标准之外的临床表现
死于 MG（D of MG）	患者死于 MG、MG 并发症或胸腺切除术后 30 天内。已列举病因（见发病率和死亡率表）

（滕银燕 译　张 旭 校）

参 考 文 献

1. Vincent A, Palace J, Hilton-Jones D. Myasthenia gravis. Lancet 2001;357:2122–2128.
2. Barohn RJ. Standards of measurement in myasthenia gravis. Ann N Y Acad Sci 2003;998:432–439.
3. Jaretzki III A. Thymectomy for myasthenia gravis: analysis of the controversies regarding technique and result. Neurology 1997;48(suppl 5):S52–S63.
4. Jaretzki III A, Penn AS, Younger DS, Wolff M, Olarte MR, Lovelace RE, et al. "Maximal" thymectomy for myasthenia gravis. Results. J Thorac Cardiovasc Surg 1988;95:747–757.
5. Jaretzki III A, Barohn RJ, Ernstoff RM, Kaminski HJ, Keesey JC, Penn AS, et al. Myasthenia gravis: recommendations for clinical research standards. Neurology 2000;55:16–23.
6. Osserman KE. Clinical aspects. In: Osserman KE, editor. Myasthenia Gravis. New York: Grune & Stratton; 1958. pp. 79–80.
7. Osserman KE, Kornfeld P, Cohen E, Genkins G. Studies in myasthenia gravis: review of two hundred eighty-two cases at the Mount Sinai Hospital, New York City. Arch Int Med 1958;102:72–81.
8. Osserman KE, Genkins G. Studies in myasthenia gravis: review of a twenty-year experience in over 1200 patients. Mt Sinai J Med 1971;38:497–537.
9. Barohn RJ, Jackson CE. New classification system for myasthenia gravis (abstract). J Child Neurol 1994;9:205.
10. Besinger UA, Toyka KV, Heininger K, et al. Long-term correlation of clinical course and acetylcholine receptor antibody in patients with myasthenia gravis. Ann N Y Acad Sci 1981;377:812–815.
11. Olanow CW, Wechsler AS, Sirotkin-Roses M, Stajich J, Roses AD. Thymectomy as primary therapy in myasthenia gravis. Ann NY Acad Sci 1987;505:595–606.
12. Wolfe GI, Barohn RJ. Neuromuscular junction disorders of childhood. In: Swaiman KF, Ashwal S, Ferriero DM, editors. Pediatric Neurology: Principles and Practice. 4th ed. Philadelphia: Mosby Elsevier; 2006. pp. 1941–1968.
13. Oosterhuis HJ. Observations of the natural history of myasthenia gravis and the effect of thymectomy. Ann NY Acad Sci 1981;377:678–690.

14. Wolfe GI, Kaminski HJ, Jaretzki III A, Swan A, Newsom-Davis J. Development of a thymectomy trial in non-thymomatous myasthenia gravis patients receiving immunosuppressive therapy. Ann NY Acad Sci 2003;998:473–480.

15. Kawaguchi N, Kuwabara S, Nemoto Y, Fukutake T, Satomura Y, Arimura K, et al. Treatment and outcome of myasthenia gravis: retrospective multi-center analysis of 470 Japanese patients, 1999–2000. J Neurol Sci 2004;224:43–47.

16. Besinger UA, Toyka KV, Homberg M, Heininger K, Hohlfeld R, Fateh-Moghadam A. Myasthenia gravis: long-term correlation of binding and bungarotoxin blocking antibodies against acetylcholine receptors with changes in disease severity. Neurology 1983;33:1316–1321.

17. Tindall RSA, Phillips JT, Rollins JA, Wells L, Hall K. A clinical therapeutic trial of cyclosporine in myasthenia gravis. Ann NY Acad Sci 1993;681:539–551.

18. Tindall RSA, Rollins JA, Phillips JT, Greenlee RG, Wells L, Belendiuk G. Preliminary results of a double-blind, randomized, placebo-controlled trial of cyclosporine in myasthenia gravis. N Engl J Med 1987;316:719–724.

19. Barohn RJ, McIntire D, Herbelin L, Wolfe GI, Nations S, Bryan WW. Reliability testing of the Quantitative Myasthenia Gravis Score. Ann NY Acad Sci 1998;841:769–772.

20. Wolfe GI, Barohn RJ, Foster BM, Jackson CE, Kissel JT, Day JW, et al. Randomized, controlled trial of intravenous immunoglobulin in myasthenia gravis. Muscle & Nerve 2002;26:549–552.

21. Sharshar T, Chevret S, Mazighi M, Chillet P, Huberfeld G, Berreotta C, et al. Validity and reliability of two muscle strength scores commonly used as endpoints in assessing treatment of myasthenia gravis. J Neurol 2000;246:286–289.

22. Bedlack RS, Simel DL, Bosworth H, Samsa G, Tucker-Lipscomb B, Sanders DB. Quantitative myasthenia gravis score: assessment of responsiveness and longitudinal validity. Neurology 2005;64:1968–1970.

23. Meriggioli MN, Ciafaloni E, Al-Hayk KA, Rowin J, Tucker-Lipscomb B, Massey JM, et al. Mycophenolate mofetil for myasthenia gravis: an analysis of efficacy, safety, and toleratibility. Neurology 2003;61:1438–40.

24. Nagane Y, Utsugisawa K, Obara D, Kondoh R, Terayama Y. Eur Neurol 2005;53:146–150.

25. Ponseti JM, Azem J, Fort JM, Codina A, Montoro JB, Armengol M. Benefits of FK506 (tacrolimus) for residual, cyclosporin- and prednisone-resistant myasthenia gravis: one-year follow-up of an open-label study. Clin Neurol Neurosurg 2005;107:187–190.

26. Rowin J, Meriggioli MN, Tüzün E, Leurgans S, Christadoss P. Etanercept treatment in corticosteroid-dependent myasthenia gravis. Neurology 2004;63:2390–2392.

27. Barohn RJ. Video: how to administer the quantitative myasthenia test. Myasthenia Gravis Foundation of America, Inc. 1821 University Ave.W. Suite S256,St. Paul, MN 55104; 1996.

28. Sanders DB, Tucker-Lipscomb B, Massey JM. A simple manual muscle test for myasthenia gravis. Ann N Y Acad Sci 2003;998:440–444.

29. Ciafaloni E, Massey JM, Tucker-Lipscomb B, Sanders DB. Mycophenolate mofetil for myasthenia gravis: an open-label pilot study. Neurology 2001;56:97–99.

30. Gajdos P, Simon N, de Rohan Chabot P, Goulon M. Effets a long terme des echanges plasmatiques au cours de la myasthenie. Resultats d'une etude randomisee. Presse Med 1983;12:939–942.

31. Gajdos P, Sharshar T, Chevret S. Standards of measurement in myasthenia gravis. Ann N Y Acad Sci 2003;998:445–452.

32. Wolfe GI, Herbelin L, Nations SP, Foster B, Bryan WW, Barohn RJ. Myasthenia gravis activities of daily living profile. Neurology 1999;52:1487–1489.

33. Takamori M, Motomura M, Kawaguchi N, Nemoto Y, Hattori T, Yoshikawa Y, et al. Anti-ryanodine receptor antibodies and FK506 in myasthenia gravis. Neurology 2004;62:1894–1896.

34. Kawaguchi N, Yoshiyama Y, Nemoto Y, Munakata S, Fukutake T, Hattori T. Low-dose tacrolimus treatment in thymectomised and steroid-dependent myasthenia gravis. Curr Med Res Opinions 2004;20:1269–1273.

35. Herbelin LL, Nations SP, Wolfe GI, Foster BM, Bryan WW, Barohn RJ. The correlation between static fatigue testing and the quantitative myasthenia gravis score and activities of daily living profile (abstract). Neurology 2001;56:A63.

36. Ponseti JM, Azem J, Fort JM, López-Cano M, R V, Buera M, et al. Long-term results of tacrolimus in cyclosporine- and prednisone-dependent myasthenia gravis. Neurology 2005;64:1641–1643.